# 心脑血管疾病诊疗护理与防控

主编　刘金军　王文明　赵相燕
　　　张　勇　刘连超　李　伟

华龄出版社
HUALING PRESS

**图书在版编目（CIP）数据**

心脑血管疾病诊疗护理与防控/刘金军等主编. --
北京：华龄出版社，2024.4
ISBN 978-7-5169-2689-5

Ⅰ.①心… Ⅱ.①刘… Ⅲ.①心脏血管疾病—诊疗②
脑血管疾病—诊疗③心脏血管疾病—护理④脑血管疾病—
护理 Ⅳ.①R54②R743

中国国家版本馆 CIP 数据核字(2024)第 013748 号

---

| | | | | |
|---|---|---|---|---|
| **责任编辑** | 林欣雨 | | **责任印制** | 李末圻 |

---

| | | | | |
|---|---|---|---|---|
| 书　　名 | 心脑血管疾病诊疗护理与防控 | | 作　者 | 刘金军　等 |
| 出　　版 | 华龄出版社 | | | |
| 发　　行 | HUALING PRESS | | | |
| 社　　址 | 北京市东城区安定门外大街甲 57 号 | | 邮　编 | 100011 |
| 发　　行 | （010）58122255 | | 传　真 | （010）84049572 |
| 承　　印 | 运河（唐山）印务有限公司 | | | |
| 版　　次 | 2024 年 4 月第 1 版 | | 印　次 | 2024 年 4 月第 1 次印刷 |
| 规　　格 | 787mm×1092mm | | 开　本 | 1/16 |
| 印　　张 | 21.5 | | 字　数 | 500 千字 |
| 书　　号 | ISBN 978-7-5169-2689-5 | | | |
| 定　　价 | 79.00 元 | | | |

# 本书编委会

**主　编**　刘金军　王文明　赵相燕　张　勇　刘连超　李　伟
**副主编**　许　亭　安　慧　乔秀雯　李　翠　宋艳娟　张　英
　　　　　林　琳　岳海燕
**编　委**（按姓氏笔画为序）
　　　　　王文明　高密市中医院
　　　　　安　慧　中国人民解放军陆军第八十集团军医院
　　　　　刘连超　庆云县人民医院
　　　　　刘金军　高密市中医院
　　　　　乔秀雯　滨州医学院附属医院
　　　　　李　伟　滨州医学院附属医院
　　　　　许　亭　枣庄市薛城区人民医院
　　　　　李　翠　山东省军区威海离职干部休养所
　　　　　宋艳娟　日照市疾病预防控制中心
　　　　　张　英　山东省军区烟台第三离职干部休养所
　　　　　张　勇　邹城市人民医院
　　　　　岳海燕　滨州医学院附属医院
　　　　　林　琳　日照市疾病预防控制中心
　　　　　赵相燕　济宁市汶上县汶上街道社区卫生服务中心
　　　　　彭文静　滨州医学院附属医院

# 前　言

心脑血管疾病是危害全人类的重大疾病。近年来，我国中西医临床及基础医学工作者对心脑血管疾病进行了大量的医疗研究工作，取得了很好的进展，尤其是应用传统方药防治心肌缺血、心功能障碍、脑血管疾病等方面，研制成功了一些较好的新药，为不少患者解除了病痛。我们在工作之余参考了国内外大量文献，结合自己工作经验，精心编写成《心脑血管疾病诊疗护理与防控》一书。

本书共分 18 章，重点介绍已证实对常见心脑血管疾病的诊断和治疗有效的措施，并对近年已达成共识的新理论、新观点和新技术做了较为详细的叙述。其目的是使广大的普通内科医师和全科医师不仅能对心脑血管疾病患者进行初步诊治，而且能为心血管疾病患者的进一步诊治提供有价值的咨询。

由于笔者水平有限，加上当代心脑血管疾病诊治技术日新月异，难免有疏漏和错误，期望同仁及广大读者给予指正。

编　者

2023 年 11 月

# 目 录

# 第一章　心力衰竭

## 第一节　慢性心力衰竭

慢性心力衰竭又称充血性心力衰竭和慢性充血性心力衰竭，是多数心血管疾病的主要死亡原因。欧美患病率为 1.5%～3%，我国无确切统计数据。慢性心力衰竭的基础病因在欧美主要是高血压和冠心病，在中国尽管无统计学数据，但与欧美差别不会太大，可能瓣膜病所占比例略高。

### 一、病因

慢性心力衰竭多有器质性心血管疾病的基础，从病理生理学角度分两类：

（一）原发性心肌损害

1. 缺血性心肌损害

冠心病心肌缺血、心肌梗死是引起心力衰竭最常见的原因之一。

2. 心肌炎和心肌病

各种类型的心肌炎和心肌病均可引起，以扩张型心肌病为常见。

3. 心肌代谢障碍性疾病

以糖尿病性心肌病为多见。

（二）心脏负荷过重

1. 压力负荷（后负荷）过重

即收缩期负荷过重。

1）左心室后负荷过重：见于高血压、主动脉瓣狭窄。

2）右心室后负荷过重：见于二尖瓣狭窄、慢性阻塞性肺疾病导致的肺动脉高压、肺动脉狭窄等。

心脏为克服增高的阻力，心室肌代偿性肥厚以保证射血量，持续的负荷过重，心肌必然发生结构及功能的改变，由代偿终至失代偿。

2. 容量负荷（前负荷）过重

即舒张期负荷过重。

1）心脏瓣膜关闭不全造成血液反流，如主动脉瓣关闭不全、二尖瓣关闭不全。

2）心脏及动静脉分流性疾病，如房间隔缺损、室间隔缺损、动脉导管未闭等。

此外，伴有全身血容量增多或循环血容量增多的疾病，如慢性贫血、甲状腺功能亢进等。

容量负荷增加的早期心室腔代偿性扩大，以维持正常心排血量，长期心排血量增加出现失代偿改变。

**（三）心室前负荷不足（心肌舒张受限）**

二尖瓣狭窄、心包缩窄或填塞、限制性心肌病等，心室充盈受限，使前负荷不足，体循环与肺循环淤血，出现心力衰竭。

在上述基本病因基础上，慢性充血性心力衰竭常有各种诱因，包括感染、过度劳累、情绪激动、心律失常、妊娠或分娩、水及电解质失调、洋地黄过量或不足等。

## 二、发病机制

当心脏病变致使心脏排出量降低时，机体可通过心、血管和神经体液的调节，动员储备力使心排血量恢复正常或接近正常，以维持机体需要，此即心功能的代偿期。若心排血量下降超过代偿的限度时，临床上即出现动脉系统供血不足和静脉系统淤血的症状、体征，此即为心功能失代偿期。

**（一）代偿期**

正常心脏有丰富的储备能力，能适应机体代谢的需要而改变心排血量。当各种原因造成心排血量下降时，心脏可通过：①交感神经兴奋，肾上腺素能活性增加，使心率增快，心肌收缩力增强；②心肌肥厚，心肌纤维增大增粗，肌纤维数量增多；③心腔扩大，使心室舒张末期容量和充盈压增加；④水、钠潴留使循环血量增加等途径来进行代偿，使降低的心排出量得以恢复而不产生静脉淤血的症状。

**（二）失代偿期**

当心脏病变和负荷不断加重，即使通过充分的代偿调节亦不能维持足够的心搏出量和心排血量，此时产生体循环和肺循环静脉的淤血和周围组织灌注不足的症状。

近年来的研究表明，当心房淤血时其内压增高而被牵张，可释放心钠素（心房肽），它具有抗血管紧张素Ⅱ的作用，能利尿排钠和扩张血管。但当心力衰竭严重时，心钠素的增加，不能克服血管紧张素Ⅱ所致的血管收缩和水、钠潴留的作用，从而出现明显的充血性心力衰竭。

## 三、临床表现

慢性心力衰竭的主要临床表现是各脏器的淤血和周围组织灌注不足，以前者为明显。临床上常根据心力衰竭开始发生的部位与淤血的部位，分为左心衰竭、右心衰竭和双侧心力衰竭（即全心衰竭）。以左心衰竭开始较多见，以后继发肺动脉高压，导致右心衰竭。单独的右心衰竭较为少见。

**（一）左心衰竭**

主要是由于左心排血量降低，使肺淤血及重要脏器供血不足而引起。

1. 症状

1）呼吸困难：呼吸困难是左心衰竭时最早出现和最重要的症状，为肺淤血和肺顺应性降低导致肺活量减少的结果。在不同情况下肺淤血的程度有差异，因而呼吸困难的表现有以下不同形式。

（1）劳力性呼吸困难：呼吸困难最初仅在较重体力劳动时发生，休息后即自行缓解，是由于体力活动使静脉回流增加、肺淤血加重所致。随着病情的进展，在较轻的体力劳动时也出现呼吸困难。

（2）端坐呼吸：患者平卧时出现呼吸困难，常被迫采取坐位或半坐位以减轻或缓解呼吸困难。由于坐位时的重力作用，使部分血液转移至身体下垂部位，可减轻肺淤血；坐位使横膈下降，可增加肺活量。

（3）夜间阵发性呼吸困难：这是左心衰竭早期的典型表现。常在夜间熟睡后突然憋醒，被迫坐起，可伴阵咳，咳泡沫样痰，似喘息状态，称为心源性哮喘。轻者坐位数分钟后即缓解，重者则可发展为肺水肿。夜间阵发性呼吸困难的发生机制可能与平卧时静脉回流增加有关；膈肌上升，肺活量减少；夜间迷走神经张力增高，使冠状动脉收缩和支气管平滑肌收缩等有关。

2）咳嗽、咳痰和咯血：系肺泡支气管黏膜淤血所致，痰常呈白色泡沫样浆液性，有时带血而呈粉红色泡沫样痰。咯血可由肺毛细血管或支气管黏膜下静脉破裂所致。

3）其他症状：心排血量降低所致的倦怠、乏力等。严重时，由于脑缺血、缺氧可出现烦躁或嗜睡、精神错乱等。

2. 体征

除原有的心血管疾病体征外，左心室增大，可发生相对性左心房室瓣关闭不全而出现心尖区收缩期吹风样杂音，心率增快，心尖部舒张期奔马律，两肺底湿性啰音，若继发支气管痉挛，可伴有哮鸣音或干啰音。偶有胸腔积液，以右侧多见。部分病例可有交替脉。严重者有发绀。

3. 急性肺水肿

急性肺水肿是急性左心衰竭最严重的表现。表现为极度呼吸困难，伴有窒息感，被迫端坐呼吸，咳出大量白色或粉红色泡沫痰。两肺满布湿啰音及哮鸣音。心率增快，心尖部舒张期奔马律。血压在起始时可升高，以后可降至正常或低于正常。如不及时抢救，可引起神志模糊、休克或窒息而死亡。急性肺水肿的发生机制是肺静脉压显著增高，肺毛细血管超过渗透压后，血浆渗入肺间质及肺泡内，使气体交换发生障碍。

（二）右心衰竭

右心衰竭主要为体循环静脉回流受阻和静脉压增高，引起脏器淤血及缺氧所致。

1. 症状

1）消化道症状：胃肠道及肝淤血引起腹胀、食欲缺乏、恶心、呕吐等是右心衰竭最常见的症状。

2）劳力性呼吸困难，继发于左心衰竭的右心衰竭呼吸困难业已存在。单纯性右心衰为分流性先天性心脏病或肺部疾病所致，也均有明显的呼吸困难。

2. 体征

1）心脏扩大：右心衰竭时，右心室肥厚，在胸骨左缘或剑突下心脏搏动增强。如右心衰竭继发于左心衰竭，则见全心明显增大。心力衰竭加重时，扩大的心腔可以回缩变小。右心衰竭时，心率增快，部分患者可在胸骨左缘相当于右心室表面听到舒张期奔马律，右心室明显扩大，形成功能性三尖瓣关闭不全，产生三尖瓣区收缩期杂音，吸气时杂音增强。

2）颈静脉怒张：患者半卧位时，可见膨胀的颈外静脉超出胸骨柄水平。当按压肿大的肝脏时，可引起颈静脉充盈加剧，称肝颈静脉反流征阳性。如舌下静脉亦有明显怒张，则表示有明显静脉压升高，是右心衰竭比较早的表现。

3）肝大和压痛：充血性肝大，触诊时常在剑突下明显触及，边缘钝圆，有弹性、膨胀感及明显压痛。随着心力衰竭好转或恶化，肝大可短期内减轻或加剧。长期慢性右心衰竭可引起心源性肝硬化，肝脏扪诊质地较硬，压痛可不明显，常伴有黄疸、脾大、腹腔积液及慢性肝功能损害。

4）水肿：水肿是右心衰竭较晚的表现，常表示水钠潴留在4kg以上。水肿从低垂部位开始，因为起初患者尚能自由活动。夜晚时，两下肢出现水肿，逐渐上升。待被迫卧位时，水肿以骶尾部明显，严重者可出现全身水肿及胸、腹腔积液。

5）胸腔积液和腹腔积液：胸腔积液多见于右侧，也可为双侧胸腔积液。腹腔积液常发生在疾病的晚期。

（三）全心衰竭

左、右心衰竭的临床表现并存，右心衰竭时因排血量减少，可使左心衰竭的肺淤血临床表现减轻或不明显。

**四、并发症**

常见的并发症有：①呼吸道感染；②下肢静脉血栓形成；③肺栓塞或脑、肾、肠系膜动脉栓塞；④心源性肝硬化；⑤电解质平衡失调。

**五、实验室及其他检查**

（一）实验室检查

1. 血、尿常规检查

慢性心功能不全时营养不良，红细胞与血红蛋白降低，感染可致白细胞升高。尿中有少量蛋白、红细胞及管型。

2. 肝、肾功能检查

血清胆红素、丙氨酸氨基转移酶略增高，尿素氮轻度升高，严重心衰竭时天冬氨酸氨基转移酶、乳酸脱氢酶也可升高。

3. 电解质测定

钾、钠、氯、镁降低。

（二）静脉压测定

右心衰竭时明显升高，正常为 2.18 ~ 10.3mmHg。

（三）超声心动图

常用 M 型、扇形、多普勒超声测定左心室的收缩和舒张功能。

（四）X 线检查

左心衰竭时左心室增大，肺门阴影范围和密度增加。急性肺水肿者双侧肺门有大片云雾状阴影，肺透明度减低。右心衰竭者右心房、右心室和全心增大。单纯右心衰竭时肺野清晰。

（五）心—肺吸氧运动试验

在运动状态下测定患者对运动的耐受量，更能说明心脏的功能状态。运动时肌肉的需氧量增高，需要心排血量相应地增加。正常人每增加 $100mL/$（$min \cdot m^2$）的耗氧量，心排血量需增加 $600mL/$（$min \cdot m^2$）。当患者的心排血量不能满足运动时的需要，肌肉组织就需要从流经它的单位容积的血液中提取更多的氧，结果使动—静脉血氧差增大。在氧供应绝对不足时，即出现无氧代谢，乳酸增加，呼气中 $CO_2$ 含量增加。进行心—肺吸氧运动试验时，求得两个数据：

1. 最大耗氧量［$VO_2max$，单位：$mL/$（$min \cdot kg$）］

最大耗氧量即运动量虽继续增加，但耗氧量已达峰值不再增加，表明心排血量已不能增加。心功能正常时，此值应 $>20$，轻至中度心功能受损时为 $16 \sim 20$，中至重度损害时为 $10 \sim 15$，极重损害时则 $<10$。

2. 无氧阈值

无氧阈值即呼气中的 $CO_2$ 的增长超过了氧耗量的增长，标志着无氧代谢的出现，以开始出现两者增加不成比例时的氧耗量作为代表值，故此值愈低说明心功能愈差，心功能正常时此值 $>14mL/$（$min \cdot kg$）。

（六）心功能测定

超声心动图、心机械图、阻抗法、热稀释法、放射性核素扫描法等，对评价左心室功能及在临床症状出现前作出左侧代偿性或失代偿性心力衰竭的判断有重要意义，可鉴别心脏收缩与舒张功能异常。

近年来，通过创伤性和非创伤性检查，可测定心肌收缩和舒张状态。

1. 心导管检查

通过心导管检查可以测定左心室收缩时 $dP/dt$，即压力升高速率和射血分数［正常（$60 \pm 9$）%］，以了解心脏收缩功能。一般情况下，射血分数降低到 40% 以下时方出现收缩功能衰弱的充血性心力衰竭症状。左心室射血分数正常。用高度精确的测压计测量峰度——$dP/dt$，以及主动脉瓣关闭至二尖瓣开放等容舒张期，可发现其压力降低速率异常，说明等容舒张障碍。测定左心室充盈时，压力与容积的关系（$\Delta P/\Delta V$）可判定左心室的舒张顺应性。当左心室顺应性降低（即僵硬度增加）时，$\Delta P/\Delta V$ 曲线上升。

2. 放射性核素检查

目前常用国产 γ 心功能仪。用放射性铜或锝静脉注射，采用平衡法测定心功能。据报道，正常人静息状态的射血分数（EF%）为 $54 \pm 9$，高峰充盈率（PFR）为 $4.8 \pm 0.7$，高峰充盈时间（TPFR）为 $156 \pm 20$ 毫秒。若心力衰竭由收缩功能异常所致，则代表收缩功能的心输血量和射血分数降低，可有轻度或无舒张功能异常。反之，心力衰竭若为原发性舒张功能异常所致，则代表收缩功能的心排血量和 EF% 正常，而代表舒张功能的 PFR、TPFR 明显异常。

目前，常用的是联合非创伤性检查，因其无创伤性和可重复性，故便于随访观察病情变化，最常用的是心机械图和超声心动图同步联合描记。常记录并测算下列参数，以判定收缩功能：①电机械收缩时间（EMS）；②机械收缩间期（MS）；③左心室射血时间（LVET）；④射血前期（PEP）；⑤等容收缩期（ICT）；⑥电机械间期（EMi）和ICT/LVET、PEP/LVET等。

（七）血流动力学监测

当代临床血流动力学监测最主要的内容是通过漂浮导管直接测量心搏出量、心内各腔压力、体循环和肺循环压力及阻力。根据得出压力数据和曲线来说明患者左、右心室的前后负荷及心肌收缩状态，其较能准确和全面地测量心功能状态。现在监测多还包括血气分析。

1. 肺毛细血管楔压（PCWP）

正常值6～12mmHg，超过18mmHg，表示已存在心力衰竭，并能反映急性后向性衰竭程度，对指导血管扩张剂应用有指导意义。

2. 心脏指数测定

心脏指数测定能更精确反映左心室排血功能，正常值2.5～4.0L/（min·m$^2$），当低于2.2L/（min·m$^2$）时，出现前向性衰竭症状。低于1.8L/（min·m$^2$）发生心源性休克，低于1.3L/（min·m$^2$）时极难挽救。

3. 周围静脉压

周围静脉压除可了解上、下静脉是否受阻以及血流量多少外，主要反映左心的排血功能。右心衰竭时，静脉压明显升高。引起静脉压升高的其他疾病还有缩窄性心包炎、心包积液、腔静脉梗阻等。

4. 中心静脉压（CVP）测定

静脉插管到右心房或接近于右心房的腔静脉处测量。正常值为6～10cmH$_2$O。CVP反映右心功能状态、血容量多少、血管张力之间协调关系。如无三尖瓣狭窄，则CVP与右心室舒张末压一致。如CVP>10cmH$_2$O则可能是补液过多、过快，或提示有右心衰竭存在。如>15cmH$_2$O，应停止补液，并采取措施改善心功能。如<4cmH$_2$O，则表示静脉回心血量不足，应予较快补液。

六、诊断

原有心血管疾病或有发生心力衰竭基础的患者，如出现肺循环或体循环淤血的症状和体征，则不难诊断为心力衰竭。X线检查、心电图、超声心动图和静脉压测定等，常可提供诊断依据。诊断时还应包括病因、病理解剖和病理生理诊断以及心功能。

七、治疗

治疗措施应达到以下目的：治疗慢性心力衰竭不能仅限于缓解症状，应从长计议，采取综合治疗措施，包括病因治疗，调节心力衰竭的代偿机制，减少其负面效应，如拮抗神经体液因子的过分激活等。除缓解症状外还应提高运动耐量，改善生活质量，防止心肌损害进一步加重，降低病死率。

（一）病因治疗

面对每一例心力衰竭患者，都应认真寻找病因，采取有效的治疗措施。如高血压心脏病患者的降压治疗，甲亢性心脏病的抗甲状腺功能亢进的治疗，心脏瓣膜病和一些先天性心脏病患者有效的手术治疗，冠状动脉粥样硬化性心脏病的介入治疗等。病因若能获得彻底治疗，则心力衰竭可望解除，心功能甚至可以完全恢复正常。

（二）消除诱因

消除诱因是预防心力衰竭的关键。如积极治疗及预防呼吸道感染和风湿活动，对于发热持续 1 周以上的患者应警惕感染性心内膜炎的可能。心律失常特别是心房颤动也是诱发心力衰竭的常见原因，对心室率快的心房颤动，如不符合复律指征应尽快控制心室率。避免精神紧张及过度疲劳。纠正贫血、电解质紊乱以及潜在的甲状腺功能亢进。

（三）减轻心脏负荷

1. 休息

休息是减轻心脏负荷的主要方法之一。Ⅰ度心力衰竭患者，限制其体力活动即可；Ⅲ度心力衰竭者则需卧床休息，可取半卧位，并鼓励做小腿轻度活动以防下肢静脉血栓形成。此外，还需解除患者的精神负担，必要时可应用小剂量地西泮、苯巴比妥等镇静剂治疗。

2. 限制钠盐摄入

钠摄入量的限制是控制慢性心力衰竭的最适当的办法。正常人每日食盐摄入量为10g 左右。轻度心力衰竭患者每日钠摄入量应限制为 2g（等于食盐 5g），中度心力衰竭者每日钠摄入量应限制为 1g（等于食盐 2.5g），重度心力衰竭者的每日钠摄入量不超过0.4g（等于食盐 1g）。以上的钠或钠盐的数字包括食物中原来含有的食盐在内。

3. 供氧

鼻导管和面罩给氧。一般为低流量持续吸氧。

4. 利尿剂的应用

利尿可使过多的体液排出，既可减轻水肿，又可减少过多的血容量，减轻心脏前负荷，改善心功能，增加心排血量。常用的利尿剂如下：

1）噻嗪类：这类药物中最常用的是氢氯噻嗪，每日 1～2 次，每次 25～50mg，口服，服后 1～2 小时起作用，持续 12～24 小时。长期应用可引起低钾血症，使用时应补充钾盐或与保钾利尿剂合用。此外，在肾功能不全患者中，可进一步减少肾小球滤过率，可使血糖、血尿酸、血脂、血氨增高，因而有糖尿病、痛风、肾功能不全者忌用。

2）袢利尿剂：呋塞米 20～40mg，每日 1～2 次，肌内或静脉注射 20～40mg，每日1～2 次。依他尼酸（利尿酸）25～50mg，每日 1～2 次，或依他尼酸钠（利尿酸钠）25～50mg，肌内或静脉注射，每日 1 次。由于不良反应较多而日趋少用。布美他尼（丁尿胺）0.5～1mg 口服或静脉注射，每日 1～2 次。

3）保钾利尿剂

（1）螺内酯（安体舒通）：作用于肾远曲小管，干扰醛固酮的作用，使钾离子吸收增加，同时排钠利尿，但利尿效果不强。在与噻嗪类或袢利尿剂合用时能加强利尿并减少钾的丢失，一般用 20mg，每日 3 次。

（2）氨苯蝶啶：直接作用于肾远曲小管，排钠保钾，利尿作用不强。常与排钾利尿剂合用，起到保钾作用，一般 50～100mg，每日 2 次。

（3）阿米诺利：作用机制与氨苯蝶啶相似，利尿作用较强而保钾作用较弱，可单独用于轻型心力衰竭的患者，5～10mg，每日 2 次。保钾利尿剂，可能产生高钾血症。一般与排钾利尿剂联合应用时，发生高血钾的可能性不大，但不宜同时服用钾盐。

使用利尿剂注意事项：

（1）间断使用，机体在利尿后有一个恢复、平衡的过程。

（2）首选噻嗪类，必要时加用保钾类。急性肺水肿或重度心力衰竭者使用袢利尿剂。

（3）利尿期间记出入量、电解质变化及肾功能。使用快速或强利尿剂时尚要注意脉搏和血压的变化，以防血流动力学紊乱。

5. 血管扩张剂

其基本原理是通过扩张动脉和（或）静脉，减轻心脏的前后负荷，减少心脏做功，从而降低心肌耗氧。血管扩张药物近年来发展很快，有很多新药问世，按其作用机制可分为：①直接作用于血管平滑肌，如硝酸酯、硝普钠、肼屈嗪、米诺地尔，新药有恩哒嗪、羟胺肼哒嗪、垂匹地尔、潘钠西地尔；②交感神经系统阻滞剂，如哌唑嗪、酚妥拉明、妥拉唑啉、酚苄明、双苄胺，新药有三甲唑嗪、多塞唑嗪、吲哚拉明、乌拉哌地尔；③血管紧张素转换酶抑制剂，如卡托普利（巯甲丙脯酸）、苯脂丙脯酸、MK－521、RCH－3659；④钙通道阻滞剂，如硝苯地平。

按其作用部位分为：①主要扩张动脉的药，如硝苯地平、肼屈嗪、米诺地尔；②主要扩张静脉的药，如硝酸酯；③均衡扩张动脉和静脉的药，如硝普钠、哌唑嗪、三甲唑嗪、卡托普利和依那普利。

适应证：最主要的适应证是急性左心衰竭，尤其是急性心肌梗死并发的泵衰竭；其次是经利尿剂、洋地黄治疗无效的慢性病例如慢性顽固性左心衰竭或全心衰竭、高血压心脏病、扩张性心脏病以及关闭不全为主的瓣膜病。

常用的血管扩张剂有：

1）心钠素（ANF）：为心房肌细胞分泌的一种多肽激素，其排钠利尿作用胜过噻嗪类和呋塞米，拮抗醛固酮作用与螺内酯类似，抑制肾素和血管紧张素作用可与卡托普利媲美，扩血管作用与硝普钠等类同。

2）OP－41483：是一种稳定的前列环素类似物，其心血管效应类似于硝普钠。在治疗充血性心力衰竭方面，尤其是由冠心病引起者，OP－41483 是一种有效的药物。

3）抗利尿激素血管受体阻滞剂：对抗利尿激素水平高的充血性心力衰竭患者，该阻滞剂有明显的血管扩张效应。

4）第二代二氢吡啶类药物：具有较强的扩血管效应，而负性肌力作用弱且心脏特异性较高。如尼卡地平、尼索地平、尼群地平等可降低休息和运动时周围血管阻力、肺毛细血管楔压，增加心指数和休息时冠状窦血流量，但对显示心率、心室充盈压和症状无明显影响，长期使用可致液体潴留，而尼索地平可激活去甲肾上腺素和血管紧张素活性使心力衰竭恶化。

应用血管扩张剂要注意：并发低血压的心力衰竭患者慎用；用药中注意血压、心率的监测；停药时逐渐减量，避免突然终止治疗引起反跳。

（四）加强心肌收缩力

洋地黄类药物可加强心肌收缩力和减慢心率。

1. 洋地黄类正性肌力药物

1）适应证：适用于各种类型充血性心力衰竭，对伴有快速心室率的心房颤动的心力衰竭效果特别显著。在心脏病伴心房扩大者面临手术或分娩等应激时也可起预防作用，对室上性快速心律失常如室上性心动过速、心房颤动或扑动也有较好疗效。

2）禁忌证：预激综合征伴心房颤动或扑动；Ⅱ度或高度房室传导阻滞；梗阻性肥厚型心肌病而无明显心房颤动或心力衰竭者；单纯性重度二尖瓣狭窄伴窦性心律者。

3）洋地黄制剂的选择：常用的洋地黄制剂为地高辛、洋地黄毒苷及毛花苷 C（西地兰）、毒毛花苷 K 等。

（1）地高辛：口服片剂每片 0.25mg，口服后经小肠吸收 2～3 小时血浆浓度达高峰。4～8 小时获最大效应。地高辛 85% 由肾脏排出，10%～15% 由肝胆系统排至肠道。本药的半衰期为 1.6 天，连续口服相同剂量 7 天后血浆浓度可达稳态，纠正了过去洋地黄制剂必须应用负荷剂量才能达到有效药浓度的错误观点。目前所采用的自开始即使用维持量的给药方法，称之为维持量法。免除负荷量用药，大大减少洋地黄中毒的发生率。本制剂适用于中度心力衰竭维持治疗，0.25mg，每日 1 次。

（2）洋地黄毒苷：口服片剂每片 0.1mg，因半衰期长达 5 天，在开始使用时必须应用负荷量，否则需连续服药 3～4 周血浆浓度才能达稳态，故临床上已少用。

（3）毛花苷 C：为静脉注射用制剂，注射后 10 分钟起效，1～2 小时达高峰，每次0.2～0.4mg 稀释后静脉注射，24 小时总量 0.8～1.2mg，适用于急性心力衰竭或慢性心力衰竭加重时，特别适用于心力衰竭伴快速心房颤动者。

（4）毒毛花苷 K：亦为快速作用类，静脉注射后 5 分钟起作用，0.5～1 小时达高峰，每次静脉用量为 0.25mg，24 小时总量 0.5～0.75mg，用于急性心力衰竭时。

4）洋地黄中毒及其处理：洋地黄的应用应个体化。因其中毒量与治疗量接近，易出现中毒反应，故用药中要注意观察中毒征象，一旦发生，立即停药治疗中毒。

（1）影响洋地黄中毒的因素：洋地黄轻度中毒剂量约为有效治疗量的 2 倍，这本身就表明洋地黄用药安全窗很小。心肌在缺血、缺氧情况下则中毒剂量更小。水、电解质紊乱特别是低血钾，是常见的引起洋地黄中毒的原因；肾功能不全以及与其他药物的相互作用也是引起中毒的因素；心血管病常用药物如胺碘酮、维拉帕米及阿司匹林等均可降低地高辛的经肾排泄率而招致中毒。在住院患者中洋地黄中毒的发生率为10%～20%。

（2）洋地黄中毒的表现主要有：①心外征象，主要包括消化道症状，如恶心、呕吐、食欲减退，是强心苷中毒最常见的症状，应与心功能不全或其他药物所引起的偶有腹泻、腹痛相鉴别；神经症状，如头痛、头晕、失眠、忧郁、乏力，严重者可有谵妄、精神错乱及惊厥等；视觉症状，常见者为色视异常，如绿视或黄视、视物模糊、盲点等；②心脏征象，包括心肌收缩力受抑制而使心力衰竭症状加重和发生各种心律失常，这是应用强心苷时中毒致死的主要原因。常见的心律失常有：室性期前收缩，常呈二联、三联律或多形性者，为常见的中毒表现；室性心动过速或双向性心动过速、房性阵发性心动过速伴房室传导阻滞、非阵发性交界性心动过速、心房颤动伴高度房室传导阻滞等亦为多见，且具特征性；也有缓慢性心律失常者，如房室传导阻滞、窦房阻滞、窦性停搏、窦性心动过缓等；心房颤动的患者，用药后心室律变为规则时，除转复为窦性心律者外，无论心室率是快是慢，均提示强心苷中毒。

（3）洋地黄中毒的处理：立即停药，有室性期前收缩、室上性心动过速或并发低钾者，可用钾盐和苯妥英钠治疗；出现缓慢性心律失常时，阿托品常能显效，个别严重者，常需安装临时起搏器。近年来发现，镁离子不但可以使受洋地黄抑制的 $Na^+ - K^+ - ATP$ 酶兴奋，还可改善心肌的代谢，防止钾的丢失，纠正严重的心律失常以及降低心脏前后负荷等作用。这样既能防治洋地黄中毒，又可治疗心力衰竭。一般剂量为 25% 硫酸镁 10mL 入液静脉滴注，每日 1 次，连用 3 ~ 5 天多能显效，低血钾严重者可同时补充钾盐。

2. 非洋地黄类正性肌力药物

可用于洋地黄治疗无效或不能耐受洋地黄的患者。现试用于临床的有：

1) β 受体激动剂

（1）多巴胺：主要兴奋 $β_1$ 受体和多巴胺受体。可使心肌收缩力增加，心排血量增多，尿量增多，而体循环血管阻力不变或略降低。剂量：$2 ~ 10μg/ （kg·min）$。

（2）多巴酚丁胺：是多巴胺的衍生物，它具有增强心肌收缩力的作用，而增快心率的作用比多巴胺小，对周围血管的作用比多巴胺弱。因而总的衡量看来，多巴酚丁胺更宜于心力衰竭的治疗。

（3）左旋多巴：近年来，文献报告左旋多巴（L - dopa）为多巴胺的前体，是一种口服儿茶酚胺类药物，口服后可转化为多巴胺。有人用 L - dopa 伍用维生素 $B_6$ 治疗 34 例充血性心力衰竭，总有效率达 85%。未发现心律失常等其他不良反应。

（4）对羟苯心安（PNL）：系一新的 $β_1$ 受体激动剂，有强大的正性肌力作用，可口服也可静脉给药。业已发现本药治疗充血性心力衰竭安全有效，适于各种心力衰竭，可作为洋地黄的替代药或辅助药。加之能改善窦房结及房室传导功能，故对心动过缓的心力衰竭尤为适用。对急性心力衰竭及休克相对较差。剂量：口服 10 ~ 20mg，每日 3 次，最大剂量每日 200mg。可长期应用。静脉注射每分钟 25 ~ 100μg/kg，通常 2.5 ~ 5mg 稀释后缓注。静脉滴注每分钟 15μg/kg，控制心率在每分钟 100 次以内。本药治疗难治性心力衰竭可收到良好效果，与洋地黄合用有协同作用而不增加心律失常的发生。一般无明显不良反应，偶有心率增快，多于 1 小时内恢复，个别有室性期前收缩、胸闷、精神紧张，尚有使用大剂量可致心肌缺血的报道。

（5）吡布特罗（吡丁醇）：为 β 受体激动剂，动物实验证明它既有兴奋 $β_1$ 受体的作用而使心肌收缩力加强，同时又有兴奋 $β_2$ 受体的作用而使血管扩张，可以口服。作用时间持续 5 ~ 6 小时，长期应用疗效不定，可能产生了耐药性。

（6）丙丁基多巴胺：系新合成的多巴胺类似物，据称毒性很小。Ferrnel 等以静脉给药每分钟 5 ~ 20μg/kg，治疗 11 例充血性心力衰竭患者，左心室充盈压、体循环和肺循环阻力下降，心指数增加。该药不降低血压，稍增快心率。

（7）多巴胺异丁酯：为一种口服活性多巴胺，治疗充血性心力衰竭急性效应及长期效应良好，对心率、血压无大改变。初始量为100mg，每日3次。

（8）TA-064：系 $\beta_1$ 受体激动剂，Thorman 等观察 16 例扩张型心肌病伴中、重度左心衰竭患者，以本品每分钟 $8\mu g/kg$ 静脉滴注，左心室搏出做功指数增加 47%～65%，左心室效率增加 53%～62%，但心肌耗氧量增加 11%～31%，无毒性反应及不良反应。

（9）沙丁胺醇、特布他林：为 $\beta_2$ 受体激动剂，主要用于治疗伴有支气管痉挛的慢性阻塞性肺病。因具有正性肌力作用，故也被用于心力衰竭的辅助治疗。

（10）可文（ICI 118587）：是新合成的 $\beta_1$ 受体激动剂，但也有一定的 $\beta_1$ 受体拮抗作用。现已表明，在充血性心力衰竭患者中，可文有正性肌力作用，但对心肌代谢和冠脉血流量无明显影响。有人认为，可文特别适用于中度心力衰竭患者。

2）磷酸二酯酶抑制剂：这类药物是近年来新开发出来的一组正性肌力药物，其正性肌力效应是通过抑制心肌磷酸二酯酶活性，减少 cAMP 水解，使进入细胞内的 $Ca^{2+}$ 增加所致。其扩血管效应也与平滑肌内 cAMP 浓度增加相关。

（1）氨力农（氨联吡啶酮）：优点是正性肌力作用明显增强而心肌耗氧量则显著降低（-30%），但对心肌有急性缺血性损害而非衰竭心肌，用药后心外膜心电图示 ST 段抬高，因而不宜应用。伴有心力衰竭时则不加重心脏缺血，其作用优于洋地黄及多巴酚丁胺。剂量：25～150mg，每6小时1次，口服；静脉注射每分钟 6～10$\mu$g/kg；静脉滴注每次 0.75～0.76mg/kg。不良反应少。

（2）米力农（二联吡啶酮）：其正性肌力作用为氨力农的 10～15 倍，不良反应小，耐受性好，是目前此类药物中最有希望的药物。适用于急、慢性、顽固性充血性心力衰竭。剂量：2.5～7.5mg，口服，每日1次；静脉注射按 1.0mg/kg 给药。与卡托普利、硝普钠合用疗效更佳，亦可联用洋地黄、多巴酚丁胺等。

（3）依诺昔酮：系咪唑衍生物，静脉注射速度为每分钟 1.25mg，首次量为 0.5mg/kg，每 15～20 分钟1次，每次递增 0.5mg/kg 直至 1.5～3.0mg/kg，作用持续4.5～14（平均10.8）小时。但本药并不降低病死率，且有一定不良反应。

（4）CI-930：系双氧吡哒嗪酮衍生物。Jafri 等报道经常规治疗无效的中、重度充血性心力衰竭 10 例，在停用血管扩张剂继用洋地黄的情况下，静脉用本品由 0.5mg 开始，最多用至3mg，心指数由 $2L/(min \cdot m^2)$ 增至 $2.7L/(min \cdot m^2)$，肺毛细血管楔压由 195mmHg 降至 16.5mmHg，周围血管阻力亦下降，心率、血压无变化。口服也见到同样变化。

3）具有多种作用机制的正性肌力药物：这类药物通过两种或多种生化途径增强心肌收缩力。氟司喹南（flosequinan）、匹莫苯（pimobendan）和维司力农（vesnarinone）是临床研究较集中的具代表性的药物。

（1）氟司喹南：具有平衡扩张动脉阻力血管与静脉容量血管的作用。大剂量还有非反射性和非 cAMP 依赖的正性肌力和正性变时作用，可能通过促进 $Na^+$-$Ca^{2+}$ 交换而发挥正性肌力作用。大剂量（150mg/d）治疗心力衰竭的血流动力作用较小剂量（75～

100mg/d）显著，但改善运动耐量的效果反不如小剂量，且病死率高，其原因不明。

（2）匹莫苯：有轻度磷酸二酯酶抑制作用。临床研究结果表明匹莫苯可迅速改善缺血性心肌病伴心力衰竭患者的心肌收缩力，而对心肌舒张并无负性作用，小剂量（5mg/d）对心功能Ⅱ～Ⅲ级、应用地高辛和利尿剂治疗患者的运动耐量、氧耗峰值以及生活质量的改善较大剂量更明显，治疗6个月无耐药性。

（3）维司力农：除具轻度磷酸二酯酶抑制作用使 $Ca^{2+}$ 内流增加外，还减少滞后的外向和内向调整 $K^+$ 离子流，并延长钠通道开放增加细胞内 $Na^+$。多中心随机对照长期临床治疗试验结果表明，小剂量（60mg/d）使心功能Ⅲ级的有症状心力衰竭患者的病死率和致残率降低，生活质量改善，而大剂量（120mg/d）却明显增高病死率。其他不良反应为可逆性粒性白细胞减少（发生率2.5%）。

（五）其他治疗

纠正水、电解质紊乱及酸碱失衡。主动脉内囊反搏术治疗心肌梗死后的低排综合征有一定效果。

## 八、护理

（一）一般护理

**1. 休息**

让患者取半卧或端坐位安静休息，鼓励患者多翻身、咳嗽，尽量做缓慢的呼吸。避免长期卧床休息，以防发生静脉血栓、肺栓塞、压疮等问题。注意心理护理，使患者身体、心理都得到放松。

**2. 饮食**

心力衰竭患者均有不同程度的水、钠潴留，控制水钠摄入对治疗心力衰竭十分重要。一般患者每日限制钠盐在5g以下，严重者应<1g，但不宜限制过久，服利尿剂者可适当放宽，以防低钠血症的发生。应告知患者及家属下列药物和食物含钠量高，宜加以限制：①碳酸氢钠、溴化钠；②发酵面食、点心，如苏打饼干、油条、皮蛋、碱面包、汽水等。食物宜清淡、易消化且富含维生素类，避免饱食及进食辛辣有刺激的饮食。

**3. 大便**

防止大便干燥，避免大便用力，如有便秘，可服用缓泻剂或开塞露等，并劝告患者禁烟、酒。

**4. 环境**

病室内保持温暖、安静，阳光充足，空气流通，但要避免使患者受凉而并发呼吸道感染。

（二）病情观察与护理

对心功能不全住院的患者，需每日按时测量体温、呼吸、心率、脉搏及血压。对患有心血管疾病的患者，在测量心率、脉率时，不应少于1分钟。本病需注意观察以下几点：

1. 观察患者的呼吸状态，必须加强夜间巡视，发现患者不能入眠、烦躁、不能平卧、呼吸短促、伴有咳嗽或有阵发性夜间呼吸困难，提示患者的病情尚未控制，应嘱其取半卧位，吸氧，同时报告医生，按医嘱给予用药。

出现急性肺水肿时护理应注意：

（1）协助患者采取端坐位，两腿下垂。

（2）四肢轮流结扎止血带。

（3）鼻导管持续 4～6L/min 高流量吸氧，必要时给予 50% 乙醇湿化吸氧，氧流量6～8L/min。

（4）遵医嘱给予镇静剂，皮下注射吗啡或哌替啶。安慰患者不要紧张、恐惧，以消除顾虑。

（5）遵医嘱迅速给予强心、利尿及血管扩张剂、糖皮质激素治疗，并密切观察患者的面色、心率、心律、血压、神志等变化并准确记录。

（6）症状缓解后，仍需继续密切观察病情，以免病情反复。

2. 对于有大咯血的患者，应注意安定患者情绪，测量血压，记录咯血的时间、数量及颜色，及时报告医生，按医嘱给予治疗措施。

3. 注意观察水肿的消长情况，每日测量体重，准确记录出入量。遵医嘱正确使用利尿剂，在应用快速利尿药时，最好在上午注射，以使患者在白天利尿，有利于夜间休息；如尿量过多，必要时可建议医生减量或停用利尿剂。对严重水肿的患者，应给予按时翻身，保持床铺平整干燥。

大量利尿者应测血压、脉搏和抽血查电解质，观察有无利尿过度引起的脱水、低血容量和电解质紊乱的表现，尤其是应用排钾利尿剂后有无乏力、恶心、呕吐、腹胀等低钾表现。

对于利尿反应差者，应找出利尿不佳的原因，如了解肾脏功能情况，是否存在低血压、低血钾、低血镁或稀释性低钠血症及用药是否合理等。

4. 遵医嘱给予扩血管药物时，应注意观察和预防药物的不良反应，应用血管扩张药物前测血压、心率，调整静脉滴数，如出现胸闷、出汗、气急、脉速、恶心、呕吐等不良反应时，应通知医生，立即停止注射。口服血管扩张剂时，应从小剂量开始，防止患者出现体位性低血压。

5. 应用洋地黄类药物应注意

（1）使用洋地黄前，应先测心率（律），如心率 <60 次/分或出现室性期前收缩，应暂缓给药并及时与医生联系。

（2）由于洋地黄治疗量和中毒量接近，而且个体对洋地黄的反应有差异，使用时应注意观察有无恶心、呕吐、食欲缺乏或头昏、头痛、嗜睡、视物模糊、黄视等洋地黄毒性反应。如有上述情况，应停用洋地黄及利尿剂，并报告医生，协助处理。

（3）在应用洋地黄药物期间，不宜同时服用钙剂，以免与洋地黄起协同作用而导致中毒。

（4）老年人、肺心病、心肌炎及心肌梗死并发心功能不全需用洋地黄药物时，由于其敏感性较强，易造成中毒，故剂量宜适当减少，不宜长期应用。

（5）静脉给药时应用 5%～20% 的葡萄糖溶液稀释，混匀后缓慢静脉推注，一般不少于10分钟，用药时注意听诊心率及节律的变化。

6. 注意休克的临床表现，观察患者面色、神志、呼吸、血压、心率、心律及尿量的变化，测心率至少一分钟。

7. 对必须静脉输液、输血的患者，应注意每天输液量不宜过多。输液量原则是量出为入，入量略少于出量。成人每天以750~1 000mL为宜，以糖液为主，糖盐比例一般是2：1，同时补充钾盐，以防因糖的氧化及利尿作用而发生低钾血症。应严格掌握静脉滴注速度，一般每分钟20~30滴。也不宜过慢，以免影响用药目的及影响患者休息，使患者过于劳累，而使心力衰竭加重。输血量应少量多次，滴注速度不应超过每分钟20滴。

8. 患者突然胸痛、呼吸急促、发绀，且有咯血时，需考虑可能因下肢静脉血栓或右心室内附壁血栓脱落，随血流进入肺内而并发肺栓塞或肺梗死，应立即给予吸氧，测血压，同时做好X线检查准备，协助医生进行处理。

### 九、防控

1. 积极治疗各种心脏病，有手术指征者，应及早进行手术治疗。

2. 控制诱因如感染、心律失常等，保持大便通畅，限制过量食盐的摄入，避免过劳及情绪激动等。

3. 一旦发生心力衰竭，应积极处理。

（许亭）

# 第二节 急性心力衰竭

急性心力衰竭是指由于各种原因使心脏在短时间内发生心肌收缩力明显减低，或心室负荷加重，心室充盈受限，而导致急性心排血量降低的临床情况，其中以急性左心衰竭最为常见，表现为急性肺水肿，可发生心源性休克或心搏骤停。

### 一、病因和发病机制

心脏解剖或功能的突发异常，使心排血量急剧降低和肺静脉压突然升高而发生急性左心衰竭。常见的病因有：

1. 急性心肌弥散性损害，导致心肌收缩无力，常见于冠心病急性广泛前壁心肌梗死。

2. 急性机械性梗阻如严重的二尖瓣及主动脉瓣狭窄、左心室流出道梗阻、二尖瓣口黏液瘤或血栓嵌顿主动脉主干或大分支的栓塞，以及急进性高血压，致使心脏的后负荷急剧增加，排血严重受阻。

3. 急性心脏容量负荷过重，如急性心肌梗死、感染性心内膜炎等引起乳头肌功能失调、腱索断裂、瓣膜穿孔、室间隔穿孔和主动脉窦瘤破裂等，以及输液过多、过快，使心脏负荷显著增加。

4. 突然的心室舒张受限，如急性大量心包积液或积血所致的急性心脏压塞。

5. 严重的心律失常，包括快速的室上性和室性心律失常以及严重的心动过缓等，使心排血量显著减少。

主要的病理生理基础为心脏收缩力突然严重减弱，心排血量急剧减少，或左心室瓣膜急性反流，或急性心脏压塞致使左室舒张末期压迅速升高，肺静脉回流不畅。由于肺静脉压快速升高，肺毛细血管压随之升高使血管内液体渗入到肺间质和肺泡内形成急性肺水肿。

在上述各种病因和诱因的作用下，心肌收缩力突然明显减低或心脏负荷突然明显增加，致使心排血量急剧降低，心室充盈压显著升高，此与慢性心力衰竭不同，各种代偿机制的作用均不明显。

正常人肺毛细血管平均压为 4 ~ 7mmHg，毛细血管胶体渗透压为 25 ~ 30mmHg，由于两者差异很大，故血管内液体不渗入到肺组织间隙，急性左心衰竭时，左室舒张末压迅速升高，使左心房、肺静脉压和肺毛细血管压力相继升高，当肺毛细血管内静水压超过胶体渗透压时（即 > 25mmHg 时），血清即渗入肺组织间隙，若渗入液体迅速增多，则又可进一步通过肺泡上皮浸入肺泡或进入终末小支气管后再到达肺泡，引起肺水肿。

肺泡内液体与气体混合形成泡沫，后者表面张力很大，可阻碍通气和肺毛细血管自肺泡内摄取氧，引起缺氧，同时肺水肿可减低肺顺应性，引起换气不足和肺内动静脉分流，导致动脉血氧饱和度降低。缺氧又很快使组织产生过多的乳酸，致发生代谢性酸中毒，从而使心功能不全进一步加重，最后可引起休克或严重的心律失常，严重者可导致死亡。

在上述过程中，肺淋巴管引流，肺泡表面活性物质、血浆清蛋白浓度和毛细血管通透性等因素的改变，均可影响肺水肿产生的速度。

**二、临床表现**

（一）病史

常见于原有心脏器质性疾病，如急性心肌梗死、高血压性心脏病、重度二尖瓣狭窄、急进性肾小球肾炎等。常有过度体力活动、肺部感染、妊娠、分娩、心动过速、过量过快输液等诱因。

（二）症状和体征

根据心排血量下降的急剧程度，持续时间的长短以及机体发挥代偿功能的状况，可有昏厥、休克、急性肺水肿、心搏骤停等表现。

1. 昏厥

指心排血量减少致脑部缺血而发生的短暂性意识丧失。若持续数秒钟可有四肢抽搐、呼吸暂停、发绀等表现，称为阿—斯综合征。

2. 休克

由于心排血功能低下导致心排血量不足而引起的休克，称为心源性休克。临床上除休克表现外，多伴有心功能不全，体循环静脉淤血，如静脉压升高、颈静脉怒张等表现。

**3. 急性肺水肿**

突然发作、高度气急、呼吸浅速、端坐呼吸、咳嗽、咳白色或粉红色泡沫样痰，面色灰白、口唇及肢端青紫、大汗、烦躁不安、心悸、乏力等。体征为双肺广泛水泡音或（和）哮鸣音，心率增快，心尖区奔马律及收缩期杂音，心界向左下扩大，可有心律失常和交替脉。

**4. 心搏骤停**

为严重心功能不全的表现，见心搏骤停和心肺复苏。

### 三、实验室及其他检查

**（一）X 线检查**

可见肺门有蝴蝶形大片阴影并向周围扩展，心界扩大，心尖冲动减弱等。

**（二）心电图**

窦性心动过速或各种心律失常，心肌损害，左心房、左心室肥大等。

### 四、诊断

**（一）左心衰竭**

有累及左心的心脏病基础，出现肺循环淤血的表现。

1. 呼吸困难、咳嗽、咯血、咳粉红色泡沫样痰。

2. 发绀、端坐呼吸、左心室扩大、心率增快、第一心音减弱、心尖区收缩期杂音、肺动脉瓣区第二心音亢进、舒张期奔马律、闻及肺底部或广泛性湿啰音等。

3. X 线检查提示有肺门阴影增大及肺纹理增粗等肺淤血及左心室增大征象。

4. 肺毛细血管楔压 >18mmHg。

具备第 1、2 项或兼有第 3 项即可诊断，兼有第 4 项可确诊。

**（二）右心衰竭**

有引起急性右心衰竭的病因，出现体循环淤血征象。

1. 腹胀、上腹疼痛、恶心等肝及胃肠道淤血症状。

2. 水肿、发绀、颈静脉怒张、三尖瓣区可听到收缩期杂音、肝大且压痛、肝颈静脉反流征阳性。

3. X 线检查示右心室增大，上腔静脉增宽。心电图示右心室肥厚。

4. 心导管检查示右心室充盈压（RVFP）明显增高，而左心室充盈压（LVFP）正常或偏低，或两者增高不成比例（RVFP/LVFP > 0.65）。

具备第 1、2 或兼有第 3 项即可诊断，兼有第 4 项可确诊。

### 五、治疗

心源性昏厥发作历时短暂，以治疗原发病和抗心律失常为主。心源性休克和心搏骤停见有关章节。急性肺水肿具体抢救措施如下：

**（一）减少静脉回流**

将患者置于半坐位，两腿下垂，以立即减少静脉回心血量，必要时可四肢轮流结扎。

（二）吸氧

立即高流量给氧（6～8L/min），严重者亦可采用面罩正压供氧。使用70%乙醇或1%硅酮溶液消除泡沫。

（三）镇静

皮下或肌内注射吗啡5～10mg，可减轻烦躁不安和呼吸困难，扩张周围静脉，减少回心血量。但有抑制呼吸、昏迷、休克和慢性肺炎者忌用。老年体弱者减量。

（四）快速利尿

呋塞米20～40mg或依他尼酸钠25～50mg静脉注射，以减少回心血量降低前负荷。

（五）血管扩张剂

可降低肺循环阻力。

（1）硝普钠：50mg（1安瓿）溶于5%葡萄糖500mL内（浓度100μg/mL）静脉滴注，从小剂量开始，一般为15μg/min或0.25μg/（kg·min），无效时每15～30分钟增加一次，每次增加5～10μg/min，直至达到所需效果。若已达80μg/min滴速仍未发生疗效，则按每分钟增加20μg/min或0.25μg/kg速度进行。维持量25～150μg/min。最高剂量300μg/min。应用时注意大量使用可致氰化物中毒，使用前宜补充血容量防止血压过低。

（2）酚妥拉明：对急性左心衰竭肺水肿可先给较大剂量，如第一分钟给5mg，然后继以较小剂量静脉滴注，或以5～10mg加入25%或50%葡萄糖20～40mL内缓慢滴注5～10分钟。一般常用量为1～5μg/（kg·min）（成人0.05～0.3mg/min）。

（3）硝酸甘油：舌下含化可迅速扩张静脉床，减少回心血量。

（六）氨茶碱

0.25g加入50%葡萄糖液20～40mL中缓慢静脉注射，以减轻呼吸困难。

（七）强心药

如发病2周内未用过洋地黄或洋地黄毒苷，1周内未用过地高辛，可予速效洋地黄制剂，以加强心肌收缩力和减慢心率，此对伴有房性快速性心律失常的急性肺水肿特别有效，但对重度二尖瓣狭窄而伴有窦性心律的急性肺水肿忌用。如发病2周内曾用过洋地黄，则强心药的应用需根据病情，小剂量追加，用法同慢性心力衰竭。

（八）糖皮质激素

地塞米松10～20mg加入5%葡萄糖溶液500mL中，静脉滴注。糖皮质激素可扩张外周血管，增加心排血量，解除支气管痉挛，改善通气，促进利尿，降低毛细血管通透性，减少渗出。对治疗急性肺水肿和改善全身情况有一定价值。

（九）氯丙嗪

国外报道氯丙嗪治疗急性左心衰竭有迅速改善临床症状的作用，国内亦有人用小剂量氯丙嗪治疗急性左心衰竭。用法：5～10mg肌内注射，仅有左心衰竭者用5mg，伴有急性肺水肿者用10mg，肌内注射后5～10分钟见效，15～30分钟疗效显著，作用持续4～6小时。氯丙嗪扩张静脉作用大于扩张动脉，因此更适合以前负荷增高为主的急性左心衰竭；其镇静作用能很好地解除患者焦虑。

（十）静脉穿刺放血

可用于上述治疗无效的肺水肿患者，尤其是大量快速输液或输血所致的肺水肿，放血 300～500mL，有一定效果。

## 六、护理

（一）一般护理

1. 安置患者于重症监护病室，并协助患者取坐位或半坐位，两腿下垂。注意给患者提供合适的支撑物，并保护患者的安全，防止坠床。迅速建立静脉通路，并保持通畅。注意监护呼吸、血压、脉搏及心电变化。

2. 宜用低钠、低脂肪、低盐、富含维生素、富于营养易消化的低热量饮食。采用低热量（每日 5 000～6 200 kJ）饮食可降低基础代谢率，减轻心脏负荷，但时间不宜过长。低盐饮食可控制水、钠潴留，从而减轻心脏负荷，根据水肿程度忌用或少用含钠量高的食物，如发酵面食、点心、咸肉、咸菜、海鱼虾、含钠饮料、调味品和含盐的罐头等。进食量少或利尿明显者可适当放宽钠盐的限制。心力衰竭时因胃肠道淤血、呼吸困难、疲乏、焦虑而影响食欲和消化功能，应给予易消化食物，少食多餐，可减少胃肠消化食物所需的血液供应，使心脏负荷减轻。

3. 严重呼吸困难时可给氧。对四肢厥冷、发绀的患者，要注意保温。保持大便通畅。

4. 抢救时护理人员应表情镇静，神态自若，操作熟练，使患者产生信任感和安全感。尽可能守护在患者身旁，安慰患者，告诉患者医护人员正在积极采取有效措施，病情会逐渐得到控制。对患者作简要解释，消除患者的紧张、恐惧心理。注意语言简练，以免增加患者负担。

5. 协助患者翻身，使用气垫或气圈，进行按摩。患者穿着宜柔软和宽松，以防皮肤破损，并随时保持皮肤清洁。心力衰竭患者因肺淤血而易致呼吸道感染，需定时给患者叩背。病房空气新鲜、暖和，避免患者受凉，避免呼吸道感染加重心力衰竭。应鼓励患者下肢活动，协助患者被动肢体锻炼，早晚用温水浸足，以预防和减少下肢静脉血栓形成。需密切观察患者有无疲倦、乏力、情感淡漠、食欲减退、尿量减少等症状，并监测液体出入量和电解质，以防低钾血症和低钠血症等水、电解质平衡失调。

（二）病情观察与护理

1. 观察体温、脉搏、呼吸、血压的变化。注意心力衰竭的早期表现，夜间阵发性呼吸困难是左心衰竭的早期症状，应予警惕。当患者出现血压下降、脉率增快时，应警惕心源性休克的发生，并及时报告医生处理。

2. 观察神志变化，由于心排血量减少，脑供血不足，缺氧及二氧化碳增高，可导致头晕、烦躁、迟钝、嗜睡、昏厥等症状，及时观察以利于医生综合判断及治疗。

3. 观察心率和心律，注意心率快慢、节律规则与否、心音强弱等。有条件时最好能做心电监护并及时记录，以利及时处理。

出现以下情况应及时报告医生：①心率低于每分钟 40 次或高于每分钟 130 次；②心律不规则；③心率突然加倍或减半；④患者有心悸或心前区痛的病史而突然心率

加快。

4. 注意判断治疗有效的指标，如自觉气急、心悸等症状改善，情绪安定，发绀减轻，尿量增加，水肿消退，心率减慢，原有的期前收缩减少或消失，血压稳定。

5. 注意观察药物治疗的效果及不良反应，如使用洋地黄类药物时，应注意观察患者心率、心律的变化，观察药物的毒性反应，并协助医生处理药物的毒性反应。此外，迅速建立良好的静脉通道，以保证药物的顺利应用，严格控制静脉输液速度。做好各种记录，发现异常及时报告医生，配合处理。备好一切抢救药品、器械。

洋地黄制剂毒性反应的处理：①立即停用洋地黄类药物，轻度毒性反应如胃肠道、神经系统和视觉症状，一度房室传导阻滞，窦性心动过缓及偶发室性期前收缩等心律失常表现者，停药后可自行缓解。中毒症状消失的时间，地高辛为 24 小时内，洋地黄毒苷需 7～10 天。②酌情补钾，钾盐对治疗由洋地黄毒性反应引起的各种房性快速心律失常和室性期前收缩有效，肾衰竭和高血钾患者忌用。③苯妥英钠是治疗洋地黄中毒引起的各种期前收缩和快速心律失常最安全有效的常用药物，但有抑制呼吸和引起短暂低血压等不良反应，应注意观察。

### 七、防控

1. 向患者及家属介绍急性心力衰竭的诱因，积极治疗原有心脏疾病。急性肺水肿发作后，若原发病因得以去除，患者可完全恢复；若原发病因继续存在，患者可有一段稳定时间，待有诱因时又可再发心功能不全症状。

2. 嘱患者在静脉输液前主动告诉护士自己有心脏病史，便于护士在输液时控制输液量及速度。

（许亭）

# 第二章　心律失常

## 第一节　概　述

正常心律起源于窦房结，频率为每分钟60～100次（成人）、较规则。心律失常指心律起源部位、心搏频率与节律以及激动传导等任一项异常。心肌大部分由普通心肌纤维组成，小部分为特殊分化的心肌纤维，后者组成心脏的起搏传导系统。

心脏的起搏传导系统包括窦房结、房室结、房室束（希氏束）、左右束支及其分支以及浦肯野纤维网。当心脏冲动在窦房结形成后，随即由结间束和普通心房肌传递，抵达房室结及左心房。冲动在房室结内传导速度极为缓慢，抵达希氏束后传导再度加速。束支与浦肯野纤维的传导速度均极为快捷，使全部心室肌几乎同时激动。最后，冲动抵达心外膜，完成一次心动周期。

心脏传导系统接受副交感与交感神经支配。迷走神经兴奋性增高，能抑制窦房结的自律性与传导性，延长窦房结与周围组织的不应期，减慢房室结的传导并延长其不应期。交感神经则发挥与副交感神经相反的作用。

### 一、心律失常的分类

（一）按心律失常的发生机制分类

1. 冲动形成异常

1）窦性心律失常：①窦性心动过速；②窦性心动过缓；③窦性心律不齐；④窦性停搏。

2）主动性异位心律：①期前收缩（房性、房室交界性、室性）；②阵发性心动过速（室上性、室性）；③心房扑动、心房颤动；④心室扑动、心室颤动。

3）被动性异位心律：①逸搏（房性、房室交界性、室性）；②逸搏心律（房性、房室交界性、室性）。

2. 冲动传导异常

1）生理性：干扰及房室分离。

2）病理性：①窦房传导阻滞；②房内传导阻滞；③房室传导阻滞；④室内传导阻滞或束支、分支阻滞（左、右束支及左束支分支传导阻滞）。

3）房室间传导途径异常：预激综合征。

（二）按心律失常发作时心率的快慢分类

1. 快速性心律失常。

2. 缓慢性心律失常。

## 二、心律失常的诊断

心律失常的诊断主要依靠心电图检查。临床上，有一部分患者可以通过询问病史及体格检查作出初步诊断，从而了解心律失常的存在、诱发因素、伴随症状等情况，必要时可选择 X 线检查、超声心动图、放射性核素扫描等。

（一）病史

心律失常的诊断应从采集详尽的病史入手。尽量让患者描述发生心悸等症状时的感受。病史通常能提供对诊断有用的线索：①心律失常的存在及其类型；②心律失常的诱发因素，如烟、酒、咖啡、运动及精神刺激等；③心律失常发作的频繁程度、起止方式；④心律失常对患者造成的影响。

（二）体格检查

发作时体检应着重判断心律失常的性质和对血流动力学的影响。注意心搏频率、节律、心音强弱及颈静脉搏动，有助于作出心律失常的初步鉴别诊断。如心音强弱较一致，节律较规整的快速心律失常见于心房扑动和室上性阵发性心动过速，前者尚可见到频繁的颈静脉搏动。第一心音强弱不等见于心房颤动、室性心动过速、期前收缩和完全性房室传导阻滞。后者可因心房和心室同时收缩，第一心音极度增强而听到"大炮音"，颈静脉可见间歇出现搏动明显增强的"炮波"。

（三）心电图检查

为临床诊断心律失常最重要的方法。心律失常发作时描记心电图不但可以确定心律失常的存在，还可确定心律失常的类型。描记较长的 II 导联和 $V_1$ 导联，由于 P 波较清楚有助于心律失常的分析，必要时可加大电压、放快纸速描记。如 P 波仍不清楚时可采用食管导联，由于食管接近心房的后面，故食管心电图描记能清楚地显示 P 波，这对心律失常的分析如鉴别室上性心动过速伴有心室内差异性传导和室性心动过速很有帮助，并且对解释室上性心动过速的发生机制也有裨益，如阵发性室上性心动过速发作时，心房和心室除极同时发生，即可排除由房室道折返所致之心动过速，其发生机制最可能是由房室结折返所致。

动态心电图（Holter 心电图）是诊断心律失常的重要手段。常用的方法是给患者佩戴慢转速的磁带盒，以 1～2 个双极胸前导联连续记录 24 小时心电图，然后在荧光屏上快速播放并选段记录，从中发现心律失常和 ST－T 改变等，其出现时间可与患者的活动及症状相对照，有利于进行分析诊断。动态心电图通过 24 小时连续心电图记录能观察到心律失常的发作、自主神经系统对自发心律失常的影响，自觉症状与心律失常的关系，并评价治疗效果。

（四）运动试验

患者在运动时出现心悸等症状，可做运动试验协助诊断。但应注意，正常人进行运动试验，亦可发生室性期前收缩。运动试验诊断心律失常的敏感性不如动态心电图。

（五）食管心电图

食管心电图由于探查电极靠近心房或心室，可明确与房室电活动的关系，有助于鉴别心动过速的类型。

（六）有创性电生理检查

有创性电生理检查能协助判断快速性和缓慢性心律失常的性质，为治疗提供指导。

### 三、治疗原则

一般治疗原则：心律失常需否治疗、如何治疗取决于心律失常产生的基础及性质和心律失常对血流动力学的影响及预后。性质严重、对血流动力学影响明显、预后较差的心律失常必须立即采取有效的治疗措施。功能性心律失常并不需要特殊处理。某些虽为器质性心律失常，如果心室率正常，也无须特殊治疗，如心肌炎引起的一度或二度Ⅰ型房室传导阻滞等。

心律失常治疗时，力争达到制止发作、减少或杜绝再发、维持疗效的目的。

（一）病因治疗

控制病因和消除诱发因素是治疗心律失常的重要措施。如心肌炎症、心肌缺血的治疗，甲状腺功能亢进的控制，电解质紊乱的纠正等。避免紧张、劳累、情绪激动、过度吸烟、饮酒、喝浓茶、喝咖啡等，可以防止某些心律失常的发生。

（二）心律失常发作期治疗

根据心律失常的类型及其对血流动力学的影响，可选用相应的治疗措施。缓慢型心律失常伴阿—斯综合征者应静脉给予提高和维持心率的药物，无效时应进行心脏起搏治疗。快速型室上性心律失常（如阵发性室上性心动过速、心房扑动或颤动）可采用刺激迷走神经或药物控制心室率或转复为窦性心律；室性心动过速应及时选用药物或同步直流电复律以中止发作。期前收缩是最常见的心律失常，通常对血流动力学影响不严重，在去除病因和诱因的同时，可选用相应的抗心律失常药物口服治疗。

（三）预防心律失常的复发

对一些病因暂时难以消除的心律失常，需采取适当的方法来预防复发或根治。如慢性三度房室传导阻滞和病态窦房结综合征（病窦综合征）药物治疗无效时，应安置永久心脏起搏器治疗；反复发作的快速性心律失常可采用导管射频消融治疗；对猝死高危患者可置入自动复律—除颤—起搏器。需要长期口服抗心律失常药物的患者，应选用疗效肯定而不良反应相对较轻的药物，必要时进行临床电生理测定或进行药物浓度监测，以协助选择可靠的抗心律失常药物。

（赵相燕）

# 第二节 窦性心律失常

## 窦性心动过速

正常窦性心律的冲动起源于窦房结，成人频率每分钟 60~100 次。窦性心律在心电图上具有以下特征：①窦性 P 波在 Ⅰ、Ⅱ、aVF 导联直立，aVR 导联倒置；②PR 间期 0.12~0.20 秒；③P 波频率每分钟 60~100 次；④PP 间期相差 <0.12 秒。

窦性心律频率每分钟 >100 次（成人），称为窦性心动过速。

### 一、病因和发病机制

与交感神经兴奋性增高或迷走神经张力降低有关。可发生于情绪激动及体力活动时，吸烟、饮酒或浓茶后；也可见于应用阿托品、肾上腺素、麻黄素等药物后；发热、贫血、休克、缺氧、甲状腺功能亢进、心脏病也可导致。

### 二、临床表现

多有情绪激动及体力劳动或饮酒或浓茶史，少数有发热、感染、贫血、休克、缺氧、甲状腺功能亢进、心力衰竭等原发疾病史。

（一）症状

1. 心动过速症状

可无症状或感心悸、不适、乏力等。

2. 原发病症状

如心力衰竭、休克、甲状腺功能亢进的相关症状等。

（二）体征

1. 心动过速体征

听诊时可见心率快，多在 101~160 次/分，心律规则，增快或减慢呈逐渐性变化。脉搏快速、规则。

2. 原发病体征

由某些疾病引起者则有原发病的体征，如心功能不全、休克的体征等。

### 三、心电图检查

心电图符合窦性心律的上述特征，成人窦性心律的频率超过 100 次/分，为窦性心动过速。窦性心动过速通常逐渐开始和终止。频率大多在 100~150 次/分，偶有高达 200 次/分者。刺激迷走神经可使其频率逐渐减慢，停止刺激后又加速至原有水平。

### 四、诊断

1. 可有引起窦性心动过速的原发病，如休克、心功能不全、甲状腺功能亢进等，或有引起窦性心动过速的其他原因，如运动、情绪紧张、应用可使心率加快的药物等。
2. 可有心悸等不适症状。
3. 查体心率在每分钟 100 次以上，心律规则，增快和减慢呈逐渐性改变。
4. 心电图 P 波呈窦性型，P 波频率每分钟 >100 次。

### 五、治疗

窦性心动过速的治疗应针对病因和去除诱发因素，如治疗心力衰竭、纠正贫血、控制甲状腺功能亢进等。必要时 β 受体阻滞剂如美托洛尔可用于减慢心率。

## 窦性心动过缓

成人窦性频率每分钟 <60 次，称为窦性心动过缓。通常为每分钟 40～59 次。

### 一、病因和发病机制

（一）病因

与迷走神经张力增高有关。常见于运动员和老年人。病理情况下，可见于颅内压增高、严重缺氧、低温、黏液性水肿、梗阻性黄疸、药物（β 受体阻滞剂、维拉帕米、洋地黄、奎尼丁等）作用、病态窦房结综合征等。急性下壁心肌梗死亦常见于窦性心动过缓。

（二）发病机制

迷走神经张力过高或窦房结本身的功能减退，均可引起窦性心动过缓。前者多为生理性窦性心动过缓；后者则与窦房结自身病变有关，如炎症、缺血、坏死、纤维化、退行性变等，属病理性窦性心动过缓。

### 二、临床表现

一般无症状，因窦房结功能减退引起者由于心室率过于缓慢且心脏有器质性病变，导致心排血量减小，重要器官供血不足，尤其发生在老年患者可因动脉粥样硬化使得供血不足更为明显，可有乏力、头晕、胸闷，甚至发生昏厥、心绞痛或缺血性脑血管病发作。

体征：心率每分钟 <60 次，多在 40～59 次/次，心律规则或轻度不齐，可见原发病体征。

### 三、心电图检查

符合窦性心律的心电图特征，且 PP 间期 >1.0 秒，即 P 波频率每分钟 <60 次。常伴有窦性心律不齐，即最长 PP 间期与最短 PP 间期相差 0.12 秒以上。

### 四、诊断

1. 临床有引起窦性心动过缓的病因。
2. 心率<60次/分。
3. 心电图符合窦性心动过缓特点。

### 五、治疗

多数患者只需针对原发疾病进行治疗。少数显著窦性心动过缓的患者可使用阿托品、异丙肾上腺素等药物治疗。病窦综合征所致的严重窦性心动过缓，如症状明显或有过阿—斯综合征发作者，应考虑安装人工心脏起搏器。

## 病态窦房结综合征

病态窦房结综合征是由窦房结病变导致功能减退，产生多种心律失常的综合表现。患者可在不同时间出现一种以上的心律失常。病窦综合征经常同时合并心房自律性异常和房室传导阻滞。

### 一、病因

最常见的病因为特发性（窦房结硬化—退行性变性，原因不明），其次为冠心病。其他病因包括风湿性心脏病、心肌病、心肌炎或心包炎、先天性心脏病、外科手术损伤窦房结、高血压病、结缔组织病、淀粉样变性、进行性肌营养不良、恶性肿瘤、血色病及家族性窦房结病等。

### 二、发病机制

由于上述原因导致窦房结功能减退，窦房结的自律性下降，出现窦性心动过缓、窦性停搏、房室交界区逸搏；由于窦房结及其周围组织的病变使窦性冲动向心房传导障碍引起窦房传导阻滞；窦房结衰竭往往导致室上性心动过速、心房颤动的发生，引起心动过缓—心动过速综合征。

### 三、临床表现

起病隐匿，表现为脑、心、肾等器官供血不足，尤以脑供血不足为主，如乏力、头昏、眼花、失眠、记忆力减退、反应迟钝等，也可有心悸、胸闷、胸痛等，严重者可出现昏厥及阿—斯综合征。部分患者并发短暂室上性快速心律失常发作，表现为心动过缓—心动过速，称为慢—快综合征。

### 四、实验室及其他检查

（一）心电图检查

心电图持续而严重的窦性心动过缓，心率多为40~50次/分。严重的心动过缓与室上性心动过速、心房颤动或扑动交替发生，即心动过缓—心动过速综合征。窦性停搏、窦房阻滞、房室交界性心律。

（二）运动试验

半分钟内做下蹲动作 15 次，心率每分钟 <90 次。奔走或在双倍二级梯运动试验时心率每分钟 <90 次，或出现频繁窦房传导阻滞、逸搏心律时为阳性。

（三）阿托品试验和异丙肾上腺素试验

为排除自主神经张力改变的影响，静脉注射阿托品 1～2mg 和静脉推注或静脉滴注异丙肾上腺素 1～2μg，注射后心率每分钟 <90 次为阳性。

（四）心房调搏试验

一般将心房率调搏至每分钟 120～140 次，持续 2～4 分钟，然后测定超速抑制后的窦房结恢复时间，正常值为 800～900 毫秒，当窦房结恢复时间延至 ≥2000 毫秒时为阳性。

## 五、诊断

主要依据：

1. 有脑、心、肾等脏器供血不足的临床表现。

2. 心电图和动态心电图的典型表现持续或间歇出现每分钟 <50 次的窦性心动过缓、窦房阻滞或窦性停搏、缓慢的逸搏心律或异位心动过速。

## 六、治疗

（一）病因护理

如为冠心病、心肌病、心肌炎、全身性红斑狼疮等引起者，宜积极治疗原发病。

（二）药物治疗

在心率较慢症状明显时，应提高基础心率，减少快速心律失常，预防阿—斯综合征发作。

1. 阿托品

为抗胆碱药物，可解除迷走神经对心脏的抑制作用，加快心率。用法：0.5mg 加葡萄糖 20mL 静脉注射，继后以 1～2mg 加入 5% 葡萄糖 500mL 内静脉滴注；也可0.3～0.6g，每日 3～4 次，口服。不良反应：口干、眩晕、皮肤潮红、烦躁、谵语等。因可致瞳孔散大、眼压增高，故青光眼患者禁用。

2. 沙丁胺醇

β 受体兴奋剂，加快心率。用法：2.4～4.8mg，每日 3～4 次，口服，也可喷雾吸入。不良反应：恶心、头痛、肌肉震颤、心悸、血压升高、心动过速。心力衰竭患者不用。不可与普萘洛尔等 β 受体阻滞性药物同用，以防对抗药效。

3. 烟酰胺

能加快心率，用法：600～1 200mg/d，分次口服。作用较弱，用于轻症患者。不良反应：皮肤热感、瘙痒，无须处理。

4. 地塞米松

抗感染，抗过敏，减少炎症渗出，并提高窦房结功能，使已经变慢的心率增快，用于危重患者。用法：5～10mg 加入葡萄糖 10mL 内静脉注射；或 10～20mg 加入 5% 葡萄糖 500mL 内静脉滴注；也可 0.75～1.5mg，每日 3～4 次，口服。不良反应较多。高血压病、溃疡病、出血性疾病、糖尿病等患者不用。

5. 硝苯地平

有研究报告，硝苯地平用于病窦综合征患者可改善窦房结功能，尤对并发高血压患者适宜。每次 10～20mg，每日 3 次口服。

6. 溴丙胺太林

15～30mg，每日 3 次。

7. 麻黄碱

25mg，每日 3 次。

8. 间羟异丙肾上腺素

10mg，每日 3 次。

9. 氨茶碱

25mg 加入葡萄糖液 300mL 内静脉滴注，每日 1 次，平均 30 天为一疗程。多数患者心率增加，症状改善。

对出现快速心律失常，不宜使用奎尼丁、普鲁卡因胺、普萘洛尔、维拉帕米等心肌抑制药物，因可致严重心动过缓。必要时在保护性人工心脏起搏下用药物或电转复治疗。

（三）电复律

1. 室性心动过速用药物治疗无效而危及生命时可应用。

2. 室上性心动过速用药物治疗无效时可考虑应用。

3. 曾有窦性心动过缓或窦房阻滞的房颤患者。在安置心脏起搏器情况下可考虑应用，否则禁用电复律，因有发生窦房阻滞、窦性停搏的危险。

（四）心脏起搏器治疗

1. 安装临时起搏器指征

（1）急性心肌炎并发病窦综合征，并发有昏厥先兆或阿—斯综合征。

（2）急性心肌梗死并发病窦综合征，临床上有症状。

（3）药物中毒或电解质紊乱引起的窦房结暂时性的功能障碍，以上三者均是在药物治疗不满意或用药有禁忌的情况下安装临时起搏器。

2. 安装永久起搏器指征

（1）慢性病窦综合征并发阿—斯综合征发作或有明显昏厥先兆症状者。

（2）病窦综合征因心动过缓伴心力衰竭或心绞痛发作者。

（3）慢—快综合征伴有阿—斯综合征或有昏厥先兆者。

（4）慢性病窦综合征并发二度Ⅱ型以上房室传导阻滞伴有阿—斯综合征或有昏厥先兆者。

对安装起搏器后仍发作快速异位心律者，可用利多卡因、美西律等药物；对并发心力衰竭者可用洋地黄治疗。近年来应用多功能程序控制式起搏器，可在体外进行多功能调整。亦可用程序自动扫描复律器，这是目前治疗心动过缓—心动过速综合征最为理想的手段之一。

（五）防治并发症

1. 心力衰竭

宜首先使用利尿剂和（或）血管扩张剂，不可滥用洋地黄，如必须使用时，最好安置心脏起搏器。

2. 脑栓塞

病窦综合征时快速型心律失常易造成心房血液淤滞，形成附壁血栓，血栓脱落后形成脑栓塞。此时可酌用抗凝疗法。

3. 心源性休克

在原发病及药物治疗的基础上进一步采取相应的抗休克治疗。

（赵相燕）

# 第三节　房性心律失常

## 房性期前收缩

房性期前收缩是起源于窦房结以外任何部位的期前收缩，可见于正常人，且随年龄的增长而增加。正常人房性期前收缩发生率在 60% 以上。各种器质性心脏病是引起房性期前收缩的另一常见原因。

### 一、临床表现

1. 期前收缩发生时患者可感到心悸不适。

2. 体格检查时可听到期前收缩的第二心音减弱，有时仅能听到第一心音，并在期前收缩后听到一较长的间歇。

3. 期前收缩的心动周期，桡动脉搏动减弱或消失。

### 二、心电图检查

1. P 波提早出现，其形态不同于窦性 P 波。

2. PR 间期 >0.12 秒。

3. QRS 波群与基本心律的 QRS 波群形态相似。

4. 若房性期前收缩发生太早，可出现 PR 间期延长，或 QRS 波群变形（室内差异传导），或房性 P 波后无 QRS 波群（阻滞型房性期前收缩）。

5. 期前收缩后有较长间歇，但其前后 2 个窦性 P 波的距离常较 2 个正常窦性心动周期为短，形成不完全性代偿间歇。

### 三、治疗

1. 房性期前收缩通常无须治疗。

2. 如症状明显或房性早搏触发室上性心动过速时，应给予镇静剂地西泮 2.5 ~ 5mg，每日 3 次口服或 10mg 肌内注射；β 受体阻滞剂，如普萘洛尔 10mg，每日 3 次；或维拉帕米 40 ~ 80mg，每日 3 次；洋地黄，如毛花苷 C0.4 ~ 0.6mg 首次静脉推注。

3. 吸烟、饮酒所致者，应减量或戒除。

## 房性心动过速

房性心动过速简称房速。根据发生机制与心电图表现的不同，可分为自律性房性心动过速、折返性房性心动过速与紊乱性房性心动过速三种。自律性与折返性房性心动过速常可伴有房室传导阻滞，被称为伴有房室阻滞的阵发性房性心动过速。

### 一、病因

#### （一）功能性

常见于无器质性心脏病者，其发作与大量饮酒、情绪激动、过度疲劳、饮浓茶与咖啡等有关。

#### （二）器质性

1. 自律性房性心动过速见于心肌梗死、慢性肺部疾病、大量饮酒以及各种代谢障碍；洋地黄中毒在低血钾，甚至血钾正常情况下亦易发生这种心律失常。

2. 折返性房性心动过速较为少见，折返发生于手术瘢痕，解剖缺陷的邻近部位。

3. 紊乱性房性心动过速亦称多源性房性心动过速。常发生于患慢性阻塞性肺疾病或充血性心力衰竭的老年人，亦见于洋地黄与低血钾患者。

#### （三）其他

洋地黄中毒，低钾血症等。

### 二、临床表现

1. 发作可呈短暂、间歇或持续性。

2. 当房室传导比率发生变动时，听诊心律不恒定，第一心音强度可变化。

3. 颈静脉见到 a 波数目超过听诊心搏次数。

### 三、心电图检查

房速相当于 3 个或 3 个以上的房性期前收缩。

1. 心率多在每分钟 160 ~ 220 次，PR 间期绝对规则。

2. 房性 P 波，可与前面的 T 波重叠，无法辨认。

3. QRS 波群形态与正常窦性心律相似。

4. ST 段可下移，T 波可低平或倒置。

## 四、诊断

1. 主要依靠常规心电图、24 小时动态心电图和（或）运动试验记录到自发或诱发的房性心动过速，即可确诊。

2. 既往发作病史、特点等可有助于本病的诊断。

3. 进一步体检、X 线、超声心动图等可作出有无器质性心脏病的诊断。

## 五、治疗

（一）自律性房性心动过速

心室率在 140 次/分以上，由洋地黄中毒所致，或临床上有严重充血性心力衰竭或休克征象，应进行紧急治疗。其处理方法如下：

1. 洋地黄引起者

1）立即停用洋地黄。

2）如血清钾不升高，首选氯化钾口服（半小时内服完 5g，如仍未恢复窦性心律，2 小时后再口服 2.5g）或静脉滴注氯化钾（2g 溶于 5% 葡萄糖液 500mL 内，2 小时滴完），同时进行心电图监测，以避免出现高血钾（T 波高尖）。

3）已有高血钾或不能应用氯化钾者，可选用利多卡因、普萘洛尔、苯妥英钠。心室率不快者，仅需停用洋地黄。

2. 非洋地黄引起者

1）洋地黄、β 受体阻滞剂、钙通道阻滞剂可用于减慢心室率。

2）如未能转复窦性心律，可加用 I A、I C 或 Ⅲ 类抗心律失常药。

3）药物治疗无效时，亦可考虑做射频消融。

（二）折返性房性心动过速

参照阵发性室上性心动过速。

（三）紊乱性房性心动过速

治疗应针对原发疾病。肺部疾病患者应给予充足供氧、控制感染，停用氨茶碱、去甲肾上腺素、异丙肾上腺素、麻黄碱等药物。维拉帕米与胺碘酮可能有效。补充钾盐与镁盐可抑制心动过速发作。

## 心房扑动

心房扑动（简称房扑）是发生于心房内的，冲动频率较房性心动过速更快的心律失常，发作时心房内产生每分钟约 300 次的规则的冲动，心房发生快而协调的收缩。

## 一、病因

房扑可发生于无器质性心脏病者，也可见于一些心脏病患者，病因包括风湿性心脏病、冠心病、高血压性心脏病、心肌病等。此外，肺栓塞、慢性充血性心力衰竭、二尖瓣及三尖瓣狭窄与反流等导致心房扩大，亦可出现房扑。其他病因尚有甲状腺功能亢进、乙醇中毒、心包炎等。

## 二、临床表现

房扑往往有不稳定的倾向，可恢复窦性心律或进展为心房颤动，但亦可持续数月或数年。按摩颈动脉窦能突然成比例减慢房扑的心室率，停止按摩后又恢复至原先心室率水平。令患者运动、施行增加交感神经张力或降低迷走神经张力的方法，可促进房室传导，使房扑的心室率成倍数加速。

心房扑动的心室率不快时，患者可无症状。房扑伴有极快的心室率，可诱发心绞痛与充血性心力衰竭。体格检查可见快速的颈静脉扑动。当房室传导比率发生变动时，第一心音强度亦随之变化。有时能听到心房音。

## 三、心电图表现

1. P波消失，代以形态、间距及振幅绝对整齐、呈锯齿样的房扑波（F波），频率250～350次/分。

2. 常见房室传导比例为2∶1，经治疗可为3∶1或4∶1。房室传导比例不固定者心室率不规则。呈1∶1与2∶1传导者，应注意与室上性心动过速鉴别。

3. QRS形态与窦性相同，也可有室内差异性传导。

## 四、治疗

有恢复窦性心律指征者，应尽量争取药物或电复律；不能复律者应控制心室率。

（一）病因治疗

应针对原发疾病治疗。

（二）转复心律

使房扑转复为窦性心律的常用方法有同步心脏电复律术、经食管心房调搏术、经导管射频消融术和药物复律等。其中以心脏电复律成功率最高，通常用很低的电能（低于50J），便可迅速将房扑转复为窦性心律。如电复律无效，或已应用大量洋地黄不适于电复律者，可经食管心房调搏，使房扑转复为窦性心律或心室率较慢的心房颤动。导管射频消融术适用于药物治疗无效的顽固性房扑患者。奎尼丁、普罗帕酮、胺碘酮对转复及预防房扑复发有一定的疗效。

（三）控制心室率

首选维拉帕米，每日120～240mg。伴有心力衰竭者应首选洋地黄，但常需较大剂量才能达到目的，如无禁忌证者亦可选用β受体阻滞剂，必要时可联合用药。

## 心房颤动

心房颤动（房颤）是心房各部分发生极快而细的乱颤，350～600次/分，心室仅能部分接受由心房传下的冲动，故心室率常在110～160次/分，且快而不规则。临床上有阵发性和持久性房颤两种。

## 一、病因

1. 阵发性房颤可见于正常人，情绪激动、术后、运动或急性乙醇中毒时可发生。

2. 持久性房颤主要见于器质性心脏病患者，如风湿性心瓣膜病（尤以二尖瓣狭窄为多见）、高血压病、冠状动脉粥样硬化性心脏病、甲状腺功能亢进。

部分患者原因不明，称特发性心房颤动（多为阵发性）。极少数患者系急性感染、洋地黄中毒引起。

## 二、临床表现

常有心悸、气急、胸闷、自觉心跳不规则，可伴有心功能不全征象。原有窦性心律心脏病患者，突然发生房颤时可诱发心力衰竭，而长期房颤者心脏内易形成血栓，一旦血栓脱落可产生相应脏器栓塞现象。

心率一般在每分钟 100 ~ 160 次，心音强弱不一，心律绝对不规则，脉搏短绌。此外，可有原发性心脏病的相应症状及体征。

## 三、心电图检查

心电图特征：

1. P 波消失，代之以大小不等、形态各异的颤动波（f 波），每分钟 350 ~ 600 次，在 II、III、$V_1$ 导联较明显。

2. QRS 波群呈不规则，一般心室率常在每分钟 90 ~ 130 次。

## 四、治疗

（一）控制心室率

1. 紧急处理

初发房颤未经药物治疗心室率显著快者，或原有房颤心室率突然增快者，或重度二尖瓣狭窄并发快速房颤者，均需紧急处理。首选毛花苷 C0.4mg 加 10% 葡萄糖 20mL 缓慢静脉注射，2 小时后如效果不满意可再用 0.2 ~ 0.4mg，使心室率控制在 100 次/分以下，部分阵发性房颤患者有可能转复为窦性心律。无心功能不全时，亦可选用维拉帕米或 β 受体阻滞剂静脉注射。预激综合征并发快速房颤者禁用洋地黄。

2. 慢性房颤治疗

对慢性房颤不宜转复心律的患者，需长期服药控制房颤心室率。要求是安静时维持心室率在 70 次/分左右，轻度活动后不超过 90 次/分。常用地高辛 0.25mg，每日 1 次口服。无心功能不全者，亦可选用维拉帕米或 β 受体阻滞剂口服，或与地高辛合用。有报道，维拉帕米不仅能控制安静时心室率，而且也能控制活动时的心室率。应用地高辛不能控制活动后心室率者，可改用维拉帕米治疗。

（二）转复心律

及时使房颤转复为窦性心律，不但可增加心排血量，且可防止心房内血栓形成和栓塞现象。

1．复律指征

1）房颤持续时间在 1 年以内且心脏扩大不显著，左心房内径＜45mm，无严重心脏病损者。

2）基本病因去除后房颤持续存在，如二尖瓣病变手术后、甲状腺功能亢进等。

3）有动脉栓塞史者。

4）房颤伴肥厚型心肌病。

2．禁忌证

1）房颤伴有低血钾者。

2）房颤伴有完全性房室传导阻滞，心室率极慢。

3）肺源性心脏病由于缺氧、高碳酸血症及酸碱平衡紊乱而致的房颤。

3．转复方法

转复方法包括药物转复与电转复。紧急情况下（如预激综合征伴快速房颤）常用电转复。一般情况下采用药物转复与电转复互相配合的方法：

1）口服地高辛减慢房室结传导，将心室率控制在 100 次/分以下。

2）停用地高辛，口服奎尼丁 0.1～0.2g，如果无过敏反应，可以每次 0.2g，每日 3 次，连用 2～3 天，20% 患者可以转复成窦性心律。

3）如果仍为房颤，停用地高辛 1 天后，可以用 100～200J 直流电同步除颤，90% 以上的患者可以恢复窦性心律。

4）为防止房颤复发，术后口服奎尼丁 0.2g，每日 3 次或胺碘酮 0.2g，每日 3 次，5～7 天减量，以便维持窦性心律。

（三）抗凝治疗

房颤不论是否伴二尖瓣狭窄均易致动脉栓塞，尤为脑栓塞。常见于房颤发生初期数日至数周以及转复后，故应使用活血化瘀的药物减少血液黏滞度，如阿司匹林 50～300mg，每日 1 次口服。如果发生了动脉栓塞，急性期可以滴注肝素，恢复期常用醋硝香豆素或华法林等药物口服，使凝血酶原时间延长至对照值的 2 倍。

（赵相燕）

# 第四节　房室交界区性心律失常

## 房室交界区性期前收缩

房室交界区性期前收缩简称交界性期前收缩。临床较少见，冲动起源于房室交界区，因为房室结本身不具有自律性。

其心电图特征是：

1．提前出现的 QRS 波群与窦性者相同或因室内差异性传导而变形。

2．逆行性 P′波（Ⅱ、Ⅲ、aVF 倒置，aVR 直立），心电图表现有三种可能：①位于

QRS 波群之前，但 P′R 间期 < 0.12 秒；②位于 QRS 波群之后，但 P′R 间期 < 0.20 秒。③埋于 QRS 波群之中，而无逆行性 P′波。逆行性 P′波出现的部位，与期前收缩冲动的逆向传导速度有关。

3. 多数为完全性代偿间歇。

交界性期前收缩通常无须治疗。

<h2 style="text-align:center">阵发性室上性心动过速</h2>

阵发性室上性心动过速（PSVT）简称室上速，是发生于心房和房室交界区以及房室间以折返为其发生机制的一类心律失常的总称，折返可发生于窦房结及其周围组织、心房内、房室结内或房室之间，分别称为窦房结折返性心动过速、心房内折返性心动过速、房室结折返性心动过速（AVNRT）和房室折返性心动过速（AVRT）。其中房室结折返性心动过速和房室折返性心动过速占 90% 以上。

**一、病因**

1. 功能性原因

常见于无明显心脏病的青年人，发作常与情绪激动、过度疲劳、烟酒过量、喝浓茶和咖啡有关。

2. 器质性心脏病

如风心瓣膜病、冠心病、高血压心脏病、肺心病、心肌病、甲状腺功能亢进性心脏病等；还常并发于预激综合征。

3. 其他原因

如低钾血症、洋地黄中毒、心导管检查与心脏手术。

**二、临床表现**

（一）症状

1. 绝大多数患者可有自觉突然发生快速心跳，出现心悸，并又可突然停止，心慌消失。

2. 若有器质性心脏血管病或心功能不全者，可发生心力衰竭、休克，甚至死亡。风湿性心脏病左心房室瓣狭窄可引起急性肺水肿，冠心病可引起心绞痛甚至心肌梗死。

3. 部分患者室上性心动过速发作时可出现多尿，这与心钠素分泌过多有关。

（二）体征

1. 心率过快，为 150～250 次/分，心律整齐，第一心音强且固定不变。脉搏细速。

2. 心率过快心室舒张不充分，由于心搏出量减少可以使血压下降，心脏原有杂音可因心动过速而减弱或消失。

3. 房室结折返性心动过速可以房室同时收缩，颈静脉可出现有规律的"炮波"，房性心动过速时心房可能在右心房室瓣开放前收缩，也可出现"炮波"。

### 三、心电图检查

心电图表现为：

1. 心率 150～250 次/分，节律规则。

2. QRS 波群形态与时限均正常，但发生室内差异性传导或原来存在束支传导阻滞时，QRS 波群形态异常。

3. P 波为逆行型（Ⅱ、Ⅲ、aVF 导联倒置），常埋藏于 QRS 波群内或位于其终末部分，P 波与 QRS 波群保持恒定关系。

4. 起始突然，通常由一个房性期前收缩触发，下传的 PR 间期显著延长，随之引起心动过速发作。

### 四、治疗

（一）一般治疗

症状轻者，有时仅需休息即可自行恢复窦性心律；严重者，卧床休息、吸氧、镇静及心电监护、去除病因、避免诱发因素。

（二）刺激迷走神经

1. 压迫舌根法

用压舌根刺激悬雍垂，诱发恶心、呕吐。

2. Valsalva 法或 Miiller 法

深吸气后屏气，再用力做呼气动作，或 Miiller 法，即深呼气后屏气，再用力做吸气动作。

3. 颈动脉窦按摩

如颈动脉听诊有杂音，不宜按摩。患者取仰卧位，先按摩右侧，无效再按摩左侧，不可两侧同时按摩。每次每侧按摩 10 秒钟，可同时做 Valsalva 动作。

4. 压迫眼球

患者取仰卧位，闭眼并向下看，用拇指在一侧眶下适度压迫眼球上部，每次 10 秒钟。有青光眼或高度近视者忌用。

5. 潜水反射

让患者取坐位，面前放一盆冷水（5℃以下），嘱患者深吸一口气，立即将面部浸入冷水盆中，持续 30 秒钟以上，无效可重复 1 次。有效率可达 80%。

6. 直肠按摩法

患者取膝胸卧位，用带有指套的手指插入肛门左右按摩至复律。

7. 腹部加压法

患者深吸气后屏气，双手交错压在下腹部主动脉搏动处，下肢微屈弯腰呈 90°以上，屏气 15～20 秒钟，一次未成功，可重复操作。终止本病成功率为 72%。

8. 心前区捶击法

嘱患者平卧位，术者左手掌紧贴患者心前区，右手握拳以尺侧用较强力捶击左手背，其终止本病成功率为 72.7%。

9. 清洁灌肠法

对阵发性室上性心动过速患者给予清洁灌肠，保留灌肠液 15 分钟，然后让患者胸膝蹲位，用腹肌收缩压力排出灌肠液，可终止本病。还可重复应用，成功率高，比较安全。

（三）药物疗法

1. 新斯的明

为迷走神经兴奋剂，每次 0.5~1mg，皮下或肌内注射，必要时半小时后可重复 1 次，一般 20 分钟左右可起效。有休克、支气管哮喘者禁用。

2. 洋地黄

对伴有心力衰竭者可首先应用，不伴心力衰竭者亦可使用。首次毛花苷 C0.4mg 加入 50% 葡萄糖液 20mL 内，缓慢静脉注射，1~2 小时仍无效可重复使用 0.2~0.4mg，多数患者用量到 1.2mg 左右时，心动过速即告终止。

3. 升压药物

通过血压升高反射性兴奋迷走神经，使心动过速终止。如伴有低血压则更为适用。可选用去氧肾上腺素 0.5~1mg 或甲氧明 10~20mg，稀释后缓慢静脉注射或快速滴注。用药过程中，连续观测血压的升幅及心脏情况，收缩压不超过 160mmHg 为好；在升压过程中，一旦心动过速终止，即应停止注药，但仍要继续观察血压的升高情况，待血压升高达顶峰而开始回降后，方可放宽观察血压时间，以防止血压过高出现意外，有高血压及器质性心脏病者不宜使用。

4. β 受体阻滞剂

普萘洛尔 10~30mg，每日 3~4 次，或 1~3mg 加入 25% 葡萄糖液 40mL 中，于 5~10 分钟缓慢静脉注射。也可用心得舒 5mg 加入 25% 葡萄糖液 20mL，缓慢静脉注射。但有支气管哮喘及心力衰竭较严重者禁用。还可选用心得宁 5mg 溶于 25% 葡萄糖液 20mL 中，于 5 分钟内缓慢静脉注射，同时听心率。选择性 $\beta_1$ 受体阻滞剂（美托洛尔、阿替洛尔等），具有选择性作用心脏，不引起支气管痉挛的良好效果。

5. 维拉帕米

心功能较好的室上速患者，常首选维拉帕米静脉注射。开始以 5mg 在 2~3 分钟静脉推注，多在几分钟内见效。如无效还可在 15 分钟后重复给 5mg，绝大多数室上速可被终止。

6. 胺碘酮

胺碘酮是终止房室结折返及旁路折返性室上速较有效的药物。一般 3~7mg/kg 静脉滴注给药。但以不超过 5mg/kg，日量 150~300mg 为宜；必要时分次静脉注射。每次用量 ≤150mg，稀释于生理盐水 20mL 中，15 分钟内缓慢静脉注射，15 分钟内不可重复给药。常有低血压、传导阻滞、休克等不良反应，剂量过大时尤为显著。对心脏明显增大、严重心脏病变者禁用。

7. 普罗帕酮

普罗帕酮 70mg 加入 5% 葡萄糖 40mL 缓慢静脉推注（时间 >5 分钟），无效 20 分钟后可重复应用，总量不超过 350mg。

8. ATP

ATP 具有强烈的迷走神经兴奋作用，作用时间极短暂，一般不超过 10 秒，但足以能终止心动过速，适合于无窦房结功能障碍者。方法：10 ～ 15mg 静脉注射，首剂无效可 2 分钟后即刻注射第二剂，单次剂量不宜超过 30mg。

9. 苯妥英钠和钾盐

对洋地黄毒性反应引起的室上速有较高的疗效。苯妥英钠 100 ～ 250mg 稀释于注射用水 20mL 中，静脉注射，必要时 2 ～ 3 小时可重复 1 次，一般疗效迅速，见效后可用 100mg 口服，每日 3 次维持。钾盐可用氯化钾稀释成 0.4% ～ 0.6% 溶液，静脉滴注，在心电图下密切观察，直至发作中止，一次量不应超过 2g。

10. 其他药物

1）奎尼丁：0.2 ～ 0.4g，每 2 小时 1 次，共 5 次。

2）丙吡胺：2mg/kg，缓慢静脉注射。

3）安他唑啉：100mg，缓慢静脉注射。

4）阿义马林：50mg，缓慢静脉注射。

5）氟卡尼：2mg/kg，缓慢静脉注射。

6）难治性室上性心动过速可试用利多卡因、美西律、硫酸镁和甲巯咪唑（甲巯咪唑）等治疗。

（四）电复律

抗心律失常药物不能终止室上速时，也可考虑经静脉用心室临时起搏术或经食管心房调搏超速抑制的方法终止室上速。对于有严重血流动力学障碍的患者，还可采用直流电同步电复律。

（五）预防发作

首先应避免诱发本病的各种因素，积极治疗原发病。其次选用维拉帕米每日 120 ～ 480mg，分 3 ～ 4 次口服；或口服胺碘酮 200mg，每日 1 ～ 3 次。也可选用地高辛、普萘洛尔或普鲁卡因胺。

（赵相燕）

# 第五节　室性心律失常

## 室性期前收缩

室性期前收缩，这是一种最常见的心律失常。

### 一、病因

1. 功能性

常见于无器质性心脏病者，其发作与情绪激动、过度疲劳、烟酒过量和喝浓茶、浓咖啡等有关。

2. 器质性

可见于各种心脏病，如风湿性心瓣膜病、冠心病、高血压性心脏病、肺心病、甲状腺功能亢进性心脏病、心肌病等。

3. 其他

如洋地黄中毒、低血钾等。

## 二、临床表现

1. 轻者可无症状，期前收缩多时，出现心悸。

2. 心脏听诊可闻及突然提前出现的搏动，期前收缩的第一心音较响，第二心音微弱或听不到。

## 三、心电图检查

1. 提前出现的 QRS 波群，其形态宽大（≥0.12 秒）畸形。

2. 室性期前收缩之前无提前发生的 P 波。

3. 室性期前收缩之后常伴有完全性代偿间歇。

4. 可呈多源性、多形性或联律出现。

## 四、治疗

治疗及去除引起期前收缩的病因及诱因。对器质性心脏病、偶发或不影响心排血量的期前收缩一般不需特殊治疗。频发的、症状明显或伴有器质性心脏病，尤其是急性心肌缺血（心绞痛、急性心肌梗死）时出现频发的、多源性、成对的室性期前收缩、R－on－T型室性期前收缩（室性期前收缩落在前一心动周期的 T 波上），必须积极治疗，以防导致室性心动过速、心室颤动而猝死。

1. 去除诱因和病因。

2. 无器质性心脏病，无症状的期前收缩不需特殊治疗，如患者症状明显，治疗应以消除症状为目的，可选用 β 受体阻滞剂、美西律、普罗帕酮等药物。

3. 急性心肌梗死、洋地黄中毒、心肌炎的室性期前收缩应积极治疗，可首选利多卡因 50～100mg 静脉推注，然后 1～4mg/min 静脉滴注维持。如利多卡因无效，可选用普鲁卡因胺 100mg 静脉推注，每 5～10 分钟重复 1 次，直至总量在 800～1000mg 或期前收缩被控制，维持量 2～4mg/min。洋地黄中毒引起的室性期前收缩，可首选苯妥英钠，并强调停用洋地黄、补钾和补镁。

4. 陈旧性心肌梗死或心肌病患者并发室性期前收缩，宜选用 β 受体阻滞剂或胺碘酮，避免应用 I 类抗心律失常药物。心力衰竭患者的期前收缩应主要控制心力衰竭，防止洋地黄中毒和电解质紊乱。

## 室性心动过速

室性心动过速（简称室速）是发生于希氏束分叉以下部位的心动过速。

### 一、病因

室速绝大多数发生于器质性心脏病，尤其是心肌病变广泛而严重的患者，如冠心病患者，特别是急性心肌梗死者、扩张型及肥厚型心肌病、严重心肌炎等。心瓣膜病、二尖瓣脱垂等患者，亦可发生。其他病因尚有药物中毒（如洋地黄中毒）、QT 间期延长综合征、低温麻醉、心肺手术等，偶尔室速亦可发生在无器质性心脏病者，称为阵发性室速。

### 二、临床表现

（一）症状

室速症状轻重取决于两方面：

1. 室速发作的频率和持续时间，是否引起血流动力学改变。

2. 有无心脏病及心功能情况。非持续性室速（发作时间 <30 秒）或室速频率略快或无器质性心脏病者，可无症状或仅有心悸；持续性室速（发作时间 >30 秒）或室速频率过快或原有严重心脏病，由于可引起明显血流动力学障碍，患者可有心悸、乏力、眩晕或昏厥、心绞痛、低血压、休克或急性肺水肿。严重者可发展为心室扑动、颤动而猝死。

（二）体征

颈静脉搏动强弱不等，有时可见较强的颈静脉皮（大炮波）；心尖第一心音分裂，心律轻度不齐，第一心音强度经常变化。

### 三、心电图检查

室速的心电图特征为：

1. 3 个或 3 个以上的室性期前收缩连续出现。

2. QRS 波群形态畸形，时限超过 0.12 秒；ST - T 波方向与 QRS 波群主波方向相反。

3. 心室率通常为每分钟 100 ~ 250 次；心律规则，但亦可略不规则。

4. 心房独立活动与 QRS 波群无固定关系，形成房室分离；偶尔个别或所有心室激动逆传夺获心房。

5. 通常发作突然开始。

6. 心室夺获与室性融合波，室速发作时少数室上性冲动可下传心室，产生心室夺获，表现为在 P 波之后，提前发生一次正常的 QRS 波群。室性融合波的 QRS 波群形态介于窦性与异位心室搏动之间，其意义为部分夺获心室。心室夺获与室性融合波的存在是确立室性心动过速诊断的最重要依据。按室速发作时 QRS 波群的形态，可将室速区分为单形性室速（形态恒定不变）和多形性室速（形态多变）。QRS 波群方向呈交替变换者称双向性室速。

### 四、治疗

无器质性心脏病患者发生非持续性室速，无症状无须治疗；持续性室速无论有无器质性心脏病，均应治疗；器质性心脏病发生非持续性室速亦应考虑治疗。

（一）终止室速发作

1. 无显著血流动力学障碍

首先给予静脉注射利多卡因 50～100mg 或普鲁卡因胺 100mg，同时静脉持续滴注，亦可静脉注射普罗帕酮 70～140mg。上述药物无效可选用胺碘酮 5～10mg/kg 体重静脉注射或直流电复律。

2. 血流动力学障碍

迅速进行电复律。洋地黄中毒致室速，不宜电复律，应给予药物治疗。

（二）预防复发

应积极寻找及治疗诱发室速的各种可逆性病变，如缺血、低血压、低血钾等。

## 心室扑动与心室颤动

心室扑动（简称室扑）与心室颤动（简称室颤）为致命性心律失常，常见于缺血性心脏病，严重的电解质紊乱，预激综合征并发快速心室率的房颤，应用抗心律失常药物，特别是引起 QT 间期延长与尖端扭转性室速的药物和电击伤等。

### 一、病因

单纯室扑少见，且很快即会转为室颤。室颤分为临终前和原发性两类。临终前室颤一般难于逆转。原发性室颤的常见病因为急性心肌梗死，严重低钾血症，药物如洋地黄、奎尼丁、普鲁卡因胺、氯喹等的毒性作用，QT 间期延长综合征、心脏手术、低温麻醉、电击等。

### 二、临床表现

常患有器质性心脏病，查及上述病因的证据。

（一）先兆症状

多数在发生室扑与室颤前有先兆征象，如肢乏、寒冷、心前区不适、头晕及原发病等表现，进一步发展为发绀、血压下降、呼吸急促、胸闷、心跳改变、意识障碍及烦躁不安。心电示波可见频发性、多源性或连续性的室性期前收缩，尤其是可见 R‐on‐T 现象、短阵室速、尖端扭转型室速、QT 间期延长、传导阻滞等多种严重的心律失常。

（二）发生室扑或室颤

如不及时抢救，即可出现心搏骤停。由于血液循环中断，可引起意识丧失、抽搐、呼吸停止、四肢冰冷、发绀、无脉搏、无心音、无血压、瞳孔散大。

### 三、心电图检查

心电图特征：室扑时，心电图 QRS 波与 ST－T 无法辨认，代以振幅相同、快慢规则的顶端与下端增大呈钝圆状的扑动波，频率为每分钟 180～250 次。室颤时，心电图特征是 QRS 波及 T 波完全消失，代以形态、频率及振幅完全不规则的波动，其频率为每分钟 150～500 次。

### 四、治疗

室扑和室颤为最严重的心律失常，一旦发生，应立即去除病因，及早进行心肺复苏及直流电非同步电除颤、同步电复律，使用能量 300～400J。具体详见心搏骤停章。

（赵相燕）

# 第六节 心脏传导阻滞

心脏传导阻滞，指激动传导的延迟或阻断。是由于心肌的不应期发生病理性延长，少数是由于传导系统的某一部位组织结构的中断或先天性畸形所致。传导阻滞可呈一过性、间歇性或持久性。前两者除器质性因素外，也可能由迷走神经张力增高或某些药物所引起。按阻滞的部位，传导阻滞可分为窦房传导阻滞、房内传导阻滞、房室传导阻滞和室内传导阻滞四类。根据阻滞的程度可分为三度。一度传导阻滞的传导时间延长，全部冲动仍能传导。二度传导阻滞分为两型：莫氏（Mobitz）Ⅰ型和Ⅱ型。Ⅰ型阻滞表现为传导时间进行性延长，直至一次冲动不能传导；Ⅱ型阻滞表现为间歇出现的传导阻滞，所有传导冲动的传导时间恒定不变。三度又称完全性传导阻滞，此时全部冲动均不能被传导。

房室传导阻滞

房室传导阻滞是指冲动从心房传到心室的过程中，冲动传导的延迟或中断。根据病因不同，其阻滞部位可在房室结、房室束或束支系统内，常分为房室束分叉以上与房室束分叉以下阻滞两类。按阻滞程度可分为一、二、三度房室传导阻滞。

### 一、病因

**（一）器质性心脏病**

器质性心脏病是引起房室传导阻滞的主要原因。常见于各种心肌炎、冠心病（尤其是急性心肌梗死）、心肌病、风湿性心瓣膜病等。

**（二）急性感染**

急性感染如白喉、流行性感冒等。

（三）药物作用

洋地黄、奎尼丁、普鲁卡因胺等。

（四）电解质紊乱

如高血钾。

（五）损伤

心脏直视手术引起的传导系统损伤或周围组织水肿。

（六）功能性

如迷走神经张力过高。

## 二、临床表现

1. 有引起房室传导阻滞的各种疾病的症状与体征。

2. 一度房室传导阻滞，无自觉症状，可仅有第一心音减弱，需依赖心电图诊断。

3. 二度房室传导阻滞，心室率较慢时，可有心悸、头晕、乏力等症状。如仅偶有下传脱落，患者可无症状。

二度房室传导阻滞可进一步按心电图区分为Ⅰ型及Ⅱ型。Ⅰ型常可逆且预后通常较好，Ⅱ型大多数不可逆，且预后险恶，可骤然进展为高度阻滞，发生阿—斯综合征，甚至病死。

4. 三度或完全性房室传导阻滞

（1）常有心悸，自觉心脏跳动缓慢、眩晕、乏力，易致昏厥。有时有心力衰竭或阿—斯综合征。

（2）心搏慢而规则，每分钟 20~40 次。第一心音轻重不等，有"大炮音"。收缩压增高，舒张压减低，脉压增大，运动或注射阿托品后，心室率不加速或加速甚少。

## 三、心电图检查

心电图特征：

（一）一度房室传导阻滞

PR 间期延长在 0.20 秒以上，或按年龄及心率 PR 间期超过正常之最高值。

（二）二度房室传导阻滞

可分两型。二度Ⅰ型（MobitzⅠ型或 Wenckbach 型）：PR 间期随每一心搏而逐渐延长，直至某些 P 波后不出现 QRS 波群，如此周而复始形成 3:2、4:3、5:4 不同程度的房室传导。二度Ⅱ型（MobitzⅡ型）：PR 间期固定，但部分 P 波后有 QRS 波群脱漏，P 波与 QRS 波群数目形成 4:3、3:2、2:1、3:1 等不同比例。脱漏较多，心率慢而规则，又称高度房室传导阻滞。如仅有个别的心房激动引起心室夺获或室性融合波则称为几乎完全性房室传导阻滞。

（三）三度房室传导阻滞

也称完全性房室传导阻滞，是由房室结绝对不应期延长所致。P 波与 QRS 波群无关，心室率慢于心房率，PP 间隔与 RR 间隔各自相等，形成房室分离。QRS 波群大多增宽畸形，心室起搏在房室束分支以上者 QRS 波也可正常。

### 四、诊断

1. 临床有引起房室传导阻滞的病因。

2. 临床症状及体征。

3. 心电图检查可以确诊。间歇性出现房室传导阻滞者，动态心电图检查有重要价值。希氏束电图可确定阻滞部位。

### 五、治疗

（一）病因治疗

应首先积极治疗引起房室传导阻滞之原发疾病。如急性心肌梗死或心肌炎所致者，可用肾上腺皮质激素。洋地黄中毒者应立即停药。迷走神经张力增高引起者，口服或注射阿托品等。

（二）对症治疗

1. 一度和二度房室传导阻滞

如心室率在每分钟 50 次以上，无明显症状者，一般无须特殊治疗，只需避免重体力活动、适当用镇静剂。传导阻滞严重者，禁用奎尼丁、普鲁卡因胺和普萘洛尔，以免加重阻滞，无明显心功能不全者，不宜使用洋地黄类药物。

2. 二度 Ⅱ 型房室传导阻滞

心室率低于每分钟 40 次或症状明显者，以及三度房室传导阻滞，可选用异丙肾上腺素 10mg 舌下含化，每 4～6 小时 1 次，亦可用 0.2mg 皮下注射。必要时以 1～2mg 加入 5% 葡萄糖液 250～500mL 中静脉滴注。滴速为每分钟 0.1mg，按心室率及血压等调节滴速及浓度，使血压维持在大致正常范围，心室率在每分钟 60～70 次，也可用阿托品 0.3～0.6mg 或麻黄素 25mg，每日 3～4 次，口服。使之提高心室率，以防阿—斯综合征发作。

3. 肾上腺皮质激素的应用

地塞米松 10～20mg，或氢化可的松 200～300mg，加入 5% 葡萄糖液 500mL 中静脉滴注，以求消除传导组织周围之水肿，并增强中枢神经系统对缺氧的耐受性，对治疗急性心肌梗死及急性心肌炎引起者更为适宜。

4. 能量合剂

三磷酸腺苷（ATP）20～40mg、辅酶 A 100 U、胰岛素 4 U 加入葡萄糖液中静脉滴注，7～14 天为一疗程。

5. 氢氧噻嗪

尤适用于高血钾者，25mg，每日 3 次口服，维持血清钾在 3.5～3.9mmol/L 为妥。

6. 乳酸钠（11.2%）

适用于酸中毒和高血钾者，60～100mL 静脉推注或静脉滴注。

7. 烟酰胺

烟酰胺 600～800mg 加入 5%～10% 葡萄糖液 500mL 中静脉滴注，7～10 天为一疗程。

（三）心脏起搏

心脏起搏治疗高度房室传导阻滞是最确实可靠的方法。凡是引起血流动力学障碍，并出现临床症状的高度房室传导阻滞，均为起搏治疗的适应证。二度Ⅱ型及三度房室传导阻滞患者，应行心脏起搏治疗，以防猝死等的发生。

# 室内传导阻滞

室内传导阻滞又称室内阻滞，是指希氏束分叉以下部位的传导阻滞。室内传导系统由三个部分组成：右束支、左前分支和左后分支，室内传导系统的病变可波及单支、双支或三支。

## 一、病因

右束支传导阻滞较多见，不一定表示有弥散性的心肌损害。较多见于风湿性心脏病、房间隔缺损或其他伴有右心室负荷过重的先天性心脏病、肺心病，也可见于冠心病、心肌炎、心肌病及少数健康者。左束支传导阻滞常表示有弥散性的心肌病变。多见于累及左心室的病变如冠心病、高血压性心脏病、主动脉瓣狭窄、心肌病、心肌炎，极少数见于健康人。左前分支易受累，左前分支与右束支传导阻滞合并存在亦较多见。左后分支阻滞少见，如果发生，则表示病变严重。

## 二、临床表现

临床上除可有心音分裂外无其他异常表现，诊断主要靠心电图。

## 三、心电图检查

（一）左束支传导阻滞

1. 完全性左束支传导阻滞

（1）QRS 波群时限≥0.12 秒。

（2）QRS 波群形态的改变：$V_5$ 呈宽大、平顶或有切迹的 R 波，其前无 Q 波；$V_1$ 有宽而深的 S 波，r 波极小甚至看不出；Ⅰ、aVL 的图形与 $V_5$ 相似，Ⅱ、Ⅲ、aVF 与 $V_1$ 相似。

（3）ST－T 改变：QRS 波群向上的导联，ST 段下移、T 波倒置；QRS 波群向下的导联，ST 段抬高、T 波直立。

2. 不完全性左束支传导阻滞

除 QRS 波群时限＜0.12 秒，其余特点与完全性传导阻滞相似。

（二）右束支传导阻滞

1. 完全性右束支传导阻滞

（1）QRS 波群时限≥0.12 秒。

（2）QRS 波群形态的改变：$V_1$ 为 rSR 波，可呈 M 型；$V_5$ 为 qRS 波，S 波宽、深；Ⅰ、aVL 导联与 $V_5$ 相似，Ⅲ、aVF 导联与 $V_1$ 相似。

（3）ST－T 的改变：$V_1$、aVR 等导联 ST 段下移、T 波倒置；$V_5$、Ⅰ、aVL 等导联 ST 段抬高、T 波直立。

2. 不完全性右束支传导阻滞

除 QRS 波群时限 <0.12 秒，其余特点与完全性传导阻滞相似。

### 四、治疗

1. 慢性单侧束支阻滞的患者如无症状，无须接受治疗。

2. 双分支与不完全性三分支阻滞有可能进展为完全性房室传导阻滞，但是否一定发生以及何时发生均难以预料，不必常规预防性起搏器治疗。

3. 急性前壁心肌梗死发生双分支、三分支阻滞，或慢性双分支、三分支阻滞，伴有昏厥或阿—斯综合征发作者，则应及早考虑心脏起搏器治疗。

（赵相燕）

## 第七节  抗心律失常药物所致心律失常

抗心律失常药使原有心律失常加重或诱发新的心律失常现象，称为抗心律失常药物所致的心律失常。

### 一、病因

凡各种心脏病如冠心病、急性心肌梗死、心肌炎、心肌病、风心病等，尤其在使用抗心律失常药物时均可引起各类型心律失常发生。主要是由于心肌病变区和正常心肌区间存在传导和不应期的不均一，引起折返。若抗心律失常药使二者间的不均一扩大，就可促使折返发生。另外，到达缺血区的血流量，药物因素如药物浓度、代谢，以及药物的结合和药物间相互作用等，均可引起这种情况的发生，也可因电解质失衡、pH 改变或儿茶酚胺等因素进一步加重。

### 二、临床表现

常患有严重心肌病变、严重室性心律失常及严重感染史，还可见心功能不全（尤其心力衰竭）、心脏传导障碍（尤其室内传导迟缓）、电解质（钾、镁）紊乱、酸碱失衡及原有复极异常（如 QT 间期延长综合征）、抗心律失常药用量过大或伍用同类药物等。

（一）症状

常有基础心脏病的临床表现，常出现胸闷、心悸加重，甚至出现顽固性心肌缺血症状、严重心绞痛、发作性昏厥、心源性休克及肺水肿等表现。

（二）体征

心脏听诊心率可快慢不一，心音强弱不一，刺激颈动脉窦而不受影响，并可闻及 $S_3$、$S_4$、室性期前收缩次数、持续时间或频率均增加。

### 三、实验室及其他检查

（一）心电图检查

1. 凡出现以往未发生的新的室速，又无其他原因可查者。

2. 室速频率加快，平均每小时频率≥10倍。

3. 室速类型发生改变，如短阵变为持续、多形性室速或扭转型室速、室颤者。

4. 室速的中止比通常更为困难。

5. 早期次数、频度、恶性程度增加。

6. 出现新的房性心动过速伴阻滞，或非阵发性房室交界性心动过速。

7. 新的心动过缓如窦性静止、窦房传导阻滞、严重的窦缓或房室传导阻滞等。

（二）动态心电图检查

1. 基础状态下平均室性期前收缩次数每小时分别为50、50～100、101～130、>301次，分别超过10倍、5倍、4倍、3倍（Morganroth标准）。

2. 出现新的室上性、室性异位心律失常及传导异常。

（三）心电生理检查

采用心室程控刺激法，可在服药前、后各做1次，如服药前后发生下列情况，说明为该药所致的心律失常。

1. 较用药前为小的程控电刺激就可诱发室速。

2. 用与原先相同或较小的程控电刺激，使原有的非持续性室速变为多形或持续性室速、室颤。

3. 诱发的室速率较对照期明显增快。

4. 终止诱发出的室速较对照期更为困难。

### 四、几种特殊类型的心律失常

抗心律失常药物可引起各种类型的心律失常，但其中以室性心动过速最为重要，其特点是比较顽固，难以治疗，重者危及生命。

（一）持续性室速

Ⅰa和Ⅰc（氟卡尼等）类抗心律失常药在血药浓度较高时可引起持续性室速。高浓度的奎尼丁和普鲁卡因胺也可使心脏正常者发生持续性室速。由于Ⅰc类抗心律失常药所致持续性室速的特点如下。

1. 常在用药后或增加剂量时发生。

2. 室速的速率比用药前记录到的自发性室速要慢，QRS波形态显著增宽。

3. 不容易被程控电刺激终止，易复发。

（二）多形性室速

常见于Ⅰ类抗心律失常药治疗者。多形性室速有两种形式，一种是QRS波交替出现方向改变；另一种与尖端扭转型室速相似，但无显著QT延长。前者也见于洋地黄过量或其血药浓度虽正常，但伴有低血钾等促发因素。

（三）伴 QT 间期延长的尖端扭转型室速

伴 QT 间期延长的患者（包括先天性 QT 延长综合征），用普鲁卡因胺、奎尼丁或丙吡胺等药后，氟卡尼与胺碘酮并用均易发生尖端扭转型室速，前者也见于洋地黄过量或其血药浓度正常，但伴有低血钾等促发因素。

（四）心室纤颤

各类抗心律失常药均可引起室颤，奎尼丁、普鲁卡因胺、丙吡胺等多见。

## 五、治疗

抗心律失常药物可导致各种心律失常的发生，根据室率快慢又可分快速型和缓慢型二类。快速型以阵发性室上速、快速房扑及房颤、室性心动过速、室扑和室颤较为重要。缓慢型主要有病窦综合征、高度或Ⅲ度房室传导阻滞。以上各型心律失常多发生在用大剂量负荷或在达到稳态前迅速增加剂量时，但也有许多发生在治疗用量，甚至低于治疗用量范围时，这种致心律失常作用严重危及患者生命，为心源性猝死的重要原因。目前常用的防治方法如下。

（一）一般治疗

严重时除应卧床休息，注意营养外，还应密切观察心电变化，有条件时做好心电监护。积极治疗原发病，控制心力衰竭，纠正水、电解质失衡及酸中毒，及时停用致心律失常的药物，合理选择或伍用抗心律失常药物。

（二）药物治疗

1. 对阵发性室上性心动过速（PSVT）的治疗

首先应采取电生理检查以区分 PSVT 的类型，有助于正确决定治疗方法与选择药物。例如对不伴有旁路的 PSVT，应用增强心脏迷走神经张力的方法，或应用延长房室结内不应期的药物，均可以使 PSVT 终止或使心室率减慢。对于预激综合征患者伴发房室折返性心动过速时，应选用可以延长旁路不应期的药物，尤其是并发房扑和房颤者，应用延长房室结不应期及缩短旁路不应期的药物，有引起室颤的危险。对于高危险性的预激综合征患者，最好采取手术或射频消融等方法切断旁路。

2. 对多形性、反复发作性室性心动过速的治疗

目前，在不能开展非药物治疗的单位或对不适宜非药物治疗者，仍需抗心律失常药物治疗，对患者可采用药物负荷电生理试验指导用药，但有时电生理试验的药物与临床应用的效果并非一致，所以要严密监测和进一步地选择用药。

（三）心脏介入疗法

1. 经导管消融术

其机制是通过电极导管传递不同能源（直流电、射频、激光等）发放产生的热效应，高压冲击波效应和强电磁场效应等造成的组织坏死、损伤，破坏维持心动过速所必需的折返环路或异位兴奋灶，从而消除心动过速。常用能量在 150～250J，不得连续超过 3 次，总能量≤800J，以免引起传导阻滞、室颤及心脏破裂等并发症。

2. 经冠状动脉灌注消融

通过精细的导管技术，选择冠脉小支供血区将药物（如普鲁卡因胺、乙酰胆碱）

或化学物质（乙醇、苯酚、冰盐水等）灌注，来阻断病灶心肌细胞供血或直接消融破坏，从而终止白藜芦醇和致心律失常作用。

（四）埋藏式自动转复除颤器（AICD）

常用于药物治疗无效或药物引起新的心律失常，以及不能耐受药物治疗或不适于手术治疗者，对非急性心肌缺血所致的心搏骤停≥1 次者也适用。对基本原因可逆的室速、室率慢的室速，而无快速室速/室扑史者，多列为禁忌。

（五）手术治疗

外科治疗多选择顽固的室速、频率快、心功能差、易发生室颤的高危患者。以往曾用环状心内膜切开术，现多用心内膜切除和（或）冰冻凝固。

（赵相燕）

# 第八节　常用抗心律失常药物

给予心律失常患者长期药物治疗之前，应先了解心律失常发生的原因、基础心脏病变及其严重程度和有无可纠正的诱因，如心肌缺血、电解质紊乱或抗心律失常药物的致心律失常作用。目前应用的抗心律失常药物中，有些能迅速终止心律失常的发作；有些能显著减少心动过速的复发，从而减轻患者的症状；有些药物则通过减少心律失常而改善患者的预后。

正确合理使用抗心律失常药物的原则包括：

1. 首先注意基础心脏病的治疗以及病因和诱因的纠正。

2. 注意掌握抗心律失常药物的适应证，并非所有的心律失常均需应用抗心律失常药物，只有直接导致明显的症状或血流动力学障碍或具有引起致命危险的恶性心律失常时才需要针对心律失常的治疗，包括选择抗心律失常的药物。众多无明显症状无明显预后意义的心律失常，如期前收缩，短阵的非持续性心动过速，心室率不快的心房颤动，一度或二度房室阻滞。一般不需要抗心律失常药物治疗。

3. 注意抗心律失常药物的不良反应，包括对心功能的影响，致心律失常作用和对全身其他脏器与系统的不良作用。

## 一、抗心律失常药物的分类

根据抗心律失常药物的临床应用，可分为抗快速性心律失常药物和抗缓慢性心律失常药物两大类。

（一）抗快速性心律失常药物

Vaughan Williams 分类是目前较多采用且经改进的分类方法，其按动作电位的主要效应将抗心律失常药物分为四大类，简称四分类法。

1. Ⅰ类

为有局部麻醉作用和影响离子通道的膜抑制药，以奎尼丁、利多卡因为代表。这类药物主要改变跨膜动作电位，降低动作电位 0 位相的最大上升速度和振幅，降低传导速度和降低动作电位4位相坡度。从而使有效不应期相对或绝对延长，消除单向阻滞或使单向阻滞变为双向阻滞，降低异位起搏点自律性而控制快速型心律失常。此类药物电生理作用不尽相同，Harrison 根据其对载体蛋白的影响又将其分为3个亚类，分别称为Ⅰa、Ⅰb、Ⅰc。

1）Ⅰa类：延长动作电位时间。对钠通道抑制作用强度中等，同时可抑制钾离子的外流。Ⅰa类可抑制0相最大上升速率而减慢传导速度，降低4相坡度，减少异位起搏细胞的自律性，延长动作电位及有效不应期而消除折返，对房性和室性心律失常均有效。药物有奎尼丁、普鲁卡因胺、丙吡胺、安他唑啉、吡美诺、常咯啉、阿义马林等，用于危及生命的心律失常，当治疗效益大于可能带来的危害时才使用。由于阻滞了钾通道，使QT间期延长，复极不一致增加或诱发早后除极可以诱发尖端扭转性室速。使用中QRS波增宽≥25%，QT间期延长≥50%，宜减量或停用。Ⅰa类药物可竞争性抑制心脏胆碱能神经受体，抑制迷走神经兴奋，当迷走神经处于兴奋状态时，应用Ⅰa类药常常不会减慢窦性心率，甚至可增快，除非窦房结功能受到损伤。

2）Ⅰb类：缩短动作电位时间。对钠通道的抑制作用强度弱于Ⅰa类，而且对钠通道抑制作用的解离速度快，只有心率较快时才对钠通道有稳定的抑制作用；Ⅰb类药物同时可以促进$K^+$外流，使浦肯野纤维自律性下降，缩短动作电位和有效不应期，对动作电位作用更明显，因而有效不应期/动作电位增加，一般情况下Ⅰb类药物对QRS时程，QT间期无明显改变，对传导也基本没有影响，但是近期研究发现对浦肯野纤维处于病理状态如缺血时，或心率较快，如室速时，Ⅰb类药则对浦肯野纤维的$Na^+$通道有明显的抑制作用，而起到抗心律失常的作用，此时QRS波宽度及HV间期均会延长。由于此类药物通常只对浦肯野纤维起作用，所以只对室性心律失常有效。药物有利多卡因、美西律、苯妥英、妥卡尼、卡马西平和阿普林定等，利多卡因是急诊室性心律失常的首选用药；苯妥英适用于洋地黄过量或低钾诱发的室性期前收缩和室速。

3）Ⅰc类：不改变动作电位时间。对钠通道的阻滞作用最强，对复极基本没有作用，对心脏各部位细胞的自律性及传导性均有较强的抑制作用，明显延长有效不应期，对多数房性和室性心律失常有效，尤其是室性心律失常的长期治疗。由于明显减慢传导，容易出现心律失常作用，近年报道这类药物可使病死率增高，应予足够重视，特别对有器质性心脏病的患者，当充血性心力衰竭、心肌梗死、心肌病和室内传导障碍并发快速心律失常时不宜选用，心律失常抑制试验（CAST试验）表明，此类药物可明显增加心肌梗死后患者的病死率。药物有普罗帕酮、恩卡尼、氟卡尼、劳卡尼、乙吗噻嗪和西苯唑啉。

2. Ⅱ类

为β受体阻滞药，能抑制心肌对β肾上腺素能受体的应激作用，使动作电位4位相除极减慢和缩短动作电位时间，抑制传导和心肌收缩力，某些药物如普萘洛尔大剂量亦具膜稳定作用。所属药物有普萘洛尔、阿替洛尔、美托洛尔、醋丁洛尔、阿普洛尔、吲哚洛尔、噻吗洛尔等。

β受体阻滞药除了心脏电生理方面的作用外，还有如减弱心肌收缩力，减少心肌耗氧，同时使心排血量减少，降低血压等其他心脏作用。心脏外的作用有通过抑制$\beta_2$受体增加呼吸道和外周血管的阻力，影响肝糖原、脂肪代谢等。有些 β 受体阻滞药还有内在拟交感活性。在临床使用 β 受体阻滞药时，既要利用这些作用的有利一面，又要避免其带来的不良反应。

3. Ⅲ类

为延长动作电位间期药，此类药物主要通过其抑制交感神经介质释放而发挥作用。其电生理为延长浦肯野细胞和心室肌细胞（胺碘酮和溴苄胺）以及心房肌（胺碘酮）的动作电位和有效不应期，而不减慢激动的传导，有利于消除折返性心律失常，所属药物有胺碘酮、溴苄铵、索他洛尔、环常绿黄杨碱、苄甲胍等。

溴苄铵在利多卡因无效时使用，但禁用于主动脉瓣狭窄、严重肺动脉高压。胺碘酮用于难治性室性心律失常，对室上性心律失常也有效，是近年来越来越受到重视的一个药物，可阻滞钾、钠及钙通道，还有一定的 α 和 β 受体阻断作用，但阻滞钾通道为主要作用，也可降低窦房结和浦肯野纤维的自律性，可能与其阻滞钠和钙通道及拮抗 β 受体的作用有关；胺碘酮延长有效不应期的同时并没有增加有效不应期的不均一性，引起尖端扭转性室速的发生率是很低的，研究发现它可使室颤阈值升高，详细机制尚未阐明。胺碘酮的心外不良反应大于心内不良反应，但发生率也不高，因半衰期长，一旦发生不良反应消失很慢。索他洛尔对房性、室性心律失常都有效，疗效优于Ⅰ类药物。

4. Ⅳ类

为钙离子拮抗剂，此类药物阻滞细胞膜慢离子通道，使钙离子不易进入细胞内，主要作用于窦房结和房室结等慢反应细胞，降低其 4 位相坡度而降低其自律性；同时也抑制 0 位相上升速度和振幅，减慢传导并延长房室结的不应期，从而阻断折返激动。所属药物有维拉帕米、地尔硫䓬、苄普地尔、利多氟嗪、哌克昔林、普尼拉明等。

此外，可作为治疗快速心律失常的药物尚有强心苷、钾盐、镁盐、ATP、新斯的明、升压药物、苦参等。

最近 Harumi K 等鉴于室颤能直接危及人的生命，根据各药对提高室颤阈的能力大小，而分为三类：

A类：提高室颤阈在 100% 以上及延长有效不应期在 100% 以上，有强力防治室颤作用，主要药物有利多卡因、阿普林定、氟卡尼及苄普地尔等。

B类：明显提高室颤阈，但不到 100%；延长有效不应期在 100% 以上，防治室颤的能力不及 A 类，主要药物有普鲁卡因胺、丙吡胺及普罗帕酮等。

C类：对提高室颤阈不明显，但能延长有效不应期在 100% 以上，主要药物为维拉帕米。

（二）抗缓慢性心律失常药物

该类药物增强窦房结的自律性，促进房室传导，对抗某些药物对心脏的抑制作用。主要可分为以下 3 类。

1. β 肾上腺素能受体兴奋剂

包括异丙肾上腺素、沙丁胺醇、麻黄碱、肾上腺素等。后者亦用于室颤和心电—机械分离时的心脏复苏。

2. M 胆碱受体阻滞剂

包括阿托品、普鲁苯辛、颠茄、山莨菪碱（654-2）、冠脉苏等。

3. 非特异性兴奋、传导促进剂

包括糖皮质激素、烟酰胺、乳酸钠、氨茶碱、硝苯地平、甲状腺素和某些中药（生脉散、心宝丸、参类等）等。

## 二、常用抗心律失常药物的临床应用

（一）抗快速性心律失常药物

1. 奎尼丁

对窦房结和房室结有两方面的作用，其一是药物直接抑制作用，其二是抗胆碱能作用（阻断迷走神经效应），后者可增加心率，加速房室传导。但大剂量奎尼丁能引起窦性停搏或窦房阻滞。由于浦肯野纤维和心室肌传导速度减慢，故 QRS 波增宽，QT 随动作电位时间延长而延长。PR 间期的缩短或延长，取决于上述作用何方占优势。奎尼丁可使血压迅速下降，反射性引起交感神经兴奋，加强其阻断迷走神经的作用。

奎尼丁口服后吸收良好，服药后 60～90 分钟血中浓度达峰值，血浆治疗浓度取决于不同的测定方法，传统认为，3～7ng/min，70%～80% 血浆奎尼丁与血浆蛋白相结合，稳定分布容积为 3L/kg。血循环中奎尼丁被全身组织包括心肌很快吸收，因此，数分钟内形成很大的组织—血浆浓度。本药经肝脏代谢，经肾排泄，血浆半衰期为 6～7 小时。

奎尼丁多用于心律失常转复后维持（过去用之转复）。目前常在电转复后再用药维持。维持量 0.2g，每日 1～3 次，维持时间需根据原发病来确定，如"二尖瓣狭窄"术后用 4 个月至半年。

用药期间可出现昏厥现象，通常发生在首剂或长时间治疗后，其特点：发作突然，可无先兆，为时短，可自行终止；多在给药后 1～3 小时发生，有复发倾向，常在服药 1～5 日出现，也有 1 年后出现者；多发生在房扑（Af）、房颤（AF）复律中；昏厥为尖端扭转室速→室颤；多见于基础心律为 Af，病程长、心脏扩大、心力衰竭，服洋地黄及低钾时；发作前有 QT 延长，T 波低宽、切迹，U 波增高，均为心室复极延迟。先兆为软弱、头晕、恶心、心律慢。

用奎尼丁时要监测血中奎尼丁浓度，但有局限性，注意前期症状。严密观察血清钾浓度，即使轻度低血钾也应及时纠正。严密监测 QT 间期，心率突然变慢，可出现 QT 波峰 >0.4 秒伴 T 波形态改变，T 波宽、切迹、低平。用药前 2～3 日住院。

2. 普鲁卡因胺

电生理作用与奎尼丁相似，两药主要区别在于药物动力学、不良反应和药物相互作用。此药口服 75%～90% 被吸收，约 1 小时达血浆峰值。血浆普鲁卡因胺与血浆蛋白结合甚少（约 15%）。由肝脏代谢为 N-乙酰卡尼，即活性抗心律失常化合物，经肾脏排泄，因此，肾功能不全者需调节其剂量，以免积蓄中毒。普鲁卡因胺血浆半衰期为 3～4 小时，50% 以上原形经肾脏排泄。口服 0.5g，每日 3 次，静脉注射给药速度不能超过 50mg/min，有不良反应时则停用，总量到 2g 无效时，可另选用其他药，不良反应较奎尼丁小，但亦可出现上述消化道反应和心血管反应，长期用药者可引起白细胞减少和狼疮样综合征。用药期间监测指标和停药指征同奎尼丁，并对长期服药者监测血常规和抗核抗体等。

3. 丙吡胺

作用与奎尼丁相似，为有效的广谱抗快速性心律失常药，但以室上性心律失常疗效较好。常用口服剂量每次 100 ~ 200mg，每日 3 ~ 4 次；房颤复律时，200mg，每 2 小时 1 次，共 5 次。维持量为每次 100mg，每日 3 次；静脉应用时每次 2mg/kg，在 5 ~ 15 分钟注入，一次量不超过 150mg。然后以 20 ~ 30mg/h 静脉滴注维持，一日总量不超过 800mg。主要不良反应有恶心、腹胀、口干、视物模糊、排尿不畅等。

4. 利多卡

因利多卡因的浓度高低、作用的组织不同及其是否异常，以及组织异常的性质和细胞外 $K^+$ 的浓度不同等因素，故其心律失常作用机制不同。治疗浓度对窦房结的自动起搏几乎无作用，但高浓度引起窦房结起搏抑制。利多卡因缩短浦肯野纤维心室肌的动作电位时程和不应期但对动作电位时程的缩短比不应期显著，从而相对地延长不应期和提高兴奋阈及延迟兴奋性的恢复，起抑制作用。利多卡因能制止异位起搏，局灶性再兴奋及洋地黄引起晚期后除极作用。治疗浓度对希氏束—浦肯野纤维及心室肌的传导几乎无作用，但对异常组织根据其异常性质的不同而使传导速度加快或减慢，如对缺血组织引起明显的传导减慢，而对过度牵拉的组织引起过度复极及传导明显加快，因此，利多卡因的消除折返运动，有时是由于改善单向传导阻滞，从而消除折返机制；有时是由于抑制传导及把单向传导阻滞变为双向传导阻滞，从而打断折返运动。此外，利多卡因能提高室颤阈。治疗剂量的利多卡因对心房的动作电位时程、兴奋性及不应期都无作用。利多卡因的作用不涉及自主神经系统，这与奎尼丁、普鲁卡因胺及丙吡胺不同。

适应证及疗效：用于防治室性快速心律失常（室早、室速、室颤），常用于急性心肌梗死、外科心脏手术后、洋地黄中毒及急性心肌炎。作为洋地黄中毒引起的室性快速心律失常首选药。对房性快速心律失常作用较差。禁忌证：对本药有过敏者，高度房室传导阻滞及严重病态窦房结综合征；对房扑因能改善房室传导，使房率∶室率变为 1∶1，引起心室率太快，甚至发生危险，所以为禁忌。常用剂量：静脉注射每次 50 ~ 100mg，必要时 5 ~ 10 分钟重复静脉注射，1 小时内总量不宜超过 300mg，有效后用 1 ~ 4mg/min 静脉滴注维持。不良反应：较小，主要有嗜睡、头晕，较大剂量（血药浓度 > 6μg/mL）时可出现精神症状、低血压和呼吸抑制等。

5. 美西律

作用与利多卡因相似，主要用于室性快速性心律失常。用法：口服 100 ~ 200mg，每 6 ~ 8 小时 1 次，维持量为 100mg，每日 2 ~ 3 次；静脉注射时首剂 100 ~ 200mg，10 分钟注完，必要时 2 ~ 3 小时重复，维持量为 1 ~ 2mg/min 静脉滴注。

主要不良反应有头晕、恶心、震颤，偶可引起血细胞减少等，大剂量静脉应用时可引起精神症状和心血管抑制作用（心动过缓、传导阻滞、心力衰竭、低血压等）。

6. 莫雷西嗪

本药为苯噻嗪衍生物。抗心律失常作用属于 Ⅰb 类，阻滞快钠通道，降低浦肯野纤维"0"相除极最大速度及幅度，延长心房及心室有效不应期和缩短动作电位时程，抗心律失常的强度近似奎尼丁，比β阻滞剂及丙吡胺强，但不及Ⅰc类。不良反应较小，负性肌力作用轻，可用于心力衰竭，与地高辛无相互作用，但会加重对房室结的抑制。口服150～300mg，每日2～3次，注射50～100mg，每日1次，用药后12～20小时起作用。分布半衰期（1/2α）4～20分钟，排泄半衰期（1/2β）6～13小时。对各型房性及室性期前收缩及阵发性心动过速都有效，禁忌证有严重的房室传导阻滞，重度低血压及肝肾功能不全。总的来讲，此药比较安全，不诱发心律失常，可用于心力衰竭。

7. 普罗帕酮

药理作用比较复杂，既具有Ⅰ类药物的特点，也兼有β受体阻断作用及钙通道阻断作用。广谱抗心律失常药物，对房性、交界性与室性心律失常均有满意的疗效。口服吸收完全，2～3小时达峰值。可维持8小时，半衰期为5～8小时。

普罗帕酮的优点如下：对顽固性心律失常有效。一次服用450mg，后继用150～300mg，每日3次，共4日，有效率为60%～63%。

对预激综合征并发的快速室上性心律失常，有效率＞80%。当旁道的有效不应期小于270毫秒时，传统的药物很难使其延长，但普罗帕酮能使旁道的不应期由238毫秒延长至332毫秒。虽可使PR间期及QRS轻度延长，但对QT间期影响轻微，长期应用无心律失常恶化，而且还可控制扭转型室速的发作。对左心室功能不全者可降低射血分数，但每日用量＜600mg时对左心室功能无明显影响。不良反应一般轻微，常见头晕、恶心、味觉改变、口唇麻木、震颤等。偶可引起房室传导阻滞、束支传导阻滞或明显的窦缓。多数病例停药后副反应消失。重度心功能不全、病窦综合征及休克患者禁用。与美西律、室安卡因、胺磺酮等合用可增强疗效，可使地高辛血浓度增高（平均增加83%），值得注意。

口服剂量为450～900mg/d，维持量为300mg/d，静脉注射用于治疗阵发性心动过速时，个体差异大，剂量范围70～350mg，先用70mg，静脉注射，无效且血压稳定，患者情况好者，10分钟后再给70mg，静脉注射，常可生效。

8. 普萘洛尔

本药能阻滞β受体，减低窦房结4相除极坡度，特别在儿茶酚胺引起者，而其主要抗心律失常作用为局麻引起的细胞膜稳定作用，减低"0"相除极的速度及幅度，减慢传导速度，类似奎尼丁，在人静脉注射0.1mg/kg引起窦性心率减慢，AH间期增加及房室结的有效不应期延长。对正常心室特殊传导系统及有效不应期无明显作用，心电图有轻度QT间期缩短。

适应证、疗效及禁忌证：适应于一切与交感神经兴奋有关的窦性、房性及室性快速，心律失常，如甲状腺功能亢进，嗜铬细胞瘤引起的快速心律和心绞痛或（及）心肌梗死急性期有交感神经兴奋表现者，以及洋地黄、环丙烷、三环类药物和预激综合征引起的心律失常，对室上性心动过速比室性者好，用于房颤，可使心室率减慢，特别与洋地黄合用，效果更好。因为本药对心脏有明显的抑制作用，故有心功能障碍、病态窦房结综合征或传导障碍者禁忌。重度糖尿病及酸中毒者禁忌。肝、肾功能不全时慎用。

以往认为本药中、小剂量抗心律失常作用不强，而大剂量常对心脏有明显的抑制作用，一般不作为首选药，常作为洋地黄、奎尼丁及普鲁卡因胺等的辅助药。近年来对它重新评价，发现它对心肌缺血、二尖瓣脱垂及其他心血管病引起的室性快速心律失常颇有疗效。血浆浓度与剂量：对室性期前收缩的有效浓度个体差异很大，有的为 $40 \sim 80 \mathrm{ng/mL}$，有的需要 $1\,000 \mathrm{ng/mL}$。总的来讲，老年人所需要的浓度比青年人大，吸烟可减低效应。每天口服本药 $100 \mathrm{mg}$ 可达到平均血浆浓度 $50 \mathrm{ng/mL}$，但个体差异很大，需要个别滴定。如每天 $640 \mathrm{mg}$ 仍无效，不宜加大剂量，通常开始一次 $10 \mathrm{mg}$，逐渐增加至 $60 \mathrm{mg}$，每 6 小时 1 次。静脉给药通常每分钟注射 $0.5 \mathrm{mg}$，一般总量为 $5 \mathrm{mg}$，最大不超过 $10 \mathrm{mg}$，因为不像口服必须经过肝脏而被大量代谢，所以剂量比口服小得多。注射速度快，可引起严重的心动过缓，要特别注意。

不良反应：主要不良反应为减慢心率及抑制心肌收缩。因普萘洛尔能透过血脑屏障，引起多梦、失眠、幻觉及降低反射。普萘洛尔阻滞 $\beta_1$ 及 $\beta_2$ 受体，使 $\alpha$ 受体失拮抗，有些人可发生支气管痉挛。较大剂量时不宜突然停药，否则可能发生肾上腺素能过敏而猝死。

9. 美托洛尔

为选择性 $\beta$ 受体阻滞剂，较适用于高血压及冠心病伴期前收缩和心动过速者。用法：$12.5 \sim 50 \mathrm{mg}$，每日 2 次；静脉应用 $5 \mathrm{mg}$ 稀释后 5 分钟静脉注射，必要时 5 分钟后重复注射。主要不良反应有失眠、肢端发冷、腹胀或便秘等，大剂量时有心血管抑制作用。

10. 胺碘酮

本药有钙通道阻滞剂作用，有选择性部分拮抗甲状腺素 $T_3$ 的作用。原用于治疗心绞痛，既能扩张冠状动脉，又能减低心肌耗氧量。电生理研究发现静脉注射与口服不同。一次快速注射只有 AH 间期及房室结不应期延长，尚无 QT 延长。长期口服还有明显延长复极时间（动作电位"3"相）及不应期的作用，因此延长 QT 为最显著而归属于Ⅲ类。此外，它尚对交感神经间期增加而使 PR 间期增加，对 Q - Tc 的延长更加显著，增加心房、心室及房室结的不应期。在绝大多数预激综合征的患者能延长旁路前向传导及逆行传导的不应期。

适应证及疗效：适应于室上性及室性快速心律失常。对复发性室上性心动过速有效。能消除预激综合征的折返性快速心律失常及减慢快速房颤的心室率，可作为首选药。对其他药有抗药性的室性心动过速，本药有效率为 $50\% \sim 80\%$。大部分房颤患者可转复为窦性心律，尚可作为房颤转复后复发预防药。

禁忌证：房室或心室内传导阻滞。在病态窦房结综合征可加重心动过缓；治疗快慢综合征的房颤，虽能转复为窦性心律，但因转复后心律太慢而能引起昏厥，需十分慎重。

口服约吸收 $40\%$，4 小时后才达血浆高峰浓度。血浆与各组织间的平衡颇为复杂，在肝内进行代谢，排泄缓慢。慢性用药半衰期 $30 \sim 45$ 天，平均为 40 天。由于半衰期很长，如开始不给负荷剂量，常在 1 周后才起效，且有效血浆稳定浓度常需数周之久，因此，开始应予以负荷剂量。此外，由于半衰期很长，停药后其作用仍维持 $30 \sim 45$ 天。静脉注射的抗心律失常作用，恐主要通过其对交感神经能受体的阻滞作用，$5 \sim 10$ 分钟即可起效，因为从血浆中清除较快，作用维持 20 分钟至 4 小时。心肌内药物浓度约为血浆浓度的 30 倍，除非一次静脉注射剂量 >10mg/kg，一般不影响心肌收缩功能。有效血浆浓度尚未明确，为 1.0~2.5μg/mL。口服负荷剂量每天 600~800mg，有效后或 3 天后改为维持剂量，每天 200mg，都分 2 次服用。对于危重的异位性心律失常及室性心动过速需要紧急转复时，首剂 10 分钟静脉注射 300mg 或 4~5mg/kg，继之持续静脉滴注，每天不超过 1 200mg。

不良反应：因本药每个分子含 3 个碘分子，每天 200mg 相当于元素碘 94.9mg 或卢氏液 12 滴，可引起甲状腺功能亢进或减退，特别多见于老年人。3%~8% 的患者发生肺浸润及纤维化，甚至为致命性的，须停药及予以可的松治疗。角膜微粒沉积，通常不会影响视力；用肝钠溶液及甲基纤维素眼药水，可部分防治。3%~10% 的患者发生光过敏，少数患者阳光暴露处皮肤变蓝灰色。偶尔发生抖颤、步态不稳及末梢神经病变。能强化口服抗凝剂的作用及提高地高辛水平，甚至引起中毒。心电图可出现阿托品不能纠正的窦性心动过缓及房室传导阻滞、T 波低平或倒置，U 波增大及 Q-Tc 延长（正常 0.45 秒以内），如 Q-Tc 超过 0.5 秒应考虑减量或停用，否则有引起扭转性室性心动过速的危险，陆续有引起心室颤动的报道，不可与奎尼丁合用，否则会加重上述危险。总之，胺碘酮为疗效良好的广谱抗快速心律失常药，但由于上述问题，甚至有致病性的不良反应，不可掉以轻心。可监测血清药物浓度或（及）$T_3$，反 $T_3$ 浓度。50~100μg/d 为治疗水平。在预激综合征并发环形运动与快速房颤，可作为首选药。常应用于其他药物失效的顽固性室性快速心律失常。

11. 索他洛尔

为广谱抗快速性心律失常药，并具有较强的非选择性 β 受体阻滞作用。对快速性室性心律失常有较好的疗效，对预激综合征伴发的室上性快速性心律失常有一定疗效。用法：40~240mg，每日 2 次，常从小剂量开始；静脉应用时 0.5~2.0mg/kg 稀释后缓慢静脉注射（>10 分钟），有效后 10mg/h 静脉滴注维持。

主要不良反应有心动过缓、低血压、支气管痉挛等，偶可引起扭转型室速等致心律失常作用。

12. 溴苄胺

对静息心电图几乎没有影响，但长期给药后，QT 间期可轻度延长。由于可致直立性低血压，故可反射性引起心率增加。能防治室颤，常用来治疗顽固性心动过速或室颤。口服溴苄胺吸收不良，静脉注射后数分钟即发挥作用，几乎以原形从肾排泄，血浆半衰期报告不一（4~17 小时）。常用量 5~10mg/kg，静脉注射 10~20 分钟，如需要，1 小时后可重复给药；其后维持治疗为 5~10mg/kg，静脉注射，每 4~6 小时 1 次或 1~2mg/min，静脉滴注。

不良反应：溴苄胺以其强大的抗室颤能力而著称，但严重的直立性低血压使临床应用受到一定限制。三环抗抑郁药物阻滞去甲肾上腺素的再吸收，因此可缓和溴苄胺所致的体位性低血压，但疗效不肯定。

13. 维拉帕米

为钙通道阻滞剂中抗心律失常作用最明显者，窦房结与窦房结的除极均依赖于钙离子通道活动，减慢窦性心律，减慢窦房结的传导及延长其有效不应期，可终止房室结参与的折返性心动过速。静脉注射维拉帕米终止阵发性室上速有效率为85%；对快速型房颤、房扑，可有效地减慢其心室率。对特发性室性心动过速有良好的治疗效应。口服维拉帕米常用于预防阵发性室上速，也用于单用洋地黄不能满意控制的快速型房颤，与地高辛合用可增高血中地高辛浓度，对无心力衰竭的快速房颤，维拉帕米的疗效优于地高辛。维拉帕米可能缩短预激综合征患者旁道的不应期，故对预激综合征并发快速性房颤或折返性心动过速应禁用。维拉帕米静脉注射用量为 5～10mg，无效时 15 分钟后可重复应用 1 次，口服量为 120～360mg/d。

14. 地尔硫䓬

抗心律失常效应与维拉帕米相似，但作用较弱、不良反应较轻。用法：30～60mg，每日 3 次；静脉应用每次 75～150μg/kg，稀释后缓慢静脉注射。主要不良反应有眩晕、口干、心动过缓和低血压等。

15. 伊布利特

新近推出的一种Ⅲ类抗心律失常药物。主要用于快速转复房颤和房扑，尤其对房扑效果更为显著。1995 年 12 月，美国食品及药物管理局（FDA）已批准其应用于临床。

伊布利特的结构与索他洛尔相似，均是甲基磺酰胺的衍生物。与其他Ⅲ类抗心律失常药物一样，其基本作用为阻滞钾通道，延长动作电位时间，伊布利特的特点是高度选择性阻断快速激活的钾通道。伊布利特也延长有效不应期，发现其对心房有效不应期的作用比心室强 10 倍。静脉给予伊布利特可轻度抑制窦房结的自律性和房室结的传导。

伊布利特对血流动力学没有影响。

伊布利特口服有较强的首关效应（首过效应），生物利用度低，目前仅供静脉使用。主要经肾脏清除，药物半衰期约 6 小时（2～12 小时）蛋白结合率40%。临床应用初步表明，伊布利特与地高辛、钙通道阻滞药、β受体阻滞药合用，其药动学、安全性、药效等尚未发现明显变化。

主要用于终止房颤和房扑的发作，转复成功率60%～70%。对于短阵频发的房颤，不应使用，因为此药对预防发作无效，QT 间期 >440 毫秒，或使用其他延长 QT 间期的药物，或心动过缓和低血钾的患者不应使用。用法：体重 >60kg 者，首剂 1mg，10 分钟内静脉缓注。如需要，10 分钟后行第 2 次注射，剂量仍为 1mg。体重 <60kg，首剂 0.01mg/kg，若需要再用相同剂量给予第 2 次治疗。

伊布利特可诱发早期后除极，引起尖端扭转性室速是其主要不良反应，发生率为 2%。

16. 多非利特

多非利特是一种比较特异的第Ⅲ类抗心律失常药的新制剂，2000 年才被 FDA 通过用于急诊转复房颤和长期应用预防房颤发作。作用与伊布利特相似，延长动作电位的时间及有效不应期，但不影响心脏传导速度，对心房作用比对心室明显。对血流动力学无影响。口服吸收好，生物利用度为90%，50%～60%以原形从尿中排泄。平均半衰期 7～13 小时。尚无重要的药物相互作用报道。

该药可治疗和预防房性心律失常，如房颤、房扑和阵发性室上性心动过速，转复房颤的作用明显强于奎尼丁。对室性心动过速的作用尚不明确。多非利特最严重的不良反应是可诱发室性心律失常，特别是尖端扭转型室性心动过速，发生率为2%～4%。

用法用量：急性发作时应静脉给药，剂量为4～8μg/kg。

（二）抗缓慢性心律失常药物

1. 异丙肾上腺素

为$\beta_1$、$\beta_2$受体兴奋剂、强有力的抗缓慢性心律失常药，并有增强心肌收缩力、降低周围血管阻力和扩张支气管平滑肌等作用。主要用于窦性静止、窦房阻滞、高度或完全性房室传导阻滞和心搏骤停等，亦可治疗后天获得性QT间期延长所致的长间歇依赖型扭转型室性心动过速等。用法：舌下含服10～15mg（异丙肾上腺素片），必要时每3～4小时1次；静脉应用1～3μg/min滴注，根据心室率调节滴速，一般维持心率在60次/分左右。主要不良反应有头痛、眩晕、震颤、心悸、诱发和加重快速性室性心律失常、心绞痛及心肌梗死等，故应慎用于冠心病和心力衰竭等患者。

2. 肾上腺素

为α和β受体兴奋剂，具有兴奋心脏、收缩血管和扩张支气管等作用，是心脑肺复苏时救治心脏停搏、心电—机械分离和室颤的主要药物。常用剂量为3～5mg，静脉注射或气管内滴入，无效时3～5分钟重复静脉注射和增大剂量。主要不良反应有头痛、心悸、震颤、血压急剧升高和诱发快速性室性心律失常等，故慎用于高血压病和冠心病等患者。

3. 阿托品

为M受体拮抗剂，通过消除迷走神经对心脏的抑制作用，使窦房结自律性增高和改善房室传导等。适用于严重窦性心动过缓、窦性停搏、窦房阻滞和房室传导阻滞等，也用于QT间期延长及酒石酸锑钾等引起的快速性室性心律失常。用法：口服0.3～0.6mg，每日3次；皮下或静脉注射每次1～2mg，必要时15分钟后重复使用。主要不良反应有口干、皮肤潮红、腹胀、排尿困难、视物模糊、心动过速等，过量时可出现兴奋、烦躁、谵妄或惊厥等。禁用于前列腺肥大、青光眼、幽门梗阻等患者。

（赵相燕）

# 第九节　心律失常的护理与防控

## 一、一般护理

1. 患者宜安置在安静的单人房间，保持病房的安静，减少各种刺激，谢绝探视。一般患者可平卧，呼吸急促和血压不正常者可采用半卧位，休克者可采用仰卧中凹位。心律失常可因精神激动、烦躁而加重，护理人员应嘱患者安静勿躁，心情舒宽，并耐心听取患者诉述每次诱发的病因与处理经过，转告医生，以便做治疗参考。

2. 若患者清醒可给予高热量、高蛋白饮食。昏迷患者靠输入营养药物通常不能满足机体的需要，故一般须给予鼻饲。

3. 立即行心电监测，以明确紧急抢救失常的类型、发作频度，及时报告医生，争取早确定诊断，早定紧急抢救方案并协助处理。

4. 快速建立静脉通道，立即给予氧气吸入。

5. 急诊心律失常者，由于症状严重，病情凶险，患者多焦虑不安、惊恐、惧怕、有濒死感，加之原发病及血流动力学的影响，致使患者过度紧张，因此，应加强心理护理，耐心与患者交谈，并详细了解患者病情变化的原因，给患者讲明治疗方法和应该注意的事项，消除恐惧心理，使其积极配合治疗和护理，以利早日康复。

### 二、病情观察与护理

1. 评估心律失常可能引起的临床症状，如心慌、胸闷、乏力、气短、头晕、昏厥等，注意观察和询问这些症状的程度、持续时间以及给患者日常生活带来的影响。

2. 密切观察患者的意识状态、心率、呼吸、血压、皮肤黏膜状况等。一旦出现猝死的表现如意识丧失、抽搐、大动脉搏动消失、呼吸停止，立即进行抢救。

3. 严密监测心率、心律的变化。监测心律失常的类型、发作次数、持续时间、治疗效果等情况。当患者出现频发、多源室性期前收缩、R－on－T现象、阵发性室性心动过速、二度Ⅱ型及三度房室传导阻滞时，应及时通知医生。

4. 抗心律失常的药物常有一定的不良反应，甚至是毒性作用。护士应熟悉各种抗心律失常药物的作用机制、用法及注意事项等，并严格执行医嘱，在用药过程中，严密观察疗效及可能发生的药物不良反应。如利多卡因是当前治疗快速的室性异位心律的首选药物，但需注意剂量和给药的速度，静脉一般为 $1 \sim 4mg/min$，静脉注射时，一次为 $50 \sim 150mg$，5 分钟后可重复，但一般一小时内总量不超过 300mg。否则因短时间内用量过多，会出现神经系统毒性症状，如嗜睡、抽搐、感觉异常等。老年患者使用时更需密切观察。奎尼丁及普鲁卡因胺有心肌抑制、血管扩张的不良反应，会导致血压下降。因此，使用前后观察血压、心率。奎尼丁药物易发生过敏，因此，第一次服用时必须使用试验剂量。观察有无皮疹、发热等。使用前后需测定血压，若血压低于 $90/60mmHg$ 或心率慢于 60 次/分应停药与医生联系。

5. 有些心律失常的发生常可能和电解质紊乱，尤其是与钾或者酸碱失平衡有关。因此，常须紧急采血做血钾和血气分析的测定，以利及时纠正，使心律失常得到迅速的控制。

6. 应随时准备好有关药物、仪器、器械、吸引器等抢救物品和器材。对可能出现的快速威胁生命的心律失常，应备好除颤器。对可能出现高度或三度房室传导阻滞者，事先做好浸泡消毒临时起搏导管电极及附件，并备好临时起搏器。

### 三、防控

1. 向患者及家属讲解心律失常的常见病因、诱因及防治知识。

2. 嘱患者注意劳逸结合、生活规律，保证充足的休息和睡眠，保持乐观、稳定的情绪。戒烟酒，避免摄入刺激性食物如咖啡、浓茶等，避免饱餐和用力排便。避免劳累、情绪激动、感染，以防止诱发心律失常。

3. 嘱患者遵医嘱用药，严禁随意增减药物剂量、停药或擅用其他药物。教会患者观察药物疗效和不良反应，发现异常及时就诊。

4. 教会患者及家属监测脉搏的方法以利于自我监测病情，对反复发生严重心律失常危及生命者，教会家属心肺复苏术以备急用。

（安慧）

# 第三章 心搏骤停

心搏骤停指的是心脏有效机械活动突然停止，从而心排血量为零，表现为无反应，大动脉搏动消失，呼吸停止（或仅有终末的、濒死的喘息样无效呼吸）的一个临床综合征。如果能在最短时间内，一般在 4 分钟内给予有效的心肺复苏，患者可能存活，否则患者将进入生物学不可逆死亡。如果这种死亡是由于心脏本身原因造成的，则属于心脏性猝死，一般从首发症状出现到死亡不足 1 小时。由其他原因引起的，如感染等可能在 24 小时内死亡。

## 一、病因

### （一）心脏性猝死

心脏性猝死是指由心脏原因引起的，急性症状发作后 1 小时内发生的以意识骤然丧失为特征的自然死亡，其死亡的时间和形式是未能预料的，无论是否知道患者有无心脏病。其中以冠心病最常见，在西方国家占 80% 以上。其余有心肌病、急性心肌炎、主动脉瓣膜病变、二尖瓣脱垂、窦房结病变、预激综合征及先天性和获得性 QT 间期延长综合征、Brugada 综合征等。尤其既往有原发性室颤或室扑史；无脉性持续性室速史；频发性与复杂性室性快速心律失常史；左室射血分数低于 30% 或有明显心力衰竭；有 QT 间期延长伴晕厥史；心肌梗死后期的室性期前收缩等均是猝死的危险因素。

### （二）非心源性心搏骤停

1. 呼吸停止

气道阻塞（如气管内异物、溺水或窒息）、头面部外伤、脑卒中、巴比妥类药物过量、意识丧失者的舌后坠等，可发生呼吸停止，随后导致心搏骤停。

2. 电解质和酸碱平衡失调

严重高血钾（ $>6.5mmol$ ）及低血钾常见，严重高血钙、高血镁、低血镁、缺氧、酸中毒也可发生室颤或心室停顿。

3. 药物中毒或过敏反应

强心苷、氯喹等药物中毒；抗心律失常药物如普萘洛尔、利多卡因、奎尼丁、苯妥英钠、普罗帕酮、维拉帕米等；其他如氨茶碱、氯化钙、青霉素、链霉素及某些血清制品等的不良反应。

4. 手术、治疗操作或麻醉意外

如心导管检查、安置心内膜起搏电极、心血管造影、心血管的介入性治疗、支气管镜检、胸腔手术、麻醉意外和压迫颈动脉窦不当等。

5. 电击或雷击。

## 二、病理生理

心脏性猝死主要为致命性心律失常所致。导致心搏骤停的病理生理机制最常见为室性快速性心律失常（室颤和室速），其次为缓慢性心律失常或心室停顿，较少见的是无脉性电活动。非心律失常性心脏性猝死所占比例较少，常由心脏破裂、心脏流入和流出道的急性阻塞、急性心脏压塞等所致。

## 三、临床表现

心脏性猝死的临床经过可分为前驱期、终末事件期、心搏骤停与生物学死亡4个时期。不同患者各期表现有明显差异。

1. 前驱期

在猝死前数天至数月，有些患者可出现胸痛、气促、疲乏、心悸等非特异性症状。亦可无前驱表现。

2. 终末事件期

终末事件期指心血管状态出现急剧变化到心搏骤停发生前的一段时间，自瞬间至持续1小时不等。典型表现包括严重胸痛、急性呼吸困难、突发心悸或眩晕等。

3. 心搏骤停

患者突然意识丧失，伴有局部或全身性抽搐。呼吸断续，呈叹息样或短促痉挛性呼吸，随后呼吸停止。皮肤苍白或发绀，瞳孔散大。由于尿道括约肌和肛门括约肌松弛，可出现二便失禁。

4. 生物学死亡

从心搏骤停至发生生物学死亡时间的长短取决于原发病的性质以及心搏骤停至复苏开始的时间。心搏骤停发生后，大部分患者将在4~6分钟开始发生不可逆脑损害，随后经数分钟过渡到生物学死亡。

## 四、治疗

（一）基础生命支持

基础生命支持（BLS）是呼吸、循环骤停时的现场急救措施，一般都缺乏复苏设备和技术条件。主要任务是迅速有效地恢复生命器官（特别是心脏和脑）的血液灌流和供氧。初期复苏的任务和步骤可归纳为CAB：C（circulation）指建立有效的人工循环，A（airway）指保持呼吸道顺畅，B（breathing）指进行有效的人工呼吸，人工呼吸和心脏按压是初期复苏时的主要措施。

1. C

1）心前区叩击术：是发现心搏骤停后应立即采取的一种紧急措施。通过拳击心前区的机械震动可转变为3~5J的微弱电流来刺激心脏使其复跳。抢救者握拳用中等力量直接叩击心前区1~3次，或以一手覆于患者心前区，另一手握拳叩击手背数次。叩击后若无心音出现应行胸外心脏按压的同时行人工呼吸或吸氧和心内注射等。

2）人工心脏按压：胸外心脏按压可刺激心脏收缩，恢复冠状动脉循环，以复苏心搏，提高血压，维持有效血液循环，恢复中枢神经系统及内脏的基本功能。其作用机制：胸廓具有一定弹性，胸骨可因受压而下陷。按压胸骨时，对位于胸骨和脊柱之间的心脏产生直接压力，引起心室内压力增加，瓣膜关闭，促使血液流向肺动脉和主动脉；放松时，心室内压降低，血流回流。另外，按压胸骨使胸廓缩小，胸膜腔内压增高，促使动脉血由胸腔内向周围流动；放松时，胸内压力下降，静脉血回流至心脏。如此反复，建立有效的人工循环。

（1）操作方法

与人工呼吸同时进行。使患者仰卧于硬板床或地上，睡在软床上的患者，则将心脏按压板垫于其肩背下。头后仰10°左右，解开上衣。

操作者紧贴患者身体左侧，为确保按压力垂直作用于患者胸骨，救护者应根据个人身高及患者位置高低，采用脚踏凳式、跪式等不同体位。

确定按压部位的方法：救护者靠近患者足侧的手的示指和中指沿着患者肋弓下缘上移至胸骨下切迹，将另一手的示指靠在胸骨下切迹处，中指紧靠示指，靠近患者足侧的手的掌根紧靠另一手的中指放在患者胸骨上，该处为胸骨中、下1/3交界处，即正确的按压部位。

操作时，将靠近患者头侧的手平行重叠在已置于患者胸骨按压处的另一手之背上，手指并拢或互相握持，只以掌根部接触患者胸骨，操作者两臂位于患者胸骨正上方，双肘关节伸直，利用上身重量垂直下压，对中等体重的成人下压深度5~6cm，而后迅速放松，解除压力，让胸廓自行恢复。如此有节奏的反复进行，按压与放松时间大致相等，频率每分钟100~120次。

有效的按压可扪及大动脉如颈、股动脉的搏动，动脉血压可升至50/80mmHg，瞳孔缩小，发绀减轻。皮温回升，有尿液排出，昏迷浅或意识恢复，出现自主呼吸，心电图好转。按压时过轻、过重，下压与放松比例不当，两臂倾斜下压，类似揉面状，一轻一重，或拍打式按压等都是不正确的。

（2）胸外心脏按压并发症：胸外心脏按压法操作不正确，效果大为降低。按压的动作要迅速有力，有一定的冲击力，每次松压时需停顿瞬间，使心室较好充盈。但按压切忌用猛力，以避免造成以下并发症：①肋骨、胸骨骨折，肋软骨脱离，造成不稳定胸壁；②肺损伤和出血、气胸、血胸、皮下气肿；③内脏损伤，如肝、脾、肾或胰损伤，后腹膜血肿；④心血管损伤，发生心包填塞、心脏起搏器或人工瓣膜损坏或脱离、心律不齐、室颤；⑤栓塞症（血、脂肪、骨髓或气栓子）；⑥胃内容物反流，造成吸入或窒息。

有以下情况的患者不宜采用胸外心脏按压术，如大失血患者、老年人桶状胸、胸廓畸形、心包填塞症、肝脾过大、妊娠后期、胸部穿通伤等。

在多数情况下，胸外心脏按压为首选措施，但目前通用的胸外心脏按压法所产生的血流，远不能满足脑和心肌的需要，因此提出开胸心脏按压的应用指征应予放宽。当胸外挤压5分钟后仍无反应，或有胸廓畸形、张力气胸、纵隔心脏移位、心脏室壁瘤、左房黏液瘤、重度二尖瓣狭窄、心脏撕裂或穿破、心包积液时应果断开胸进行胸内心脏直接挤压。

心脏按压和口对口人工呼吸是心搏骤停抢救中最紧急的措施。两者必须同时进行，人工呼吸和心脏按压的比例为 30:2，如只有一人操作，则做 30 次心脏按压后接着做 2 次人工呼吸。

2. A

开放气道以保持呼吸道通畅，是进行人工呼吸前的首要步骤。患者应平卧在平地或硬板上，头部不能高于胸部平面，解松衣领及裤带，挖出口中污物、假牙及呕吐物等，然后按以下手法开放气道。

1）仰头抬颈法：一手抬举颈部，另一手下压前额，使头后仰 25°～45°。

2）仰头举颏法：一手下压前额，另一手示、中指抬举颏部，用拇指使嘴张开。

3）抬举下颏法：双手四指推举下颌，此法适用于颈部外伤的患者。

注意：对疑有头、颈部外伤者，不应抬颈，以免进一步损伤脊髓。

3. B

心脏骤停 20 秒后，呼吸亦随之停止，在胸外心脏按压的同时，需建立人工呼吸，否则心脏复跳很困难。

1）口对口人工呼吸

（1）单手抬颏法：开放气道后，一手抬起颏部使下颌前推、开口，另一手置于患者前额使患者头后倾，拇指与示指捏闭患者鼻孔或以颊部堵塞患者鼻孔，然后深吸一口气，用口部包含患者口部，用力吹入气体，同时观察胸廓起伏情况。

（2）双手托下颌法：用双手四指分别托起患者左右下颌角并使患者头后仰、下颌前推、开口，用双拇指分别捏闭左右鼻孔，然后深吸一口气，用口部包含患者口部，用力吹入气体。

2）口对鼻人工呼吸：对于牙关紧闭、下颌骨骨折或口腔严重撕裂伤等不适于口对口人工呼吸的患者应采用口对鼻人工呼吸。口对鼻人工通气时，应紧闭患者嘴唇，深吸气后，口含患者鼻孔，用力吹入气体。吹入气体量为患者潮气量的 2 倍，成人 800～1 000mL。如果吹入气体量过大、流速过快，则可使咽部压大于食管开放压，空气进入胃，引起胃扩张，甚至胃内容物反流误吸。目前认为，应减慢吹气频率，吹气时间增至 1.5～2 秒（以往标准为 1.0～1.5 秒），使吹入气流压力低，不超过食管开放压，从而降低反流误吸的机会。胸廓起伏运动表示吹气有效。

在有简易呼吸器的条件时可用面罩扣紧患者口鼻，托起下颌，挤压气囊，吹气入患者肺内，再松开气囊使气体呼出，这样胸廓起伏一次即呼吸一次，给患者吸入 100% 的氧气。如插入气管导管，可接呼吸器，经导管进行间断正压人工呼吸。

3）口对口鼻人工呼吸法：用于婴幼儿。与上法相似，用口包住婴幼儿口鼻吹气，同时观察胸廓有无抬起。

4）口对气管切开口人工呼吸法：与上两个方法相似，但向气管吹气时使患者口鼻关闭，患者呼气时使之开放。

5）口对辅助器具人工呼吸（使用空气或氧气）。

6）球囊面罩或球囊—插管人工呼吸（使用空气或氧气）。

7）手控式氧气动力人工呼吸器人工呼吸。

8）机械人工呼吸机。

注意：在心搏骤停刚发生时，最好不要立即进行气管插管（因要中断按压心脏，延误时间），而应先进行心脏按压及口对口呼吸。口对口呼吸效果不佳或是复苏时间过长以及有胃反流等才是气管插管的适应证。

（二）高级生命支持

高级生命支持（ALS）是初期复苏的继续，是借助于器械和设备、先进的复苏技术和知识以争取最佳疗效的复苏阶段。后期复苏的内容包括继续 BLS，借助专用设备和专门技术建立和维持有效的肺泡通气和循环功能，监测心电图，识别和治疗心律失常，建立和维持静脉输液，调整体液、电解质和酸碱平衡紊乱，采取一切必要措施（药物、电除颤等）维持患者的循环功能稳定。因此，承担后期复苏的单位必须具备足够的复苏专用仪器设备和受过专门训练的专业人员。接诊时应首先检查患者的自主呼吸和循环是否已经恢复，否则应继续进行心肺复苏。然后进行必要的生理功能监测。根据监测结果进行更具有针对性的处理，包括药物治疗、电除颤、输液输血以及其他特殊治疗。

1. 呼吸道管理

1）气管内插管：应尽早进行，插入通气管后，可立即连接非同步定容呼吸机或麻醉机。每分钟通气 12～15 次即可。一般通气时，暂停胸外按压 1～2 次。

2）环甲膜穿刺：遇有插管困难而严重窒息的患者，可用 16 号粗针头刺入环甲膜，接上"T"形管输氧，可立即缓解严重缺氧情况，为下一步气管插管或气管造口术赢得时间，为完全复苏奠定基础。

3）气管造口术：是为了保持较长期的呼吸道通畅。主要用于心肺复苏后仍然长期昏迷的患者。

2. 呼吸器的应用

利用器械或呼吸器进行人工呼吸，其效果较徒手人工呼吸更有效。凡便于携带于现场施行人工呼吸的呼吸器，都属简易呼吸器，或称便携式人工呼吸器。呼吸囊—活瓣—面罩装置为最简单且有效的人工呼吸器，已广泛应用于临床。应用时清除上呼吸道分泌物或呕吐物，使患者头向后仰，托起下颌，扣紧面罩，挤压呼吸囊，空气由气囊进入肺部。当松开呼吸囊时，胸廓和肺被动弹性回缩而将肺内气体"呼"出。由于单向活瓣的导向作用，呼出气体只能经活瓣排入大气。呼吸囊在未加压时能自动膨起，并从另一活瓣吸入新鲜空气，以备下次挤压所用。呼吸囊上还附有供氧的侧管，能与氧气源连接，借以提高吸入氧浓度。便携式呼吸器种类较多，有的以高压氧作为动力，也有以蓄电池作为动力驱动呼吸器进行自动机械通气。其供氧和通气效果较好，也可节省人力，尤其适用于有气管内插管者和患者的转运。多功能呼吸器是性能完善、结构精细的自动机械装置。可按要求调节多项呼吸参数，并有监测和报警系统。使用这种呼吸器可进行有效的机械通气，且能纠正患者的某些病理生理状态，起到呼吸治疗的作用。主要在ICU 或手术室等固定场所使用。

3. 心肺复苏药物的应用

目前认为心脏复苏药以气管内或静脉内给药最为理想，但循环中断时宜做心内注射。切忌在心脏严重缺氧状态下，过早应用心脏复苏药物，通常在心脏按压下2分钟后，心脏仍未复跳时才考虑用药。常用的心脏复苏药物如下：

1）肾上腺素：为α受体和β受体激动剂，不仅使心率加快，而且能增加心肌收缩力，提高灌注压，增加心肌和脑组织血流量，可以使细颤变为粗颤，增加电除颤成功率，无论是室颤、心脏停搏或心电机械分离均可选用，是心脏复苏的首选药。用量为0.1%肾上腺素每次0.5～1mg静脉注射，5分钟后心跳未恢复可重复使用。

2）阿托品：能解除迷走神经兴奋对心脏的抑制作用，又能兴奋窦房结，增加心率，起药物起搏作用，减少腺体分泌，保持呼吸道通畅，有利于通气。用量1～2mg静脉注射或气管内给药。

3）利多卡因：可起到心电稳定作用，常用量50～100mg静脉注射，有时对多次电除颤不能消除的室颤，利多卡因可能有效。对复苏仍未成功或不稳定性电活动持续存在的患者，2分钟后再重复此剂量，然后1～4mg/min速度静脉滴注。

4）甲氧明：近年研究证明甲氧明在心脏复苏中效果良好，因其属单纯兴奋α受体的药物，可明显提高主动脉舒张压，改善冠状动脉灌注，提高复苏成功率，故近年主张首选。

5）5%碳酸氢钠：传统观念认为因心搏骤停后导致代谢性乳酸中毒，而使pH降低，室颤阈值降低影响除颤。故最近10年来的心肺脑复苏的实验研究证明：心搏骤停时的酸中毒，主要是呼吸性酸中毒而非代谢性酸中毒，故反复应用大量的5%碳酸氢钠有严重的潜在性危害，其机制是能抑制心肌收缩力，增加脑血管阻力，大脑阻抑，影响意识恢复，且大剂量应用可致高钠血症，血液黏度升高，血栓形成。1985年由美国心脏病学会、红十字会、心脏病学院和"国立心、肺、血液研究院"主持召开的美国第三届心肺复苏（CPR）、心脏急救（ECC）会议，制定了CPR - ECC的标准和指南规定指出，碳酸氢钠在成人进一步生命支持初期不主张应用。因为它不改善患者后果，只在除颤、心脏按压、支持通气和药物治疗后，才考虑应用。用法：一般可静脉注射或快速静脉滴注，首剂为0.5～1mmol/kg（5%碳酸氢钠100mL=60mmol），以后最好根据血气分析及pH决定用量。如无条件，可每10分钟重复首次剂量的1/2，连用2～3次。一般总量不超过300mL，同时保证充分通气，以免加重心脏和大脑功能损害。

6）氯化钙：本品可使心肌收缩力加强，使心脏的收缩期延长，并使心肌的激惹性提高。如果使用肾上腺素和碳酸氢钠之后仍未能使心搏恢复时，给本品静脉注射可能有一定疗效。但目前观点认为，当机体缺血、缺氧时$Ca^{2+}$通道开放，大量$Ca^{2+}$离子流入细胞内，细胞内线粒体与内质网的$Ca^{2+}$释放，使细胞内$Ca^{2+}$浓度增加200倍，形成$Ca^{2+}$"过载"，导致蛋白质和脂肪酸被破坏，激活蛋白酶和磷酸酶$A_2$，破坏细胞膜，并释放出有破坏性的游离酸进入细胞内，使线粒体功能丧失和细胞损伤，导致脑细胞不可逆性损害，心肌纤维受损，致复苏成功率降低。美国第三届心肺复苏、心脏急救会议制定的标准指出：在心肺复苏时不宜用钙剂，用了反可增加死亡率。因此，除非有高血钾、低血钙或钙通道阻滞中毒存在外，一般均不宜用钙剂。

7）呼吸兴奋剂：使用呼吸兴奋剂的目的在于加强或完善自主呼吸功能。常用的有二甲弗林、尼可刹米、戊四氮、洛贝林等。新近认为，在呼吸复苏早期，由于脑组织内氧合血液的灌注尚未完全建立，细胞仍处于缺氧状态，此时不宜使用呼吸兴奋剂，用了反可刺激细胞的新陈代谢而加重细胞损害，致其功能恢复困难，甚至导致细胞死亡，常在复苏成功 20～30 分钟，脑组织才逐渐脱离缺氧状态，60 分钟后脑组织有氧代谢恢复。因此，呼吸兴奋剂（包括中枢神经兴奋剂）在复苏成功 1 小时后才考虑应用，最好的适应证为自主呼吸恢复，但有呼吸过浅、过慢、不规则等呼吸功能不全者慎用。

8）其他用药：有指征时酌情应用升压药、强心剂、抗酸剂及抗心律失常药。

4. 电除颤

救护车内配备有心电监测和除颤器。一旦明确为室颤，应尽速用除颤器除颤，它是室颤最有效的治疗方法。目前强调除颤越早越好。用一定能量的电流使全部或绝大部分心肌细胞在瞬间同时发生除极化，并均匀一致地进行复极，然后由窦房结或房室结发放冲动，从而恢复有规律的、协助一致的收缩。室颤发生早期一般为粗颤，此时除颤易于成功，故应争取在 2 分钟内进行，否则心肌因缺氧由粗颤转为细颤则除颤不易成功。在除颤器准备好之前，应持续心脏按压。一次除颤未成功，应创造条件重复除颤。

1）在准备电击除颤同时，做好心电监护以确诊室颤。

2）有交流电源时，接上电源线和地线，并将电源开关转至"交流"位置，若无交流电源，则用机内镍铬电池，将电源开关转至"直流"位置。近年来以直流电击除颤为常用。

3）按下胸外除颤按钮和非同步按钮，准备除颤。

4）按下充电按钮，注视电功率数的增值，当增加至所需数值时，即松开按钮，停止充电。

5）电功率的选择。成人首次电击，可选用 200J，若失败，可重复电击，并可提高电击能量，但最大不超过 360J。

6）将电极板涂好导电膏或包上浇有生理盐水的纱布。将一电极板放于左乳头下（腋下线心尖部），另一电极板放于胸骨右缘第 2 肋间（心底部）。或者将一电极板放于胸骨右缘第 2 肋间，另一电极板放在背部左肩胛下。电极板需全部与皮肤紧贴。

7）嘱其他人离开患者床边。操作者两臂伸直固定电极板，使自己的身体离开床缘，然后双手同时按下放电按钮，进行除颤。

8）放电后立即观察心电示波，了解除颤效果。如除颤未成功，可加大功率，再次除颤，同时寻找失败原因并采取相应措施。

注意事项如下：

1）除颤前应详细检查器械和设备，做好一切抢救准备。

2）电极板放的位置要准确，并应与患者皮肤密切接触，保证导电良好。

3）电击时，任何人不得接触患者及病床，以免触电。

4）对于细颤型室颤者，应先进行心脏按压、氧疗及药物等处理后，使之变为粗颤，再进行电击，以提高成功率。

5）电击部位皮肤可有轻度红斑、疼痛，也可出现肌肉痛，3～5 天可自行缓解。

6）开胸除颤时，电极直接放在心脏前后壁。除颤能量一般为 5～10J。

5. 体外无创临时起搏

心搏骤停在心肺复苏的基础上，应考虑立即进行无创体外起搏，心率严重缓慢的心律失常，如心率小于 60 次/分，有严重症状者，可按次应用阿托品 0.5～1.0mg 静脉滴注，每分钟静脉滴注异丙肾上腺素 2～10mg，再行体外无创临时起搏。如二度Ⅱ型或三度房室传导阻滞，应准备经静脉起搏，并先用体外无创临时起搏过渡。

（三）持续生命支持

持续生命支持（PLS）的重点是脑保护、脑复苏及复苏后疾病的防治。

心跳、呼吸骤停患者经抢救后，虽然心脏已复跳，呼吸已恢复，患者的紧急病情已得到改善，但这并不意味着患者已经脱离了危险。由于严重的缺氧和代谢障碍，使脑、心、肾等重要脏器受到不同程度的损害，仍然严重地威胁着患者的生命。所以，复苏后的处理是否得当，对患者的预后具有非常重要的意义。复苏后患者应给予重点监护，密切观察患者的生理功能。复苏后应根据病情，持续或间断观察血压、心电图、中心静脉压以及电解质、酸碱平衡和血液气体分析等。

1. 维持循环功能

心跳恢复后，心血管功能处于不稳定状态，主要表现为低血压和组织器官灌注不足。此时应进一步通过监测，了解有无休克、心律失常、血容量不足、酸碱失衡和电解质紊乱，判断有无心包填塞（可由心内注射引起）、肺水肿、张力性气胸等。

1）纠正低血压：通常造成血压不稳定或持续低血压状态的原因主要是①有效循环血量不足；②心肌收缩无力；③酸碱失衡及电解质紊乱；④心肺复苏中的并发症。

因此纠正低血压的主要措施是保持充足的血容量、改善心肌收缩力和纠正酸碱平衡失调与电解质紊乱。

2）处理高血压：心肺复苏后，也可突然出现高血压。通常是由于心肺复苏时注入的肾上腺素或其他儿茶酚胺类药物的持续作用，表现为一过性血压增高。可用硝普钠或硝酸甘油降压。

3）处理心律失常：心搏恢复后亦可发生心律失常，对于频发的室性心律失常，可用利多卡因静脉输注；若为严重的心律失常或房室传导阻滞，则可应用阿托品或异丙肾上腺素。

4）应常规留置导尿管观察尿量，进行尿液分析以了解肾功能。

2. 维持呼吸功能

心搏恢复后，自主呼吸未必恢复，或即使恢复但不正常，故仍需加强呼吸管理，继续进行有效的人工通气，及时行血气监测，促进自主呼吸尽快恢复正常。自主呼吸出现的早晚，提示脑功能的损害程度，若长时间不恢复，应设法查出危及生命的潜在因素，给予相应的治疗，如解除脑水肿、改善脑缺氧等。

注意防治肺部并发症，如肺炎、肺水肿导致的急性呼吸衰竭，除了加强抗感染治疗外，用机械通气，对通气参数和通气模式要选择合适，在氧合良好的前提下，务使平均气道压尽可能低，以免阻碍静脉回流，加重脑水肿或因胸膜腔内压增高而导致的心排血量减少等不良影响。

### 3. 纠正酸中毒及电解质紊乱

根据二氧化碳结合力、血 pH 及剩余碱等检测结果补充碳酸氢钠，一般复苏后头 2 ~ 3 日仍需每日给予 5% 碳酸氢钠 200 ~ 300mL，以保持酸碱平衡。根据血钾、钠、氯结果做相应处理。

### 4. 防治急性肾衰竭

在心肺复苏后早期出现的肾衰竭多为缺血再灌注损伤所致，其防治在于维持心脏和循环功能，避免使用对肾脏有损害的药物（如氨基糖苷类抗生素）及大剂量收缩血管药物（特别是去甲肾上腺素）等。心脏复跳后，宜留置导尿管，记录每小时尿量，如每小时尿量少于 30mL，则需鉴别肾性或肾前性少尿（由于有效循环血量的不足），可试用 20% 甘露醇 100 ~ 200mL 在 30 分钟内快速静脉输入，若输入后 1 小时尿量仍在 30mL 以下，可再试用呋塞米静脉注射，若注射后尿量仍未增加，则提示肾脏急性缺氧性损害，出现急性肾衰竭。肾前性少尿一般经上述处理后，尿量即增加。如为急性肾衰竭，则应严格限制入水量，防治高血钾，必要时考虑透析治疗。待恢复排水量需及时补充水和钠。

### 5. 脑复苏

为了防治心脏停搏后缺氧性脑损伤所采取的措施称为脑复苏。

1）缺氧性脑损害的病理生理：心搏停止后 2 ~ 3 分钟，脑血管内红细胞沉积，5 ~ 10 分钟形成血栓，10 ~ 15 分钟血浆析出毛细血管，脑血流停止 15 分钟以上，即使脑循环恢复，95% 脑组织可出现"无血流"现象，主要由于血管周围胶质细胞、血管内皮细胞肿胀和血管内疱疹的形成堵塞微循环，故有人提出立即于颈动脉内进行脑灌注（脑灌注疗法）。

脑组织在人体器官中最容易受缺血伤害，这是由于脑组织的高代谢率、高氧耗和对高血流量的需求。整个脑组织重量只占体重的 2%，但静息时，它需要的氧供却占人体总摄取量的 20%，血流量占心排血量的 15%。

正常脑血流为每 100g 脑组织 45 ~ 60mL/min，低于 20mL/min 即有脑功能损害，低于 8mL/min 即可导致不可逆损害，前者称为神经功能临界值，后者为脑衰竭临界值。

脑内的能量储备很少，所储备的 ATP 和糖原，在心跳停止后 10 分钟内即完全耗竭，故脑血流中断 5 ~ 10 秒就发生昏厥，继而抽搐，如超过 4 分钟，就有生命危险。研究认为，心搏停止后的能量代谢障碍易于纠正，而重建循环后发生或发展的病理生理变化，即上述所谓"无血流"现象给脑组织以第二次打击，可能是脑细胞死亡的主要原因。心搏停止和重建循环后低血压的时间越长，无血流现象越明显。此外，脑生化方面的紊乱，在缺血期间活性自由基等的形成，可损伤细胞膜，甚至导致细胞死亡，因而有主张用自由基清除剂。缺氧后导致组织损害的另一重要激活因素是细胞内钙离子增加，认为细胞质中钙离子浓度增加是引起缺血、缺氧后脑细胞死亡的因素之一。

因缺血、缺氧，脑组织内的毛细血管因超过氧化物自由基蓄积和局部酸中毒的作用而使通透性增加，加之静水压升高，血管内液体与蛋白质进入细胞外间隙而形成脑水肿。脑水肿的防治与提高脑复苏成功率有很大关系。低温、脱水疗法的疗效已被公认。

2）脑复苏措施：脑复苏主要针对 4 个方面，包括降低脑细胞代谢率，加强氧和能量供给，促进脑循环再流通及纠正可能引起继发性脑损害的全身和颅内病理因素。

（1）调节平均动脉压：要求立即恢复并维持正常或稍高于正常的平均动脉压（90～100mmHg），要防止突然发生高血压，尤其不宜超过自动调节崩溃点（平均动脉压130～150mmHg）。若血压过高，可用血管扩张剂如阿福那特、氯丙嗪和硝普钠等。预防低血压，可用血浆或血浆代用品提高血容积，或用药物如多巴胺等支持平均动脉压。多数心搏停止患者可耐受增加10%左右的血容积（1%体重），有时可用胶体代用品如右旋糖酐-40或低分子右旋糖酐，最好根据肺动脉楔压监测进行补容。

（2）呼吸管理：为预防完全主动过度换气引起颅内压升高，对神志不清的患者应使用机械呼吸器。应用呼吸器过度通气，使动脉血氧分压和脑微循环血氧分压明显提高，使缺氧性损伤恢复。保证脑组织充分供氧是非常必需的。

（3）低温疗法：低温可降低脑代谢，减少脑耗氧，减慢缺氧时ATP的消耗率和乳酸血症的发展，有利于保护脑细胞，减轻缺氧性脑损害。此外，低温尚可降低大脑脑脊液压力，减小脑容积，有利于改善脑水肿。

降温开始时间：产生脑细胞损害和脑水肿的关键性时刻，是循环停止后的最初10分钟。因此降温时间越早越好，1小时内降温效果最好，2小时后效果较差，心脏按压的同时即可在头部用冰帽降温。

降温深度：低温能减少脑组织耗氧量。一般认为33～34℃低温对脑有较大的作用，降至28℃以下，脑电活动明显呈保护性抑制状态。但体温降至28℃易诱发室颤等严重心律失常，故宜采用头部重点降温法。

降温持续时间：一般需2～3天，严重者可能要1周以上。为了防止复温后脑水肿反复和脑耗氧量增加而加重脑损害，故降温持续至中枢神经系统皮质功能开始恢复，即以听觉恢复为指标，然后逐步停止降温，让体温自动缓慢上升，绝不能复温过快。

（4）脱水疗法：可提高血浆胶体渗透压，形成血液、脑脊液、组织细胞之间渗透压差，使脑细胞内的水分进入血液而排出体外，从而使脑体积缩小，脑压降低。心肺复苏成功后，应给20%甘露醇125～250mL，快速静脉滴入，或呋塞米、依他尼酸钠40～100mg静脉注射。也可用地塞米松5mg静脉注射，每6小时1次，一般连用3～5天。

（5）巴比妥酸盐疗法：巴比妥类能增加神经系统对缺氧的耐受力，可以抑制脑灌流复苏后脑氧代谢率的异常增加，具有稳定脑细胞膜的作用。巴比妥还可减轻脑水肿，改善局部血流的分布异常，缩小梗死面积。此外，巴比妥还可防治抽搐发作，强化降温对脑代谢率的抑制能力，提高低温疗法的效果。一般强调在心脏复跳后30～60分钟开始应用，迟于24小时则疗效显著降低。可选用2%硫喷妥钠5mg/kg即刻静脉注射，每小时2mg/kg（维持血浓度2～4mg），以达到安静脑电图为宜，总量不超过30mg/kg。或苯妥英钠7mg/kg静脉注射，必要时重复给药。硫喷妥钠多用于昏迷患者，属于深度麻醉药，应在麻醉医生指导下进行。下列情况暂停给药：①维持正常动脉压所需血管收缩药物剂量过大时；②心电图出现致命性心律失常时；③中心静脉压及肺动脉楔压升至相当高度或出现肺水肿。

（6）促进脑细胞代谢：ATP可供应脑细胞能量，恢复钠泵的功能，有利于减轻脑水肿。葡萄糖为脑获得能量的主要来源。此外辅酶A、细胞色素C、多种维生素等与脑代谢有关的药物均可应用。

（7）高压氧的应用：高压氧可提高脑组织的氧分压，降低氧耗及颅内压，促进脑功能的恢复。尤其对心肺复苏后脑损害严重，脑复苏比较困难，反复抽搐，持续呈昏迷状态且病情逐渐恶化者可行高压氧治疗。

（8）肾上腺皮质激素的应用：肾上腺皮质激素在心肺脑复苏过程中具有多方面的良好作用。一般来讲，单独应用肾上腺皮质激素仅适于轻度脑损害者，多数情况下，常与脱水剂、低温疗法同时应用。其用量要大，如地塞米松每次 5~10mg，静脉注射，每 4~6 小时 1 次，一般情况下应连用 3~5 天。

（9）钙通道阻滞剂的应用和关于应用钙剂的问题：脑缺血后脑内 $Ca^{2+}$ 的移行，关系到细胞内代谢、细胞内释放游离脂肪酸、产生氧自由基的异常以及脑微血管无复流现象，这些异常均会导致神经元的损害，钙通道阻滞剂可改变这些过程。脑完全缺血后血流恢复，可有短暂（10~20 分钟）的高灌流合并血管运动麻痹而血脑屏障破坏，形成水肿，以后有长时间（6~18 小时）的低灌流。钙通道阻滞剂为强的脑血管扩张剂，可降低此种缺血后的低灌流状态。

脑缺血缺氧后进行复苏，再灌流不足和神经细胞死亡部分起因于 $Ca^{2+}$ 进入血管平滑肌和神经元。

关于心搏骤停后钙剂的应用，近年来的文献指出：①休克、缺氧或缺血时，有迅速而大量的 $Ca^{2+}$ 内流进入细胞；②细胞质内钙升高可减低腺苷酸环化酶的活性，引起类似肾上腺素能阻滞剂的应用；③细胞质内 $Ca^{2+}$ 增多，可使线性体氧化磷酸化失耦联，抑制 ATP 的合成；④细胞质内 $Ca^{2+}$ 升高导致心肌纤维过度收缩，抑制合适的左室充盈，减低最大收缩力。因此说明 $Ca^{2+}$ 内流入细胞质有代谢和机械两方面毒性作用。故复苏时禁忌常规应用钙剂治疗，并必须仔细地重新评价。

（10）抗自由基药物的应用：该类药物有阻断自由基作用的超氧化物歧化酶、过氧化氢酶、谷胱甘肽过氧化物酶和自由基清除剂。如甘露醇、维生素 C、维生素 E、辅酶 $Q_{10}$、丹参、莨菪碱等。

**五、复苏后护理**

（一）维持循环功能

心电监护，及时处理突发情况。根据患者情况选用强心、抗心律失常及血管活性药，适当输血补液，对血流动力学不稳定、心动过缓的患者应使用临时心脏起搏器，尽最大努力确保循环功能的相对稳定，以维持心、肾、脑等重要组织器官的灌注。

（二）维持呼吸功能

检测动脉血气，根据结果调整有效通气指标及吸氧浓度，以保证组织的氧供。对疑有吸入性肺炎、气胸、肺水肿或 ARDS 的患者应进行 X 线或 CT 检查，并采取相应措施。

（三）维持水、电解质及酸碱平衡

心肺复苏成功后继续检测水、电解质紊乱及酸碱平衡的变化，纠正失衡。

（四）监测肾功能

监测尿及肾功能的变化，以防止心搏骤停后继发急性肾衰竭，根据肾功能调整用药。

（五）检测颅内压

为保证中枢神经系统的恢复，应随时检测颅内压变化，使其保持在 15mmHg 以下，可滴注甘露醇、呋塞米、清蛋白，必要时可应用糖皮质激素减轻细胞水肿。

（六）消化道系统

病情允许尽早恢复胃肠营养，不能进食的可予胃肠外营养，注意消化道出血等并发症。

（七）营养支持

补充足够的能量，注意维生素及微量元素的补充。

（八）神经内分泌的变化

检测心房钠尿肽、甲状腺素、皮质醇、神经特异性烯醇酶等水平可提示预后。

（乔秀雯）

# 第四章 休 克

## 第一节 概 论

休克是各种致病因子作用于机体导致的急性循环衰竭，其特点是微循环的灌流不足导致细胞代谢障碍和细胞损伤而引起的全身性病理过程。一些体液因子包括具有血管活性作用的单胺类物质和调节肽等参与和调节休克的发生和发展过程，炎性细胞因子在休克晚期严重并发症如脓毒症、多器官功能障碍综合征（MODS）的发生中起了重要的介导作用。

### 一、病因和分类

引起休克的病因很多，临床上常结合休克发生的始动因素及病理生理特点将休克的病因归为 5 类：感染性、心源性、低血容量性、神经源性、过敏性，其中以感染性休克和心源性休克在内科中最为常见。有时，导致休克的因素较为复杂，常见几种病因交叉或合并存在。

（一）心源性休克

心源性休克包括大面积心肌梗死、急性暴发性心肌炎、原发性及继发性心肌病、心肌抑制因素、严重心律失常和各种心脏病终末期出现的心肌收缩力极度降低；大块或多发性大面积肺梗死、乳头肌或腱索断裂、瓣膜穿孔所致严重的心瓣膜关闭不全，严重的主动脉口或肺动脉口狭窄而出现的心室射血障碍；急性心脏压塞，持续心室率过速，严重二尖瓣、三尖瓣狭窄，心房肿瘤或球形血栓嵌顿在房室口，心室内占位性病变等所致的心室充盈障碍；心脏直视手术后，由于心功能差、手术造成的心肌损害、心内膜下出血或术前已有心肌变性、坏死，心脏病变手术纠正不完善、心律失常、手术造成的某些解剖改变，以及低血容量等导致出现的低心排血量综合征。

（二）感染中毒性休克

1. 休克型肺炎。

2. 暴发型流行性脑脊髓膜炎。

3. 中毒性菌痢。

4. 流行性出血热。

5. 急性胆囊炎、急性梗阻性化脓性胆管炎。

6. 急性肾盂肾炎。

（三）低血容量性休克

体内或血管内大量血液丢失（内出血或外出血），失水（如呕吐、腹泻、肠梗阻、胃肠道瘘管、糖尿病酸中毒等）、失血浆（如大面积烧伤、腹膜炎、创伤及炎症）等原因使血容量突然减少所致的休克。出血性休克、创伤性休克及烧伤性休克均属于低血容量性休克。

（四）神经源性休克

神经源性休克系动脉阻力调节功能严重障碍，血管张力丧失，引起血管扩张，导致外周血管阻力降低，有效循环血容量减少所致的休克。单纯由于神经因素引起的休克少见，可见于外伤、剧痛、脑脊髓损伤、药物麻醉、静脉注射巴比妥类药物、神经节阻滞药或其他降压药物以及精神创伤等。

（五）过敏性休克

过敏性休克系人体对某些生物制品、药物或动物性和植物性致敏原发生过敏反应，如青霉素、血清制剂、疫苗、油漆、花粉等。致敏原和抗体作用于致敏细胞，后者释放出 5 - 羟色胺、组胺、缓激肽等物质引起周围血管扩张，毛细血管床扩大，血浆渗出，血容量相对不足；再加上常有喉头水肿、支气管痉挛所致的呼吸困难，使胸腔内压力升高，致回心血量减少。

（六）其他原因所致的休克

1. 艾迪生病危象。

2. 黏液水肿。

## 二、发病机制和病理生理改变

（一）发病机制

根据血流动力学和微循环变化的规律，休克的过程分为 3 期。

1. 微循环缺血期

主要机制如下：

1）在低血容量、内毒素、疼痛、血压下降等因素作用下，通过不同途径导致交感—肾上腺髓质系统兴奋，使儿茶酚胺大量释放。

2）交感神经兴奋、儿茶酚胺增多及血容量减少均可引起肾缺血，使肾素—血管紧张素—醛固酮系统活性增高，产生大量的血管紧张素Ⅲ，使血管强烈收缩。

3）血容量减少，可反射性地使下丘脑分泌抗利尿激素，引起内脏小血管收缩。

4）增多的儿茶酚胺可刺激血小板，立即产生更多的缩血管物质血栓 $A_2$，引起小血管发生收缩。

5）胰腺在缺血、缺氧时，其外泌腺细胞内的溶酶体破裂，释放出蛋白水解酶。毛细血管内静水压下降、组织间液回吸收增加，有助于恢复有效循环，并优先保证了心脑等器官代谢和功能活动。

2. 微循环淤血期

主要机制：

1) 微循环持续性缺血使组织缺氧而发生乳酸中毒。

2) 组织缺氧、内毒素可激活凝血因子$XII$、$XII_a$，促进凝血，同时可激活补体系统形成 $C_{3b}$，形成大量的激肽。激肽物质具有较强的扩张小血管和使毛细血管增高的作用。

3) 休克时，内啡肽在脑和血液中增多，对心血管系统有抑制作用。

4) 由于缺氧、组织内某些代谢产物增多对微血管有扩张作用，使多数或全部毛细血管同时开放，扩大了血管床的总容积，导致回心血量、心排血量和血压进一步下降。

3. 微循环衰竭期

主要机制：由于严重的淤血、缺氧和酸中毒使微血管高度麻痹、扩张，并使其活性物质失去反应，同时血管内皮受损、血流缓慢、血小板和红细胞易于聚集，可发生弥散性血管内凝血（DIC）。则病情复杂，发展迅猛，常危及患者生命。

（二）病理生理的改变

1. 微循环的改变

当循环血量锐减时，血管内压力发生变化，被主动脉弓和颈动脉窦压力感受器所感知，通过反射延髓心跳中枢，血管舒缩中枢和交感神经兴奋，作用于心脏、小血管、肾上腺，使心跳加快，提高心排血量。肾上腺髓质和交感神经节纤维释放大量儿茶酚胺，毛细血管的血流减少，使管内压力降低，血管外液体进入管内，血量得到部分补偿，当循环血量继续减少时，长时间的、广泛的微动脉收缩和动静脉短路及直捷通道开放，使进入毛细血管的血量继续减少，乏氧代谢产生的乳酸、丙酮酸增多，直接损害调节血液通过毛细血管的前括约肌。微动脉及毛细血管前括约肌舒张，引起大量血液滞留在毛细血管网内，同时组织缺氧后，全部毛细血管同时开放，毛细血管容积大增，血液停滞在内，使回心血量大减，心排血量降低，血压下降，在毛细血管内形成微细血栓，出现DIC，消耗了各种凝血因子，且激活了纤维蛋白溶解系统。结果出现严重的出血倾向。

2. 体液代谢改变

儿茶酚胺能促进胰高血糖素的生成，抑制胰岛素的产生和其外周作用，加速肌肉和肝内糖原分解，以及刺激垂体分泌促肾上腺皮质激素，故休克时血糖升高。丙酮酸和乳酸增多，引起酸中毒，蛋白质分解代谢增加，以致血尿素、肌酐和尿酸增加，肾上腺分泌醛固酮增加，可使脑垂体后叶增加抗利尿激素的分泌，使血浆量增加，由于细胞缺氧，三磷酸腺苷减少，细胞被消化，产生自溶现象，造成组织坏死。特殊的代谢产物，如组织胺、5-羟色胺、肾素—血管紧张素、醛固酮、缓激肽、前列腺素、溶酶体酶产生增加。

3. 内脏器官的继发性损害

在严重休克时，可出现多种器官损害，心、肺、肾的功能衰竭是造成休克死亡的三大原因。

1) 肺：DIC 的出现造成肺部微循环血栓栓塞，缺氧使毛细血管内皮细胞和肺上皮细胞受损，继而出现肺泡内水肿、肺不张、萎陷的肺泡不能通气，而使通气尚好肺泡得不到血流的灌注，导致通气与灌流比例失调，使低氧血症更为严重，出现呼吸困难，呼吸衰竭。

2）肾：休克时低血压和体内儿茶酚胺增加，使肾小球前微动脉痉挛，肾血流量减少，肾小球滤过率降低，尿量减少，肾皮质内肾小管上皮变性坏死，引起急性肾功能衰竭。

3）心：当心排血量和主动脉压降低，舒张期血压也下降，可使冠状动脉灌流量减少，心肌缺氧受损。低氧血症、代谢性酸中毒及高钾血症也可损害心肌，引起心肌坏死。

4）肝脏及胃肠：内脏血管发生痉挛，肝脏血流减少，引起肝脏缺血、缺氧、血液淤滞，肝血管窦和中央静脉内微血栓形成引起肝小叶中心坏死，导致肝功能衰竭。

5）脑：持续性低血压引起脑的血液灌流不足，使毛细血管周围的胶质细胞肿胀，毛细血管的通透性升高，血浆外渗至脑细胞间隙，引起脑组织和颅内压增高。

6）对内分泌的影响：休克早期促肾上腺皮质激素、促甲状腺激素、升压素分泌增加，晚期可发生肾上腺皮质功能不全。

7）对血液系统的影响：休克后期，微循环的功能障碍加重，同时可释放白三烯、蛋白溶酶、血小板激活因子等，使 DIC 形成。

### 三、临床表现

休克作为一种急性临床综合征，病因的多样性决定了其临床表现的多样性和复杂性。根据休克的病情演变过程，可分为休克早期（休克代偿期）、休克中期和休克晚期（休克抑制期）。按休克的严重程度，可分为轻度、中度、重度和极重度休克。

1. 休克代偿期

休克早期，各种导致休克的病因及有效循环血量的减少均可导致患者中枢神经系统兴奋性升高、应激性交感神经兴奋，血中儿茶酚胺含量比正常升高几十甚至几百倍。相应的临床表现为：精神紧张、烦躁不安；面色苍白、手足湿冷；脉搏细速、血压可正常或略高、脉压缩小；口渴、尿量减少。这一阶段为休克的可逆性代偿期，及时消除病因，恢复有效循环血量可以阻止病情发展，否则将进入抑制期。

2. 休克抑制期

休克中期和晚期，如果休克的病因不能及时去除，交感—肾上腺髓质系统长时间处于过度兴奋状态，组织持续缺血、缺氧，病情则进入抑制期。临床表现为：神志淡漠，甚至意识模糊或昏迷；皮肤发绀、脉搏无力、心音低钝、血压进行性下降，收缩压低于80mmHg、脉压小于20mmHg；极度口渴、尿量少于20mL/h，甚至无尿。继续发展则有全身皮肤、黏膜发绀或出现花斑、四肢厥冷、脉搏细弱甚至触不到、静脉塌陷、血压测不出、少尿或无尿。一旦患者皮肤、黏膜出现淤斑或消化道出血，提示病情已进入 DIC 阶段，可发生出血及重要器官功能衰竭（休克晚期、极重度休克），此时为难治性休克期。

### 四、实验室及其他检查

1. 血象

白细胞增高，感染性休克有核左移，白细胞内有中毒颗粒，核变性等；失血性休克时红细胞及血细胞比容显著降低，脱水者则增高。

2. 尿常规

有酸中毒时尿呈酸性。比重高为失水，比重低而固定多为肾功能衰竭等。

3. 血液生化

血气分析可有低氧血症及酸中毒表现；肾功能减退时有血尿素氮、肌酐升高；DIC时凝血酶原时间延长，纤维蛋白原定量减少，以及纤维蛋白原降解产物升高等。

4. 微生物学检查

疑有细菌感染时，应在使用抗生素前行血培养、痰培养等，并做药敏试验。

5. 心电图检查

心电图检查对各种心脏、心包疾病及电解质紊乱和心律失常的诊断，皆有价值。

6. 放射线检查

放射线检查对诊断心、肺、胸腔、心包、纵隔等的疾病有帮助。

7. 其他检查

如血流动力学、动脉压、中心静脉压、肺毛细血管楔压、心排血量、心脏指数、外周血管阻力测定等。

### 五、诊断

休克是一多病因、多因素、多器官功能紊乱的临床综合征，正确诊断极为重要。诊断依据：

1. 有诱发休克的病因。

2. 神志意识障碍。

3. 脉搏细速，每分大于 100 次或不能触及。

4. 四肢湿冷，胸骨部位皮肤指压试验阳性（指压后皮肤毛细血管充盈时间大于 2 秒），皮肤花纹，黏膜苍白或发绀，尿量每小时小于 30mL 或尿闭。

5. 收缩压 <80mmHg。

6. 脉压 <20mmHg。

7. 原有高血压者，收缩压较原水平下降 30% 以上。

### 六、治疗

休克的治疗是综合性措施，应早期发现，及时给予病因根治，迅速补充血容量，改善微循环，纠正血流动力学紊乱，恢复组织和器官的缺氧状态，保护重要脏器功能。

尽管各类休克病因不同，但治疗原则及方法基本相似。主要包括：迅速扩充及补充血容量，改善心排血量，适当使用血管活性药物，纠正酸中毒，改善微循环的血液灌注，治疗脏器功能障碍。防治 DIC，进行彻底的病因治疗。

（一）病因治疗

应针对不同病因进行，祛除引起休克的因素。早期休克如能积极控制原发病，将使休克得以终止。

1. 感染性休克

感染性休克时首先控制感染，在病原菌未明确之前，按感染的途径和临床经验判断最可能的致病菌选择广谱抗生素。主张大剂量、联合静脉用药，首剂加倍的冲击疗法。用药前先进行血、骨髓、局部渗出液的培养。对明确致病菌者按药物敏感程度指导用药。

2. 心源性休克

心源性休克者应维持心排血量，保证心肌血液供应，改善心功能。防治心律失常等。

3. 低血容量性休克

低血容量性休克时应根据血容量丧失的原因治疗，如控制呕吐、腹泻、防止血浆外渗，因出血所致者应根据不同的部位给予迅速有效的止血。过敏性休克时首先终止抗原物质的继续接触，配合抗过敏治疗，神经源性休克应迅速止痛、使用血管活性药物等措施。

（二）一般措施

1. 体位

患者平卧、将下肢抬高 15°～30°；伴有呼吸困难时，将头、胸部抬高 30°。

2. 快速建立静脉通道

选用大口径静脉穿刺针建立输液通道，必要时建立 2～3 条通路，或行深静脉穿刺、静脉切开。

3. 保持呼吸道通畅

吸氧，流量为 2～4L/min。必要时使用呼吸机。

（三）休克时的监测

休克是一严重的临床危重症，加强临床监测为抢救提供了数字化依据，从而更准确地判断生理功能紊乱的程度，有条件者应进入危重症监护病房（ICU）集中监护，根据随时变化情况进行重点治疗。监护内容包括：心电监护、血流动力学监测、呼吸功能监测、肾功能监测、生化指标的监测、微循环监测。

1. 血流动力学监测

包括血压、脉压、中心静脉压（CVP）、心率、PCWP、心排血量、动脉压。

1）动脉压测定：休克时动脉压更能真实反映血压下降的程度，对使用血管活性药物具有指导意义。有条件者应行动脉插管测压。

2）CVP 测定：CVP 是指接近右心房之腔静脉内的压力，正常值为 8～10cmH_2O，可反映血容量、静脉紧张度及右心功能情况。如血压降低且 CVP < 5cmH_2O，表示血容量不足；CVP > 15cmH_2O 则提示心功能不全、静脉血管床过度收缩或肺循环阻力增加。在治疗过程中，连续测定 CVP，可调整补液量及补液速度。但应注意，使用大量血管活性药或正压性辅助呼吸可影响 CVP。

3）PCWP：反映左心房平均压，与左心室舒张末期压密切相关。在无肺血管疾病或二尖瓣病变时，测定 PCWP 有助于了解左心室功能，是估计血容量和监护输液速度，防止发生肺水肿的一个良好指标。

PCWP 正常值为 6～12mmHg。过低示血容量不足；大于 18mmHg，示输液过量、心功能不全；如大于 30mmHg，将出现肺水肿。

4）心排血量：在休克的情况下，心排血量较低，但在感染性休克有时较正常值高。用带有热敏电阻的漂浮导管，通过热稀释法可测出心排血量。近年采用冷稀释法可持续监测心排血量。

5）休克指数：休克指数 = 脉率÷收缩压，其正常值是 0.5，表示血容量正常，如指数为 1，表示丢失血容量 20%～30%。如指数大于 1，表示丢失血容量 30%～50%。估计休克指数对指导低血容量性休克和创伤性休克的急救治疗很有参考价值。

2. 呼吸功能监测

呼吸功能监测包括呼吸的频率、幅度、节律、动脉血气分析指标的动态观察，呼吸机通气者可以直接反映其他指标（详见呼吸衰竭）。

3. 肾功能监测

动态尿量监测、尿比重、血肌酐、尿素氮、血电解质、尿量是反映腹腔器官灌注量的间接指标，休克时应留置导尿管动态观察尿量情况。抗休克治疗有效时平均每小时尿量应大于 20mL。每日尿量少于 400mL 称少尿，少于 50mL 称无尿。休克时出现少尿首先应判断肾前性或肾性少尿。

尿比重，主要反映肾血流与肾小管的功能关系。

4. 生化指标的监测

休克时应监测血电解质、动脉血气分析、血糖、丙酮酸、乳酸等，血转氨酶升高提示肝细胞功能受损严重，血氨增加预示出现肝功能衰竭，DIC 时监测有关指标。

5. 微循环灌注的监测

1）体表温度与肛温：正常时二者之差约 0.5℃左右，休克时增至 1～3℃，二者差值愈大预后愈差。

2）血细胞比容：末梢血比中心静脉血的血细胞比容大于 3vol%，提示有周围血管收缩。应动态观察变化幅度。

3）甲皱微循环：休克时的变化为小动脉痉挛，毛细血管缺血、管袢减少、直径缩小，血管模糊不清，苍白、小静脉扩张、色暗红、淤血、渗出、流速减慢。

（四）补充血容量

在低血容量休克时丧失的主要是血液，先抽血送查血型和做交叉配血试验。可快速输入 5%～10% 葡萄糖液、生理盐水及 5% 葡萄糖盐水。待交叉配血结果后再输入相应血型的血。一般输鲜血，大量快速输入库存血时，应注意补充钙剂、碳酸氢钠及新鲜血浆，以避免发生并发症。输入平衡液，因每升液体含钠及氯各 154mmol，输入体内后1/3 保留在血管内，2/3 在间质液。因与细胞内液的晶体渗透压相等，故水不进入细胞内。大量的盐水或葡萄糖盐水可以扩充血管内液及间质液，以达扩容的目的，但可发生高氯血症及肺水肿，林格溶液除含有钠、氯外，尚含有钙和钾，其含氯较少，但每升含乳酸钠为 28mmol，在患者已有高乳酸血症的情况下，不应大量输入，可使血浆胶体渗透压降低。

（五）血管活性药物的应用

血管活性药物是指血管扩张剂和收缩剂两类。如何选择应用，一般根据休克类型及微循环情况而定。对温暖型休克或表现为外周血管扩张为主者，以及部分早期休克者，选用血管收缩剂，反之选用血管扩张剂。对于暂时难以弄清楚休克类型和微循环情况者，可采用血管扩张剂与收缩剂联合应用。

1. 血管收缩药

血管收缩药能迅速增加周围血管阻力和心肌收缩，借以提高血压，然而又可使心肌耗氧增加，甚至心搏出量减少。各种器官的血管对这些药物效应不一，血液分布发生变化，心、脑等的灌流可保持，而肾、肠胃等的灌流常降低。缩血管药物的选择：

1）多巴胺：在使皮肤等非重要组织器官血管收缩的同时使肾血管扩张；中等剂量时有一定的正性肌力作用。这两大作用特点使其成为当前临床上最常用的抗休克药物。一般用于休克早期血压已有下降但还来不及补液时，或休克治疗中血容量已补足但血压仍较低时。多巴胺的使用剂量范围很大，一般用中等剂量 $2 \sim 10\mu g/$（$kg \cdot min$），此剂量时正性肌力作用最强，特别适用于心功能不全伴休克患者。若用此剂量血压回升不满意，可加用间羟胺。

2）间羟胺：通过促进交感神经末梢释放去甲肾上腺素发挥作用，大剂量时可直接兴奋 α 受体。一般剂量为 $2 \sim 6\mu g/$（$kg \cdot min$），常在单用多巴胺效果不理想时加用。

3）多巴酚丁胺：人工合成的拟交感胺类药物，主要作用于心脏 β 受体，具有明显的正性肌力作用，对血管的作用较弱，用于心功能不全患者，特别是急性心肌梗死伴心功能不全患者，休克明显时常与多巴胺合用，常用剂量为 $2.5 \sim 10\mu g/$（$kg \cdot min$）。去甲肾上腺素和异丙肾上腺素现在很少用于休克的治疗。

4）去甲肾上腺素：$2 \sim 16mg$ 加 10% 葡萄糖 $250 \sim 500mL$ 静滴。

5）苯肾上腺素（新福林）：每次 $2 \sim 10mg$，肌内注射，必要时 30 分钟重复 1 次，继之 10% 葡萄糖 $500mL$ 加新福林 $10 \sim 50mg$ 静滴。

6）美芬丁胺（恢压敏）：每次 $15 \sim 20mg$，肌内注射，必要时 30 分钟重复 1 次，继之 10% 葡萄糖 $500mL$ 加恢压敏 $50 \sim 150mg$ 静滴。

7）血管紧张素 II：$1 \sim 2.5mg$ 加 10% 葡萄糖 $500mL$ 静滴。

2. 血管扩张药

1）多巴胺：不但有血管收缩作用，也有扩血管作用，主要与剂量有关。小剂量时每分钟 $2 \sim 5\mu g/kg$（$40mg$ 加入 $500mL$ 液体中，每分钟 $20 \sim 50$ 滴），主要表现为扩张内脏血管，同时兴奋 $\beta_1$ 受体，有强心作用，特别适于心功能不全和少尿的患者；中等剂量每分钟 $5 \sim 10\mu g/kg$ 有兴奋 α 受体和 β 受体作用，适用于休克伴有心力衰竭者。

2）硝普钠：为目前临床上最常使用的血管扩张剂，能均衡地扩张动、静脉。在心功能不全或急性心肌梗死合并休克时常与多巴酚丁胺或多巴胺合用。开始剂量为 $0.5\mu g/$（$kg \cdot min$），用药后每 $5 \sim 10$ 分钟测 1 次血压，并根据血压酌情加大剂量 [每次增加 $0.2\mu g/$（$kg \cdot min$）]，直至血压降低至目标血压（过去血压正常者一般将收缩压降至 80 ~ 90mmHg 为止。常用剂量一般为 0.5 ~ 2μg/（kg·min）。此药遇光极易分解，故应随配随用，且用药过程中应避光。硝普钠作用强、起效快，使用过程中应密切观察患者的临床状况、血压和其他血流动力学指标。

3）硝酸甘油：能同时扩张动、静脉血管，减轻心脏的前、后负荷，适用于 PWP 增高而动脉压正常或轻度降低的低心排血量性休克或（和）心功能不全患者。当 PWP 升高而血压过低时，需与多巴胺合用。成人以 10μg/min 开始，根据临床状况和血流动力学变化每 10 分钟酌情增加 10μg/min，一般用量为 20 ~ 40μg/min。本药宜间断给药，连续静脉给药 72 小时后药物作用明显减弱。

4）抗胆碱能药：可改善微循环，主要用于感染性休克。

（1）山莨菪碱（654 - 2）：成人每次 10 ~ 20mg，肌内注射（简称肌注），必要时 15 ~ 30 分钟重复 1 次至血压回升稳定后为止。对山莨菪碱中毒者（高热、皮肤潮红、心率快、抽搐）给予毛果芸香碱每次 0.5 ~ 1mg 肌内注射，必要时 10 ~ 20 分钟重复 1 次，1 ~ 2 小时可缓解。

（2）东莨菪碱：对呼吸中枢有兴奋作用，更适合有中枢性呼吸衰竭患者。每次 0.6 ~ 1.2mg，静注，每 5 ~ 15 分钟 1 次。心率每分钟高于 100 次、体温超过 40℃、青光眼、前列腺肥大者，禁用抗胆碱能类药物。

5）异丙肾上腺素：1 ~ 2mg 加入 10% 葡萄糖 500mL 静脉点滴，原则上慎用或不用，因易诱发心动过速及严重的心律失常，故当心率 >120 次/分时禁用。

6）α 受体阻滞剂：酚妥拉明每分钟 0.3mg 静滴，用药后立即起效，但持续时间短（30 分钟）。酚苄明比酚妥拉明起效慢，但作用时间长，按 0.5 ~ 1mg/kg 的剂量加入 5% ~ 10% 葡萄糖液 250 ~ 500mL 中 1 小时滴完。本类药物有扩血容改善微循环作用，在补足血容量基础上，可增加心输出量，并有间接拟交感作用。但本类药物有明显而迅速的降压作用，故临床用于治疗休克应谨慎。

7）吡布特罗：是一种相对选择的 β$_2$ 受体兴奋剂。因为对心脏有正性肌力作用，使心输出量增加，降低心室充盈压，所以特别适用于心源性休克患者。20mg 口服，每日 3 次。

3. 两种血管活性药物的联合应用

临床可以酌情联合应用两种血管活性药，取长补短。例如：先用中等剂量的多巴胺，以增加心搏出量和组织灌流，如血压仍较低，则可加用间羟胺，如收缩压上升在 90mmHg 以上，但肢端循环不良，尿量很少，则可加用硝普钠，维持血压低于原有水平 4.5 ~ 9.8mmHg，仍能改善组织灌流。也可用酚妥拉明 10mg、间羟胺 20mg、多巴胺 40mg 加入 100mL 液体中静滴，每分钟 15 ~ 30 滴；或酚妥拉明 10mg、去甲肾上腺素 3mg 合用。其优点是阻断 α 受体兴奋，保留 β 受体兴奋，既改善微循环，又有强心作用，对严重低血压、少尿患者尤为适宜，常取得满意的疗效。

（六）纠正酸碱平衡紊乱

纠正酸碱紊乱的根本措施是恢复有效循环血量。常用药物为 5% 碳酸氢钠，可直接提供碳酸氢根，作用迅速确切。首次可于半小时至 1 小时内静脉滴入 100 ~ 200mL，以后再酌情决定是否继续应用。输碱性药物过多过快时，可使血钙降低，发生手足搐搦，可补以 10% 葡萄糖酸钙。

（七）肾上腺皮质激素

尤其对过敏性休克用肾上腺皮质激素可改善机体反应能力，提高升压疗效，改善血管通透性，解除血管痉挛及抗过敏作用。方法：氢化可的松 200~600mg 或地塞米松 20~40mg 加 10% 葡萄糖 500mL 静滴。若停用升压药时应同时停用糖皮质激素。因易诱发水、电解质紊乱，故一般不超过连续 3 天用药。

（八）改善心功能

心源性休克及休克合并心力衰竭者，可酌情使用洋地黄类强心剂，同时注意减慢输液速度，适当限制输入水量。

（九）防治并发症

休克最常见并发症包括休克肺、急性呼吸窘迫综合征、心肾功能衰竭、多器官衰竭及 DIC 等。

（岳海燕）

# 第二节　心源性休克

心源性休克是指由于心脏功能极度减退，导致心排血量过少所引起的一系列代谢和功能障碍的临床综合征。最常见和具有代表性的是急性心肌梗死所引起的心源性休克。

### 一、病因

心源性休克可分为冠状动脉性休克和非冠状动脉性休克两类。前者主要是冠状动脉急性梗死，造成大面积心肌梗死所致；后者包括急性弥散性心肌炎、严重心肌病、心肌梗死并发症如乳头肌或腱索断裂、心脏或大血管瓣膜狭窄、心脏压塞以及严重的心律失常等。上述病因对心脏的影响有：心肌收缩力下降、心室射血功能障碍和心室充盈功能障碍。这些因素均可导致心排血量减少，组织灌注不足、缺氧而发生休克。

### 二、病理生理

心源性休克发生的关键环节是心排血量的急剧减少。动脉血压的显著下降使主动脉弓和颈动脉窦压力感受器的刺激接受冲动减少，交感神经反射性兴奋，传出冲动增加，外周小动脉收缩，血压可在一定程度上代偿性升高，表现为低排高阻型休克。当心肌不能有效射血、血液淤滞在心室时，心室壁的牵张感受器兴奋，交感神经反射性抑制，传出冲动减少，外周血管阻力降低，也可表现为低排低阻型休克。

### 三、临床表现

典型心源性休克的临床表现包括：①收缩压低于 90mmHg 或比基础血压降低 30mmHg；②外周及皮肤湿冷，苍白或发绀；③尿量不足 30 mL/h；④精神状态烦躁不安，继而意识淡漠，甚至昏迷。本病多发生在中老年人群，梗死前 1/3~1/2 患者可有先兆症状，如突然出现较以往更为剧烈而频繁的心绞痛，硝酸甘油类药物疗效差，心绞痛持续时间长，可伴有严重的心律失常、恶心、呕吐、大汗。心电图检查可有暂时性ST段明显抬高或降低。必须指出的是部分心肌梗死患者可无心绞痛，而表现为突然休克，急性心力衰竭。

### 四、实验室及其他检查

1. 血常规检查

红细胞、血红蛋白及血细胞比容有助于判断血容量不足或心功能不全，有助于判断有无血液浓缩。

2. 尿量及尿常规检查

尿量的多少与肾脏灌注有关，也可反映内脏的血液循环，每小时尿量 <30mL，表示微循环不良，组织灌注差。尿呈酸性反应，镜检有蛋白、管型及红细胞等。

3. 血气分析

定期测定动脉血的 pH、血氧饱和度、氧分压、二氧化碳分压等指标，以观察水、电解质和酸碱平衡，并了解肺的通气与换气功能。

4. 动脉血乳酸含量测定

动脉血乳酸含量正常 <2mmol/L，休克时增高；如持续明显升高，表示预后不良。

5. 血流动力学监测

有条件时可由静脉插入三腔漂浮导管（Swan – Ganz 导管），测定心排血量、PCWP、肺动脉舒张末期压（PAEDP）、中心静脉压等各项指标，以观察、判断心源性休克的程度及补液情况。

6. 心电图监测

多示有原发疾病的心电图变化。

7. 其他

肝、肾功能检查，血生化检查，胸片及眼底检查等。

### 五、诊断依据

1. 有原发疾病。

2. 有周围循环衰竭症状如肢凉、神志淡漠、烦躁、尿少等。

3. 收缩压下降到 80mmHg 以下。如原有高血压患者，则收缩压较原来下降大于30mmHg 以上。

4. 排除其他原因引起的血压下降者（如心律失常、药物影响、临终前等）。

### 六、鉴别诊断

心源性休克应重点与如下情况鉴别：

1. 低血容量休克

失血可引起低血容量休克，在内科疾病中最常见的原因是十二指肠溃疡；多种创伤可引起严重内出血，其中以纵隔和胸膜后间隙出血最常见；主动脉剥离时血液进入剥离的主动脉，在主动脉中层、胸腔或腹膜后间隙积聚。患者表现为剧烈胸痛，其性质与急性心肌梗死者很相似。主动脉剥离可扩展至心包而导致心脏压塞。此外，主动脉剥离可使冠状动脉开口处发生堵塞，由此并发心肌梗死。超声心动图检查对本症的诊断具有决定性价值。

### 2. 肺梗死

肺梗死多见于老年人、长期卧床的慢性患者，以深静脉血管炎所致的血栓栓塞最为常见。肺梗死引起肺血流被阻，致使左室回心血量下降，使左室前负荷不足，心输出量及冠状动脉血流量均下降，严重者可并发休克。主要症状有呼吸困难、胸痛；半数患者有咳嗽和恐惧不安；肺部可听到哮鸣音。诊断主要依靠胸部 X 线片、计算机体层摄影（CT）等。

### 3. 神经源性休克

剧痛或严重创伤均可导致休克。另一方面，严重创伤的患者可致大出血，此时神经源性休克和出血性休克并存。经治疗原发病及诱因（如镇痛）、吸氧、皮下注射肾上腺素、静脉输液扩充血容量等大多较易纠正。结合临床病史鉴别诊断并不困难。

本病应与大量肺栓塞、急性心脏压塞、其他原因引起的休克相鉴别。

## 七、治疗

（一）一般处理

1. 患者平卧、抬高下肢 15°～30°。若有明显呼吸困难或肺水肿，可将头、胸部抬高。

2. 吸氧

氧流量一般每分钟 2～6 L，必要时使用呼吸机辅助呼吸。

3. 监护

1）连续监测心电图，及时发现各种心律失常。

2）监测动脉血压：有条件时最好直接测量动脉内压、监测中心静脉压或毛细血管楔压。

3）放置导尿管，记录每小时尿量。

4）对严重病例，有条件时应测定心输出量、血清 pH、电解质、动脉氧分压和二氧化碳分压等。

（二）镇痛

患者常有疼痛，因而可能惊恐或不安，对此必须慎重对待，以免在处理这些问题时加重血流动力学紊乱。因为休克时组织灌流不足，药物吸收不稳定，所以全部药物都要静脉注射。通常谨慎地给予可逆性麻醉药，如吗啡 3～5mg 缓慢静注，极易控制疼痛；如胸痛未缓解，20～30 分钟可重复。如发生不良反应，可用纳洛酮迅速进行药理对抗。纳洛酮为阿片受体阻滞剂，本身也有逆转休克状态作用。

（三）吸氧

吸氧有利于缩小梗死范围，改善心肌功能，减少心律失常。必要时可经面罩方式高流量给氧，如低氧状态持续不能得到缓解，并出现呼吸肌疲劳，酸碱平衡紊乱，要考虑气管插管辅助呼吸。如出现肺水肿或急性呼吸窘迫综合征（ARDS），应积极使用呼吸末正压通气（PEEP）。

（四）补充血容量

在心源性休克的早期，血容量减少不明显，此后，由于微循环功能障碍，血液的淤积、渗出等，往往继发血容量不足。如果此时伴有休克所致的大汗淋漓，血容量减少更为显著，因此，补充血容量是必需的，但是由于心功能严重障碍，补液必须谨慎。为了更好地指导补液，测定中心静脉压是非常必要的。液体的补充量，开始按每次10mL/kg，静脉缓慢滴注，于2小时内滴完。在滴注过程中，保持中心静脉压在8~12cmH$_2$O。输注的液体以中分子右旋糖酐、低分子右旋糖酐或羟乙酰淀粉溶液较好，它不仅能有效地补充血容量，还可以防止血小板、红细胞的凝集，避免血栓形成，有助于改善微循环。如果患者伴有显著的显性出汗，还应适当地补充平衡盐水，改善细胞间液循环状态，维持细胞的正常代谢。输液中应严密观察心肺情况，以防肺水肿。

（五）应用血管活性药物

当初次测量中心静脉压其读数即超过12cmH$_2$O或在补充血容量过程中有明显升高而患者仍处于休克状态时，即需考虑选用血管活性药物。

1. 儿茶酚胺类药物

心源性休克应用该类药物的目的：恢复适当的血压；增加CO和调整血液的分布，以保证重要脏器的血液灌注。多巴胺以每分钟20~200μg静滴，多巴酚丁胺以每分钟2.5~10μg/kg静滴，去甲肾上腺素0.5~1.0mg入5%葡萄糖100mL中以每分钟5~10μg静滴，间羟胺10~30mg加入5%葡萄糖液中静滴，使收缩压维持在90~97mmHg。

2. 血管扩张剂

血管扩张剂应用的目的为降低心脏的前、后负荷和扩张微循环以增加循环血流量，常与儿茶酚胺类药物联用，应用时应严密观察血流动力学，以免血压下降。常用硝普钠10mg加入5%葡萄糖500mL中以每分钟25μg静滴，妥拉唑啉10~20mg加入5%葡萄糖100mL中以每分钟0.3~0.5mg静滴，酚苄明0.2~1.0mg/kg加入5%葡萄糖200mL中静滴，硝酸甘油10mg加入5%葡萄糖500mL中以每分钟10μg静滴。

（六）纠正水、电解质紊乱及代谢性酸中毒

休克时微循环灌注不良，组织缺氧，无氧代谢增加，再加上肾小球滤过率减低，故可致代谢性酸中毒。酸中毒影响细胞内外Na$^+$、K$^+$交换，导致电解质紊乱。休克晚期肾衰竭和胃肠功能紊乱又加重水、电解质及酸碱平衡紊乱。

在血气分析等监测下应用碳酸氢钠来纠正酸中毒。常用5%碳酸氢钠2~4mL/kg，使血液pH恢复至7.3以上。

（七）强心剂的应用

CVP或PCWP增高、室上性心动过速或心力衰竭时，可应用强心药，毛花苷C0.2~0.4mg加入50%葡萄糖溶液40mL中，静脉注射，或用毒毛花苷K0.125~0.25mg加入50%葡萄糖溶液40mL中，静脉注射。

（八）营养心肌

可用极化液、能量合剂、果糖1, 6-二磷酸（FDP）等，以增加心肌细胞的能量供应。

（九）肾上腺皮质激素的应用

目前还有不同的意见，如要使用，早期大剂量使用。如地塞米松10~20mg或氢化可的松100~200mg加入5%~10%葡萄糖溶液中静脉滴注。

（十）抗生素

并发感染者应及时应用有效抗生素。

（十一）预防肾衰竭

血压基本稳定后，在无心力衰竭的情况下，可在10~30分钟内快速静脉滴注20%甘露醇或25%山梨醇100~250mL，以防发生急性肾功能衰竭。如有心力衰竭，不宜用上述药物静脉滴注，可静脉注射呋塞米40mg或依他尼酸钠50mg。

（十二）机械辅助循环

主动脉内气囊反搏术（IABP）宜用于心源性休克的早期，可提高冠状动脉和脑动脉的血流灌注，降低左室后负荷，提高每搏量，有条件可选用。另外，还可行体外反搏术。

（十三）溶栓治疗

对于急性心肌梗死如没有确定要做急诊经皮冠状动脉腔内成形术（PTCA）或心脏手术，只要没有禁忌证，就应尽快采用溶栓药物治疗（详见"急性心肌梗死"）。早期溶栓治疗（症状发作6小时内）能减少心肌梗死后心源性休克的发生，但对已有心源性休克者溶栓治疗不能提高生存率。

（十四）介入治疗

急性血运重建：①PTCA：紧急对有心肌梗死合并心源性休克的患者行PTCA，重建冠脉血流，能降低死亡率；急诊PTCA前是否需静脉腔内注射溶栓药物，现在还有争议；②冠状动脉搭桥术（CABG）：特别是对有左主干或三支冠状动脉病变者，采取紧急CABG，能提高生存率。

急性心梗伴有严重并发症：二尖瓣反流、室间隔穿孔、游离壁破裂心源性休克患者采用主动脉内气囊反搏术，其效迅速，可维持2~3天，虽不能改善患者根本预后，但使患者病情稳定，为手术创造条件，可大大提高生存率。

急性心肌梗死并发休克的患者予积极的抗休克治疗，若收缩压大于90mmHg，尿量大于30mL/h，应继续积极内科治疗，若血压不回升，立即开展IABP，并在IABP保护下行PTCA。有条件的单位可采用机械性辅助循环，甚至施行全人工心脏及心脏移植等。

（十五）中医中药

可选用参麦注射液、生脉注射液、参附注射液、参附青注射液等。

（十六）病因治疗

某些心源性休克通过对其病因的治疗，可使休克得到缓解，甚至治愈，如严重心律失常的抗心律失常治疗，急性心脏压塞的心包穿刺放液、放血术或手术治疗等，均可使休克迅速得到纠正。

1. 急性心肌梗死引起的心源性休克治疗，除一般休克治疗原则外，还应采取以下治疗措施：

1）使患者真正得到休息。选用吗啡或哌替啶止痛，同时酌情使用镇静剂如地西泮（安定）、苯巴比妥等。

2）应用血管活性药物，在严重低血压时，应静脉滴注多巴胺 $5 \sim 15\mu g/$（kg·min），一旦血压升至 90mmHg 以上，则可同时静脉滴注多巴酚丁胺 $3 \sim 10\mu g/$（kg·min），以减少多巴胺用量。如血压不升，应使用大剂量多巴胺 $\geqslant 15\mu g/$（kg·min），仍无效时，也可静脉滴注去甲肾上腺素 $2 \sim 8\mu g/min$。轻度低血压时，可用多巴胺或与多巴酚丁胺合用。

3）急性心肌梗死合并心源性休克时药物治疗不能改善预后，应使用 IABP。IABP 对支持患者接受冠状动脉造影、PTCA 或 CABG 均可起到重要作用。在升压药和 IABP 治疗的基础上，谨慎、少量应用血管扩张药（如硝普钠）以减轻心脏前后负荷。

4）迅速使完全闭塞的梗死相关血管开通，恢复血流至关重要，这与住院期间的生存率密切相关。对急性心肌梗死合并心源性休克提倡机械再灌注治疗。

IABP 适应证：①心源性休克药物治疗难以恢复时，作为冠状动脉造影和急诊血运重建术前的一项稳定措施；②急性心肌梗死并发机械性并发症，如乳头肌断裂、室间隔穿孔时，作为冠状动脉造影和修补手术及血运重建术前的一项稳定性治疗手段；③顽固性室性心动过速反复发作伴血流动力学不稳定；④急性心肌梗死后顽固性心绞痛在冠状动脉造影和血运重建术前的一种治疗措施。

2. 弥漫而严重的急性心肌炎所引起的休克，其结果与急性心肌梗死相似，治疗原则也相似。肾上腺皮质激素对消除或减轻炎症有帮助。

3. 快速心率所致的休克，一经早期控制心律，即可得到纠正。

4. 急性心脏压塞时心包腔内有大量血液或渗出液积聚，心包腔内压力增高，妨碍心脏舒张期充盈，使心排血量降低而引起休克。此时，应立即做心包穿刺抽除积血或积液，必要时行手术解除心脏压塞。

5. 急性肺梗死时部分肺动脉血流阻断，未阻断的部分则有反应性血管收缩，肺动脉压急剧上升，发生急性右心衰竭，心排血量突然下降而致休克。此时，应给予止痛解痉药物，静脉给强心药以控制心力衰竭、去甲肾上腺素以维持血压，休克初步控制后考虑进一步用抗凝溶栓治疗或手术取出血栓。

6. 慢性充血性心力衰竭的末期，循环血量及静脉回流增多，心腔过度扩张，心脏收缩力减弱，反而使心排血量减少而产生休克。此时，应按充血性心力衰竭治疗。

（张勇）

# 第三节　感染性休克

感染性休克是指各种病原微生物及其代谢产物（内毒素、外毒素），导致的机体免疫抑制、失调，微循环障碍及细胞、器官代谢、功能损害的综合征，死亡率在 40% 以上。

### 一、病因和发病机制

感染性休克主要由医院获得的革兰阴性杆菌和脑膜炎球菌所致，常发生于免疫功能低下或有慢性疾病患者。感染性休克最常见的致病菌是革兰阴性菌，包括大肠埃希菌、克雷伯菌、假单胞菌属和脑膜炎球菌等，这类细菌感染多见的病灶是泌尿生殖系统和胃肠道，其次是呼吸道、外伤伤口等，部分极度衰弱的患者（如患肝硬化、晚期肿瘤）可找不到明显的原发病灶；其次是革兰阳性菌，包括金黄色葡萄球菌、肺炎球菌、产气荚膜杆菌等；此外，其他病原体如真菌、病毒、立克次体、衣原体、螺旋体和原虫等感染也可并发休克。

好发感染性休克的重要机体因素包括老年、体质虚弱、营养不良、长期嗜酒、糖尿病、肝硬化、白血病、免疫损害状态（尤其是粒细胞减少），特别是原有肿瘤用细胞毒制剂治疗的患者；以前有泌尿道、胆道或胃肠道感染；使用侵犯皮肤、黏膜的器械，包括导管、引流管、气管插管或其他外来物；以前用过广谱抗生素、肾上腺皮质激素治疗等。

当机体感染（如革兰阴性杆菌）后，细菌内毒素和其细胞壁的脂多糖复合物进入循环：①刺激肾上腺释放儿茶酚胺类物质；②兴奋交感神经；③增加机体对儿茶酚胺的敏感性，引起静脉收缩，继而小动脉收缩，外周血管阻力增加，心排血量下降，称"低排高阻型"即"湿冷型"休克。此时，血液淤滞在微循环，出现组织缺氧，酸中毒等代谢障碍及引起 DIC 而促成器官的损害。革兰阳性菌产生外毒素，能使细胞蛋白溶解，形成血浆激肽，有类似组织胺和 5 - 羟色胺的血管麻痹作用，出现包括动脉扩张，脉压、心排血量增加和周围阻力降低，称"高排低阻型"即"温暖型"休克。当革兰阳性菌的菌血症开始出现低血压时，患者的表现常是发热和肢暖，随着病程进展，可转成"湿冷型"。

### 二、临床表现

感染患者有下列情况时，应警惕有发生休克的可能：①老年体弱与婴幼患者；②原患白血病、恶性肿瘤、肝硬化、糖尿病、尿毒症、烧伤等严重疾病者；③长期应用肾上腺皮质激素等免疫抑制药物发生感染者；④感染严重者；⑤并非胃肠道感染而吐泻频繁或胃肠道出血，非中枢神经系统感染而有神志改变、大量出冷汗、心率快或出现心房颤动者。

按程度大致可分为早、中、晚 3 期。

1. 早期

早期表现为交感神经活动兴奋，如面色苍白，口唇、肢端轻度发绀，湿冷，脉速，烦躁，精神紧张等，血压正常或偏低，尿量减少。部分患者可表现为暖休克。

2. 中期

意识尚清醒，表情淡漠，表浅静脉萎陷，口渴，心音低钝，脉细速，收缩压 60 ~ 80mmHg，呼吸浅表，急促，尿量 < 20mL/h。

3. 晚期

意识和表现由兴奋转为抑制，甚至昏迷，面色青灰，口唇及肢端发绀，皮肤湿冷和出现花斑，脉细弱或摸不清，血压 <60mmHg 或测不出，脉压显著缩小，尿闭，呼吸急促或潮式呼吸，可发生 DIC、出血倾向、酸中毒以及心脑肝肾等重要器官功能衰竭。

### 三、实验室及其他检查

1. 血常规

可见白细胞计数增多，以中性粒细胞增多尤为明显，核左移严重，可见中毒颗粒、核变性等。细菌感染时白细胞硝基四唑氮蓝试验阳性，尤其是细菌性脑膜炎。

2. 病原学检查

可根据病情具体进行血、痰、尿、胆汁、创面分泌物、体液等培养，必要时行厌氧菌及特殊培养，并行药敏试验。若怀疑内毒素性休克可作鲎溶解物试验。

3. 其他

根据需要选择行尿常规、肝肾功能、电解质、血气分析以及有关血流变学、微循环各项指标、凝血因子及心电图检查等。

### 四、感染性休克的诊断要点

1. 临床上明确的感染灶。

2. 有全身炎症反应综合征（SIRS）。

3. 收缩压低于 90mmHg 或较基础血压下降超过 40mmHg，或血压依赖输液或药物维持。

4. 有组织灌注不良的表现，如少尿超过 1 小时、急性神志障碍等。

5. 可能在血培养中发现有致病微生物生长。

### 五、治疗

处理原则：积极治疗原发病，针对休克的病理过程，给予扩容、血管活性药物、纠正酸中毒以及各并发症的防治。

（一）一般处理

1. 体位

最有利的体位是头和腿抬高 30° 或与平卧位相交替。如有心衰、肺水肿则取半卧位。

2. 吸氧

一般多采用鼻导管给氧，氧流量 2～4 L/min，必要时可用面罩给氧、加压给氧，其吸入的氧浓度可更高。

3. 保暖。

4. 保持呼吸道通畅

昏迷患者应注意吸痰，保持呼吸道通畅，保护角膜，预防压疮。

5. 降温

感染性休克伴有高热患者应及时降温。可采用冷敷、乙醇擦浴等物理降温方法；在应用物理降温效果不显著且无休克征象时可考虑应用药物降温。常用的药物有柴胡注射液每次 2～4mL，肌注，每日 1～2 次；阿司匹林 0.5g 加冷水或冰水 200mL，保留灌肠。

6. 建立必要的监测项目

1）中心静脉压：正常值为 5～12cmH$_2$O。

2）测肺动脉楔压。

3）留置导尿管测尿量：尿量 <25mL/h 常提示肾血流不足。

4）心电监护。

5）定期做动脉血气分析。

6）血红细胞、血红蛋白、血细胞比容及白细胞计数分类。

（二）补充血容量

此类患者休克的治疗首先以输注平衡盐溶液为主，配合适当的胶体液、血浆或全血来恢复足够的循环血量。一般应行中心静脉压监测维持正常 CVP 值，同时要求血红蛋白 >100g/L，血细胞比容 30%～35%，以保证正常的心脏充盈压，动脉血氧含量和较理想的血黏度。感染性休克患者，常有心肌和肾受损，故也应根据 CVP，调节输液量和输液速度，防止过多的输液导致不良后果。

（三）控制感染

1. 抗生素治疗

1）抗生素临床应用原则

（1）尽早开始：在液体复苏的同时就应使用抗生素。

（2）合理选用抗生素：首先对革兰阴性菌兼顾革兰阳性菌选用广谱的抗生素。对感染性休克还应考虑选用多种有协同作用的抗生素联合应用，如氨基糖苷类与抗假单胞菌的青霉素或第三代头孢菌素合用。对外科严重感染（腹腔内感染症及膜坏死）的标准经验性治疗是氨基糖苷类加抗厌氧菌的药物如甲硝唑或克林霉素。在某些疾病还可加用万古霉素以抗革兰阳性菌。有的学者用 β－内酰胺类代替氨基糖苷类以避免后者对肾、肝的毒性。

（3）要足量，使抗生素的血药浓度达杀菌水平。

（4）紧急的心肺复苏治疗也不应延误感染原的确定，如有指征可行手术探查和引流治疗。

（5）及时根据血培养及药敏试验结果调整抗生素。

2）培养和药敏结果出来前选用抗生素的依据

（1）根据医院致感染性休克的常见菌种选药。

（2）如患者系应用抗生素过程中发生感染性休克，应想到微生物有抗药性，调整或更换所用的抗生素。在应用广谱抗生素感染的疗程中发生感染性休克，特别是痰、尿或导管端有念珠菌属移植者，应当凭经验加用抗真菌药物。

（3）可根据分泌物涂片所得到的菌种选药。如革兰染色观察菌属——球菌、杆菌、真菌或其他病原菌，对治疗有较大的指导意义。

（4）根据分泌物的性质选药。如脓性分泌物为球菌，带臭味的分泌物多为杆菌。

2. 感染灶的处理

对感染病灶应尽早穿刺抽脓或手术彻底引流清除，如在急性弥漫性腹膜炎、迁徙性脓肿、脓胸、胆道感染、坏死性肠炎等，使抗生素更易控制感染，且可减少其用量。感染灶的处理也减少了细菌内、外毒素的吸收。但感染尚未局限时不可对病灶进行清除，以免扩大感染范围，增加毒素的吸收。

3. 基础病的逆转

长期使用肾上腺皮质激素等免疫抑制药物者易患感染性休克，如不停用所用的肾上腺皮质激素，感染难以得到控制。同样如中性粒细胞减少或功能障碍得不到纠正，即使长期应用抗生素治疗也无效。

（四）纠正酸碱平衡

感染性休克的患者，常伴有严重的酸中毒，且发生较早，需及时纠正。一般在纠正、补充血容量的同时，经另一静脉通路滴注5%碳酸氢钠200mL，并根据动脉血气分析结果，再行补充。

（五）合理应用血管活性药物

经扩容、纠酸后，血压仍不回升，休克症状未改善者宜用血管活性药物。

1. α受体阻滞剂

①苄胺唑啉0.1～0.5mg/kg，加入100mL葡萄糖溶液中静滴。②酚苄明0.5～1.0mg/kg，加入200mL葡萄糖中静滴。③氯丙嗪0.5～1.0mg/kg，肌注或加入200mL葡萄糖溶液中静滴。适用于伴有高热、惊厥及中枢神经系统高度兴奋的休克患者。但对老年动脉硬化及有呼吸抑制者不宜用。

2. β受体激动剂

常用多巴胺调整血管舒缩功能，10～20mg加入100mL葡萄糖溶液中静滴。具有增强心肌收缩力，增加心搏出量、肾血流量和尿量，轻度增高动脉压，并有抗心律失常的作用。

3. 抗胆碱能药物

抗胆碱能药物具有解除血管、气管、支气管痉挛，兴奋呼吸中枢，抗迷走神经兴奋，提高窦性心率的作用。①阿托品：0.03～0.05mg/kg，静注，10～20分钟1次；②山莨菪碱：0.03～0.05mg/kg，10～20分钟1次；③东莨菪碱：0.03～0.05mg/kg，静注，10～20分钟1次。

（六）肾上腺皮质激素

在使用有效抗生素治疗的基础上，早期使用较大剂量的肾上腺皮质激素，缓慢静脉注射，疗程宜较短。可用地塞米松，每日20～40mg，分次静脉注射或静脉滴注。亦可用氢化可的松，每日0.2～0.6g静脉滴注。

（七）维护重要脏器功能

1. 增强心肌功能

除快速给强心药外，为使输液不致加重心功能不全，可先给血管解痉剂（如苄胺唑啉）与多巴胺或去甲肾上腺素使用。大剂量肾上腺皮质激素也有一定作用。同时给氧，纠正酸中毒和电解质的紊乱以及给能量合剂纠正细胞代谢失衡状态。

2. 维护呼吸功能，防治 ARDS

经鼻导管或面罩间歇加压给氧。保持呼吸道通畅，必要时及早考虑气管插管或切开行辅助呼吸（间歇正压）。

3. 肾功能的维护

在有效心搏出量和血压重逢之后，如患者仍持续少尿，可快速静注 20% 甘露醇 100～200mL 或静注呋塞米 40～100mg，若仍无效可按急性肾功能衰竭处理。

4. 脑水肿的防治

给予脑血管解痉剂（莨菪碱类、肾上腺皮质激素），并给渗透性脱水剂（甘露醇）和高能合剂以恢复钠泵功能。

5. DIC 的治疗

用肝素抗凝，常用肝素 0.5～1.0mg/kg，每 4～6 小时静脉滴注 1 次，使血凝时间（试管法）维持在正常的 2～3 倍。待 DIC 完全控制以及休克病因控制后，方可停药（常常 2～3 日），可根据凝血时间调整每次剂量。若凝血时间过于延长或出血加重者。可给等量的鱼精蛋白对抗。

（张勇）

## 第四节 低血容量性休克

### 一、病因

低血容量性休克是体内或血管内大量血液丢失（内出血或外出血）、失水（如呕吐、腹泻、肠梗阻、胃肠道瘘管、糖尿病酸中毒等）、失血浆（如大面积烧伤、腹膜炎、创伤及炎症）等原因使血容量突然减少所致。

### 二、临床表现

继发于体内、外急性大量失血或体液丢失，或有严重创伤、液体严重摄入不足。

1. 患者从兴奋、烦躁不安，进而出现神志淡漠、意识模糊及昏迷等。

2. 检查肤色苍白或发绀，呼吸浅快，表浅静脉萎陷，脉搏细速，皮肤湿冷，体温下降。

3. 收缩压低于 80mmHg，或高血压者血压下降 20% 以上，脉压在 20mmHg 以下，尿量减少（每小时尿量少于 30mL）。

4. 胃肠道失液时，可出现水、电解质紊乱及酸碱平衡失调，且发展较快，原因是腹泻或呕吐之前已有大量的水及电解质渗入胃肠道内。

### 三、实验室及其他检查

1. 血常规

血细胞比容的测定，如高于45%则血流速度减慢、血黏稠度倍增、流量成倍减少。

2. 肾功能检验

如尿量、尿常规、血尿素氮、肌酐、尿素、尿和血的渗透压及其比值等。

3. 生化检验

测定血钾、钠、钙、氯等，了解机体电解质的情况。

4. 凝血象检验

常检项目有血小板计数、纤维蛋白原含量、凝血酶原时间、优球蛋白溶解时间。

5. 血气分析

$PaO_2$、$PaCO_2$、二氧化碳结合力、血 pH 等以判定休克有无伴发代谢性或呼吸性酸或碱中毒。

6. X 线检查

胸部透视或拍片以了解肺部情况。

7. 心电图检查

心电图检查以了解心脏的情况。

8. 肺功能检查

如通气与血流比例（V/Q 比值）等。

9. 眼底检查

观察有无小动脉挛缩、静脉迂曲扩张及视网膜出血、水肿等。

10. 甲皱微循环检查

观察微循环对判断低血容量性休克有一定价值。

### 四、治疗

治疗原则是补充血容量和处理原发病两方面。其他措施也不容忽视。

（一）补充血容量

其目的是：①尽快恢复血流动力学平衡；②恢复细胞外液的容量；③降低血液浓度及其高黏滞度，改善微循环的血液淤滞；④补充丢失的蛋白质，恢复血液的胶体渗透压；⑤纠正酸中毒。

失血量的估计有时很难，临床估计往往偏低，一般可根据血压和脉率的变化来估计。失血性休克的患者，虽然丧失是以血液为主，但在补充血容量时，并不全补充血液，而是以快速静脉滴注等渗盐水或平衡盐溶液。如在 45 分钟内输 1 000～2 000mL，患者的血压恢复正常，休克的症状和体征明显好转，表明失血量在800mL 以内或出血已停止，如失血量大或继续失血，除输入等渗盐水或平衡盐溶液外，应补充新鲜血或浓缩红细胞，以提高血的携氧能力，改善组织氧供。补晶体液主要是补充功能性的细胞外液的缺失，降低血液的黏稠度，改善微循环灌注，改善肾功能。补晶体液的量大约为估计丧失量的 3 倍，其中约有 2/3 移至组织中去补充细胞外液的容量。

为了解心脏对输液的负荷情况，可测定中心静脉压。动脉压较低，中心静脉压偏高，提示补液过多或有心功能不全，继续补液必将增加心脏负担，导致右心衰竭和肺水肿。此时应注射西地兰 0.2～0.4mg，加强心肌收缩或减慢输液速度。用强心苷后中心静脉压可逐渐下降到正常。下降明显表明血容量仍有不足，可在监测中心静脉的同时继续补充血容量。

（二）止血

遇有不断出血，除急速补充血容量外，应尽快止血。表浅伤口的出血，四肢动脉性出血时，按解剖部位上止血带，待休克初步纠正后，再进行根本的止血措施。肝脾破裂有难以控制的出血时，可在补充血容量的同时手术止血。在休克状态下手术会增加危险，但不止血休克不能纠正。因而要在快速输血、输液、补充血容量的同时，迅速做好术前准备，尽早手术止血，不能因血压过低，犹豫不决而失去抢救时机。

（三）呼吸循环功能的维持

严重休克、昏迷者应予气管插管正压人工呼吸，并注意保持呼吸道通畅。心泵和血管张力的维持对稳定血压至关重要。出血性休克时，血管活性药物的应用须适时适当，在补充血容量的同时，应尽量选用兼有强心和升压作用，同时兴奋 α 和 β 受体的药物，如间羟胺、多巴胺。当血容量已补足、休克好转时，为改善微循环和组织灌注量可应用舒血管药物，如酚妥拉明、氯丙嗪、双氢麦角碱（海得琴）等。出现心衰时，应予强心药物，如西地兰、毒毛花苷 K。快速扩容引起肺水肿、心衰时，应予利尿药物，如呋塞米。

（四）纠正酸中毒

低血容量休克历时较长而严重者，同样有内脏、血管和代谢的变化，多有酸中毒。在休克比较严重时，可考虑输碱性药物，以减轻酸中毒对机体的损害。酸中毒的最后纠正，有赖于休克的根本好转。常用碱性药物为 4% 或 5% 的碳酸氢钠溶液。

（张勇）

# 第五节　过敏性休克

过敏性休克是一种十分严重的过敏反应，在临床上时有所见。一旦发生，若不及时正确地抢救，可导致死亡。

**一、病因和发病机制**

引起过敏性休克的抗原物质主要有：

（一）药物

主要涉及抗生素（如青霉素及其半合成制品）、麻醉药、解热镇痛消炎药、诊断性试剂（如碘油 X 线造影剂）等。

（二）生物制品

异体蛋白，包括激素、酶、血液制品（如白蛋白、丙种球蛋白等）、异种血清、疫苗等。

**（三）食物**

某些异体蛋白含量高的食物，如蛋清、牛奶、虾、蟹等。

**（四）其他**

昆虫蜇咬、毒蛇咬伤、天然橡胶、乳胶等。

过敏性休克的发生是由于机体对于再次进入的抗原免疫反应过强所致，其发病的轻重缓急与抗原物质的进入量、进入途径及机体免疫反应能力有关。

## 二、病理生理

抗原初次进入机体时，刺激 B 淋巴细胞产生 IgE 抗体，结合于肥大细胞和嗜碱性粒细胞表面（致敏细胞）；当抗原再次进入机体时，迅速与体内已经存在于致敏细胞上的 IgE 结合并激活受体，使致敏细胞快速释放大量组织胺、5 - 羟色胺、激肽与缓激肽、白三烯、血小板活化因子等生物活性物质，导致全身毛细血管扩张、通透性增加，多器官充血水肿；同时，由于液体的大量渗出使有效循环血量急剧减少，回心血量减少导致心排血量下降，血压骤降，迅速进入休克状态。

## 三、临床表现

有明确的过敏物质接触史，最常见的是使用过容易致敏的药物。临床上以青霉素过敏休克最常见。

大多在接触过敏原数分钟内发病，表现为颜面苍白、烦躁不安、全身出冷汗、心悸、气急、脉搏细数、血压降低等；同时或相继可出现呼吸急促、气道水肿、肺部啰音以及神志不清、抽搐或肌软无力等。其过程常较其他性质的休克更为迅速，休克好转后还可存留皮肤表现，如荨麻疹、红斑、瘙痒等。

## 四、实验室及其他检查

血红蛋白、红细胞计数和血细胞比容可由于血液浓缩而增高。可有嗜酸粒细胞增多。尿量减少，可能出现蛋白尿。严重者动脉血乳酸增高。

## 五、诊断和鉴别诊断

1. 诊断标准

1）有明确的用药史，如青霉素等。

2）有上述症状及体征。

3）过敏试验。慎用。

2. 鉴别诊断

应与出血性休克、感染性休克、心源性休克、血管迷走性晕厥、遗传性血管性水肿等相鉴别。

## 六、治疗

1. 立即停用或清除引起过敏反应的物质，就地抢救，不可搬动，并置患者于平卧、头侧位，松解衣领及裤扣带，头后仰，抬下颌，清除口、咽、气管分泌物。

2. 立即皮下注射 0.1% 肾上腺素 0.5～1mL，如症状不缓解，可 20 分钟后再次皮下或静脉注射 1 次，直至脱离危险。

3. 立即给予地塞米松 20mg 或氢化可的松 100～200mg，加入 5%～10% 葡萄糖中静滴。滴速不宜过快。

4. 给氧，有咽喉会厌水肿而致上呼吸道梗阻的要给予气管插管或气管切开，有弥漫性支气管痉挛的给予扩支气管药物如 $\beta_2$ 受体激动剂或氨茶碱。

5. 盐酸异丙嗪 25～50mg 或盐酸苯海拉明 4mg，肌内注射。

6. 血压不回升者，可根据病情给予多巴胺 20mg 加入 5%～10% 葡萄糖中静脉滴注，输液速度根据血压情况决定，一般每分钟 40 滴左右。也可酌情使用去甲肾上腺素、间羟胺等。

7. 针灸治疗。取人中、十宣、足三里、曲池等穴。

8. 呼吸受抑制时，应立即行口对口人工呼吸，并肌内注射间羟胺 0.375g 或洛贝林 3～6mg，喉头水肿影响呼吸时可行气管切开。

9. 心搏骤停时应立即行胸外心脏按压或心内注射肾上腺素 1mL。

10. 治愈后要进行预防治疗。首先对有任何一种过敏反应者，不仅要防避已知过敏原，还要提高警觉增加过敏试验种类，以防止再次发病。

（张勇）

# 第六节　神经源性休克

### 一、病因和发病机制

神经源性休克是由于剧烈疼痛、精神紧张和过度刺激，或脑损伤，脊髓损伤、横断和水肿，或麻醉、镇静、降压类药物使用过量等因素，造成神经反射性血管扩张，有效血容量锐减。

其发病机制是交感神经系统对于维持血管张力具有重要的作用，当交感神经系统受到刺激或损伤后，可引发血管运动中枢受到干扰，导致血管张力降低，全身血管扩张，大量循环血液流入扩张的微循环，血压下降，回心血量减少，心排血量也减少，产生休克的一系列临床表现。

### 二、治疗

由于剧痛引起的休克应给予吗啡、哌替啶等止痛。由于血管扩张造成的休克，则可静脉滴注或肌内注射血管收缩剂治疗，此类药物包括间羟胺、去甲肾上腺素、苯肾上腺素、甲氧明或麻黄碱等，同时考虑输入适量的液体，以补充血容量的不足。

（张勇）

# 第七节　休克的护理与防控

1. 应设专人监护，保持病室安静，详细记录病情变化、出入量及用药等。

2. 休克患者应给予保暖，避免受寒，以免加重休克，当患者体温过低时，应增加室温，增加被服。室温保持在 20℃ 左右为宜，温度太高会增加组织的代谢率，从而增加氧气的消耗量。维持适当的舒适，减少不必要的活动，让患者充分休息。若需补充血容量而快速输入低温保存的大量库存血，易使患者体温降低，故输血前应注意将库存血复温后再输入。感染性休克高热时，应予物理降温，如用冰帽或冰袋等；必要时采用药物降温。

3. 对于烦躁或神志不清的患者，应加床旁护栏以防坠床；必要时，四肢以约束带固定于床旁。

4. 应在抗休克的同时，做好必要的术前准备，如青霉素、普鲁卡因、TAT 试验、备皮、配血，协助有关辅助诊断，一切操作均要快而准确。

5. 注意观察患者的神志变化，早期休克患者处于兴奋状态，烦躁而不合作，应耐心安抚，并注意患者的安全，必要时加以约束。当缺氧加深，从兴奋转化为抑制，出现表情淡漠，感觉迟钝时，应警惕病情恶化。如经过治疗，患者从烦躁转为安静，由昏迷转为清醒，往往是休克好转的标志。

6. 休克时体温大多偏低，但感染性休克可有高热。应每小时测量 1 次，对高热者应给予物理降温，一般要降至 38℃ 以下即可，不要太低。注意药物降温不宜采用，以防出汗过多，加重休克。体温低于正常应予保温，但不要在患者体表加温（如热水袋），因体表加温将使皮肤血管扩张，破坏了机体的调节作用，减少生命器官的血液供应，对于抗休克不利。

7. 根据病情每 15～30min 测 1 次脉搏，注意脉搏的频率、节律与强度。脉搏过快提示血中儿茶酚胺增多；脉搏快而细，血压低，表示心脏代偿失调，趋向衰竭。相反，脉搏由快变慢，脉压由小变大，说明周围循环阻力降低，表示休克好转。

血压应每 15～30min 测量 1 次，加以记录。休克最早表现之一为脉压缩小，如收缩压降至 12kPa，或脉压降至 4kPa 时，应引起注意。

8. 尿量能正确反映组织灌流情况，是观察休克的重要指标。危重及昏迷患者需要留置尿管（注意经常保持通畅，预防泌尿系逆行感染），记录每小时尿量。成人尿量要求每小时 30mL（小儿每小时 20mL），如能达 50mL 则更好；倘尿量不足 30mL 时，应加快输液；如过多，应减慢输液速度。倘输液后尿量持续过少，且中心静脉压高于正常，血压亦正常，则必须警惕发生急性肾衰竭。

9. 观察面颊、耳垂、口唇、甲床、皮肤，如患者皮肤由苍白转为发绀，表示从休克早期进入中期。从发绀又出现皮下瘀点、瘀斑，则提示有弥散性血管内凝血可能；反之，如发绀程度减轻并转为红润、肢体皮肤干燥温暖，说明微循环好转。如四肢厥冷表示休克加重，应保温。

10. 血流动力学的监测　可帮助判断病情和采取正确的治疗措施。

11. 使用血管活性药物时应从低浓度、慢速度开始，并用心电监护仪每5~10min 测1 次血压，血压平稳后每 15~30min 测 1 次。

12. 根据血压测定值调整药物浓度和滴速，以防血压骤升或骤降引起不良后果。

13. 若发现注射部位红肿、疼痛，应立即更换滴注部位，并用 0.25% 普鲁卡因封闭穿刺处，以免发生皮下组织坏死。

14. 血压平稳后，应逐渐降低药物浓度、减慢速度后撤除，以防突然停药引起不良反应。

15. 对于有心功能不全的患者，遵医嘱给予毛花苷丙（西地兰）等增强心肌功能的药物，用药过程中，注意观察患者心率变化及药物的不良反应。

16. 对患者做心理上的安抚　休克患者往往意识是清醒的，因此可能接受医护人员给予的良好心理影响。要选择适当的语言来安慰患者，耐心解释有关病情变化，以稳定患者情绪，减轻患者痛苦。医护人员在实施抢救中，说话要细声而谨慎，举止要轻巧而文雅，工作要稳重而有秩序，以影响患者心理，使其镇定并增强信心。

17. 亲切关怀患者　医护人员要关怀患者，询问患者有何不适，有何要求，耐心解答提问，及时解决患者的合理要求，使患者心情舒畅，更好地配合治疗与护理。

18. 做好患者亲友或陪伴人员的安慰工作 劝导患者亲友或陪伴人员不要在患者面前表现出情绪波动而干扰患者心绪的宁静，并指导他们一些简单的生活护理技术，以配合医护人员做好工作。

（岳海燕）

# 第五章 冠状动脉粥样硬化性心脏病

## 第一节 概 述

冠状动脉粥样硬化性心脏病简称冠心病，是由于冠状动脉粥样硬化使管腔狭窄或阻塞导致心肌缺血、缺氧而引起的心脏病。冠心病的基础是动脉粥样硬化。动脉粥样硬化是发生在动脉的慢性免疫炎性、内含脂质的纤维增生性疾病，是一个长期的慢性过程。动脉粥样硬化的共同特点是动脉管壁增厚变硬，失去弹性，管腔狭窄缩小。动脉粥样硬化由多因素引起，其易患因素又称危险因素，包括：血脂异常、高血压、吸烟、糖尿病和胰岛素抵抗、高同型半胱氨酸血症、肥胖、年龄和性别、遗传因素等。有关动脉粥样硬化的发生机制的学说较多，包括脂源性学说、致突变学说、受体缺失学说、病毒感染学说、癌基因学说和炎症学说，这些学说从不同的侧面解释了动脉粥样硬化形成的机制。动脉粥样硬化包括内皮细胞损伤和功能失调、脂质条纹的形成、纤维斑块的形成。

冠心病多发生在 40 岁以后，男性多于女性，以脑力劳动者多见，是工业发达国家的非传染性流行病。冠心病的发病率一般以心肌梗死发病率为代表，存在明显的地区和性别差异。

### 一、病因

本病病因是动脉粥样硬化，但动脉硬化的发生原因目前尚未完全明了。经过多年流行病学研究提示，本病易患因素包括如下几种。

（一）性别与年龄

冠心病的发病率与性别和年龄有明显关系。国外一项尸检资料发现在死于各种原因的 60 岁以上的男性中，50% 有冠心病。冠心病随着年龄的增长而进展。且男性患者比女性多见。

（二）高脂血症

资料表明无论是中青年还是 60 ~ 70 岁的老年人，总胆固醇增加 1%，冠心病的发病率就增加 2%。老年女性甘油三酯升高可肯定是一个独立的冠心病易患因素。

（三）高血压

收缩压和舒张压的升高都可促使冠状动脉粥样硬化的发生。

（四）糖尿病

据报道，糖尿病患者冠心病的发病率是非糖尿病者的 2 倍。

（五）吸烟

65 岁以上男女吸烟者，冠心病的死亡率是非吸烟者的 4~8 倍。

（六）脑力劳动

长期静坐，缺少体力活动也会加速动脉粥样硬化的发展。

（七）遗传因素

双亲或兄弟姊妹 55 岁以前有冠心病发作史者易患冠心病。

（八）其他

如肥胖、性情急躁、缺乏耐心、进取心及竞争性强、过度精神紧张等都是易患因素。

冠状动脉易于发生粥样硬化的原因可能为：①冠状动脉内膜及大部分中层的血液供应是由血管腔直接供给，血中的氧和营养物质直接送入内膜和中层，故脂蛋白易透入；②冠状动脉与主动脉的交角几乎成直角，其近端与主要分支的近段受到的血流冲击力大，故易受损伤。

## 二、病理

冠状动脉有左、右两支，分别开口于左、右主动脉窦。左冠状动脉有 1~3cm 长的主干。然后分为前降支和回旋支。上述三支冠状动脉之间有许多细小分支互相吻合。目前常将冠状动脉分为四支，即左冠状动脉主干、左前降支、左回旋支和右冠状动脉。其中以左前降支受累最为多见，亦较重，依次为右冠状动脉、左回旋支及左冠状动脉主干。血管近端病变较远端为重。粥样斑块常分布在血管分支开口处，且常偏于血管的一侧，呈新月形，逐渐引起冠状动脉的狭窄甚至闭塞。

心肌的需血和冠状动脉的供血，是对立统一的两个方面，在正常情况下，通过神经和体液的调节，两者保持着动态平衡。当冠状动脉粥样硬化的早期，管腔轻度狭窄，心肌供血未受明显影响，患者无症状，心电图运动负荷试验也未显出心肌缺血的表现。此时虽有冠状动脉粥样硬化，还不能认为已有冠心病。当血管腔重度狭窄时，心肌供血受到影响，心肌发生缺血的表现，此时可认为是冠心病。冠状动脉供血不足范围的大小，取决于病变动脉支的大小和多少，其程度取决于管腔狭窄的程度及病变发展的速度。发展缓慢者，细小动脉吻合支由于代偿性血流量增大而逐渐增粗，增加了侧支循环，可改善心肌供血。此时即使动脉病变严重，心肌损伤有时却不重。发展较快者，管腔迅速堵塞，局部心肌出现急性缺血而损伤、坏死。冠状动脉除发生病理解剖学改变外，发生痉挛也是引起心肌供血不足的一个重要因素。

由于冠状动脉病变部位、范围、程度及心肌供血不足的发展速度等不同，可将本病分为五型，即隐匿性冠心病、心绞痛、心肌梗死、心力衰竭及心律失常、猝死，下面分别叙述。

### 三、临床分型

#### （一）急性冠状动脉综合征

急性冠状动脉综合征（ACS）是一组综合征，包括了不稳定型心绞痛（UA），非ST段抬高型心肌梗死（NSTEMI）和ST段抬高型心肌梗死（STEMI）。它们有共同的病理基础，是不稳定的粥样斑块发生变化：斑块内出血使之迅速增大，斑块破裂或表面破损，局部血小板聚集继而形成血栓，血管发生痉挛等，引起冠状动脉不完全或完全性阻塞所致。易损斑块为不稳定斑块或称软斑块，其覆盖的纤维帽中平滑肌细胞少，胶原含量少，因而较薄；而脂质核心较大，所含脂质较多，因而较软；其外形不规则呈偏心性分布。此时如有循环系统或斑块内部血流动力学改变、冠状动脉痉挛、涡流、应切力的波动或狭窄远端血流不稳定等外在因素的作用，可使纤维帽与正常内膜交界处破裂。纤维帽钙化时，其顺应性降低也易破裂。破裂后如血栓形成未完全阻塞冠状动脉则引起UA，最终可能发展到完全阻塞而发生NSTEMI或STEMI。患者迅速出现胸痛等表现，需紧急处理。

#### （二）慢性心肌缺血综合征

与急性冠状动脉综合征相对应，隐匿型冠心病、稳定型心绞痛和缺血性心肌病等病则被列入慢性心肌缺血综合征的范畴。

将UA、NSTEMI和STEMI合在一起称之为急性冠状动脉综合征的这种分类，有利于提高对这些发生急性胸痛患者的重视，进行密切的观察和危险分层，及时作出正确的判断和采取适当的治疗措施，降低死亡率。

### 四、防治

首先应积极治疗高血压、高脂血症、糖尿病等有关疾病，预防动脉粥样硬化。饮食宜清淡，多食富含维生素C的新鲜蔬菜、瓜果。大量维生素C对防治粥样硬化有好处。严禁暴饮暴食，暴饮暴食可诱发心绞痛和心肌梗死。适当参加体育活动，如散步、保健体操、打太极拳等。冬季天气寒冷，户外活动要注意保暖，寒冷刺激易诱发心绞痛。要劳逸结合，避免过度紧张。肥胖者应逐渐减轻体重，戒除烟酒。

在冠心病治疗方面，近年来全国多数医院建立了冠心病监护病房，使患者的心律、血压与一般病情得到监测与及时的处理，并合理使用了许多新的治疗措施，如电除颤与复律、起搏、新型抗心律失常药物的应用，如静脉内硝普钠与硝酸甘油和其他血管扩张剂、溶血栓以及各类益气活血中药等，从而使住院期病死率明显下降。

### 四、护理

#### （一）一般护理

1. 心理护理

及时了解患者的需求并给予关心与帮助，对其提出的问题进行耐心解答，帮助患者缓解焦虑情绪，树立战胜疾病的信心。向患者详细说明病情，讲解治疗的可行性和护理计划，使患者积极主动地配合治疗。

2. 疼痛护理

胸痛是冠心病的典型症状，应嘱患者活动时随身携带急救药物，如出现不适，要立即停止活动并服药，待症状缓解后方可继续活动。如服药休息后不能缓解，应立即到医院救治。

3. 用药护理

护理人员要充分了解患者的并发症情况和用药禁忌情况，并叮嘱患者要遵医嘱服药，不可擅自增减药物、停药、换药。用药后如有不良反应发生，应立即就诊。患者要随时备好急救药物，以备不时之需。

4. 饮食护理

1）冠心病患者应少食多餐、定时定量，每天进餐 3～5 次，每餐控制在六七成饱，严禁暴饮、暴食。

2）多吃蔬菜、水果等富含维生素和纤维的食物。

3）不吃油炸、辛辣等刺激性食物，减少盐分的摄入。

4）适当增加饮水量，降低血液的黏稠度。

5）对于肥胖患者，应多食用植物蛋白，控制体重。

6）忌烈性酒，忌浓茶、咖啡等刺激性饮料。

5. 休息与活动

心绞痛发作时应立刻停止活动，不稳定型心绞痛需卧床休息，必要时吸氧 2～3L/min。

（二）防控

1. 养成健康的饮食习惯。

2. 正确使用硝酸甘油，掌握心绞痛发作时应急处理。如含服硝酸甘油 3 片仍无效或疼痛持续 15 分钟以上应立刻就诊。

3. 制订活动与休息计划，坚持适量的有氧运动，如慢走、打太极拳等。

4. 保持良好的心理状态，适量听轻音乐，减轻心理压力。

5. 保持排便通畅，避免用力排便。

6. 戒烟，避免被动吸烟。

7. 避免诱因：如过劳、情绪激动、寒冷、饱餐等。

（刘金军）

# 第二节 慢性心肌缺血综合征

## 一、稳定型心绞痛

稳定型心绞痛也称劳力性心绞痛。其特点为阵发性的前胸压榨性疼痛或憋闷感觉，主要位于胸骨后部，可放射至心前区和左上肢尺侧，常发生于劳力负荷增加时，持续数分钟，休息或用硝酸酯制剂后疼痛消失。疼痛发作的程度、频度、持续时间、性质及诱发因素等在数个月内无明显变化。

（一）发病机制

当冠脉狭窄或部分闭塞时，其血流量减少，对心肌的供血量相对比较固定。在休息时尚能维持供需平衡，可无症状。在劳力、情绪激动、饱食、受寒等情况下，心脏负荷突然增加，使心率增快、心肌张力和心肌收缩力增加等而致心肌耗氧量增加，而存在狭窄冠状动脉的供血却不能相应地增加以满足心肌对血液的需求时，即可引起心绞痛。

（二）临床表现

1. 病史

发病前多有劳累、情绪波动、饱食、受寒等病史。

2. 症状和体征

（1）症状：心绞痛以发作性胸痛为主要临床表现，典型心绞痛具有以下特点：

部位：主要在胸骨上、中段的后方，也可波及心前区，常放射到左肩、左臂内侧达小指与无名指，或至颈、咽、下颌部。

性质：胸痛带有压迫、紧缩、发闷感或烧灼感，偶伴濒死的恐惧感。但不尖锐，不似针刺或刀割样痛。发作时，患者往往不自觉地停止原来的活动，直至症状缓解。

持续时间：胸痛出现后常逐步加重，在 3～5 分钟又渐消失。疼痛很少超过 15 分钟，心绞痛可 1 日内多次发作，也可数天或数周发作 1 次。

诱发因素：最常见的是体力劳动，其次是情绪激动。疼痛发生在劳力或激动的当时，而不是在劳动之后。吸烟、饱餐、受寒、上楼、顶风行走、心动过速、休克等均可诱发。典型的心绞痛常在相似的条件下发生。

缓解的方法：停止诱发活动，原地休息即能迅速缓解；舌下含化硝酸甘油能在 2～3 分钟终止疼痛。

（2）体征：平时无异常特征。心绞痛发作时血压和心率一般是升高。偶有血压下降者，其原因可能为对疼痛的血管迷走反应或广泛心肌缺血促发左室功能不良。心绞痛发作时，可出现第四心音奔马律、暂时性第二心音分裂、由于乳头肌功能不良而致的收缩期杂音、第三心音奔马律或交替脉。重者可出现一过性肺淤血的表现。

（三）实验室及其他检查

1. 实验室检查

常有血清 TC、TG、低密度脂蛋白（LDL）增高，而高密度脂蛋白（HDL）往往降低。有些患者空腹血糖升高或糖耐量减退，对冠心病的诊断仅有参考价值。

2. 心电图及其负荷试验

有半数左右的病例在休息状态下出现 ST 段下降及 T 波倒置。若给予一定的运动负荷，或在日常生活条件下连续记录 24 小时动态心电图，则 90% 以上的患者可呈现具有特征性的缺血性图形，即在 R 波为主的导联中 ST 段水平下移或 T 波倒置，可大大提高检出率。常用的运动负荷试验有活动平板和脚踏车试验。

3. 放射性核素扫描

$^{201}$Tl（$^{201}$铊）进入冠状血流很快被正常心肌摄取，且摄取量与心肌血流量成正比。缺血或坏死部位的心肌则表现为放射性稀疏或缺损区。

4. 冠状动脉造影

具有诊断价值，但为创伤性检查。

5. 超声波检查

二维超声显示左主冠状动脉及分支管腔可能变窄，管壁不规则增厚及回声增强。心绞痛发作时或运动后局部心肌运动幅度减低或无运动及心功能减低。超声多普勒于二尖瓣上取样，可测出舒张早期血液速度减低，舒张末期流速增加，表示舒张早期心肌顺应性减低。

6. X 线检查

冠心病患者在合并有高血压病或心功能不全时，可有心影扩大、主动脉弓屈曲延长；心衰重时，可合并肺充血改变；有陈旧心肌梗死合并室壁瘤时，X 线下可见心室反向搏动。

（四）诊断

具有典型心绞痛发作病史者，一般不难诊断。症状不典型者，应结合年龄、其他冠心病易患因素、实验室及其他检查等，综合考虑，如有心肌缺血的客观证据，则诊断更加明确。心电图目前仍是发现心肌缺血最常用而又有一定价值的无创性检查手段，并可结合心电图负荷试验或连续记录 24 小时动态心电图，有条件者可选用 $^{201}$Tl 同位素扫描或冠状动脉造影。

（五）预后

心绞痛患者大多数能生存很多年，但有发生急性心肌梗死或猝死的危险，在不稳定型心绞痛中更容易发生，血清 C 反应蛋白（CRP）和白介素 –6（IL –6）持续增高者心肌梗死的发生率明显增加。有室性心律失常或传导阻滞者预后较差，但决定预后的主要因素为冠状动脉病变范围和心功能。左冠状动脉主干病变最为严重，据外统计，年死亡率可高达 30%，依次为三支、二支与一支病变。左前降支病变一般较其他两大支严重。左心室造影、超声心动图检查或放射性核素心室腔显影所示射血分数降低和室壁运动障碍也有预后意义。

（六）治疗

主要在于预防动脉粥样硬化的发生和发展。治疗原则是改善冠状动脉的血供和减轻心肌的耗氧，同时治疗动脉粥样硬化，稳定斑块，解除狭窄。

1. 一般措施

1）休息：根据不同病情作相应安排，其中包括身心两方面的休息。应让患者适当地了解疾病的性质以便正确对待。使患者了解本病乐观的一面，消除患者不必要的误解、焦虑与恐惧心理，培养乐观情绪。对于初发而过度紧张或休息不佳者，可酌用镇静剂等药物治疗。

2）控制易患因素：如高血压、高血脂、肥胖、糖尿病、吸烟等。

3）消除不利因素：如劳累、情绪激动、饱餐、寒冷、甲亢、心律失常等。

2. 药物治疗

1）发作期治疗

（1）硝酸甘油：发作时可取本品 0.3 ~ 0.6mg 置于舌下含化，1 ~ 2 分钟起作用，约半小时作用消失。症状重者可用硝酸甘油 10～20mg 溶于 5% 葡萄糖 250～500mL 内静滴，开始滴速为每分钟 20～40μg，可逐渐加至每分钟 100～200μg。不良反应有头昏、头痛、头部跳痛、心悸、血压下降，用药时宜平卧位。

（2）硝酸异山梨酯（消心痛）：5～10mg 舌下含化，2～5 分钟见效，作用维持 2～3 小时，或用喷雾剂喷入口腔，每次 1.25mg，1 分钟见效。

（3）亚硝酸异戊酯：每安瓿 0.2mL。用时用手帕包裹捏碎，立即盖于鼻部吸入，10～15 秒见效，几分钟作用消失。

（4）吗多明：舌下吸收迅速，可于 2～4 分钟见效，能维持 6～7 小时。

以上制剂主要用于劳累性心绞痛发作期的治疗。对于变异型心绞痛可立即舌下含服 5～10mg 硝苯地平，也可与硝酸甘油合用。

此外，各种口服中药制剂如活心丹、冠心苏合丸、心宝、苏冰滴丸和苏合香丸等，对缓解心绞痛也有一定作用。个别患者可酌情给予镇静剂，严重患者还可给予氧气吸入。

2）缓解期的治疗：注意休息，调整生活和工作，减轻精神负担，避免诱发因素，调节饮食，防止心绞痛发作。

（1）长效硝酸酯制剂

硝酸异山梨酯：5～10mg，每日 3 次口服，服后半小时起作用，持续 3～5 小时，与普萘洛尔合用，效果更好。

戊四硝酯：10～30mg，每日 3～4 次口服，40 分钟后始起作用，持续 4～5 小时。

2% 硝酸甘油油膏或含 5～10mg 硝酸甘油的橡皮膏：涂或贴在胸前或上臂皮肤，缓慢吸收，可预防卧位心绞痛发作。

（2）β受体阻滞剂：可减慢心率，降低血压，减弱心肌收缩力，从而降低心肌耗氧量，缓解心绞痛。但因 β受体阻滞剂不能对抗 α受体活性，反可加重冠状动脉痉挛，故此类药对变异型心绞痛应十分慎重。心功能不全，心率低于每分钟 60 次，支气管哮喘，慢性肺部疾患及低血压应列为禁忌。

常用者有：普萘洛尔，非选择性 β受体阻滞，10mg，每日 3～4 次，可渐加至每日 100～200mg；氧烯洛尔，非选择性 β受体阻滞，20～40mg，每日 3～4 次，可渐加至每日 240mg；阿替洛尔，心脏选择性 β受体阻滞，适于慢性肺部疾患、哮喘、长期吸烟、周围血管病变和胰岛素依赖型糖尿病患者，25mg，每日 2 次；美托洛尔，心脏选择性 β受体阻滞，25～50mg，每日 3 次。

本药可与硝酸酯制剂合用，但要注意：①本药与硝酸酯制剂有协同作用，因而剂量应偏小，开始剂量尤其要注意减少，以免引起体位性低血压等不良反应；②停用本药时应逐步减量，如突然停用有诱发心肌梗死的可能；③心功能不全、支气管哮喘以及心动过缓者不用为宜；④我国多数患者对本药比较敏感，难以耐受大剂量。

（3）钙通道阻滞剂：本类药物抑制钙离子进入细胞内，也抑制心肌细胞兴奋—收缩耦联中钙离子的利用。因而抑制心肌收缩，减少心肌氧耗；扩张冠状动脉，解除冠状动脉痉挛，改善心内膜下心肌的供血；扩张周围血管，降低动脉压，减轻心脏负荷；还降低血黏度，抗血小板聚集，改善心肌的微循环。常用制剂有：硝苯地平，10～20mg，每日 3 次口服，亦可舌下含化，迅速降压及缓解心绞痛；维拉帕米：40～80mg，每日 3 次；硫氮䓬酮：30～90mg，每日 3 次。β 受体阻滞剂与硝酸酯类合用有协同作用，但易引起低血压，宜从小量开始。钙通道阻滞剂可与 β 受体阻滞剂使用，但与维拉帕米和硫氮䓬酮合用时则有过度抑制心脏的危险。β 受体阻滞剂、钙通道阻滞剂停药时宜逐渐减量然后停药。

（4）抗血小板及抗凝药物治疗

阿司匹林：小剂量阿司匹林可减少稳定性心绞痛患者发生心肌梗死的可能性，对其他类型心绞痛的作用也是肯定的。Ridker 等报告隔日口服阿司匹林 325mg，观察 60 个月，结果治疗组心肌梗死发生率明显低于对照组。

肝素：主要用于治疗不稳定性心绞痛。目前尚不作为常规用药，对心绞痛发作重、时间长、不易控制者，应用肝素可能有所裨益。

（5）其他药物

曲美他嗪：别名心康宁。双盲试验证明，本品对心绞痛有较好疗效；能减少发作次数，减轻发作程度，减少硝酸甘油用量，改善心电图缺血性变化。但各家报道的有效率颇不一致。主要用于预防心绞痛发作，亦可用于陈旧性心肌梗死。2～6mg，每日 3 次，饭后服。维持量为每日 1～3mg。

盐酸奥昔非君：又名安蒙痛，是一种治疗冠心病的新型药物。文献报道对 25 例冠心病心绞痛患者应用本品治疗，一组给安慰剂，另一组口服本品 8mg，每日 3 次。结果，总有效率服药组 88%，安慰剂组 36%（P＜0.01），说明本药有一定的抗心绞痛作用，且不良反应小、安全、有效。

东莨菪碱：能扩张冠状动脉，增加冠状动脉血流量，改善心肌缺血缺氧状态和降低心肌耗氧量。有人用东莨菪碱等药治疗冠心病心绞痛 30 例，总有效率 83.2%。

精制蝮蛇抗栓酶：文献报道对不稳定性心绞痛有较好疗效。方法：第 1 天给本品 2.5 U（10 支）加 25% 葡萄糖 20mL 静注 10 分钟，然后 2.0 U 加 5% 葡萄糖 250mL 静滴，3 小时内滴完。第 2 天开始 2.0 U 加 5% 葡萄糖 250mL 静滴，每日 1 次，连用 1 周，第 2～3 周改用 1.5 U 加 5% 葡萄糖 250mL 静滴，每日 1 次，整个疗程 3 周。可配伍硝酸异山梨酯、硝酸甘油等药。

克冠草（扩冠嗪）：用药期间特别是用药早期如有心绞痛发作，应加用硝酸甘油。用法：30mg，每日 3 次口服，1～2 个月为一疗程。静注每次 0.2mg/kg。

卡托普利：适用于高血压患者有心绞痛发作者，对一般心绞痛不宜作为首选药。应用时可以和其他抗心绞痛药合用，推荐剂量 6.25～25mg，每日 3 次口服，效果不佳时，可以在观察下逐渐加大剂量。

地奥心血康：100mg，每日 3 次。临床观察地奥心血康起效时间比硝酸异山梨酯迅速。

文献报道培他司汀、辅酶 $Q_{10}$、胺碘酮、福康乐、粉防己碱、乙氧黄酮、川芎嗪、灯盏细辛注射液、环常绿黄杨碱片、羟乙基淀粉代血浆或低分子右旋糖酐等对冠心病心绞痛均有一定疗效。临床可酌情选用。

（6）中医中药：根据祖国医学辨证论治采用治标和治本两法。治标，主要在疼痛期应用，以"通"为主，有活血、化淤、理气、通阳、化痰等法；治本，一般在缓解期应用，以调整阴阳、脏腑、气血为主，有补阳、滋阴、补气血、调整脏腑等法。

常用中药制剂：

冠心苏合香丸，每日 1~3 次，每次 1 丸。

复方丹参片，每日 3 次口服，每次 2~3 片；或复方丹参注射液 2mL 肌内注射，每日 2 次；或 8~16mL 加入 5% 葡萄糖液 500mL 内静脉滴注，每日 1 次，疗程 2~4 周。

毛冬青注射液，2mL 肌内注射，每日 2 次。或用其片剂 4~5 片，每日 3 次口服。

3. 体外反搏和高压氧

体外反搏可增加冠状动脉血流量；高压氧治疗可改善全身及冠状动脉氧供。

4. 经皮穿刺腔内冠状动脉成形术

以导管的方法，采用球囊、支架及其他装置解除冠状动脉狭窄，恢复血流。目前已经成为心绞痛，特别是不稳定型心绞痛的主要治疗方法之一。其指征早年掌握较紧，近年放宽，临床上已广泛应用。术后半年内 15%~35% 患者再狭窄，用冠状动脉内支架植入术有助于降低再狭窄。施行本手术如不成功，则需行急诊主动脉—冠状动脉旁路移植手术。

5. 外科手术治疗

主要是施行主动脉—冠状动脉旁路移植手术，取患者自身的大隐静脉作为旁路移植材料，一端吻合在主动脉，另一端吻合在有病变的冠状动脉段的远端，或游离内乳动脉与冠状动脉远端吻合，改善该冠状动脉所供血心肌的血流供应。本手术目前在冠心病发病率高的国家中已成为最普通的择期性心脏外科手术，对缓解心绞痛有较好效果。

本手术适应证：①左冠状动脉主干病变；②冠状动脉 3 支病变；③稳定型心绞痛对内科治疗反应不佳，影响工作和生活；④恶化型心绞痛；⑤变异型心绞痛冠状动脉有固定狭窄者；⑥梗死后心绞痛。患者冠状动脉狭窄的程度应在管腔阻塞 70% 以上，狭窄段的远端管腔畅通，心室功能较好，此三点在考虑手术时应予注意。此外，需施行心脏瓣膜替换术、室壁瘤切除术的患者，有手术适应证者可同时施行本手术。

6. 运动锻炼疗法

动物实验显示运动锻炼有助于促进侧支循环的发展，但在人类尚未得到证实。然而，适宜的运动锻炼确能提高体力活动的耐受量而改善症状。运动强度以不产生缺血性 ST–T 改变或心绞痛为原则。

**二、隐匿型冠心病**

隐匿型冠心病是无临床症状，但客观检查有心肌缺血表现的冠心病，亦称无症状性冠心病。患者有冠状动脉粥样硬化，但病变较轻或有较好的侧支循环，或患者痛阈较高故而无疼痛症状。其心肌缺血的心电图表现可见于静息时，或仅在增加心脏负荷时才出现，常为动态心电图记录所发现，又被称为无症状性心肌缺血。

（一）病因

冠状动脉有左、右两支，开口分别在左、右主动脉窦。左冠状动脉有 1~3cm 长的总干，然后分为前降支和回旋支。前降支供血给左心室前壁中下部、心室间隔的前 2/3

及心尖瓣前外乳头肌和左心房；回旋支供血给左心房、左心室前臂上部、左心室外侧壁及心脏膈面的左半部或全部和二尖瓣后内乳头肌；右冠状动脉供血给右心室、心室间隔的后1/3和心脏膈面的右侧或全部。这三支冠状动脉之间有许多小分支互相吻合，连同左冠状动脉的主干，合称为冠状动脉的四支。

粥样硬化可累及四支中的一、二或三支，亦可四支冠状动脉同时受累。其中以左前降支受累最为多见，病变也最重，然后依次为右冠状动脉，左回旋支和左冠状动脉主干。病变在血管近端较远端重，主支病变较边缘分支重。粥样斑块多分布在血管分支的开口处，且常偏于血管的一侧，呈新月形，其足以逐渐引起管腔狭窄或闭塞的病理变化已在"动脉粥样硬化"中阐述。

冠状动脉粥样硬化发展到一定程度，将影响心肌的供血。心肌的需血和冠状动脉的供血是矛盾对立统一的两个方面。在正常情况下，通过神经和体液的调节，两者保持着动态的平衡，当血管腔轻度狭窄时（＜50%），心肌的血供未受影响，患者无症状，各种心脏负荷试验也未显示出心肌缺血的表现，故虽有冠状动脉粥样硬化，还不能认为已有冠心病。当血管腔重度狭窄时（50%～75%），其对心肌供血的能力大减，心肌发生缺血，是为冠心病。冠状动脉供血不足范围的大小，取决于病变动脉支的大小和多少，其程度取决于管腔狭窄程度及病变发展速度。发展缓慢者，细小动脉吻合支由于代偿性的血流量增大而逐渐增粗，增进了侧支循环，改善心肌血供，此时即使动脉病变较为严重，心肌损伤也不重；发展较快者，管腔迅速堵塞，心肌出现损伤、坏死；心肌长期血供不足，引起心肌萎缩、变性、纤维组织增生，心脏扩大。

此外，粥样硬化斑块的出血或破裂，粥样硬化的冠状动脉（亦可无粥样硬化病变）发生痉挛或病变动脉内血栓形成，均可使动脉腔迅速严重地狭窄或堵塞，引起心肌急性缺血或坏死。

（二）临床表现

患者多属中年以上，无心肌缺血的症状，在体格检查时发现心电图（静息、动态或负荷试验）有ST段压低、T波倒置等变化，放射性核素心肌显影（静息或负荷试验），或超声心动图示有心肌缺血表现。

本病患者与其他类型冠心病患者的不同在于并无临床症状，但它又不是单纯的冠状动脉粥样硬化，因为已有心肌缺血的客观表现，即心电图、放射性核素心肌显影，或超声心动图显示心脏已受到冠状动脉供血不足的影响。可以认为是早期的冠心病（但已不一定是早期的冠状动脉粥样硬化），它可能突然转为心绞痛或心肌梗死，亦可能逐渐演变为心肌纤维化出现心脏增大，发生心力衰竭或心律失常，个别患者亦可能猝死。诊断出这类患者，可为他们提供较早期治疗的机会。

（三）实验室及其他检查

1. 心电图

心电图是冠心病诊断中最早、最常用和最基本的诊断方法。与其他诊断方法相比，心电图使用方便，易于普及，当患者病情变化时便可及时捕捉其变化情况，并能连续动态观察和进行各种负荷试验，以提高其诊断敏感性。无论是心绞痛或心肌梗死，都有其典型的心电图变化，特别是对心律失常的诊断更有其临床价值，当然也存在着一定的局限性。

**2. 心电图负荷试验**

主要包括运动负荷试验和药物试验（如双嘧达莫、异丙肾上腺素试验等）。心电图是临床观察心肌缺血最常用的简易方法。当心绞痛发作时，心电图可以记录到心肌缺血的心电图异常表现。但许多冠心病患者尽管冠状动脉扩张的最大储备能力已经下降，通常静息状态下冠状动脉血流量仍可维持正常，无心肌缺血表现，心电图可以完全正常。为揭示减少或相对固定的血流量，可通过运动或其他方法，给心脏以负荷，诱发心肌缺血，进而证实心绞痛的存在。运动试验对于缺血性心律失常及心肌梗死后的心功能评价也是必不可少的。

**3. 动态心电图**

是一种可以长时间连续记录并编集分析心脏在活动和安静状态下心电图变化的方法。此技术于1947年由Holter首先运用于监测电活动的研究，所以又称Holter监测。常规心电图只能记录静息状态短暂仅数十次心动周期的波形，而动态心电图于24小时内可连续记录多达10万次左右的心电信号，可提高对非持续性异位心律，尤其是对一过性心律失常及短暂的心肌缺血发作的检出率，因此扩大了心电图临床运用的范围，并且出现时间可与患者的活动与症状相对应。

**4. 核素心肌显像**

根据病史，心电图检查不能排除心绞痛时可做此项检查。核素心肌显像可以显示缺血区、明确缺血的部位和范围大小。结合运动试验再显像，则可提高检出率。

**5. 冠状动脉造影**

冠状动脉造影是目前冠心病诊断的金标准。可以明确冠状动脉有无狭窄及狭窄的部位、程度、范围等，并可据此指导进一步治疗所应采取的措施。同时，进行左心室造影，可以对心功能进行评价。冠状动脉造影的主要指征为：①对内科治疗下心绞痛仍较重者，明确动脉病变情况以考虑旁路移植手术；②胸痛似心绞痛而不能确诊者。

**6. 超声和血管内超声**

心脏超声可以对心脏形态、室壁运动以及左心室功能进行检查，是目前最常用的检查手段之一。对室壁瘤、心腔内血栓、心脏破裂、乳头肌功能等有重要的诊断价值。血管内超声可以明确冠状动脉内的管壁形态及狭窄程度，是一项很有发展前景的新技术。

**7. 心肌酶学检查**

是急性心肌梗死的诊断和鉴别诊断的重要手段之一。临床上根据血清酶浓度的序列变化和特异性同工酶的升高等肯定性酶学改变便可明确诊断为急性心肌梗死。

**8. 心血池显像**

可用于观察心室壁收缩和舒张的动态影像，对于确定室壁运动及心功能有重要参考价值。

**（四）诊断**

诊断主要根据静息、动态或负荷试验的心电图检查，放射性核素心肌显影和（或）超声心动图发现患者有心肌缺血的改变，而无其他原因解释，又伴有动脉粥样硬化的易患因素。进行选择性冠状动脉造影检查可确立诊断。

（五）鉴别诊断

1. 自主神经功能失调

本病有肾上腺素能 β 受体兴奋性增高的类型中，患者心肌耗氧量增加，心电图可出现 ST 段压低和 T 波倒置等改变，患者多表现为精神紧张和心率增快。服普萘洛尔 10～20mg 后 2 小时，心率减慢后再行心电图检查，可见 ST 段和 T 波恢复正常，有助于鉴别。

2. 其他

心肌炎、心肌病、心包病、其他心脏病、电解质失调、内分泌病和药物作用等情况都可引起 ST 段和 T 波改变，诊断时要注意排除，但根据其各自的临床表现不难作出鉴别。

（六）治疗

采用防治动脉粥样硬化的各种措施（参见"动脉粥样硬化"），以防止粥样斑块加重，争取粥样斑块消退和促进冠状动脉侧支循环的建立。静息时心电图、放射性核素心肌显影或超声心动图已有明显心肌缺血改变者，宜适当减轻工作，或选用硝酸酯类药物、β 受体阻滞剂、钙通道阻滞剂治疗（参见"心绞痛"），定期体检。

### 三、缺血性心肌病

缺血性心肌病（ICM）属于冠心病的一种特殊类型或晚期阶段，是指由冠状动脉粥样硬化引起长期心肌缺血，导致心肌弥漫性纤维化，产生与原发性扩张型心肌病类似的临床综合征。随着冠心病发病率的不断增加，ICM 对人类健康所造成的危害也日渐严重。WHO/ISFC 对缺血性心肌病的定义为：表现为扩张型心肌病，伴收缩功能损害，是由于心肌长期缺血引起的，故其发病与冠心病有着密切联系。

（一）病因

该病基本病因是冠状动脉动力性和（或）阻力性因素引起的冠状动脉狭窄或闭塞性病变。心脏不同于人体内其他器官，它在基础状态下氧的摄取率大约已占冠状动脉血流输送量的 75%，当心肌耗氧量增加时就只能通过增加冠状动脉血流来满足氧耗需求，当各种原因导致冠状动脉管腔出现长期的严重狭窄引起局部血流明显减少时就会引起心肌缺血。能引起心肌缺血的病因有以下几个方面：①冠状动脉粥样硬化；②血栓形成；③血管炎；④其他能引起慢性心肌缺血的因素还有冠状动脉微血管病变（X 综合征）以及冠状动脉结构异常。

（二）临床表现

根据患者的不同临床表现，可将缺血性心肌病划分为两大类，即充血型缺血性心肌病和限制型缺血性心肌病。根据该病的不同类型分述其相应临床表现。

1. 充血型缺血性心肌病

（1）心绞痛：明确的冠心病史，并且绝大多数有 1 次以上心肌梗死的病史。但心绞痛并不是心肌缺血患者必备的症状，有些患者也可以仅表现为无症状性心肌缺血，始终无心绞痛或心肌梗死的表现。可是在这类患者中，无症状性心肌缺血持续存在，对心肌的损害也持续存在，直至出现充血性心力衰竭。出现心绞痛的患者心绞痛症状可能随着病情的进展，充血性心力衰竭的逐渐恶化，心绞痛发作逐渐减轻甚至消失，仅表现为胸闷、乏力、眩晕或呼吸困难等症状。

（2）心力衰竭：往往是缺血性心肌病发展到一定阶段必然出现的表现，早期进展缓慢，一旦发生心力衰竭进展迅速。多数患者在胸痛发作或心肌梗死早期即有心力衰竭表现，这是由于急性心肌缺血引起心肌舒张和收缩功能障碍所致。常表现为劳力性呼吸困难，严重时可发展为端坐呼吸和夜间阵发性呼吸困难等左心室功能不全表现，伴有疲乏、虚弱症状。心脏听诊第一心音减弱，可闻及舒张中晚期奔马律。两肺底可闻及散在湿啰音。晚期如果合并有右心室功能衰竭，出现食欲缺乏、周围性水肿和右上腹闷胀感等症状。体检可见颈静脉充盈或怒张，心界扩大，肝脏肿大、压痛，肝颈静脉回流征阳性。

（3）心律失常：长期、慢性的心肌缺血导致心肌坏死、心肌顿抑、心肌冬眠以及局灶性或弥漫性纤维化直至瘢痕形成，导致心肌电活动障碍，包括冲动的形成、发放及传导均可产生异常。在充血型缺血性心肌病的病程中可以出现各种类型的心律失常，尤以室性期前收缩、房颤和束支传导阻滞多见。

（4）血栓和栓塞：心脏腔室内形成血栓和栓塞的病例多见于①心脏腔室明显扩大者；②房颤而未抗凝治疗者；③心排血量明显降低者。长期卧床而未进行肢体活动的患者易并发下肢静脉血栓形成，脱落后发生肺栓塞。

2. 限制型缺血性心肌病

尽管大多数缺血性心肌病患者表现类似于扩张性心肌病，少数患者的临床表现却主要以左心室舒张功能异常为主，而心肌收缩功能正常或仅轻度异常，类似于限制性心肌病的症状和体征，故被称为限制型缺血性心肌病或者硬心综合征。患者常有劳力性呼吸困难和（或）心绞痛，因此活动受限。往往因反复发生肺水肿而就诊。

（三）实验室及其他检查

1. 实验室检查

并发急性心肌梗死，白细胞计数可升高。

2. 辅助检查

（1）充血型缺血性心肌病：①心电图多有异常，可表现为各种类型的心律失常，以窦性心动过速、频发多源性室性期前收缩和房颤及左束支传导阻滞最为常见。同时常有 ST－T 异常和陈旧性心肌梗死的病理性 Q 波。②X 线检查可显示心脏全心扩大或左室扩大征象，可有肺淤血、肺间质水肿、肺泡水肿和胸腔积液等。有时可见冠状动脉和主动脉钙化。③超声心动图可见心脏普遍性扩大，常以左室扩大为主，并有舒张末期和收缩末期心室腔内径增大，收缩末期和舒张末期容量增加，左室射血分数下降，室壁呈多节段性运动减弱、消失或僵硬。有时可见到心腔内附壁血栓形成。④心室核素造影显示心腔扩大、室壁运动障碍及射血分数下降。心肌显像可见多节段心肌放射性核素灌注异常区域。⑤心导管检查左室舒张末压、左房压和肺动脉楔压增高，心室造影可见局部或弥漫性多节段多区域性室壁运动异常，左室射血分数显著降低，二尖瓣反流等。⑥冠状动脉造影患者常有多支血管病变狭窄在70%以上。

（2）限制型缺血性心肌病：①X 线胸片有肺间质水肿、肺淤血及胸腔积液，心脏多不大，也无心腔扩张。有时可见冠状动脉和主动脉钙化。②心电图可表现为各种心律失常、窦性心动过速、房早、房颤、室性心律失常及传导阻滞等。③超声心动图常表现为舒张受限，心室肌呈普遍性轻度收缩力减弱，无室壁瘤，局部室壁运动障碍。无二尖瓣反流。④心导管即使在肺水肿消退后，仍表现为左室舒张末压轻度增高、舒张末期容量增加和左室射血分数轻度减少。⑤冠状动脉造影常有 2 支以上的弥漫性血管病变。

（四）诊断

1）有明确冠心病史，至少有 1 次或以上心肌梗死（有 Q 波或无 Q 波心肌梗死。

2）心脏明显扩大。

3）心功能不全征象和（或）实验室依据，2 个否定条件为：

（1）排除冠心病的某些并发症如室间隔穿孔、心室壁瘤和乳头肌功能不全所致二尖瓣关闭不全等。

（2）除外其他心脏病或其他原因引起的心脏扩大和心衰。

（五）治疗

1. 减轻或消除冠心病危险因素

冠心病危险因素包括吸烟、血压升高、糖尿病、高胆固醇血症、超重、有患冠心病的家族史以及男性，其中除家族史和性别外，其他危险因素都可以治疗或预防。

1）降低血压，控制舒张期或收缩期血压升高，降低左心室射血阻力，可以预防心力衰竭的恶化，阻止左心室功能的进行性损害。

2）降低血清胆固醇，冠心病危险因素的下降直接与血清胆固醇水平降低幅度的大小和持续时间的长短有关。对血清 TC 和（或）LDL 升高者，应通过合理膳食进行防治，必要时合并应用调脂药物。

3）治疗糖尿病应积极治疗糖尿病，将血糖水平控制在合理范围内。

4）控制或减轻体重肥胖与超重和血浆中 TC、TG、LDL、VLDL、血浆胰岛素、葡萄糖水平和血压之间呈正相关；与 HDL 水平呈负相关。可以通过减少热量摄入和增加运动量来达到目标。

5）戒烟研究表明吸烟为冠心病发病的一个独立危险因素，如与其他危险因素同时存在，则起协同作用。

2. 改善心肌缺血

对于有心绞痛发作或心电图有缺血改变而血压无明显降低者，可考虑应用血管扩张药改善心肌缺血。

3. 治疗充血性心力衰竭

缺血性心肌病一旦发生心力衰竭，应重点纠正呼吸困难、外周水肿和防治原发病，防止心功能的进一步恶化，改善活动耐受性，提高生活质量和存活率。

1）一般治疗：应给予易消化的清淡食物，以流质或半流质为宜，少食多餐，以减轻心脏的负担，有利于心力衰竭的恢复。有明显劳力性呼吸困难的患者应卧床休息，间断吸氧，并给予镇静药物。

2）水、电解质紊乱：应掌握好适应证，避免滥用利尿药，尤其是快速强效利尿药，以免发生严重的电解质紊乱、低血容量或休克等严重后果。在应用利尿药过程中，要严密观察临床症状、血压、液体出入量、电解质及酸碱平衡以及肾功能等变化。

3）血管紧张素转换酶抑制药（ACEI）：能阻断肾素—血管紧张素—醛固酮系统（RAAS），使得血管紧张素Ⅱ与醛固酮生成减少，可使周围动脉扩张，对静脉亦有扩张作用，使外周阻力降低，钠、水潴留减少，从而降低心脏前后负荷，心排血量增加。

4）洋地黄以及其他正性肌力药物。

5）β受体阻滞剂：对于心力衰竭经洋地黄控制不理想有交感神经活性增高者，均可用β受体阻滞剂治疗。故β受体阻滞剂应从小剂量开始，逐步调整至有效剂量。

4. 限制型缺血性心肌病的处理

限制型缺血性心肌病主要病理改变为心肌缺血引起的纤维化和灶性瘢痕，表现为心室舒张功能不全性心力衰竭。故要着重应用改善舒张功能的药物，以硝酸酯类、β受体阻滞剂、钙通道阻滞剂为主进行治疗。该类型患者不宜使用洋地黄和拟交感胺类正性肌力药物。

5. 并发症的防治

1）心律失常：在缺血性心肌病的患者中，各种心律失常非常常见，心律失常会加重原有心功能不全的症状和体征，应注意防治。在应用抗心律失常药物时，应考虑到有些抗心律失常药物对心肌的负性肌力作用可影响心脏功能。

2）血栓与栓塞：有心腔扩张并伴房颤者，特别是过去有血栓栓塞病史者，易发生附壁血栓以及其他脏器的栓塞。抗凝和抗血小板治疗可以防止血栓栓塞。

6. 经皮冠状动脉腔内成形术

经皮冠状动脉腔内成形术是采用经皮穿刺股动脉法将球囊导管逆行送入冠状动脉的病变部位，加压充盈球囊以扩张狭窄处，使血管管腔增大，从而改善心肌血供、缓解症状。

7. 心脏移植术。

（刘金军）

# 第三节　急性冠状动脉综合征

急性冠状动脉综合征（ACS）包括不稳定型心绞痛（UA）、非ST段抬高型心肌梗死（NSTEMI）和ST段抬高型心肌梗死（STEMI）。它们的共同病理基础是冠状动脉内粥样斑块破裂、表面破损或出现裂纹，局部血小板聚集继而引发不同程度的血栓形成和远端血管栓塞，引起冠状动脉不完全或完全性阻塞。

在轻度狭窄基础上，发生的冠状动脉痉挛可引起心绞痛、心肌梗死甚至猝死。冠状动脉的其他病变（炎症、梅毒、栓塞、结缔组织病、先天性畸形等）也可导致冠状血管狭窄或阻塞而引起心绞痛或心肌梗死，但较少见。

ACS患者心电图可表现为ST段抬高或不抬高。大多数ST段抬高的患者最终发生Q波型心肌梗死；无ST段抬高的患者发生不稳定型心绞痛或无Q波心肌梗死，两者的鉴别取决于急性期是否可以检测到心肌损伤标志物。

### 一、不稳定型心绞痛和非 ST 段抬高型心肌梗死

UA 是介于劳力性稳定型心绞痛与急性心肌梗死和猝死之间的临床综合征，系冠状动脉内粥样斑块不稳定而致破裂，继以血栓形成及血管收缩或痉挛，引起心肌严重缺血所致。NSTEMI 与 UA 在发病机制与临床表现等方面具有很多相似之处，所以统称为非 ST 段抬高的 ACS。

（一）病因和发病机制

目前认为，ACS 最主要的原因是易损斑块，即指那些不稳定和有血栓形成倾向的斑块。ACS 是由于斑块破裂、糜烂和继发血栓形成、血管痉挛及微血管阻塞等多因素作用下导致的急性和亚急性心肌缺血缺氧。

（二）临床表现

1. 不稳定型心绞痛

心绞痛发作持续时间一般都达到或超过 15 分钟，有以下 5 种类型。

（1）初发劳力型心绞痛：指心绞痛发作病程在 1 个月以内，过去未发生过心绞痛或心肌梗死者。

（2）恶化劳力型心绞痛：指原有劳力型心绞痛在短期内心绞痛发作次数、严重程度及持续时间突然加重，硝酸甘油不能缓解。常有多支病变且病变有所发展。

（3）卧位性心绞痛：属劳力型心绞痛晚期表现，多伴有左室功能不全。比一般心绞痛更剧烈，持续时间更长。发作时必须坐位，甚至需要站立才可缓解的特点，含服硝酸甘油亦可缓解，有的仅发生于夜间平卧睡眠时，多在午夜前，即平卧后 1～3 小时发作。

（4）变异型心绞痛：疼痛一般较剧烈，持续可达 30 分钟。多发生于后半夜或凌晨欲醒或醒来时，几乎均在每天同一时刻发作。发作时，心电图呈现短暂的 ST 段抬高，对应的 ST 段降低，或原倒置的 T 波变成直立，出现"假改善"。

（5）梗死后心绞痛：急性心肌梗死后 1 个月内开始出现的反复发作心绞痛。提示除已梗死的心肌外尚存在有缺血的心肌；或与梗死无关的其他冠状动脉也有严重狭窄病变，本型常易于使心肌梗死延展或近期出现再次急性心肌梗死。

不稳定性心绞痛患者血肌钙蛋白 T（cTnT）及肌钙蛋白 I（cTnI）不升高。

2. 非 ST 段抬高型心肌梗死

临床有不稳定型心绞痛表现，cTnT、cTnI 升高，应考虑有心肌梗死可能。

（三）实验室及其他检查

1. 心电图

静息 12 导联心电图是可疑 NSTE－ACS 患者的首要检查手段。

ST－T 动态变化是 NSTE－ACS 最可靠的心电图表现，UA 时静息心电图可出现 2 个或更多的相邻导联 ST 段下移≥0.1 mV。静息状态下症状发作时记录到一过性 ST 段改变，症状缓解后 ST 段缺血改变改善，或者发作时倒置 T 波呈伪性改善（假性正常化），发作后恢复原倒置状态更具有诊断价值，提示急性心肌缺血，并高度提示可能是严重冠状动脉疾病。变异型心绞痛 ST 段常呈一过性抬高，但是心电图正常并不能排除 ACS 的

可能性。

NSTEMI 的心电图 ST 段压低和 T 波倒置比 UA 更明显和持久，并有系列演变过程，如 T 波倒置逐渐加深，再逐渐变浅，部分还会出现异常 Q 波。两者鉴别除了心电图外，还要根据胸痛症状以及是否检测到血中心肌损伤标志物。高达 25% 的 NSTEMI 可演变为 Q 波心肌梗死，其余 75% 则为无 Q 波心肌梗死。

没有 ST 段抬高，则没有证据表明这些患者可以从溶栓治疗中获益。有资料提示溶栓治疗对只有 ST 段压低的患者有害。

2. 心肌损伤标志物

主要用于心肌缺血坏死的诊断及临床预后的判断。常用磷酸肌酸激酶同工酶（CK－MB）、肌钙蛋白。根据 CK－MB 诊断标准，若 CK－MB ≥ 正常上限的 2 倍，即为 NSTEMI，反之则为 UA；若以肌钙蛋白为诊断标准，肌钙蛋白阳性支持 NSTEMI，肌钙蛋白阴性支持 UA，至于对部分出现 CK－MB 并不升高，而肌钙蛋白超过正常上限的 ACS 患者，称为微小心肌损伤。

3. 连续心电监护

连续监测患者心律，及早识别心律失常，并在必要时监测血流动力学。连续的心电监测可发现无症状或心绞痛发作时的 ST 段变化。

4. 其他非创伤性检查

在患者病情允许的情况下可行其他非创伤性检查，其目的是为了判断患者病情的严重性及近、远期预后，包括活动平板、运动放射性核素心肌灌注扫描、超声心动图及药物负荷试验等。

5. 冠状动脉造影

仍是诊断冠心病的金指标，可以直接显示冠状动脉狭窄程度，并对决定治疗策略有重要意义。

6. 电子束 CT 检查

可对冠状动脉钙化程度和范围行无创性检查和评价。研究发现，UA 患者钙化检出率及集约化钙化计分均较稳定型心绞痛为低，提示其病变斑块的钙化程度不高，稳定性较差，而易于破裂。

7. 其他检查

还应从冠心病的二级预防着手，对患者行血糖、血脂、肝功能、肾功能等常规检查，以加强控制危险因素和并发症，进行全面综合治疗。

（四）诊断

1. UA 的诊断标准

①相对稳定的心绞痛，近 2 个月逐渐加重；②近 2 个月新出现的心绞痛，日常轻度活动即引起心绞痛；③近 2 个月静息状态下出现的心绞痛；④梗死后心绞痛（AMI 24 小时至 1 个月出现心绞痛）。

2. NSTEMI 的诊断标准

①典型缺血性胸痛 >60 分钟；②心电图仅有 ST 段压低或 T 波倒置，无 ST 段抬高或病理性 Q 波；③反映心肌坏死的特异标志物 CK－MB，cTnT，cTnI 水平升高（大于

高限 2 倍）。

（五）鉴别诊断

1. 主动脉夹层

主动脉夹层的胸痛时间长、程度重，胸痛一开始即达高峰，呈撕裂状并不能缓解，常放射到背、肋、腹、腰和下肢，但一般无 ST - T 改变、无血清心肌坏死标志物异常升高可资鉴别。两上肢的血压和脉搏可有明显差异，可有下肢暂时性瘫痪、偏瘫和主动脉关闭不全的表现。二维超声心动图检查、X 线、CT 血管成像（CTA）或 MRI 有助于诊断。

2. 急性心包炎

尤其是急性非特异性心包炎可有较剧烈而持久的心前区疼痛。有发热和呼吸系统疾病提示急性心包炎可能。其胸痛是典型的胸膜性疼痛，随呼吸、咳嗽、吞咽和体位改变而改变，仰卧位时胸痛加重。心包摩擦音对心包炎有诊断意义，但持续时间短，在心包腔出现渗液时消失。心电图除 aVR 外，其余导联均有 ST 段弓背向下的抬高，T 波倒置，无异常 Q 波出现。

3. 严重肺动脉高压

严重肺动脉高压可有劳累性胸痛。严重肺动脉高压的胸痛是由于劳累引起右心室心肌缺血所致。其他伴随症状包括劳累时呼吸困难、头晕和晕厥。体检时可发现胸骨旁抬举感和肺动脉瓣第二心音亢进，心电图可见右心室肥大的表现。

4. 急性肺栓塞

急性大面积肺栓塞可引起胸痛、呼吸困难、晕厥、休克等表现，患者可伴有冷汗、发绀或濒死感。但患者的查体、心电图和 X 线胸片常常有急性肺动脉高压或急性右心功能不全的表现，如心电图出现肺性 P 波、右束支传导阻滞或较特异的 $S_1Q_{III}T_{III}$ 等。X 线胸片：上腔静脉影增宽，右下肺动脉增宽或肺动脉段突出、中外肺野纹理减少。超声心动图可发现右室搏动减弱，室间隔左移，根据三尖瓣反流还可估计肺动脉压力。漂浮导管如中心静脉压力、肺动脉压力增高，同时肺动脉嵌压正常可资鉴别。必要时行肺动脉加冠状动脉造影检查。

5. 胸部外伤

应询问病史，有触痛，疼痛与咳嗽、深呼吸、姿势或者某些活动有关。

6. 肋软骨炎和肋间神经痛

为刺痛或灼痛，可与活动有关，有明确的压痛点，有时伴有神经症的表现，心电图无变化，心肌酶不高。其他胸壁痛可由肋间肌肉劳损、病毒感染引起，胸痛特点为锐痛，有触痛，咳嗽、深呼吸可使其加重。

7. 胸部带状疱疹

在出现疱疹前可与心肌缺血性疼痛混淆。受累区域表现为皮肤过度敏感、有触痛，可有头痛、发热和全身不适等。

8. 肺炎

心电图可出现类似心肌梗死或心肌缺血的表现，但不符合心肌梗死或心肌缺血的演变，有发热、咳嗽或者咳痰等症状，系列心肌酶学、X 线胸片可鉴别。

9. 自发性气胸

突然的胸痛和呼吸困难，胸痛在气胸的发生侧，胸部叩诊呈鼓音，X 线胸片可确诊。

10. 纵隔气肿

胸痛和纵隔捻发音是典型的表现，颈或胸上部可出现皮下气肿，X 线胸片可以确诊。

11. 胸出口综合征

胸出口综合征涉及从胸腔上缘出来的或通过的神经和血管结构被压迫所致。与骨或肌肉异常有关系，症状多在 20～40 岁出现，可与职业活动、不良的体位或者颈外伤等有关系，多数患者表现为上肢痛，尤其尺侧，也可放射至颈、肩部、肩胛区或腋下，极少数疼痛位于胸壁。应在仔细体检的同时，对胸痛者检查心电图、心肌酶学。

12. 胃肠道原因引起的疼痛

急性胰腺炎、消化性溃疡穿孔、急性胆囊炎、胆石症等，均可引起 UA/NSTEMI 相似的临床表现，可伴休克。通过仔细询问病史、体格检查、心电图检查、血清心肌标志物测定可协助鉴别。值得注意的是部分急腹症也可产生类似急性心肌缺血的心电图改变。

（六）治疗

1. 一般处理

1）休息：患者应卧床休息，特别是心绞痛严重且频繁发作者应绝对卧床休息，晚间可酌用镇静剂和地西泮等药物治疗。

2）吸氧：给予吸氧，对改善心肌缺氧状态、缓解疼痛、精神安慰有一定作用。

3）去除诱发因素：对诱发冠状动脉病变的危险因素，应予去除。如吸烟者给予戒烟，控制高脂血症，伴有高血压、心律失常及心功能不全者应采取相应措施。

2. 硝酸盐类药物的应用

这类药物扩张冠状动脉，降低其阻力，增加其血流量外，还通过对周围血管的扩张作用，减少静脉回血量，降低心室容量、心腔内压、心排血量和血压，减少心脏前后负荷和心肌的需氧，从而缓解心绞痛。

1）硝酸甘油：0.3～0.6mg 舌下含服，可于 1～2 分钟止痛，作用时间较短，可重复使用。仍不能控制发作者，可静脉滴注硝酸甘油 10～30mg（溶于 250～500mL 5% 葡萄糖液中），开始滴速每分钟 20～40μg，可逐渐加至每分钟 100～200μg，作用迅速、效果明显，对胸痛严重而频繁或难以控制的心绞痛发作有良效。主要不良反应有头昏、头胀痛、头部跳动感、面红、心悸等，偶有血压下降，一般患者能坚持用药。

2）硝酸异山梨酯：5～10mg 舌下含化，每 2 小时 1 次，必要时可加大剂量，3～5 分钟见效，或用喷雾剂喷入口腔，每次 1.25mg，1 分钟见效。

3）亚硝酸异戊酯：每安瓿 0.2mL，用时以手帕包后敲碎，立即盖于鼻部吸入。作用快而短，约 10 秒见效，几分钟即消失。本药降低血压作用较硝酸甘油明显，血压低者可慎用。

3. 止痛剂

不稳定型心绞痛一旦诊断明确，且疼痛严重，可即刻静脉注射吗啡 3～5mg 加生理盐水 5mL，常可达到满意的止痛效果。也可用罂粟碱 30～60mg 加入 250mL 液体内静脉滴注，每日 1 次，连用 5～7 天多能缓解心绞痛发作。

4. β 受体阻滞剂

单纯血管痉挛引起的心绞痛单用 β 受体阻滞剂治疗，可引起心绞痛加重。但大部分冠状动脉痉挛的患者尚合并器质性病变（狭窄），这类患者联合应用 β 受体阻滞剂与硝苯地平等药物，可明显增强抗心绞痛效果。口服美托洛尔，自小剂量开始 12～25mg，每日 2 次。紧急需要时可选用美托洛尔静脉注射。应用时应对心率及血压进行监测，心率控制在 60～90 次/分为宜，剂量为 5mg 静脉缓注，5 分钟 1 次，直至最大量 15mg 或心率得到控制。已有心功能不全特别是射血分数 <40% 者及有心力衰竭、哮喘及传导阻滞者忌用。

5. 钙通道阻滞剂

患者常有冠状动脉收缩与痉挛因素参与发病机制，故应用钙通道阻滞剂是合理的。单纯使用硝苯地平的效果不及 β 受体阻滞剂或硝酸酯类。有报道，单用硝苯地平后使心绞痛发作加剧者，而单用地尔硫草则未见此种现象。目前倾向于同时应用三类不同的抗心绞痛药物。在同时使用两种负性肌力药物（β 受体阻滞剂与钙通道阻滞剂如维拉帕米）时，应根据心功能等情况，权衡利弊，慎重选择，严密观察。

6. 抗凝及溶栓剂

不稳定型心绞痛（除自发性心绞痛外）与血栓形成有密切关系。目前多主张静脉或冠状动脉内给予肝素、尿激酶、链激酶或重组组织型纤溶酶原激活剂，溶解非闭塞性血栓，具体用法见"急性心肌梗死"。

7. 抗血小板聚集药物的应用

$TXA_2$ 有强烈的缩血管及促使血小板聚集的作用，前列环素（$PGI_2$）则正相反，有扩张血管及抑制血小板聚集的作用，阿司匹林小剂量抑制 $TXA_2$，大剂量抑制 $PGI_2$。一般每日用 40～50mg 即可生效。也可使用双嘧达莫（梗死后心绞痛不主张使用双嘧达莫）、低分子右旋糖酐等抑制血小板聚集的药物。

8. 放射性核素碘

有报道指出，对发作频繁而顽固的心绞痛，可考虑采用放射性核素碘治疗，以抑制甲状腺功能，降低基础代谢和心脏的氧需要量，从而减轻与减少心绞痛的发作。

9. 冠状动脉激光成形术斑块旋切术

冠状动脉激光成形术斑块旋切术通过心导管内的光导纤维将激光引入冠状动脉，使阻塞动脉的粥样硬化病变气化而再通；或引入旋转的刀片，将斑块切下并吸出。

10. 经皮冠状动脉腔内成形术（PTCA）

PTCA 其指征为：心绞痛病程 <1 年，估计粥样硬化斑块无钙化；冠脉近端病变；有心肌缺血的客观证据；估计有较好的侧支循环和左室功能者。

11. 冠状动脉搭桥术（CABG）

CABG 用于药物积极治疗不能控制的患者，指征为：左冠状动脉主干病变；三支病变或包括左前降支的二支病变；冠脉狭窄在70%以上。

12. 其他

国内应用体外反搏治疗心绞痛，取得比药物疗效更好的效果。高压氧治疗能增加全身的氧供应，可使顽固的心绞痛得到改善，但疗效不易巩固。

13. 抗高血脂药

羟甲基戊二酸单酰辅酶 A 还原酶抑制药（他汀类）的应用，是 ACS 治疗学上的一大进展，备受重视，他汀类不但显著降低 LDL – C 与 TC，更有一系列调血脂之外的特殊治疗作用。所以，应用他汀类强化治疗已成为当今防治 ACS 不可或缺的主要措施之一。

14. 康复治疗

大多数 UA 或 NSTEMI 患者有慢性稳定型心绞痛，而且病情还可能反复，因此其二级预防十分重要。常用的康复治疗包括：①无禁忌证时应长期坚持服用阿司匹林75～325mg/d，国人一般推荐100mg/d 为合适。②由于过敏或胃肠道不适，不能耐受阿司匹林，最好口服氯吡格雷75mg/d（有禁忌证者除外）。③凡已做经皮冠脉介入术（PCI）安放支架的患者，联合服用阿司匹林和氯吡格雷9个月。④无禁忌证时建议服用 β 受体阻滞药。⑤控制血脂，凡血 LDL – C > 3.36mmol/L 时，应坚持服用他汀类，并保持血脂处于达标水平，同时严格控制饮食。充血性心力衰竭、左室功能障碍（LVEF < 40%）、原发性高血压与糖尿病患者应口服 ACEI。⑥如胸痛持续 2～3 分钟，而休息不能终止发作时，可含服硝酸甘油片，必要时重复用药，但最多不超过 3 次，前后 2 次服药间隔 5 分钟。⑦如果心绞痛表现为不稳定状态，如发生频率增加，疼痛程度加重，发作时间延长，硝酸甘油效果不佳等，应及时就医检查，确诊病变性质，采取更积极的处理措施，包括有创性治疗等。⑧坚持有效地控制各种危险因素，推荐综合处理的方法，包括改善生活方式的治疗和药物治疗，药物治疗也宜联合用药，如阿司匹林、ACEI 与抗高血脂药合用。

（七）护理

1. 一般护理

1）患者应卧床休息，嘱患者避免突然用力的动作，饭后不宜进行体力活动，防止精神紧张、情绪激动、受寒、饱餐及吸烟酗酒，宜少量多餐，用清淡饮食，不宜进含动物脂肪及高胆固醇的食物。对有恐惧和焦虑心理的患者，应向患者解释冠心病的性质，只要注意生活保健，坚持治疗，可以防止病情的发展；对情绪不稳者，可适当应用镇静剂。

2）保持大小便通畅，做好皮肤及口腔的护理。

2. 病情观察与监护

1）不稳定型心绞痛患者应放监护室予以监护，密切观察病情和心电图变化，观察胸痛持续的时间、次数，并注意观察硝酸盐类等药物的不良反应。发现异常，及时报告医生，并协助相应的处理。

2）患者心绞痛发作时，嘱其安静卧床休息，做心电图检查观察其 ST – T 的改变，并给予舌下含化硝酸甘油0.6mg，吸氧。对有频繁发作的心绞痛或属自发型心绞痛的患者，需提高警惕，用心电监护观察有无发展为心肌梗死。如有上述变化，应及时报告医生。

（八）防控

1）向患者及家属讲解有关疾病的病因及诱发因素，防止过度脑力劳动，适当参加体力活动；合理搭配饮食结构；肥胖者需限制饮食；戒烟、酒。积极防治高血压、高脂血症和糖尿病。有上述疾病家族史的青年，应早期注意血压及血脂变化，争取早期发现，及时治疗。

2）心绞痛症状控制后，应坚持服药治疗。避免导致心绞痛发作的诱因。对不经常发作者，需鼓励做适当的体育锻炼如散步、打太极拳等，这样有利于冠状动脉侧支循环的建立。随身携带硝酸甘油片或亚硝酸异戊酯等药物，以备心绞痛发作时自用。

3）出院时指导患者根据病情调整饮食结构，坚持医生、护士建议的合理化饮食。教会家属正确测量血压、脉搏、体温的方法。教会患者及家属识别与自身有关的诱发因素，如吸烟、情绪激动等。

4）出院带药，给患者提供有关的书面材料，指导患者正确用药。

5）教给患者门诊随访知识。

## 二、急性 ST 段抬高型心肌梗死

心肌梗死（MI）是冠状动脉急性闭塞导致血流中断，心肌因严重而持久的缺血而发生局部坏死。据心电图有无 ST 段持续抬高，将急性心肌梗死分为 STEMI 和 NSTEMI。

NSTEMI 与 UA 具有相似的病理生理基础，即动脉粥样硬化斑块破裂，临床表现和治疗措施相似，只是病变程度不同而已，因而统称为非 ST 段抬高型 ACS，已在前一节中进行了统一阐述。而 STEMI 的病理生理基础为动脉粥样硬化斑块破裂、血栓形成、血管急性闭塞，临床症状更重，治疗关键是强调尽早开通阻塞的血管。下面主要阐述此型心肌梗死。STEMI 在发达国家较常见，美国每年大约有 50 万该类患者，近年来，发展中国家的发病率有所增加。尽管如此，在过去的几十年中，该类患者的死亡率已明显下降。

（一）病因

基本病因为冠状动脉粥样硬化。诱因以剧烈体力活动、精神紧张或情绪激动最为多见，其次为饱餐、上呼吸道感染或其他感染、用力排便或心动过速，少数为手术大出血或其他原因的低血压、休克等。气候寒冷、气温变化大亦可诱发。

（二）病理

急性心肌梗死（AMI）时，冠状动脉内常有粥样斑块破溃、出血和继发性血栓形成。急性期心肌呈大片灶性凝固性坏死、心肌间质充血、水肿，伴有大量炎性细胞浸润，以后坏死的心肌纤维逐渐溶解吸收形成肌溶灶，随后逐渐出现肉芽组织形成。坏死组织在梗死后 1～2 周开始吸收，并逐渐纤维化，在 6～8 周形成瘢痕而愈合，称为陈旧性心肌梗死。

（三）病理生理

主要出现左心室舒张和收缩功能障碍的一些血流动力学变化，其严重程度和持续时间取决于梗死的部位、程度和范围。心脏收缩力减弱、顺应性减低，以及收缩不协调，左心室压力曲线上升速度减低，左心室舒张末期压增高和收缩末期容量增多。射血分数减低，心搏量下降，心率增快或有心律失常，血压下降，静脉血氧含量降低。心室重构出现心壁厚度改变、心脏扩大和心力衰竭，可发生心源性休克。右心室梗死在 AMI 患者中少见，其主要病理生理改变是右心衰竭的血流动力学变化，右心房压力增高，心排血量减少，血压下降。

AMI 引起的心力衰竭称为泵衰竭，按 Killip 分级法可分为：Ⅰ级，尚无明显心力衰竭；Ⅱ级，有轻度左心衰竭；Ⅲ级，有急性肺水肿；Ⅳ级，有心源性休克等不同程度或阶段的血流动力学变化。心源性休克是泵衰竭的严重阶段。但如兼有肺水肿和心源性休克则情况最严重。

（四）临床表现

1. 症状

1）病史：发病前常有明显诱因，如精神紧张、情绪激动、过度体力活动、饱餐、高脂饮食、糖尿病未控制、感染、手术、大出血、休克等。少数在睡眠中发病。有半数以上的患者过去有高血压及心绞痛史。部分患者则无明确病史及先兆表现，首次发展即是急性心肌梗死。

2）先兆症状：急性心肌梗死多突然发病，少数患者起病症状轻微。1/2 ~ 2/3 的患者起病前 1 ~ 2 日至 1 ~ 2 周或更长时间有先兆症状，其中最常见的是稳定性心绞痛转变为不稳定型；或既往无心绞痛，突然出现心绞痛，且发作频繁，程度较重，用硝酸甘油难以缓解，持续时间较长。伴恶心、呕吐、血压剧烈波动。心电图显示 ST 段一时性明显上升或降低，T 波倒置或增高。这些先兆症状如诊断及时，治疗得当，约半数以上患者可免于发生心肌梗死；即使发生，症状也较轻，预后较好。

3）胸痛：为最早出现而突出的症状。其性质和部位多与心绞痛相似，但程度更为剧烈，呈难以忍受的压榨、窒息，甚至"濒死感"，伴有大汗淋漓及烦躁不安。持续时间可长达 1 ~ 2 小时甚至 10 小时以上，或时重时轻达数天之久。用硝酸甘油无效，需用麻醉性镇痛药才能减轻。疼痛部位多在胸骨后，但范围较为广泛，常波及整个心前区，约 10% 的病例波及剑突下及上腹部或颈、背部，偶尔到下颌、咽部及牙齿处。约 25% 病例无明显的疼痛，多见于老年、糖尿病（由于感觉迟钝）或神志不清患者，或有急性循环衰竭者，疼痛被其他严重症状所掩盖。15% ~ 20% 的病例在急性期无症状。

4）心律失常：见于 75% ~ 95% 的患者，多发生于起病后 1 ~ 2 周，而以 24 小时内最多见。经心电图观察可出现各种心律失常，可伴乏力、头晕、晕厥等症状，且为急性期引起死亡的主要原因之一。其中最严重的心律失常是室性异位心律（包括频发性期前收缩、阵发性心动过速和颤动）。频发（大于 5 次/分），多源，成对出现，或 R 波落在 T 波上的室性期前收缩可能为室颤的先兆。房室传导阻滞和束支传导阻滞也较多见，严重者可出现完全性房室传导阻滞。室上性心律失常则较少见，多发生于心力衰竭患者。前壁心肌梗死易发生室性心律失常。下壁（膈面）梗死易发生房室传导阻滞。

5）心力衰竭：主要是急性左心衰竭，为心肌梗死后收缩力减弱或不协调所致，可出现呼吸困难、咳嗽、烦躁及发绀等症状。严重时两肺满布湿啰音，形成肺水肿，进一步导致右心衰竭。右心室心肌梗死者可一开始就出现右心衰竭。

6）低血压和休克：仅于疼痛剧烈时血压下降，未必是休克。但如疼痛缓解而收缩压仍低于 80mmHg，伴有烦躁不安、大汗淋漓、脉搏细快、尿量减少（＜20mL/h）、神志恍惚甚至晕厥时，则为休克，主要为心源性，由于心肌广泛坏死、心排血量急剧下降所致。而神经反射引起的血管扩张尚属次要，有些患者还有血容量不足的因素参与。

7）胃肠道症状：疼痛剧烈时，伴有频繁的恶心、呕吐、上腹胀痛、肠胀气等，与迷走神经张力增高有关。

8）坏死物质吸收引起的症状：主要是发热，一般在发病后 1～3 天出现，体温38℃左右，持续约 1 周。

2. 体征

①约半数患者心浊音界轻度至中度增大，有心力衰竭时较显著；②心率多增快，少数可减慢；③心尖区第一心音减弱，有时伴有奔马律；④10%～20% 的患者在病后 2～3 天出现心包摩擦音，多数在几天内又消失，是坏死波及心包面引起的反应性纤维蛋白性心包炎所致；⑤心尖区可出现粗糙的收缩期杂音或收缩中晚期喀喇音，为二尖瓣乳头肌功能失调或断裂所致；⑥可听到各种心律失常的心音改变；⑦常见到血压下降到正常以下（病前高血压者血压可降至正常），且可能不再恢复到起病前水平；⑧还可有休克、心力衰竭的相应体征。

3. 并发症

心肌梗死除可并发心力衰竭及心律失常外，还可有下列并发症。

（1）动脉栓塞：主要为左室壁血栓脱落所引起。根据栓塞的部位，可能产生脑部或其他部位的相应症状，常在起病后 1～2 周发生。

（2）心室膨胀瘤：梗死部位在心脏内压的作用下显著膨出。心电图常显示持久的 ST 段抬高。

（3）心肌破裂：少见。可在发病 1 周内出现，患者常突然休克甚至造成死亡。

（4）乳头肌功能不全：乳头肌功能不全的病变可分为坏死性与纤维性 2 种，在发生心肌梗死后，心尖区突然出现响亮的全收缩期杂音，第一心音减弱。

（5）心肌梗死后综合征：发生率约 10%，于心肌梗死后数周至数月内出现，可反复发生，表现为发热、胸痛、心包炎、胸膜炎或肺炎等症状、体征，可能为机体对坏死物质的过敏反应。

（五）实验室及其他检查

1. 心电图检查

STEMI 有特征性心电图改变，其肯定性改变是出现异常、持久的 Q 波或 QS 波，以及持续 1 日以上的演进性损伤电位，以后 T 波逐渐倒置。如为下壁梗死，应描记右胸导联即 $V_{4R}$～$V_{6R}$，以免漏掉右室心肌梗死。

有 5%～15% 病例心电图改变不典型。如梗死图形可始终不出现或延后出现，常规心电图导联不显示梗死 Q 波而仅有 ST－T 改变，以及其他一些非特异性的 QRS 改变等。

2. 血清肌酸磷酸激酶（CK 或 CPK）和 CK－MB

于发病 6 小时内升高，12～24 小时达高峰，48～72 小时消失。天冬氨酸转氨酶

（AST 或 GOT）发病后 6 ~ 12 小时升高。24 ~ 48 小时达高峰，3 ~ 6 日恢复正常。乳酸脱氢酶（LDH）发病后 8 ~ 12 小时升高，2 ~ 3 日达高峰，1 ~ 2 周才恢复正常。$LDH_2$ 在 AMI 后数小时总 LDH 尚未升高前就已出现，可持续 10 日。

3. 血 cTn 测定

cTnT 和 cTnI 测定是诊断心肌梗死最敏感指标，可反映微型梗死。正常情况下，周围血液中无 cTnT 或 cTnI（亦有报道其正常值为 cTnT≤0.2ng/mL，cTnI < 7ng/mL），发生 AMI 时，两者均在 3 小时后升高，其中 cTnT 持续 10 ~ 14 日，cTnI 持续 7 ~ 10 日。

4. 其他实验室检查

发病 1 周内白细胞计数可增至（10 ~ 20）× $10^9$/L，中性粒细胞比例多在 0.70 ~ 0.90，嗜酸性粒细胞减少或消失，血沉增快，可持续 1 ~ 3 周。尿肌红蛋白在梗死后5 ~ 40 小时开始排泄，平均持续 83 小时。血清肌红蛋白升高在 4 小时左右，多数 24 小时即恢复正常。

5. 超声心动图（包括二维和多普勒技术）

是影像检查中最便宜、最实用的一种技术。它能提供室壁活动度分析，瓣膜受影响的情况，心功能的评判。该技术由于经济、无创，很容易为患者所接受，可以作为心肌梗死的常规检查项目。近年来，高分辨率的仪器应用于临床，有文献报道，二维超声心动图可以直接分辨左右冠状动脉的近、中、远段。食管超声使冠状动脉成像更清晰。血管内超声是无创与有创技术的结合，提供了冠状动脉横截面的图形，可分辨冠状动脉内膜及中层的病变及硬化。由于探头微型化，可使其与经皮冠状动脉腔内成形术球囊或旋切刀相接合，这样可以边治疗边观察，但是费用昂贵，使该技术远未普及。

二维超声心动图观察心肌梗死的主要表现为阶段性室壁活动异常，急性期可见到室壁阶段性活动度消失、室壁变薄，可用公式计算出梗死面积，目前定量的办法有以下几种：目测阶段性室壁活动异常（半定量），计算机辅助定量阶段性室壁活动异常，心内膜标测法。出现室壁瘤时，可见到阶段性室壁膨出。另外可提供心功能计算，乳头肌功能判定。

6. 放射性核素检查

利用坏死心肌细胞中的钙离子能结合放射性锝焦磷酸盐或坏死心肌细胞的肌凝蛋白可与其特异抗体结合的特点，静脉注射$^{99m}$Tc – 焦磷酸盐或$^{111}$In – 抗肌凝蛋白单克隆抗体，进行"热点"扫描或照相；利用坏死心肌血供断绝和瘢痕组织中无血管以致$^{201}$Tl 或$^{99m}$Tc – MIBI 不能进入细胞的特点，静脉注射这种放射性核素进行"冷点"扫描或照相。两者均可显示心肌梗死的部位和范围。前者主要用于急性期，后者用于慢性期。用门电路 γ 闪烁照相法进行放射性核素心腔造影（常用$^{99m}$Tc – 标记的红细胞或清蛋白），可观察心室壁的运动和左心室的射血分数，有助于判断心室功能、诊断梗死后造成的室壁运动失调和心室壁瘤。目前多用单光子发射计算机体层摄影（SPECT）来检查，新的方法——正电子发射体层摄影（PET）可观察心肌的代谢变化，判断心肌的死活可能效果更好。

（六）诊断

1. 诊断标准和步骤

1）诊断标准：诊断 STEMI 必须至少具备以下标准中的两条：

（1）缺血性胸痛的临床病史，疼痛常持续 30 分钟以上。

（2）心电图的特征性改变和动态演变。

（3）心肌坏死的血清心肌标记物浓度升高和动态变化。

2）诊断步骤：对疑为 STEMI 的患者，应争取在 10 分钟内完成。

（1）临床检查（问清缺血性胸痛病史，如疼痛性质、部位、持续时间、缓解方式、伴随症状；查明心、肺、血管等的体征）。

（2）描记 18 导联心电图（常规 12 导联加 $V_7 \sim V_9$，$V_{3R} \sim V_{5R}$），并立即进行分析、判断。

（3）迅速进行简明的临床鉴别诊断后作出初步诊断（老年人突发原因不明的休克、心力衰竭、上腹部疼痛伴胃肠道症状、严重心律失常或较重而持续性胸痛或胸闷，应慎重考虑有无本病的可能）。

（4）对病情作出基本评价并确定即刻处理方案。

（5）继之尽快进行相关的诊断性检查和监测，如血清心肌标志物浓度的检测，结合缺血性胸痛的临床病史、心电图的特征性改变，作出 STEMI 的最终诊断。此外，尚应进行血常规、血脂、血糖、凝血时间、电解质等检测，二维超声心动图检查，床旁心电监护等。

2. 危险性评估

（1）伴下列任一项者，如高龄（＞70 岁）、既往有 STEMI 史、房颤、前壁心肌梗死、心源性休克、急性肺水肿或持续低血压等可确定为高危患者。

（2）病死率随心电图 ST 段抬高的导联数的增加而增加。

（3）血清心肌标志物浓度与心肌损害范围呈正相关，可帮助估计梗死面积和患者预后。

（七）鉴别诊断

1. 心绞痛

心绞痛的疼痛性质与 STEMI 相同，但发作较频繁，每次发作历时短，一般不超过 15 分钟，发作前常有诱发因素，不伴有发热、白细胞增加、红细胞沉降率增快或血清肌钙蛋白、心肌酶增高，心电图无变化或有 ST 段暂时性压低或抬高，很少发生心律失常、休克和心力衰竭，含用硝酸甘油片疗效好等，可资鉴别。应注意不稳定型心绞痛可在短期内演变为 STEMI。

2. 主动脉夹层

该病也具有剧烈的胸痛，有时出现休克，其疼痛常为撕裂样，一开始即达高峰，多放射至背部、腹部、腰部及下肢。两上肢的血压和脉搏常不一致是本病的重要体征。可出现主动脉瓣关闭不全的体征，心电图和血清心肌酶学检查无 STEMI 时的变化。X 线和超声检查可出现主动脉明显增宽。

3. 急腹症

急性胆囊炎、胆石症、急性坏死性胰腺炎、溃疡病穿孔等常出现上腹痛及休克的表现，但应有相应的腹部体征，心电图及酶学检查有助于鉴别。

4. 急性心包炎

特别是急性非特异性心包炎亦可有严重而持久的胸痛及 ST 段抬高。但胸痛与发热同时出现，呼吸和咳嗽时加重。早期可听到心包摩擦音。心电图改变常为普遍导联 ST 段弓背向上抬高，无 STEMI 心电图的演变过程，亦无血清酶学改变。

5. 肺动脉栓塞

可引起胸痛、咯血、呼吸困难、休克等表现。但有右心负荷急剧增加表现，如发绀、肺动脉瓣区第二心音亢进、颈静脉充盈、肝大、下肢水肿等。心电图示电轴右偏，Ⅰ 导联 S 波加重，Ⅲ 导联出现 Q 波和 T 波倒置，胸导联过渡区左移，右胸导联 T 波倒置等改变。与 STEMI 心电图的演变迥然不同，可资鉴别。

（八）治疗

处理原则是改善冠状动脉血液供给，减少心肌耗氧，保护心脏功能，挽救因缺血而濒死的心肌，防止梗死面积扩大，缩小心肌缺血范围，及时发现、处理、防治严重心律失常、泵衰竭和各种并发症，防止猝死。

流行病学调查发现，50% 的患者发病后 1 小时在院外猝死，死因主要是可救治的心律失常。因此，院前急救的重点是尽可能缩短患者就诊延误的时间和院前检查、处理、转运所用的时间；尽量帮助患者安全、迅速地转送到医院；尽可能及时给予相关急救措施，如嘱患者停止任何主动性活动和运动，舌下含化硝酸甘油，高流量吸氧，镇静止痛（吗啡或哌替啶），必要时静脉注射或滴注利多卡因，或给予除颤治疗和心肺复苏；缓慢性心律失常给予阿托品肌内注射或静脉注射；及时将患者情况通知急救中心或医院，在严密观察及治疗下迅速将患者送至医院。

急诊室医生应力争在 10~20 分钟内完成病史、临床检查、记录 18 导联心电图，尽快明确诊断。对 ST 段抬高者应在 30 分钟内收住冠心病监护病房（CCU）并开始溶栓，或在 90 分钟内开始行急诊 PTCA 治疗。

1. 监护和一般治疗

1）休息：患者应卧床休息，保持环境安静，减少探视，防止不良刺激。

2）监测：在 CCU 进行心电图、血压和呼吸的监测 5~7 日，必要时进行床旁血流动力学监测，以便于观察病情和指导治疗。

3）护理：第 1 周完全卧床，加强护理，对进食、漱洗、大小便、翻身等都需要别人帮助。第 2 周可在床上坐起，第 3~4 周可逐步离床和室内缓步走动。但病重或有并发症者，卧床时间宜适当延长。食物以易消化的流质或半流质为主，病情稳定后逐渐改为软食。便秘 3 日者可服轻泻剂或用甘油栓等，必须防止用力大便造成病情突变。焦虑、不安患者可用地西泮等镇静剂。禁止吸烟。

4）吸氧：急性心肌梗死患者常有不同程度的动脉血氧张力降低，在休克和左心室功能衰竭时尤为明显。吸氧对有休克或左心室功能衰竭的患者特别有用，对一般患者也有利于防止心律失常，并改善心肌缺血缺氧，可有助于减轻疼痛。通常在发病早期用鼻导管或面罩吸氧2～3天，3～5L/min，并发心力衰竭、休克或肺部疾患者则根据氧分压处理。

5）补充血容量：心肌梗死患者，由于发病后出汗，呕吐或进食少，以及应用利尿药等因素，引起血容量不足和血液浓缩，从而加重缺血和血栓形成，有导致心肌梗死面积扩大的危险。因此，如每日摄入量不足，应适当补液，以保持出入量的平衡。一般可用极化液。

6）缓解疼痛：AMI时，剧烈胸痛使患者交感神经过度兴奋，产生心动过速、血压升高和心肌收缩力增强，从而增加心肌耗氧量，并易诱发快速性室性心律失常，应迅速给予有效镇痛药。本病早期疼痛是难以区分坏死心肌疼痛和可逆性心肌缺血疼痛，二者常混杂在一起。先予含服硝酸甘油，随后静脉滴注硝酸甘油，如疼痛不能迅速缓解，应立即用强的镇痛药，吗啡和哌替啶最为常用。吗啡是解除急性心肌梗死后疼痛最有效的药物。其作用于中枢阿片受体而发挥镇痛作用，并阻滞中枢交感神经冲动的传出，导致外周动、静脉扩张，从而降低心脏前后负荷及心肌耗氧量。通过镇痛，减轻疼痛引起的应激反应，使心率减慢。1次给药后10～20分钟发挥镇痛作用，1～2小时作用最强，持续4～6小时。通常静脉注射吗啡3mg，必要时每5分钟重复1次，总量不宜超过15mg。吗啡治疗剂量时即可发生不良反应，随剂量增加，发生率增加。不良反应有恶心、呕吐、低血压和呼吸抑制。其他不良反应有眩晕、嗜睡、表情淡漠，注意力分散等。一旦出现呼吸抑制，可每隔3分钟静脉注射纳洛酮，有拮抗吗啡的作用，剂量为0.4mg，总量不超过1.2mg。一般用药后呼吸抑制症状可很快消除，必要时采用人工辅助呼吸。哌替啶有消除迷走神经作用和镇痛作用，其血流动力学作用与吗啡相似，75mg哌替啶相当于10mg吗啡，不良反应有致心动过速和呕吐作用，但较吗啡轻。可用阿托品0.5mg对抗之。临床上可肌内注射25～75mg，必要时2～3小时重复，过量出现麻醉作用和呼吸抑制，当引起呼吸抑制时，也可应用纳洛酮治疗。对重度烦躁者可应用冬眠疗法，经肌内注射哌替啶25mg，异丙嗪（非那根）12.5mg，必要时4～6小时重复1次。

中药可用复方丹参滴丸，麝香保心丸口服，或复方丹参注射液16mL加入5%葡萄糖液250～500mL中静脉滴注。

2. 再灌注心肌

起病3～6小时，使闭塞的冠状动脉再通，心肌得到再灌注，濒临坏死的心肌可能得以存活或使坏死范围缩小，预后改善，是一种积极的治疗措施。

1）急诊溶栓治疗：溶栓治疗是20世纪80年代初兴起的一项新技术，其治疗原理是针对急性心肌梗死发病的基础，即大部分穿壁性心肌梗死是由于冠状动脉血栓性闭塞引起的。血栓是由于凝血酶原在异常刺激下被激活，形成凝血酶，使纤维蛋白原转化为纤维蛋白，然后与其他有形成分如红细胞、血小板一起形成的。机体内存在一个纤维蛋白溶解系统，它是由纤维蛋白溶酶原和内源性或外源性激活物组成的。在激活物的作用下，纤维蛋白溶酶原被激活，形成纤维蛋白溶酶，它可以溶解稳定的纤维蛋白血栓，还可以降解纤维蛋白原，促使纤维蛋白裂解、使血栓溶解。但是纤维蛋白溶酶的半衰期很短，要想获得持续的溶栓效果，只有依靠连续输入外源性补给激活物的办法。现在临床常用的纤溶激活物有两大类，一类为非选择性纤溶剂，如链激酶（SK）、尿激酶（UK）。它们除了激活与血栓相关的纤维蛋白溶酶原外，还激活循环中的纤溶酶原，导致全身的纤溶状态，因此可以引起出血并发症。另一类为选择性纤溶剂，有重组组织型纤溶酶原激活剂（rt–PA），单链尿激酶型纤溶酶原激活剂（SCUPA）及乙酰纤溶酶原—链激酶激活剂复合物（APSAC）。它们选择性地激活与血栓有关的纤溶酶原，而对循环中的纤溶酶原仅有中等度的作用。这样可以避免或减少出血并发症的发生。

溶栓治疗适应证：美国心脏病学会和美国心脏病学院关于溶栓治疗指南的适应证为：①2个或2个以上相邻导联段抬高（胸导联≥0.2 mV，肢体导联≥0.1 mV），或AMI病史伴左束支传导阻滞，起病时间＜12小时，年龄＜75岁（ACC/AHA指南列为Ⅰ类适应证）；②对ST段抬高，年龄＞75岁的患者慎重权衡利弊后仍可考虑溶栓治疗（ACC/AHA指南列为Ⅰ类适应证）；③ST段抬高，发病时间在12～24小时的患者如有进行性缺血性胸痛和广泛ST段抬高，仍可考虑溶栓治疗（ACC/AHA指南列为Ⅱa类适应证）；④虽有ST段抬高，但起病时间＞24小时，缺血性胸痛已消失者或仅有ST段压低者不主张溶栓治疗（ACC/AHA指南列为Ⅲ类适应证）。

溶栓治疗的绝对禁忌证：①活动性出血；②怀疑主动脉夹层；③最近头部外伤或颅内肿瘤；④＜2周大手术或创伤；⑤任何时间出现出血性脑卒中史；⑥凝血功能障碍。

溶栓治疗的相对禁忌证：①高血压＞180/110mmHg；②活动性消化性溃疡；③正在抗凝治疗；④延长CPR；⑤糖尿病出血性视网膜病；⑥心源性休克；⑦怀孕。

（1）链激酶（SK）：SK是C类乙型链球菌产生的酶，在体内将前活化素转变为活化素，后者将纤溶酶原转变为纤溶酶。有抗原性，用前需做皮肤过敏试验。静脉滴注常用量为50万～100万U加入5%葡萄糖液100mL内，30～60分钟滴完，后每小时给予10万U，滴注24小时。治疗前半小时肌内注射异丙嗪25mg，加少量（2.5～5mg）地塞米松同时滴注可减少过敏反应的发生。用药前后进行凝血方面的化验检查，用量大时尤应注意出血倾向。冠状动脉内注射时先做冠状动脉造影，经导管向闭塞的冠状动脉内注入硝酸甘油0.2～0.5mg，后注入SK 2万U，继之每分钟2 000～4 000 U，共30～90分钟至再通后继用每分钟2 000 U 30～60分钟。患者胸痛突然消失，ST段恢复正常，心肌酶峰值提前出现为再通征象，可每分钟注入1次造影剂观察是否再通。

（2）尿激酶（UK）：作用于纤溶酶原使之转变为纤溶酶。本品无抗原性，作用较SK弱。50万～100万U静脉滴注，60分钟滴完。冠状动脉内应用时每分钟6 000 U持续1小时以上至溶栓后再维持0.5～1小时。

（3）重组组织型纤溶酶原激活剂：本品对血凝块有选择性，故疗效高于SK。冠状动脉内滴注0.375mg/kg，持续45分钟。静脉滴注用量为0.75mg/kg，持续90分钟。

其他制剂还有单链尿激酶型纤溶酶原激活剂（SCUPA），乙酰纤溶酶原—链激酶激活剂复合物（APSAC）等。

以上溶栓剂的选择：文献资料显示，用药2～3小时的开通率：rt–PA为65%～80%，SK为65%～75%，UK为50%～68%，APSAC为68%～70%。究竟选用哪一种溶栓剂，不能根据以上的数据武断地选择，而应根据患者的病变范围、部位、年龄、起病时间的长短以及经济情况等因素选择。比较而言，如患者年轻（年龄小于45岁）、大面积前壁 AMI、到达医院时间较早（2 小时内）、无高血压，应首选 rt - PA。如果年龄较大（大于 70 岁）、下壁 AMI、有高血压，应选 SK 或 UK。由于 APSAC 的半衰期最长（70~120 分钟），因此，它可在患者家中或救护车上一次性快速静脉注射；rt - PA 的半衰期最短（3~4 分钟），需静脉持续滴注 90~180 分钟；SK 的半衰期为 18 分钟，给药持续时间为 60 分钟；UK 半衰期为 40 分钟，给药时间为 30 分钟。SK 与 APSAC 可引起低血压和过敏反应，UK 与 rt - PA 无这些不良反应。rt - PA 需要联合使用肝素，SK、UK、APSAC 除具有纤溶作用外，还有明显的抗凝作用，不需要积极使用静脉肝素。另外，rt - PA 价格较贵，SK、UK 较低廉。以上这些因素在临床选用溶栓剂时应予以考虑。

溶栓治疗的并发症如下：

（1）出血

轻度出血：皮肤、黏膜、肉眼及显微镜下血尿或小量咯血、呕血等（穿刺或注射部位少量淤斑不作为并发症）。

重度出血：大量咯血或消化道大出血、腹膜后出血等引起失血性休克或低血压，需要输血者。

危及生命部位的出血：颅内、蛛网膜下隙、纵隔内或心包出血。

（2）再灌注心律失常，注意其对血流动力学的影响。

（3）一过性低血压及其他的过敏反应（多见于 SK 或 rSK）等。

溶栓治疗急性心肌梗死的价值是肯定的。加速血管再通，减少和避免冠状动脉早期血栓性再堵塞，可望进一步增加疗效。已证实有效的抗凝治疗可加速血管再通和有助于保持血管通畅。今后研究应着重于改进治疗方法或使用特异性溶栓剂，以减少纤维蛋白分解、防止促凝血活动和纤溶酶原偷窃；研制合理的联合使用的药物和方法。如此，可望使现已明显降低的急性心肌梗死死亡率进一步下降。

2）经皮冠状动脉腔内成形术（PTCA）

（1）直接 PTCA：急性心肌梗死发病后直接做 PTCA。指征：静脉溶栓治疗有禁忌证者；合并心源性休克者（急诊 PTCA 挽救生命时作为首选治疗）；诊断不明患者，如急性心肌梗死病史不典型或左束支传导阻滞（LBBB）者，可从直接冠状动脉造影和 PTCA 中受益；有条件在发病后数小时内行 PTCA 者。

（2）补救性 PTCA：在发病 24 小时内，静脉溶栓治疗失败，患者胸痛症状不缓解时，行急诊 PTCA，以挽救存活的心肌，限制梗死面积进一步扩大。

（3）半择期 PTCA：溶栓成功患者在梗死后 7~10 天，有心肌缺血指征或冠状动脉再闭塞者。

（4）择期 PTCA：在急性心肌梗死后 4~6 周，用于再发心绞痛或有心肌缺血客观指征，如运动试验、动态心电图、$^{201}$Tl 运动心肌断层显像等证实有心肌缺血。

（5）冠状动脉搭桥术（CABG）：适用于溶栓疗法及 PTCA 无效，而仍有持续性心肌缺血；急性心肌梗死合并有左房室瓣关闭不全或室间隔穿孔等机械性障碍需要手术矫正和修补，同时进行 CABG；多支冠状动脉狭窄或左冠状动脉主干狭窄。

3. 缩小梗死面积

AMI 是心肌氧供/氧需的严重失衡，纠正这种失衡，就能挽救濒死的心肌，限制梗死的扩大，有效地减少并发症和改善患者的预后。控制心律失常，适当补充血容量和治疗心力衰竭，均有利于减少梗死区。目前多主张采用以下方法。

1）扩血管药物：扩血管药物必须应用于梗死初期的发展阶段，即起病后 4~6 小时。一般首选硝酸甘油静脉滴注或硝酸异山梨酯舌下含化，也可在皮肤上用硝酸甘油贴片或软膏。使用时应注意：静脉给药时，最好有血流动力学监测，当肺动脉楔压小于 18mmHg，动脉压正常或增高时，其疗效较好，反之，则可使病情恶化；应从小剂量开始，在应用过程中保持肺动脉楔压不低于 15mmHg，且动脉压不低于正常低限，以保证必需的冠状动脉灌注。

2）β 受体阻滞剂：大量临床资料表明，在 AMI 发生后的 4~12 小时，给普萘洛尔或阿普洛尔、阿替洛尔、美托洛尔等药治疗（最好是早期静脉内给药），常能达到明显降低患者的最高血清酶（CPK、CK－MB 等）水平，提示有限制梗死范围扩大的作用。但因这些药的负性肌力、负性频率作用，临床应用时，当心率低于每分钟 60 次，收缩压≤110mmHg，有心力衰竭及下壁心肌梗死者应慎用。

3）低分子右旋糖酐及复方丹参等活血化瘀药物：一般可选用低分子右旋糖酐每日静脉滴注 250~500mL，7~14 天为一个疗程。在低分子右旋糖酐内加入活血化瘀药物如血栓通 4~6mL、川芎嗪 80~160mg 或复方丹参注射液 12~30mL，疗效更佳。心功能不全者低分子右旋糖酐慎用。

4）极化液（GIK）：可减少心肌坏死，加速缺血心肌的恢复。但近几年因其效果不显著，已趋向不用，仅用于 AMI 伴有低血容量者。其他改善心肌代谢的药物有维生素 C（3~4g）、辅酶 A（50~100 U）、肌苷（0.2~0.6g）、维生素 $B_6$（50~100mg），每日 1 次静脉滴注。

5）其他：有人提出用大量激素（氢化可的松 150mg/kg）或透明质酸酶（每次 500 IU/kg，每 6 小时 1 次，每日 4 次），或用钙通道阻滞剂（硝苯地平 20mg，每 4 小时数次）治疗 AMI，但对此分歧较大，尚无统一结论。

4. 严密观察，及时处理并发症

1）心力衰竭的处理：AMI 并发心力衰竭可至广泛性心肌梗死或室壁瘤，导致顽固性心力衰竭，目前，经过有效的冠状动脉再灌注治疗（溶栓、PTCA 和 CABG）后，顽固性心力衰竭发生率明显降低，但仍见到由于再灌注损伤而导致心力衰竭。对 AMI 伴有心力衰竭同一般原因所致心力衰竭处理有些不同，因此，在处理这一类心力衰竭时应注意：①在 AMI 发病 24 小时之内不用洋地黄制剂，因为其增加心肌耗氧量，致使心肌梗死范围广大。②血压正常或偏高者主要选用利尿剂、硝酸甘油、ACEI、β 受体阻滞剂等。③血压偏低者用多巴胺或在用多巴胺的基础上加用硝酸甘油、β 受体阻滞剂、利尿剂。④心率偏慢的心力衰竭，可用异丙肾上腺素、多巴胺、米力农或氨力农等。⑤经上述治疗心力衰竭治疗仍不见好转，可以加用曲美他嗪或护心痛、1，6－二磷酸果糖、左卡尼汀（贝康停）等改善心肌能量代谢的药物，促进缺血性心肌的恢复。

2）心源性休克：在严重低血压时应静脉滴注多巴胺 5~15μg/（kg·min），一旦血压升至 90mmHg 以上，则可同时静脉滴注多巴酚丁胺 3 ~ 10μg/（kg·min），以减少多巴胺用量。如血压不升应使用大剂量多巴胺［≥15μg/（kg·min）］。大剂量多巴胺无效时，可静脉滴注去甲肾上腺素 2 ~ 8μg/min。轻度低血压时，可用多巴胺或与多巴酚丁胺合用。药物治疗无效者，应使用主动脉内球囊反搏。AMI 合并心源性休克提倡 PTCA 再灌注治疗。中药可酌情选用独参汤、参附汤、生脉散等。

3）抗心律失常：急性心肌梗死约有 90% 以上出现心律失常，绝大多数发生在梗死后 72 小时内，不论是快速性或缓慢性心律失常，对急性心肌梗死患者均可引起严重后果。因此，及早发现心律失常，特别是严重的心律失常前驱症状，并给予积极的治疗。

（1）快速性心律失常的处理：AMI 并发快速性心律失常的特征有①室性心律失常为主，所以，常用利多卡因 + 美西律即可以控制其发作；②AMI 时心肌收缩力均有不同程度减弱，应该避免应用对心肌有较强抑制作用的抗心律失常药物（奎尼丁、丙吡胺、普罗帕酮等），一般推荐用美西律、胺碘酮；③严密心电监护，一旦发现室扑、室颤应该立即电击复律。

（2）缓慢性心律失常的处理：药物治疗效果不好时，使用临时心脏起搏器。

临时心脏起搏器应用指征：①窦性心动过缓（P < 50 次/分）经药物治疗不能提高心室率伴有低血压（收缩压 < 80mmHg）或用异丙肾上腺素后出现室性心动过速。②二度Ⅱ型窦房阻滞或窦性静止伴交界性或室性逸搏心律。③二度Ⅱ型以上房室传导阻滞。④双束或三支传导阻滞伴 PR 间期延长。

临时心脏起搏器一般应用 7 ~ 10 天，经上述治疗心电图仍未见改善，可以考虑安装永久性心脏起搏器。

4）机械性并发症的处理

（1）心室游离壁破裂：可引起急性心脏压塞致突然死亡，临床表现为电—机械分离或心脏停搏，常因难以即时救治而死亡。亚急性心脏破裂应积极争取冠状动脉造影后行手术修补及血管重建术。

（2）室间隔穿孔：伴血流动力学失代偿者，提倡在血管扩张剂和利尿剂治疗及 IABP 支持下，早期或急诊手术治疗。如穿孔较小，无充血性心力衰竭，血流动力学稳定，可保守治疗，6 周后择期手术。

（3）急性二尖瓣关闭不全：急性乳头肌断裂时突发左心衰竭和（或）低血压，主张用血管扩张剂、利尿剂及 IABP 治疗，在血流动力学稳定的情况下急诊手术。因左心室扩大或乳头肌功能不全者，应积极应用药物治疗心衰，改善心肌缺血并行血管重建术。

5. 恢复期处理

住院 3 周后，如病情稳定，体力增进，可考虑出院。近年主张出院前做症状限制性运动负荷心电图、放射性核素和（或）超声显像检查，如显示心肌缺血或心功能较差，宜行冠状动脉造影检查考虑进一步处理。心室晚电位检查有助于预测发生严重室性心律失常的可能性。近年又提倡急性心肌梗死恢复后，进行康复治疗，逐步做适当的体育锻炼，有利于体力和工作能力的增进。经 2 ~ 4 个月的体力活动锻炼后，酌情恢复部分或轻工作，以后部分患者可恢复全天工作，但应避免过重体力劳动或精神过度紧张。

（九）护理

1. 一般护理

1）休息：发病后不要搬动患者，就地抢救为宜。由于发病 48 小时内病情易变，死亡率高，应向患者解释急性期卧床休息可减轻心脏负荷，减少心肌耗氧量，限制或缩小梗死范围，有利于心功能的恢复。因此，第 1 周应绝对卧床，进食、排便、翻身、洗漱等一切日常生活由护理人员帮助照料，避免不必要的翻动，并限制亲友探视。此外，各项必需的医疗护理工作要集中一次做完，尽量减少患者的心脏负担。

2）饮食：患者进入监护室后头 4~6 小时禁食，随后根据患者的临床状态个别化地开始进食，给高维生素的流食和半流食如果汁、菜汤、米粥、面片等。有心衰者适当限盐。急性期后恢复冠心病饮食（同心绞痛饮食），以少食多餐为原则。

3）保持二便通畅：心肌梗死患者由于卧床休息、消化功能减退、哌替啶或吗啡等止痛药物的应用，使胃肠功能和膀胱收缩受抑制，易发生便秘和尿潴留。应予以足够的重视，酌情给予轻泻剂，嘱患者排便时勿屏气，避免增加心脏负担和导致附壁血栓脱落。排便不畅时宜加用开塞露，对 5 日无大便者可保留灌肠或给低压盐水灌肠。对排尿不畅者，可采用物理或诱导法，协助排尿，必要时行导尿。

4）吸氧：氧治疗可改善低氧血症，有利于心肌梗死的康复。急性期给患者高流量吸氧，持续 48 小时。氧流量在 3~5L/min，病情变化可延长吸氧时间。待疼痛减轻，休克解除，可减低氧流量。注意鼻导管的通畅，24 小时更换 1 次。如果合并急性左心衰竭，出现重度低氧血症时，死亡率较高，可采用加压吸氧或乙醇除泡沫吸氧。

5）防止血栓性静脉炎或深部静脉血栓形成：血栓性静脉炎表现为受累静脉局部红、肿、痛，可延伸呈条索状，多因反复静脉穿刺输液和多种药物输注所致。所以行静脉穿刺时应严格无菌操作，患者感觉输液局部皮肤疼痛或红肿，应及时更换穿刺部位，并予以热敷或理疗。下肢静脉血栓形成一般在血栓较大引起阻塞时才出现患肢肤色改变，皮肤温度升高和可凹性水肿。应注意每日协助患者做被动下肢活动 2~3 次，注意下肢皮肤温度和颜色的变化，避免选用下肢静脉输液。

6）做好心理护理：急性心肌梗死是内科急症，严重威胁着患者生命安全，此时患者均会产生相应的心理变化，影响治疗效果。护士应根据患者的不同心理状态，采取相应的心理护理。如患者精神紧张、持续剧烈的疼痛，应立即给予止痛及镇静，同时耐心安慰患者，消除其恐惧心理，增强患者战胜疾病信心，积极配合治疗。

2. 病情观察与监护

急性心肌梗死系危重疾病，应早期发现危及患者生命的先兆表现，如能得到及时处理，可使病情转危为安。故需严密观察以下情况：

1）血压：始发病时应 0.5~1 小时测量一次血压，随血压恢复情况逐步减少测量次数为每日 4~6 次，基本稳定后每日 1~2 次。若收缩压在 90mmHg 以下，脉压减小，且音调低落，要注意患者的神志状态、脉搏、面色、皮肤色泽及尿量等，是否有心源性休克的发生。此时，在通知医生的同时，对休克者采取抗休克措施，如补充血容量，应用升压药、血管扩张剂及纠正酸中毒，避免脑缺氧，保护肾功能等。有条件者应准备好中心静脉压测定装置或漂浮导管测定肺毛细血管楔压设备，以正确应用输液量及调节液体滴速。

2）心率、心律：在 CCU 进行连续的心电、呼吸监测，在心电监测示波屏上，应注意观察心率及心律变化。及时检出可能作为恶性心动过速先兆的任何室性期前收缩以及室颤或完全性房室传导阻滞、严重的窦性心动过缓、房性心律失常等。如发现室性期前收缩为：①每分钟 5 次以上；②呈二、三联律；③多元性期前收缩；④室性期前收缩的 R 波落在前一次主搏的 T 波之上，均为转变阵发性室性心动过速及室颤的先兆，易造成心搏骤停。遇有上述情况，在立即通知医生的同时，需应用相应的抗心律失常药物，并准备好除颤器和人工心脏起搏器，协同医生抢救处理。

3）胸痛：急性心肌梗死患者常伴有持续剧烈的胸痛，因此，应注意观察患者的胸痛程度，因剧烈胸痛可导致低血压，加重心肌缺氧，扩大梗死面积，引起心力衰竭、休克及心律失常。常用的止痛剂有罂粟碱肌内注射或静脉滴注，硝酸甘油 0.6mg 含服，疼痛较重者可用哌替啶或吗啡。在护理中应注意可能出现的药物不良反应，同时注意观察血压、尿量、呼吸及一般状态，确保用药的安全。

4）呼吸急促：注意观察患者的呼吸状态，对有呼吸急促的患者应注意观察血压，皮肤黏膜的血循环情况，肺部体征的变化以及血流动力学和尿量的变化。发现患者有呼吸急促、不能平卧、烦躁不安、咳嗽、咳泡沫样血痰时，立即取半坐位，给予吸氧，准备好快速强心、利尿剂，配合医生按急性心力衰竭处理。

5）体温：急性心肌梗死患者可有低热，体温在 37～38.5℃，多持续 3 天左右。如体温持续升高，1 周后仍不下降，应疑有继发肺部或其他部位感染，及时向医生报告。

6）意识变化：如发现患者意识恍惚，烦躁不安，应注意观察血流动力学及尿量的变化。警惕心源性休克的发生。

7）器官栓塞：在急性心肌梗死第 1～2 周，注意观察组织或脏器有无栓塞现象发生。因左心室内附壁血栓可脱落，而引起脑、肾、四肢、肠系膜等动脉栓塞，应及时向医生报告。

8）心室膨胀瘤：在心肌梗死恢复过程中，心电图表现虽有好转，但患者仍有顽固性心力衰竭或心绞痛发作，应疑有心室膨胀瘤的发生。这是由于在心肌梗死区愈合过程中，心肌被结缔组织所替代，成为无收缩力的薄弱纤维瘢痕区。该区内受心腔内的压力而向外呈囊状膨出，造成心室膨胀瘤。应配合医生进行 X 线检查以确诊。

9）心肌梗死后综合征：需注意在急性心肌梗死后两周、数月甚至两年内，可并发心肌梗死后综合征。表现为肺炎、胸膜炎和心包炎征象，同时也有发热、胸痛、血沉和白细胞升高现象，酷似急性心肌梗死的再发。这是由于坏死心肌引起机体自身免疫变态反应所致。如心肌梗死的特征性心电图变化有好转现象又有上述表现时，应做好 X 线检查的准备，配合医生作出鉴别诊断。因本病应用激素治疗效果良好，若因误诊而用抗凝药物，可导致心腔内出血而发生急性心脏压塞。故应严密观察病情，在确诊为本病后，应向患者及家属做好解释工作，解除顾虑，必要时给患者应用镇痛及镇静剂；做好休息、饮食等生活护理。

（十）防控

1）注意劳逸结合，根据心功能进行适当的康复锻炼。

2）避免紧张、劳累、情绪激动、饱餐、便秘等诱发因素。

3）节制饮食，禁忌烟酒、咖啡、酸辣刺激性食物，多吃蔬菜、蛋白质类食物，少食动物脂肪、胆固醇含量较高的食物。

4）按医嘱服药，随身常备硝酸甘油等扩张冠状动脉药物，定期复查。

5）指导患者及家属，病情突变时，采取简易应急措施。

（刘金军）

# 第六章　原发性高血压

临床上高血压可根据有无基础疾病而分为原发性和继发性两种。无基础疾病者称为原发性高血压，也称高血压病；其发病机理目前尚未完全阐明；有基础疾病，或者说血压升高仅仅是基础疾病的一种临床表现者，称为继发性高血压，也称症状性高血压。原发性高血压是一种以动脉收缩压和（或）舒张压升高为特征，常引起心、脑、肾、血管等器官功能性或器质性改变的全身性疾病。是冠心病、脑卒中的主要危险因素。

目前，我国采用的血压分类和标准见表 6 - 1。高血压定义为未使用降压药物的情况下诊室收缩压≥140mmHg 和（或）舒张压≥90mmHg。根据血压升高水平，进一步将高血压分为 1 ~ 3 级。

表 6 - 1　血压水平分类和定义（单位：mmHg）

| 分　　类 | 收缩压 | | 舒张压 |
| --- | --- | --- | --- |
| 正常血压 | <120 | 和 | <80 |
| 正常高值血压 | 120 ~ 139 | 和（或） | 80 ~ 89 |
| 高血压 | ≥140 | 和（或） | ≥90 |
| 1 级高血压（轻度） | 140 ~ 159 | 和（或） | 90 ~ 99 |
| 2 级高血压（中度） | 160 ~ 179 | 和（或） | 100 ~ 109 |
| 3 级高血压（重度） | ≥180 | 和（或） | ≥110 |
| 单纯收缩期高血压 | ≥140 | 和 | <90 |

注：当收缩压和舒张压分属于不同分级时，以较高的级别作为标准。以上标准适用于任何年龄的成年男性和女性。

美国心脏病学会等 11 个学会提出了新的高血压诊断（≥130/80mmHg）和治疗目标值（<130/80mmHg），这对高血压的早防早治具有积极意义。我国应积累与分析更多的证据和研究，进一步确定我国高血压诊断标准和治疗目标值。

## 一、病因

目前较为肯定的致病因素有①遗传因素：高血压有家族聚集性。②精神因素：人在长期精神紧张、压力或焦虑状态下也可引起高血压。③膳食因素：高钠、低钙、低钾、低镁、低鱼类和豆类蛋白饮食者易患高血压。④体重因素：肥胖者患病率是体重正常者的 2 ~ 6 倍。⑤其他因素：吸烟及大量饮酒者患病率高，长期噪声和视觉刺激也可致高血压。高盐膳食、体重超重、饮酒是我国高血压发病的主要危险因素。

## 二、发病机制

血压增高的机制亦尚未完全阐明。一般认为在发病中占主导地位的是高级神经中枢功能失调。内分泌、肾脏、体液、遗传等因素也参与发病过程。

由于机体内、外环境的不良刺激，引起反复的精神紧张和情绪波动，导致大脑皮质兴奋和抑制过程失调，皮质下血管舒缩中枢形成以血管收缩神经冲动占优势，引起全身小动脉痉挛，周围阻力增高，使血压升高。初期血压升高为暂时性，以后由于皮质下舒缩中枢的兴奋灶变得固定，逐渐使小动脉痉挛呈持久性，血压升高也就恒定，结果造成脏器缺血。肾脏缺血时，肾小球旁细胞分泌肾素增多，进入血液循环后，在肝脏产生的血管紧张素原水解为血管紧张素Ⅰ，再经肺循环中转化酶的作用转化为血管紧张素Ⅱ，依次又转化为血管紧张素Ⅲ，致全身小动脉痉挛加重。大脑皮质功能障碍可引起丘脑和垂体分泌促肾上腺皮质激素和血管加压激素释放增多，使小动脉痉挛，钠和水潴留。血管紧张素Ⅱ和Ⅲ刺激肾上腺皮质，使醛固酮分泌增加，又引起钠的潴留，血容量的增多，这样使血压增高更为巩固。另外，大脑皮质功能失调又能引起交感神经兴奋，使肾上腺髓质分泌肾上腺素和去甲肾上腺素增多，提高心排血量和促使小动脉收缩，又促进血压增高。

## 三、临床表现

1. 一般表现

通常起病隐匿，病情发展缓慢，早期常无症状，约半数患者于体格检查时才发现血压升高，少数患者甚至在出现心、脑、肾等并发症时才发现高血压。一般可有头痛、头晕、耳鸣、眼花、健忘、注意力不集中、心悸、气急、疲劳等症状。早期血压波动性升高，在精神紧张、情绪波动、劳累时血压暂时升高，休息后降至正常。随着病情进展，血压呈持续性升高。体检时可有下列体征：主动脉瓣区第二心音亢进呈金属音调，主动脉瓣区收缩期吹风样杂音或收缩早期喀喇音。长期持续高血压可有左心室肥大体征（心尖搏动向左下移位，心界向左下扩大等），并可闻及第四心音。病程后期，可出现心、脑、肾等器官的器质性损害和功能障碍的临床表现。

2. 并发症

可有心、脑、肾等靶器官损害。

1）心脏：长期面临高血压可致左心室肥厚、扩大，最终导致心力衰竭。高血压可促进冠状动脉硬化的形成和发展，可出现心绞痛、心肌梗死，并加重心力衰竭，甚至发生猝死。

2）脑：长期高血压，由于小动脉微血管瘤的形成及脑动脉粥样硬化的产生，可并发急性脑血管病（脑出血、短暂性脑缺血发作、脑血栓形成）。血压极度升高可发生高血压脑病。

3）肾脏：长期高血压可致进行性肾硬化，肾脏损害的诊断主要依据血清肌酐升高，肌酐清除率降低和尿蛋白（微量白蛋白尿或大量白蛋白尿）排泄率增加。

### 四、实验室及其他检查

**1. 尿常规检查**

可阴性或有少量蛋白和红细胞，急进型高血压患者尿中常有大量蛋白、红细胞和管型，肾功能减退时尿比重降低，尿浓缩和稀释功能减退，血中肌酐和尿素氮增高。

**2. X 线检查**

轻者主动脉迂曲延长或扩张，并发高血压性心脏病时，左心室增大，心脏呈靴形样改变。

**3. 超声波检查**

心脏受累时，二维超声显示：早期左室壁搏动增强，第Ⅱ期多见室间隔肥厚，继则左心室后壁肥厚；左心房轻度扩大；超声多普勒于二尖瓣上可测出舒张期血流速度减慢，舒张末期速度增快。

**4. 心电图和心向量图检查**

心脏受累的患者又可见左心室增厚或兼有劳损，P 波可增宽或有切凹，P 环振幅增大，终末向后电力更为明显。偶有房颤或其他心律失常。

**5. 血浆肾素活性和血管紧张素Ⅱ浓度测定**

二者可增高，正常或降低。

**6. 血浆心钠素浓度测定**

心钠素浓度降低。

### 五、诊断和鉴别诊断

按规范要求准确测量血压，达到高血压标准，并除外继发性高血压后，可确诊为高血压病。

**1. 诊断标准**

目前，我国采用国际上统一的标准，即收缩压 ≥140mmHg 和（或）舒张压 ≥90mmHg 即诊断为高血压。

以上诊断标准适用于男女两性、任何年龄的成人，对于儿童，目前尚无公认的高血压诊断标准，但通常低于成人高血压诊断的水平。

上述高血压的诊断必须以非药物状态下两次或两次以上非同日多次重复血压测定所得的平均值为依据，偶然测得一次血压增高不能诊断为高血压，必须重复和进一步观察。

**2. 鉴别诊断**

1）慢性肾小球肾炎：本病与晚期高血压有肾功能损害者常不易区别。一般本病有急性肾炎史或反复浮肿史，明显贫血，血浆蛋白低、蛋白尿和血尿发生于高血压之前，蛋白尿持续存在而血压升高不显著等有利于慢性肾小球肾炎的诊断。

2）慢性肾盂肾炎：女性多见，多有尿路感染史，可有反复多年尿频、尿急、尿痛及发热症状，尿细菌培养阳性（菌落数 >10 万/mL），尿中白细胞增多为主（离心沉淀10 分钟，每高倍镜视野 10 个以上），静脉肾盂造影显示患者肾盂与肾盏变形。

3）肾动脉狭窄：肾动脉狭窄引起肾缺血而使血压增高，此病一般发病年龄较轻或发生于 55 岁以上的老年人（肾动脉粥样硬化所致）。起病急、血压增高显著、降压药物治疗效果不好。体检时可在上腹部或脊肋角处听到血管杂音，肾动脉造影可以确诊。

4）内分泌疾病

（1）嗜铬细胞瘤：因分泌大量肾上腺素和去甲肾上腺素而引起高血压。临床表现为剧烈头痛、心悸、出汗、面色苍白、恶心、乏力、心动过速等症。血压增高期尿中肾上腺素、去甲肾上腺素或代谢产物香草扁桃酸（VMA）显著增高，注射 α 受体阻滞剂苄胺唑啉后，如果血压明显下降则提示嗜铬细胞瘤的存在。腹膜后充气造影、断层摄片、静脉肾盂造影、肾上腺血管造影等有助于肿瘤的定位诊断。

（2）原发性醛固酮增多症：是肾上腺皮质增生或肿瘤分泌醛固酮过多所致，除表现有高血压外，还有多饮、多尿、肌无力、周期性瘫痪、血钾低等，提示本病。血和尿中醛固酮增多，具有诊断价值，可资鉴别。

（3）皮质醇增多症：肾上腺皮质肿瘤或增生，分泌糖皮质激素过多，使水、钠潴留致高血压。本病有典型的满月脸、向心性肥胖、多毛、皮肤薄而有紫纹、血糖增高、尿糖阳性等特征性表现，鉴别诊断一般不难。

5）妊娠高血压综合征：多发生于妊娠后期 3 ~ 4 个月、分娩期或产后 48 小时内。以高血压、水肿、蛋白尿为特征，严重者可发生抽搐和昏迷。孕前无高血压史及早孕期血压不高者不难诊断。孕前有高血压者或肾脏疾病者易有妊娠高血压综合征。

## 六、治疗

高血压的首要治疗目标是最大限度地降低心血管疾病的长期总体危险，包括升高的血压及可逆的危险因素（如吸烟、高胆固醇血症或糖尿病），降压达标很重要，通过降压可减少心血管事件的发生、预防器官损害的恶化、

预防高危情况的出现如糖尿病、蛋白尿，同时还有注意危险因素的预防，所有高血压患者均应养成良好的生活方式，影响预后的因素。

通常高血压患者血压降至 <140/90mmHg，或收缩压 <130mmHg；高危和极高危或合并糖尿病、肾功能不全、脑血管病患者降至 <130/80mmHg，老年人血压降至 <140/90mmHg，如能耐受，还可进一步降低。

（一）非药物治疗

适合于各型高血压病患者，尤其对轻者，单纯非药物治疗亦可使血压有一定程度的下降。非药物治疗主要是改善生活行为，包括：

1. 调节饮食

1）限制钠摄入：食盐 < 每日 6g。

2）注意补充钙盐和钾盐：多食用含钙和钾丰富的食物。

3）减少脂肪摄入量：膳食中脂肪量应控制在总热量的 25% 以下。

4）限制饮酒：饮酒量每日不可超过相当于 50g 乙醇的含量。

2. 减轻体重

体重指数 [体重（kg）/身高（m）$^2$] 应控制在 25 以下。

3. 保证休息与适量运动

注意劳逸结合，保证充足睡眠，避免精神过度或长期紧张，适量的运动有利于调整神经中枢功能失调。

（二）降压药物治疗

长期抗高血压药物治疗的主要目的是减少卒中及心肌梗死等并发症，故如何选择抗高血压药物至关重要。目前一线降压药物要归纳为六大类，即利尿剂、β受体阻滞剂、钙通道阻滞剂、ACEI、α受体阻滞剂及ARB。

1. 利尿剂

利尿剂使细胞外液容量减低、心排血量降低，并通过利钠作用使血压下降。降压作用缓和，服药2~3周作用达高峰，适用于轻、中度高血压，尤其适宜于老年人收缩期高血压及心力衰竭伴高血压的治疗。可单独用，并更适宜与其他类降压药合用。

1）噻嗪类：如氢氯噻嗪，每次6.25~25mg，每日1次。氯噻酮，每次25~50mg，每日1~2次。该类药物易引起低血钾及血糖、血尿酸、血胆固醇增高，因此，糖尿病及高脂血症患者应慎用，痛风患者禁用。

2）袢利尿剂：如呋塞米，每次20~40mg，每日1~2次。利尿作用强而迅速，可致低血钾、低血压，肾功能不全时更宜。

3）保钾利尿剂：如螺内酯，每次20~40mg，每日1~2次；氨苯蝶啶，每次50mg，每日1~2次。这类药可引起高血钾，不宜与ACEI合用，有肾功能不全者禁用。

近年来，利尿剂仍为降低血压必要的药物，因为：①有良好的降压效果，适合于轻、中度高血压，如吲哒帕胺每日1次口服，疗效甚好。②小剂量氢氯噻嗪6.25~12.5mg，每日1次口服，对糖、脂及尿酸代谢影响甚微，及时注意化验监测，如若代谢异常，有所上升，可以尽早停药，能够恢复正常。③同用钾盐，以避免低血钾、乏力等不良反应。④利尿剂降压更适合于伴有心力衰竭、水肿患者。⑤也适用于中、重度高血压者，与其他降压药合用，以增强疗效。应用适当，对高血压病治疗是相当有效的。

2. β受体阻滞剂

其降压机制是通过阻滞β受体而降低心排血量，外周循环发生适应性改变，血管阻力下降。此外，可抑制肾素分泌。适用于高肾素型高血压，或伴有高排血量、心动过速及心绞痛的患者。通常与利尿剂和扩血管药合用。不良反应有心动过缓、高脂血症、支气管痉挛、低血糖等。盐酸普萘洛尔易透过血脑屏障，发生失眠、抑郁等不良反应。

1）普萘洛尔：普萘洛尔是目前治疗高血压最常用的药物。其降压功能复杂，有降低心排血量、抑制肾素分泌及中枢作用等诸说。单独使用普萘洛尔治疗高血压有效率为50%~70%。如与利尿剂和血管扩张剂合用，则疗效在90%以上。普萘洛尔的有效降压剂量一般为每日160mg，剂量越大，疗效越明显，有的用至每日4 000mg。国内一般多用每日40~400mg。

2）纳多洛尔：本品对原发性高血压的疗效与普萘洛尔相当，一般由每日40mg开始，逐渐增至每日240~480mg。单用时易发生水钠潴留而降低疗效，故常与利尿剂合用，有效率约60%~90%。其禁忌证与其他β受体阻滞剂相同，即支气管哮喘、窦性心动过缓、房室传导阻滞、心源性休克和心力衰竭时不宜使用。

3）西利洛尔：为选择性 $\beta_1$ 受体阻滞剂。兼有部分 $\beta_2$ 受体激动和扩血管作用与普萘洛尔不同。本品对血脂代谢、肾功能和支气管平滑肌无不良影响，且能消除或缩小高血压引起的左室肥大。每日服药 1 次即可降压。不良反应常用有乏力、失眠、胃肠道紊乱等。

4）喷布洛尔（戊丁心安）：为非选择性 $\beta$ 受体阻滞剂，具有中度内在拟交感活性，中等剂量时不影响肾血流动力学。亦不影响血糖和血脂代谢，单独应用时有效率约 70%。不良反应有心动过缓、胃肠道紊乱、头痛、头晕等。

5）阿罗洛尔：该药对 $\alpha$ 和 $\beta$ 受体均有阻滞作用，作用强度之比为 1∶8。单用时的有效率约 76%。不良反应有心动过缓、头晕、乏力、胃肠道紊乱和房室传导阻滞等。

6）甲吲洛尔（心得静，吲哚心安）：本品对 $\beta_1$ 和 $\beta_2$ 均有阻滞作用，作用强度为普萘洛尔的 6 倍，本品常与利尿药合用。用法：开始 10mg，每日 2 次或 5mg 每日 3 次。若疗效不满意，每 2~3 周可将每日量增加 10mg，最大剂量为每日 60mg。不良反应有疲劳、失眠、头晕、心动过缓、传导阻滞、低血压和肢端发冷等。

此外，可用于治疗高血压的新型 $\beta$ 受体阻滞剂有贝凡洛尔、比索洛尔、依泮洛尔、氨磺洛尔、卡维地诺和美沙洛尔等。

3. 钙通道阻滞剂（CCB）

由一大组不同类型化学结构的药物所组成，其共同特点是阻滞钙离子 L 型通道，抑制血管平滑肌及心肌钙离子内流，从而使血管平滑肌松弛，心肌收缩降低，使血压下降。CCB 为轻、中度高血压一线药，尤适用于老年性高血压、收缩期高血压及伴有心、脑、肾血管并发症的患者。硝苯地平每次 5~10mg，每日 3 次，口服，可增至每次 20mg。尼群地平每次 5mg，每日 2~3 次，口服，最大剂量每日 40mg。尼莫地平每次 20~40mg，每日 3 次，口服，最大剂量每日 240mg。硫氮䓬酮每次 30mg，每日 3 次，口服，必要时可增至每日 180mg，最大剂量为每日 270mg。最近市售的氨氯地平每日只需服 1 次，方便有效。尼卡地平为新型钙通道阻滞剂。适用于各类型高血压，尤其适用于高龄高血压急症或（和）伴有脑血管障碍及冠心病患者。方法：本品 20mg 压碎成粉，舌下含化。

4. ACEI

ACEI 是近年来进展最为迅速的一类药物。降压作用是通过抑制血管紧张素转换酶使血管紧张素 II 生成减少，同时抑制激肽酶使缓激肽降解减少，两者均有利于血管扩张，使血压降低。ACEI 对各种程度高血压均有一定降压作用，对伴有心力衰竭、左室肥大、心肌梗死后、糖耐量减低或糖尿病肾病蛋白尿等并发症的患者尤为适宜。高血钾、妊娠、肾动脉狭窄患者禁用。最常见的不良反应是干咳，可发生于 10%~20% 患者中，停用后即可消失。引起干咳原因可能与体内缓激肽增多有关。

1）卡托普利：对各型高血压具有显著降压作用，但也有报道，对轻、中度高血压单独使用本品疗效并不理想，只有在联用利尿剂后其疗效幅度才可以提高。从小剂量开始，25mg，每日 2~3 次，达合适剂量 100mg，每日 2 次维持。重度高血压可同时使用卡托普利与硝苯地平。

2）雷米普利：系新型的第二代 ACEI，治疗高血压的最低有效日剂量为 5mg，单独应用的有效率约 70%。

5. ARB

通过对血管紧张素 Ⅱ 受体的阻滞，可较 ACEI 更充分有效地阻断血管紧张素对血管收缩、水钠潴留及细胞增生等不利作用。适应证与 ACEI 相同，但不引起咳嗽反应为其特点。ARB 降压作用平稳，可与大多数降压药物合用（包括 ACEI）。①氯沙坦 25 ~ 100mg，每日 1 次。②缬沙坦 80mg，每日 1 次。③伊贝沙坦，150mg，每日 1 次。

6. 血管扩张剂

常与 β 受体阻滞剂和利尿剂合用。常用的有肼屈嗪、哌唑嗪、米洛地尔、二氮嗪、胍乙啶、硝普钠等。新型的血管扩张剂尚有布酞嗪、恩拉嗪、匹尔拉嗪、托酞嗪、卡拉嗪和莫匹拉嗪等。

1）肼屈嗪：从 10 ~ 20mg，每日 2 ~ 4 次，口服，开始每日每剂加 10mg，每日总量应在 100mg 以下，超过 200mg 易产生不良反应。

2）米诺地尔：主要用于重度高血压和伴有肾功能衰竭的严重高血压者。2.5mg，每日 4 次，每 2 ~ 3 天增加 1 次剂量，达总量在每日 40mg 以下。

3）二氮嗪：可用于高血压危象，重度耐药的高血压病。但对充血性心衰、糖尿病和肾功能不全者忌用。主要为静脉给药，每次 200 ~ 300mg，可与呋塞米配合。

4）胍乙啶：主要用于舒张压较高的严重高血压病患者。对高血压危象、嗜铬细胞瘤者禁用。10mg，每日 1 ~ 2 次，以后每周递增每日 10mg。

5）硝普钠：主要用于高血压危象紧急降压。通常以 50μg/mL 浓度溶液静滴，每分钟 25 ~ 50μg，逐渐加量至血压满意下降为止，剂量可达每分钟 300μg，一般疗程不超过 2 天。

6）布酞嗪：化学结构与肼屈嗪相似，直接作用于血管平滑肌，使血管扩张，血管阻力降低，血压下降。长期应用不产生耐受性，不影响心率。剂量：每日 90 ~ 180mg，分 2 次或 3 次饭后服用。不良反应主要有消化系统症状、循环系统症状、精神神经系统症状和过敏反应等。

7. α₁ 受体阻滞剂

1）哌唑嗪：本品为肾上腺素 α₁ 受体阻滞剂，能松弛血管平滑肌，使血压降低，临床主要用于轻、中度高血压，其降压作用比噻嗪类利尿药强。国内曾报道 105 例高血压患者，用本品治疗后，有效率为 65.7%。对伴有心内传导阻滞、阻塞性支气管痉挛性疾病、糖尿病、痛风或高脂血症的高血压患者，也可应用本品。常用维持量为每日 3 ~ 20mg，分 2 ~ 3 次服用。为避免发生首剂综合征（如眩晕、头痛、心悸、出汗、无力等），首剂一般为 0.5mg，不宜超过 1mg，睡时服用。若无不良反应，则第 2 天给予 0.15 ~ 1mg，每日 2 ~ 3 次，间隔 2 ~ 3 天，可酌情递增剂量至维持量。

2）特拉唑嗪：本药的化学结构与哌唑嗪相似，每日服药 1 次即可。抗高血压效能与哌唑嗪相仿，但本药口服后起效缓和，作用平稳，甚少有哌唑嗪样首剂综合征，对血脂代谢亦有良好的改善作用。常用剂量为 1 ~ 10mg，每日 1 次。不良反应有头晕、乏力等。

3）多沙唑嗪：其化学结构与哌唑嗪相似，起效缓，一般无首剂综合征，单用时有效率为 65%。常用量每日 1~8mg。不良反应有眩晕、恶心、头痛、头晕、疲劳和嗜睡等。

4）三甲氧唑嗪：口服后吸收较快，一般在 1 小时内出现血流动力学效应，血浆半衰期为 2~4 小时。该药长期降压治疗的优点是用药后代偿机理不被激活，血浆容量、心率和血浆肾素活性不变，长期使用不会出现耐药性。在治疗高血压时，三甲氧唑嗪的使用剂量可采取递增的方法，先以 25mg 每日 3 次的方法，以后每日总量为 600~900mg。

5）哌胺甲尿定：是一种兼有可乐定样抑制交感神经紧张性和突触后膜 $\alpha_1$ 受体阻滞作用的药物。经临床验证本品能满意地降低高血压患者的卧位或立位的收缩压和舒张压。降压时心率增快不明显，由于该药能刺激中枢神经系统的 $\alpha_2$ 受体，故有可乐定样的中枢神经镇静作用。剂量为每日 5~10mg 分 3 次口服，药物的不良反应很少。

6）吲哚拉明：本品能有效地降低静止和运动的高血压，对卧位和立体的收缩压和舒张压增高均有明显降压作用，长期用药可维持 3 年以上。单用本品降压剂量过大时，药物的不良反应发生率较高，最主要的不良反应是抑郁症、性功能紊乱和阳痿，故该药宜作为二线或三线降压药。剂量为 75~225mg 分 2~3 次口服，停药时不会发生"撤退综合征"。

8. $\alpha$、$\beta$ 受体阻滞剂

1）酚妥拉明：25~50mg，每日 2~3 次。对急症特别是嗜铬细胞瘤患者可静注或静滴，每次 1~10mg，待血压下降后改口服。

2）酚苄明：10~20mg，每日 3 次。

3）柳胺苄心定：本品为竞争性 $\alpha$ 和 $\beta$ 受体阻滞剂，对轻、中度高血压的有效率为 88%，对重度高血压的有效率为 60%~80%，对常规降压治疗无效的顽固性患者亦有效。且可与其他降压药物联合应用。采用本品加利尿药治疗高血压的效果相当于应用利尿剂、$\beta$ 受体阻滞剂加 $\alpha$ 受体阻滞剂（哌唑嗪）或血管扩张药（肼屈嗪）合并用药的效果。临床试用表明在治疗高血压病时优于单一的 $\beta$ 受体阻滞剂或 $\alpha$ 受体阻滞剂。剂量一般为 100~200mg，每日 2~3 次，饭时服，疗程 2 周。

9. 其他

包括中枢交感神经抑制剂如可乐定、甲基多巴；周围交感神经抑制剂如胍乙啶、利血平等。上述药物曾多年用于临床并有一定的降压疗效，但因其不良反应较多且缺乏心脏、代谢保护，因此不适宜于长期服用。

（三）降压药物选择和应用

凡能有效控制血压并适宜长期治疗的药物就是合理的选择，包括不引起明显不良反应，不影响生活质量等。

1. 首选药物

上述四类药物即利尿剂、$\beta$ 受体阻滞剂、钙通道阻滞剂和 ACEI 中任何一种，均可作为第一阶梯药。

2. 阶梯治疗

阶梯治疗是治疗高血压的一种用药步骤。选用第一阶梯药物后，从小量开始，递增

药量，至最大量仍不能控制血压时，加用第二种药物，或更多药物联合，直到血压控制至正常或理想水平，血压控制后逐渐减量。

3. 具体用药

应根据病程、血压程度和波动规律、年龄、有无并发症以及药物特点、在体内高峰时间等，加以合理用药，进行个体化治疗。①年轻患者宜首选β受体阻滞剂或ACEI。②老年或低肾素型应选用利尿剂和钙通道阻滞剂，开始用成人剂量的一半。③伴心绞痛或快速心律失常时应使用β受体阻滞剂。④合并糖尿病、痛风、高血脂患者宜使用ACEI、钙通道阻滞剂或受体阻滞剂。⑤肾功能不全时，ACEI是目前较理想药物，也可应用钙通道阻滞剂。病情严重者可使用呋塞米，要防止低血容量加重肾功能损害等。⑥合并有心力衰竭者，宜选择ACEI、利尿剂。⑦伴妊娠者，不宜用ACEI、ARB，可选用甲基多巴。⑧对合并支气管哮喘、抑郁症、糖尿病患者不宜用β受体阻滞剂；痛风患者不宜用利尿剂；合并心脏起搏传导障碍者不宜用β受体阻滞剂及非二氢吡啶类钙通道阻滞剂。

4. 降压目标及应用方法

由于血压水平与心、脑、肾并发症发生率呈线性关系，因此，有效的治疗必须使血压降至正常范围，即降到140/90mmHg以下，老年人也以此为标准。对于中青年患者（<60岁），高血压合并糖尿病或肾脏病变的患者，治疗应使血压降至130/85mmHg以下。

原发性高血压诊断一旦确立，通常需要终身治疗（包括非药物治疗）。经过降压药物治疗后，血压得到满意控制，可以逐渐减少降压药的剂量，但一般仍需长期用药，中止治疗后高血压仍将复发。

据WHO/ISH高血压治疗指南建议，高血压药物的治疗不论选择何种药物，应遵循以下原则：

1）对于轻、中度高血压患者宜从小剂量或一般剂量开始，2~3周后如血压未能满意控制可增加剂量或换用其他类药，必要时可用2种或2种以上药物联合治疗，使用适宜的药物联合以达到最大的降压效果。较好的联合用药方法有利尿剂与β受体阻滞剂，利尿剂与ACEI或ARB，钙通道阻滞剂（二氢吡啶类）与β受体阻滞剂，钙通道阻滞剂与ACEI，α受体阻滞剂与β受体阻滞剂。联合用药可减少每种用药剂量，减少不良反应而增强降压作用。

2）如果第一种使用的药物降压效果不明显，且有不良反应时，应改用第二类药物，而不是增加药物的剂量和加用第二类药物。

3）尽可能采用每日1片的长效制剂，提供24小时持续控制血压，便于长期治疗且可减少血压波动。

4）要求在白昼及夜间稳定降压，可用动态血压方法监测。

（四）高血压急症的治疗

高血压急症（HE）是指原发性和继发性高血压患者，在某些诱因的作用下，血压突然和显著升高，同时伴有心、脑、肾等重要靶器官功能急性损害的一种严重危及生命的临床综合征。包括舒张压达到或超过120mmHg，且出现下列任一并发症者：高血压脑病、颅内出血（脑出血和蛛网膜下隙出血）、脑梗死、急性肺水肿、急性冠状动脉综合征（不稳定性心绞痛、急性心肌梗死）、主动脉夹层、急性肾衰竭、儿茶酚胺危象、子痫等。仅有血压显著升高，但不伴有靶器官新近或急性功能损害，则称为高血压次急症（HU）。高血压急症时首先应迅速使血压下降，同时也应对靶器官的损害和功能障碍予以处理。对血压急骤增高者，以静脉滴注方法给予降压药最为适宜，这样可随时改变药物的需要剂量。常用治疗方法如下：

1. 一般治疗

卧床休息，避免躁动，抬高床头，吸氧。

2. 药物治疗

1）快速降压

（1）硝普钠：动静脉扩张剂，降压作用发生和消失均迅速，静脉滴注数秒内起效，作用持续仅 1～2 分钟，血浆半衰期为 3～4 分钟，停止注射后血压在 1～10 分钟迅速回到治疗前水平。应在严密血流动力学监测下使用，避光静脉滴注。起始剂量为 $0.25\mu g/$ （kg·min），其后每隔 5 分钟增加一定剂量，直至达到血压目标值。可用剂量 $0.25～10\mu g/$ （kg·min）。给药后 30 秒内血压开始下降，故应严密监测血压变化，据此调整静滴速度，使血压维持在适当水平。该药在体内与巯基结合后分解为氰化物与一氧化氮，氰化物被肝脏代谢为硫氰酸盐，全部需经肾脏排出。肾功能正常者硫氰酸盐排泄时间约为 3 天。故肝、肾功能不良患者易发生氰化物或硫氰酸盐中毒，产生呼吸困难、肌痉挛、精神变态、癫痫发作、昏迷甚至呼吸停止等严重反应。血清硫氰酸盐浓度超过 $12mg/L$ 时，必须停用。硝普钠应慎用或禁用于下列情况：①高血压脑病、脑出血、蛛网膜下隙出血；②急进型/恶性高血压、高血压伴急性肾衰竭、肾移植性高血压、高血压急症伴严重肝功能损害等；③甲状腺功能减退和孕妇。

（2）硝酸甘油：能扩张静脉、动脉和侧支冠状动脉，特别适用于伴有中度血压增高的急性冠状动脉综合征或心肌缺血的患者。静脉滴注 2～5 分钟起效，停止用药作用持续时间 5～10 分钟，可用剂量范围为 $5～100\mu g/min$。应注意监测静脉滴注的速率。此外，该药小剂量时主要扩张静脉血管、较大剂量才能扩张小动脉。不良作用有头痛、恶心、呕吐、心动过速等。

（3）硝苯地平：舌下含服胶囊制剂可治疗轻型的高血压急症，用药 10～20mg 后 5～10 分钟可见血压下降，作用可维持 4～6 小时。

（4）卡托普利：舌下含服 25～50mg，可使血压迅速下降，且无心动过速的不良反应，较硝苯地平优越。

（5）艾司洛尔：是速效高选择性的短效 $\beta_1$ 受体阻滞剂，经红细胞水解，不依赖于肝、肾功能。起效快，静脉注射 60 秒内起效，作用持续 10～20 分钟。$250～500\mu g/kg$ 静脉推注，在 1～5 分钟可迅速降低血压，继之以 $25～50\mu g/$ （kg·min）持续静脉滴注，可以每 10～20 分钟增加 $25\mu g$，最大剂量可达 $300\mu g/$ （kg·min）。一度房室传导阻滞、充血性心力衰竭和哮喘患者慎用。

（6）酚妥拉明：为短效的非选择性 α 受体（$\alpha_1$，$\alpha_2$ 受体）阻滞剂，能拮抗血液循环中肾上腺素和去甲肾上腺素的作用，使血管扩张而降低周围血管阻力。静脉注射后 2

分钟内起效，作用持续 10～30 分钟。适用于伴有血液中儿茶酚胺过量的高血压急症，如嗜铬细胞瘤危象。常规用法：每次 5～10mg 静脉注射。不良反应有心动过速、体位性低血压、潮红、鼻塞、恶心、呕吐等。禁用于急性冠状动脉综合征患者。

（7）尼卡地平：为钙通道阻滞剂，可抑制心肌与血管平滑肌的跨膜钙离子内流而不改变血钙浓度。对血管平滑肌的钙离子拮抗作用强于对心肌的作用，通过降低人体外周血管阻力，使血压下降。静脉滴注 5～10 分钟起效，作用持续 1～4 小时（长时间使用后持续时间可超过 12 小时），起始剂量为 5.0mg/h（使用剂量范围 5～15mg/h），然后渐增加至达到预期治疗效果的剂量。一旦血压稳定于预期水平，一般不需要进一步调整药物剂量。不良反应有头痛、恶心、呕吐、面红、反射性心动过速等。

2）消除脑水肿，降低颅内压

（1）20% 甘露醇或 25% 山梨醇 250mL，静脉快速滴注或静脉注射，必要时 6 小时后重复 1 次。

（2）呋塞米 20～40mg 或依他尼酸钠 25～50mg 加入 50% 葡萄糖 20～40mL 内静脉注射。

3）制止抽搐

（1）地西泮 10～20mg，静脉注射或肌注。

（2）苯巴比妥 0.1～0.2g，肌内注射。

（3）对症处理：如吸氧等。

## 七、预后

高血压患者的预后与血压增高的水平密切相关，与血压直接相关的死因是急进型高血压、脑出血、心力衰竭和夹层动脉瘤，其中心肌梗死占死亡病例的 50%。

舒张压大于 150mmHg 的男性患者，大多于确诊后一年内出现严重脑出血，舒张压在 130～150mmHg 者，多在 3 年内死于肾功能衰竭，而舒张压在 120～130mmHg 者，在 3～5 年及以后则多以脑部并发症为主，在未加治疗的患者中，其预后女性要比男性好。

## 八、护理

（一）一般护理

一般初期或轻度高血压可以经过休息得以缓解，休息可根据患者的情况而定：一般可采用院外暂停工作，完全放松精神配合降压药物治疗，如果血压下降不理想应卧床休息及药物治疗，并指导患者劳逸结合、合理安排休息、保证充足的睡眠，睡眠不好时可给予催眠药。饮食应以低盐、清淡、低脂为宜，钠盐与高血压的发病有关，故应限制钠盐摄入。一般 6g/d，并应坚持长期低盐、低脂、低量饮食，减轻体重，有利于降低血压，减少心脑血管并发症，并劝告患者戒烟、酒。

（二）病情观察与护理

1. 高血压是终生疾病，长期高血压可导致心、脑、肾等脏器的损害。高血压特别是恶性高血压、高血压危象、高血压脑病时，血压可迅速升高或持续在很高的水平。病情变化迅速，故应经常巡视病房，遵医嘱测量血压，密切观察各项生命体征、神志及精神状态变化，及时发现问题并报告医生，协助医生及时处理患者。

2. 高血压患者服药后应注意观察服药反应，并根据病情轻重、血压的变化决定用药剂量与次数，详细做好记录。若有心、脑、肾严重并发症，则药物降压不宜过快，否则供血不足易发生危险。血压变化大时，要立即报告医生予以及时处理。要告诉患者按时服药及观察，忌乱用药或随意增减剂量与擅自停药。用降压药期间要经常测量血压并做好记录，以提供治疗参考，注意起床动作要缓慢，防止体位性低血压引起摔倒。用利尿剂降压时注意记录出入量，排尿多的患者应注意补充含钾高的食物和饮料，如玉米面、海带、蘑菇、枣、桃、香蕉、橘子汁等。用普萘洛尔等药物要逐渐减量、停药，避免突然停用引起心绞痛发作。

3. 患者如出现肢体麻木，活动欠灵活，或言语含糊不清时，应警惕高血压并发脑血管疾病。对已有高血压心脏病者，要注意有无呼吸困难、水肿等心力衰竭表现；同时检查心率、心律，观察有无心律失常的发生。观察尿量及尿的化验变化，以发现肾脏是否受累。发现上述并发症时，要协助医生做相应的治疗及做好护理工作。

4. 高血压急症时，应迅速准确按医嘱给予降压药、脱水剂及镇痉药物，注意观察药物疗效及不良反应，严格按药物剂量调节滴速，以免血压骤降引起意外。

5. 出现脑血管意外、心力衰竭、肾衰竭者，给予相应抢救配合。

### 七、防控

1. 向患者提供有关本病的治疗知识，注意休息和睡眠，避免劳累。

2. 同患者共同讨论改变生活方式的重要性，低盐、低脂、低胆固醇、低热量饮食，禁烟、酒及刺激性饮料。肥胖者节制饮食。

3. 教会患者进行自我心理平衡调整，自我控制活动量，保持良好的情绪，掌握劳逸适度，懂得愤怒会使舒张压升高，恐惧焦虑会使收缩压升高的道理，并竭力避免之。

4. 定期、准确、及时服药，定期复查。

5. 保持排便通畅，规律的性生活，避免婚外性行为。

6. 教会患者怎样测量血压及记录。让患者掌握药物的作用及不良反应，告诉患者不能突然停药。

（安慧）

# 第七章 先天性心脏血管病

# 第一节 概 论

先天性心脏血管病简称先心病，系指出生时就存在的心血管结构或功能的异常，是由于胎儿时期心血管发育异常或发育障碍以及出生后应当退化的组织未能退化造成的心血管畸形。

## 一、患病率

国外报告出生后活婴中本病患病率为3.2‰~8‰；国内报告各地患病率不同，在1000个出生的活婴中，发生本病者7~8名，学龄儿童中占1.5‰~3.1‰，青海高原儿童中达13.7‰，广州报告成人中占1.08‰。根据上海和北京1085例临床资料分析，我国常见的先心病依次为心房间隔缺损（21.4%）、动脉导管未闭（21.2%）、心室间隔缺损（15.5%）、单纯肺动脉口狭窄（13.1%）法洛四联征（13.1%）、艾生曼格综合征（2.8%）等。

## 二、病因

目前认为本病是多因素疾病。

1. 妊娠期病毒感染、先兆流产、胎儿受压、母体营养不良、高龄（35岁以上）、糖尿病等。

2. 曾应用过细胞毒性药物，尤其在妊娠后2~3个月内。

3. 许多证据表明遗传因素的影响，患先心病的母亲和父亲其子女的先心病患病率分别为3%~16%和1%~3%远高于人群的患病率。

4. 近亲结婚，高原环境，放射线的使用等。

## 三、分类

根据临床表现的主要特点发绀的有无，可分为无发绀和发绀两大类。

（一）无发绀型先天性心脏血管病

1. 无分流类

左右两侧血液循环途径之间无异常的通道，不产生血液的分流。

（1）发生于右心的畸形：单纯肺动脉口狭窄、肺动脉瓣关闭不全、原发性肺动脉扩张、原发性肺动脉高压、双侧上腔静脉、下腔静脉引流入奇静脉系统等。

（2）发生于左心的畸形：主动脉口狭窄、主动脉瓣关闭不全、二叶式主动脉瓣、主动脉缩窄、左房室瓣狭窄、左房室瓣关闭不全、三房心等。

（3）其他：右位心、异位心和房室传导阻滞等，但均可并发其他先天性心脏血管畸形。

2. 左至右分流类

左右两侧血液循环途径之间有异常的通道，使动脉血从左侧各心腔（包括肺静脉）分流入静脉血中（包括右侧各心腔及肺动脉）。

（1）分流发生于心房水平：房间隔缺损、部分肺静脉畸形引流等。

（2）分流发生于心室水平：心室间隔缺损（包括左心室－右心房沟通）。

（3）分流发生于大动脉水平：动脉导管未闭、主动脉－肺动脉间隔缺损等。

（4）分流发生于主动脉与右心之间：主动脉窦瘤破裂入右心、冠状动脉－右心室瘘、冠状动－静脉瘘。

（5）分流发生于多处水平：心内膜垫缺损、心房心室间隔联合缺损、心室间隔缺损伴动脉导管未闭等。

（二）发绀型先天性心脏血管病

左右两侧血液循环途径之间有异常通道，使静脉血从右侧心腔不同部位（包括肺动脉）分流入动脉血中（包括左侧各心腔及肺静脉），故有发绀。如法洛四联征、法洛三联征、艾森曼格综合征、Ebstein 畸形伴有房间隔缺损或卵圆孔未闭、永存主动脉干、大血管错位、单心室、右室双出口、右房室瓣闭锁、肺动脉瓣闭锁等。

### 四、临床表现

先心病的临床表现，与该先天性畸形所引起的病理解剖和病理生理变化密切相关。轻型的无分流和由左至右分流者，可无或仅有轻度症状，且症状出现较晚；重型者早年即可出现症状，以发育差、心悸、气急、易患呼吸道感染、易疲劳、头昏等为常见。有右至左分流者，尚常有下蹲动作、出现发绀和杵状指（趾）等。大多数的先心病具有特殊的体征，特别是典型的杂音，胸廓畸形也颇常见。

### 五、诊断

（一）病史

1. 注意询问儿母妊娠史、产前健康状态及家族史，妊娠头 3 个月内曾否患过风疹、肠道病毒感染、腮腺炎等。母有无糖尿病、营养不良、苯酮尿、高血钙、放射线和细胞毒性药物应用史。

2. 患儿出生时情况，心脏病起病年龄与何时被发现心脏有特征性杂音；有无发绀及其出现的时间，仅于剧哭时出现或持续性；有无气急、多汗、水肿、反复呼吸道感染、活动耐力差及喜蹲踞位等。

（二）体检

注意患儿体格发育及营养状态，呼吸频率、脉搏、四肢血压及差距；有无杵状指（趾）、发绀的程度及分布；有无胸廓畸形及心前区隆起、心尖冲动弥散、心前区有无震颤及部位、时限、心界扩大，有无心音异常、杂音的部位、响度、时限、性质及传导方向。有无周围血管征。

（三）实验室及其他检查

胸部 X 线、心电图、超声心动图、心导管和心血管造影检查、放射性核素及磁共振等。

### 六、预后

本病的预后随畸形的类别和严重程度不同而有很大的差别。轻型的无分流和由左至右分流的先天性心血管病，常可存活到成年甚至老年，重型者预后较差。有右至左分流和复合畸形者，常难以存活到成年，有些在婴、幼儿期即夭折。幼时发绀即很明显的先心病，一般只有法洛四联征类能存活到成年。

### 七、治疗

治疗本病的根本办法是施行外科手术彻底纠正心脏血管的畸形，从而也消除了该畸形所引起的病理生理改变。这种手术往往要切开心脏在直视下施行，因此需要低温麻醉或体外循环的条件。学龄前儿童期是施行手术的适合年龄，严重的或有必要时在婴儿期即可施行手术。不能耐受纠治手术的婴儿或儿童，可先行姑息性手术，部分地改善其病理生理变化，为以后纠治手术创造条件。

未施行手术、暂不宜施行手术或病变较轻而不考虑施行手术的患者，宜根据病情避免过度劳累，预防感染，注意个人卫生，以免引起心力衰竭，感染性心内膜炎或血栓栓塞等。如果发生，应及早予以内科治疗。凡本病患者在施行任何其他手术的前后，包括拔牙、扁桃体切除等，都要应用抗生素以预防感染性心内膜炎。

### 八、预防

预防在于注意妊娠卫生，防治与本病发病有关的因素。定期进行儿童健康检查，及早发现本病。

（张勇）

# 第二节　心房间隔缺损

心房间隔缺损为常见的心脏先天性畸形，约占先天性心脏病的23%，女性多于男性，本病较多见于女性，女与男之比为2:1到4:1。由于胚胎期构成心房间隔的有关组织发育不全所形成。但有些人认为孕妇在妊娠三个月时患风疹或病毒感染，及用了某些药物（如反应停等）可导致胎儿发育不全，造成心房间隔缺损。

## 一、病因和病理解剖

心房间隔缺损可分为原发孔房缺和继发孔房缺。通常所指的房缺即为继发孔房缺。原发孔房缺实际上是心内膜垫发育不良所致，与房室共同通常同属一类，比较少见。继发性房缺根据其缺损部位的不同可分为中央型、上腔型、下腔型、混合型。由于房缺的存在，导致了心房水平血液左向右分流，分流量大小取决于缺损大小及两心房间的压力阶差大小。分流的方向也取决于左右心房的顺应性和肺动脉的阻力。

## 二、分型

（一）继发孔（二孔型）房缺

缺损位于卵圆孔，一般直径为 1~3cm。

（二）原发孔（一孔型）房缺

缺损位于房间隔下部，多伴有二、三尖瓣裂缺并出现关闭不全。该型较为少见，但病情也比较严重。

（三）高位房缺

在房间隔上部，少见。

（四）巨大房间隔缺损

可形成单心房。房间隔缺损并发二尖瓣狭窄者，称为鲁登巴格综合征。

## 三、病理生理

出生时及新生儿早期，右心房的压力可略高于左心房，血流自右向左，因而发生暂时性青紫。随着肺循环量的增加，左心房的压力高于右心房，故左心房的血液分流入右心房。分流量的大小随缺损和肺循环阻力的大小、右心室的顺应性以及两侧心房的压力差而不同。此时右心室不但接受由上下腔静脉流入右心房的血液，同时还接受由左心房流入右心房的血液，故右心室的工作负担增加，排血量增大。但大量血液在从右心房到右心室、肺血管、左心房，最后又回到右心房这一途径中进行的循环是无效循环。肺循环的血流量增加，常达到体循环的 2~4 倍，体循环的血流量则正常或略降低。肺动脉压与右心室压可正常或增高，右心室与肺动脉收缩压间可有差别（相对性的肺动脉口狭窄）。长期的肺血流量增加，可导致肺小动脉内膜增生，管腔狭窄，肺动脉阻力明显增高而出现显著的肺动脉高压，当右心房压力高于左心房时，便出现右向左分流而引起持久的青紫。第1孔未闭伴有二尖瓣关闭不全时，左心室亦有增大。

## 四、临床表现

（一）症状

自幼容易患上呼吸道感染，青年期后症状加重，常感心悸，阵发性心动过速，运动量受限，最后可出现肺动脉高压和心力衰竭，易出现发绀。

第2孔型心房间隔缺损在早期左至右分流量一般较少。大多数病例在童年期不呈现明显临床症状，往往在体格检查时因发现心脏杂音经进一步检查才明确病情。通常在进入青年期后左至右分流量增多时，才开始呈现临床症状，最常见者为易感疲乏，劳累后气急、心悸。分流量较大和肺循环压力升高的患者容易反复发作呼吸道感染和肺炎；伴有部分肺静脉异位回流左至右分流量极大的病例，可能在婴儿期呈现心力衰竭，需早期施行手术治疗。30岁以上的患者呈现心力衰竭症状者日渐增多。并发肺高压引致心力衰竭的病例以及兼有肺动脉瓣或右心室流出道高度狭窄的病例产生逆向分流量，临床上可呈现发绀。体格检查：大多数患者生长发育及肤色正常。一部分病例体格比较瘦小。由于右心室扩大可引致左侧前胸壁隆起。胸骨左下缘可扪到心脏抬举性搏动。胸骨左缘第2或第3肋间可听到由于大量血液通过肺动脉瓣，进入扩大的肺动脉而产生的喷射性收缩期杂音。肺动脉第2音亢进，固定分裂。一部分病例在上述部位尚可扪到收缩期震颤。在三尖瓣区可听到由于血液快速通过三尖瓣而产生的舒张中期滚筒样杂音。呈现肺动脉高压后，肺动脉瓣区收缩期杂音减弱，第2音亢进更明显。伴有肺动脉瓣关闭不全者胸骨左缘第2、3肋间可听到舒张期杂音。右心室高度扩大引致相对性三尖瓣关闭不全者，在三尖瓣区可听到收缩期杂音。肺血管阻力增高，左至右分流量显著减少或呈现逆向分流的病例，则心脏杂音不明显，且可能呈现发绀。晚期病例可呈现颈静脉怒张、水肿、肝肿大等慢性充血性心力衰竭的体征。

（二）体征

心动过速，心尖搏动左移，心前区可扪及右室收缩抬举感；胸骨左缘2-3肋间可听到Ⅱ-Ⅲ级吹风样收缩期杂音，肺动脉区第二音亢进，分裂；三尖瓣区有时可听到相对性舒张期杂音。

### 五、实验室及其他检查

（一）X线

肺部充血，肺动脉增粗，肺动脉总干弧明显突出；肺门血管影粗而搏动强烈，形成所谓肺门舞蹈；右心房及右心室增大，肺动脉弓影缩小。

（二）心电图

右束支传导阻滞，右心室肥大电轴右偏；第一孔未闭型电轴左偏，P-R间期延长。

（三）超声心动图

房间隔部分回声脱长，右心房室内径增大，主肺动脉内径增宽，室间隔与左室后壁同向运动，超声造影可见右房内负性显影区。

（四）右心导管

心房水平血氧含量超过上下腔静脉平均血氧含量1.9mL%，有时因血液层流右心室血氧可以更高。肺动脉压力有不同程度的升高。也有不少病例，心导管可经缺损进入左房或肺静脉。

### 六、诊断和鉴别诊断

根据典型的体征和实验室检查，诊断本病不太困难。

（一）诊断标准

1. 肺动脉瓣区（胸骨左缘第二肋间）有一收缩期喷射性杂音，随之第二音明显的固定分裂。心电图示电轴右倾，右心导联呈 rSR'。X 线示肺纹理增多。

2. 在心房水平有一左向右分流，伴有下列一种或两种表现。

（1）瓣区有收缩期喷射性杂音。

（2）随之第二音明显分裂。

（3）心电轴偏右或正常。

3. 心血管造影证实，在心房水平有一左向右分流，肺血管阻力明显增加。

判定：凡具备上述任何一项均可确诊。

（二）鉴别诊断

体征不很明显的患者需与正常生理情况相鉴别。此外，需与室间隔缺损、瓣膜型单纯肺动脉口狭窄等相鉴别。

## 七、预后

本病预后一般较好，平均寿命约 50 岁，亦有存活到 70 岁者。但缺损大者易发生肺动脉高压和心力衰竭，预后差。第一孔未闭型缺损预后更差。

## 八、治疗

（一）内科治疗

发生左室或右室衰竭可给予洋地黄和（或）利尿剂；心律失常者按心律失常治疗。

（二）外科治疗

主要进行手术修补，最佳手术年龄为 5~7 岁。一般需应用人工心肺机做体外循环，暂时中断心脏血流后切开心房，在直视下施行。有显著肺动脉高压时，尤其是已有右至左分流的病例不宜做手术治疗。

（三）内科心导管房缺堵塞法

近些年来，开展了应用心导管技术行房缺堵塞治疗，如伞堵法、纽扣堵塞法等。因为该手术避免了开胸手术、部分患者避免了全身麻醉、避免了体外循环、治疗效果达到了开胸手术的效果、并发症发生率又低于开胸手术，使其已经成为部分房间隔缺损病例的首选治疗方法或外科手术的替代方法，近年发展非常快，也带动了小儿先天性心脏病介入性治疗的进一步发展。在房间隔缺损介入性治疗发展的过程中曾经出现过很多堵闭装置，各有利弊。早期的三种连接部很细的堵闭装置（纽扣、CardioSeal 和 ASDOS）只能堵闭 20mm$^2$ 以下的缺损，术后残余分流发生率高，有金属骨架的堵闭装置（纽扣、ASDOS、CardioSeal、Angel Wings）都有心房壁或主动脉穿孔的危险性，晚近出现的自身膨胀性、中心定位的堵闭器（Angel Wings，Amplatzer）有更好的堵闭效果和更低的并发症发生率，尤其是 Amplatzer 堵闭器已经得到美国 FDA 的批准，是目前世界上应用最为广泛的堵闭装置。但它也有其缺点，有人曾担心因为该堵闭器应用镍钛合金编制而成，植入后会有较多量的金属置于体内，个别对金属过敏的也有报道。Helex 堵闭器虽然金属少，但只能堵闭 20mm$^2$ 以下的缺损，残余分流发生率也高于 Amplatzer 堵闭器。因此到现在还没有十全十美的堵闭装置，现用的堵闭器仍然需要改进和完善。

（张勇）

# 第三节　心室间隔缺损

室间隔缺损指室间隔在胚胎时期发育不全，形成异常交通，在心室水平产生左向右分流。室间隔缺损是最常见的先天性心脏病，约占先心病的20%，可单独存在，也可与其他畸形并存。缺损常在0.1~3cm，位于膜部者则较大，肌部者则较小，后者又称Roger病。缺损若<0.5cm则分流量较小，多无临床症状。缺损小者心脏大小可正常，缺损大者左心室较右心室增大明显。

## 一、病因和病理解剖

本病是由于胚胎期心室间隔组成部分发育不良形成的异常通道，最常见的先天性心血管畸形之一。该病可单独存在，也可为复杂心脏畸形的组成部分。由于室缺的存在，在心室水平血流就存在左向右分流，严重者导致肺高压，出现双向分流，甚至右向左分流，出现艾森曼格综合征。室缺可分为膜部缺损、漏斗部缺损及肌部缺损。目前为了定位准确，更好地适应心脏手术的发展和要求，临床上又分出若干亚型。膜部缺损又分单纯膜部缺损，嵴下型缺损及隔瓣下型缺损。漏斗部缺损又分为嵴内和干下型。

Ⅰ型：室上嵴上型，位于室上嵴上方，又称干下型；流出道型；膜部缺损。

Ⅱ型：室上嵴下型，位于室上嵴下方，为常见的膜部缺损。

Ⅲ型：隔瓣后型，位于三尖瓣隔瓣后方，又称流入道型。Ⅱ、Ⅲ两型为室间隔膜部缺损。

Ⅳ型：肌部型，位于室间隔肌部，较为少见。

## 二、自然史

其发展有五：①自然闭合：约50%闭合，多发生在3岁前；②缺损变小；③进行性肺血管阻力增高造成右到左分流，即所谓"艾氏征"；④发生右室流出道狭窄而成法洛四联征或单纯漏斗部狭窄。并发主动脉瓣脱垂而致关闭不全。

## 三、病理生理

由于左心室压力高于右心室，心室间隔缺损所引起的分流是自左至右，一般无青紫。分流量取决于缺损的大小、右心室的顺应性和肺循环的阻力。缺损小、右心室扩张性差和肺循环阻力增高者，肺循环血流量仅略大于体循环；缺损大、右心室扩张性好和肺循环阻力低者，肺循环血流量可为体循环血流量的3~5倍。通过肺循环回到左侧心腔的血流相应地增多，因此缺损大者可显著地增加左心室负担，右心室负担亦加重，故左心室和右心室均可增大。肺循环血流量大又可使肺动脉压增高，并逐渐促使肺循环阻力亦增高而产生肺动脉显著高压，待肺动脉血压增高到等于或高于体循环血压时，则出现双向或右至左的分流而出现青紫，即形成所谓艾生曼格综合征。

### 四、临床表现

在心室水平产生左至右的分流，分流量多少取决于缺损大小。缺损大者，肺循环血流量明显增多，回流入左心房室，使左心负荷增加，左心房室增大，长期肺循环血流量增多导致肺动脉压增加，右心室收缩期负荷也增加，右心室可增大，最终进入阻塞性肺动脉高压期，可出现双向或右至左分流。

缺损小者，可无症状。缺损大者，症状出现早且明显，以致影响发育。有气促、呼吸困难、多汗、喂养困难、乏力和反复肺部感染，严重时可发生心力衰竭。有明显肺动脉高压时可出现发绀。本病易罹患感染性心内膜炎。

心尖搏动增强并向左下移位，心界向左下扩大，典型体征为胸骨左缘Ⅲ～Ⅳ肋间有4～5级粗糙收缩期杂音，向心前区传导，伴收缩期细震颤。若分流量大时，心尖部可有功能性舒张期杂音，肺动脉瓣第二音亢进及分裂。有严重的肺动脉高压时，肺动脉瓣区有相对性肺动脉瓣关闭不全的舒张期杂音，原间隔缺损的收缩期杂音可减弱或消失。

### 五、实验室及其他检查

（一）X线

小型缺损胸片可无明显的改变。中度以上缺损心影增大，左室增大或左右室并发增大，肺动脉段突出，肺野充血，主动脉结缩小。

（二）心电图

小型缺损心电图在正常范围内。缺损大者可有不完全性右束支传导阻滞、左心室肥大或双室肥大等变化。肺动脉高压时，以右室肥厚为主。

（三）超声心动图

左室、左房、右室均可增大。室间隔连续性中断，多普勒超声心动图可从右心室腔探测到全收缩期湍流。

（四）心导管

右心室血氧含量高于右心房0.9容积%以上。即可认为在心室水平由左至右分流的存在。

（五）心血管造影

单纯室间隔缺损一般不需进行造影检查。怀疑并发其他心脏畸形或欲了解缺损数目、大小、部位时可进行选择性主动脉或左室造影。

### 六、诊断和鉴别诊断

根据典型的杂音、X线和心电图检查的发现，诊断本病不太困难，结合超声心动图、右心导管检查和选择性指示剂稀释曲线测定，大多可以确诊。

（一）诊断标准

1. 沿胸骨左缘下部（第四肋间）出现粗糙的收缩期杂音，而且证明在心室水平有一左向右分流，右室压正常。

2. 左室造影证实有缺损。

3. 在心室水平有一左向右分流，肺动脉压增高，心血管造影证明大血管关系正常。

4. 严重肺动脉高压，以及在无其他畸形存在时，心血管造影证明在心室水平有一右向左分流。

判定：凡具备上述条件之一者均可确诊。

（二）鉴别诊断

应与房间隔缺损、肺动脉口狭窄、主动脉口狭窄等相鉴别。

### 七、治疗

小缺损不需手术，要预防感染性心内膜炎。中等量以上左到右分流者可在直视下行修补术，年龄以 5 ~ 7 岁最理想。艾氏征为手术禁忌证。并发漏斗部狭窄或主动脉瓣脱垂者应手术。

类似于治疗心房间隔缺损的导管介入治疗方法，也已开始用于治疗直径不太大的膜部、肌肉部心室间隔缺损。心室间隔缺损封堵的适应证一般为：①年龄 >1 岁；②体重 >10kg；③肌肉部、膜部缺损，缺损上缘距主动脉瓣环（右冠瓣）≥1mm；④缺损≤14mm；⑤伴有膜部瘤，轻度三尖瓣反流。

（张勇）

# 第四节　动脉导管未闭

动脉导管原本系胎儿时期肺动脉与主动脉间的正常血流通道，由于此时肺呼吸功能障碍，来自右心室的肺动脉血经导管进入降主动脉，而左心室的血液则进入升主动脉，故动脉导管为胚胎时期特殊循环方式所必需。出生后，肺膨胀并承担气体交换功能，肺循环和体循环各司其职，不久导管因废用即自选闭合。如持续不闭合而形成动脉导管未闭。应施行手术，中断其血流。动脉导管未闭是一种较常见的先天性心血管畸形，占先天性心脏病总数的 12% ~ 15%，女性约两倍于男性。约 10% 的病例并存其他心血管畸形。

### 一、病因和病理解剖

动脉导管是位于主动脉峡部和左肺动脉根部之间的主动脉 – 肺动脉通道，它是胎儿期间生理状态所必须有的通道，但绝大多数动脉导管在出生后 2 个月内逐渐闭合成为动脉韧带。如果出生后持续开放就会构成主动脉和肺动脉之间的异常通道，在肺动脉水平产生左向右分流而发生一系列病理生理变化。

### 二、分型

（一）管形

为管样，长度一般为 10mm，也有长达 30mm 者，直径 5 ~ 10mm 不等。

（二）窗形

主、肺动脉紧贴呈窗样，直径略大。

（三）漏斗形

主动脉端粗大，肺动脉端细小。

由于左向右分流，血流自左心室→主动脉→肺动脉→肺→左心房→左心室→主动脉，形成肺循环大量血流，左心室舒张期负荷加重，脉压差加大。在分流量加大伴有肺动脉高压时，开始为动力型，进而成为阻力型改变，引起双向或右向左分流，表现青紫等症状。

## 三、病理生理

在无并发症的动脉导管未闭，由于主动脉压高于肺动脉压，故不论在心脏收缩期或舒张期中，血液的分流均由左至右，即由主动脉连续地流入肺动脉。于是肺循环的血流量增多，常达体循环血流量的 2~4 倍，使肺动脉及其分支扩大。回流至左心房与左心室的血液亦相应增加，使左心室的负荷加重，因而左心室增大。由于在心脏舒张期中，主动脉血液仍分流入肺动脉，故周围动脉舒张压下降，脉压增宽。

未闭的动脉导管较粗，分流至肺动脉血量大者可引起肺动脉压力轻度增高。少数患者可伴有肺血管阻力增高，而引起显著肺动脉高压，导致右心室肥大和衰竭，当肺动脉压力超过主动脉时，即发生右至左分流，造成下半身青紫，称差异性发绀。

## 四、临床表现

动脉导管未闭的临床表现主要取决于主动脉至肺动脉分流血量的多少以及是否产生继发肺动脉高压和其程度。轻者可无明显症状，重者可发生心力衰竭。常见的症状有劳累后心悸、气急、乏力，易患呼吸道感染和生长发育迟缓。晚期肺动脉高压严重，产生逆向分流时可出现下半身发绀。动脉导管未闭体检时，典型的体征是胸骨左缘第 2 肋间听到响亮的连续性机器样杂音，伴有震颤。肺动脉瓣第 2 音亢进，但常被响亮的杂音所掩盖。分流量较大者，在心尖区尚可听到因二尖瓣相对性狭窄产生的舒张期杂音。测血压示收缩压多在正常范围，而舒张压降低，因而脉压增宽，四肢血管有水冲脉和枪击音。

婴幼儿可仅听到收缩期杂音。晚期出现肺动脉高压时，杂音变异较大，可仅有收缩期杂音，或收缩期杂音亦消失而代之以肺动脉瓣关闭不全的舒张期杂音。

## 五、实验室及其他检查

（一）心电图检查

对诊断无明显特异性，可显示心电图正常，亦可有左心室肥厚，左右心室肥厚、右心室肥厚等，后二者乃由不同程度的肺动脉高压所致。

（二）X 线检查

左心缘向下向外延长，主动脉结突出，呈漏斗征。肺动脉圆锥隆起，肺门血管阴影浓密，肺纹理增粗。

（三）超声心动图检查

M 超可提示左心室容量增加，但无特征性，B 超可见肺动脉交叉处与降主动脉之间有一通道。

（四）心导管检查

必要时做右心导管检查以明确诊断，并可测知肺动脉压力。

### 六、诊断和鉴别诊断

根据典型的杂音和实验室及其他检查，可以相当正确地做出诊断。

（一）诊断标准

1. 典型的连续性杂音。响亮、粗糙特殊的机构性连续的杂音。收缩期是递增型，舒张期是递减型。并能排除以下情况。

（1）先天性乏氏窦动脉瘤破裂。

（2）先天性冠状动 – 静脉瘘。

（3）主肺动脉隔缺损。

（4）室间隔缺损合并主动脉瓣关闭不全。

2. 心导管从左肺动脉进入降主动脉。

3. 在选择性逆行性主动脉造影时，通过未闭的动脉导管使肺动脉显影。

判定：凡具备其一项均可确诊。若仅具第一项的典型的连续性杂音者，应列为可疑诊断。

（二）鉴别诊断

应与先天性主动脉肺动脉间隔缺损、主动脉窦动脉瘤破入右心、室上嵴上型心室间隔缺损伴有主动脉瓣关闭不全等相鉴别。

### 七、治疗

手术结扎或切断未闭的动脉导管，是根治本病的方法。未闭动脉导管被结扎后，约有 10% 的患者可重新畅通，故现多用切断缝合的方法，在目前的条件下，本病手术治疗的危险性很小，手术死亡率接近于 0，故多数意见认为，除非患者年龄已超过 50 岁，凡已确诊的动脉导管未闭均应早期手术治疗；有心力衰竭或感染性动脉内膜炎的，在两者得到控制后亦可施行手术。并发肺动脉高压者，更应积极采取手术治疗。

通过经皮导管封堵术将封堵器送到未闭动脉导管处并使之闭塞，能封堵绝大多数患者的未闭动脉导管，目前已成为第一线的治疗措施。它的主要禁忌证为：①患者并发须行手术矫正的其他心血管畸形；②严重肺动脉高压并已导致右向左分流；③封堵术前 1 个月内患有严重感染；④下腔静脉或（和）盆腔静脉血栓形成导致完全 梗阻；⑤超声心动图证实右心腔内血栓形成；⑥患儿的体重 ≤4kg。

发生在早产婴儿的动脉导管未闭，可用影响前列腺素的药物吲哚美辛，每次 0.3mg/kg，或阿司匹林每 6 小时 20mg/kg，共 4 次治疗，动脉导管可能在 24 ~ 30 小时内关闭。

并发动脉内膜炎而抗生素治疗不能控制的患者，也可考虑施行手术治疗，术后动脉内膜炎可较易得到控制。

## 八、预后

本病预后一般较好，许多患者并无症状且有些寿命如常人。但未闭动脉导管粗大者可发生心力衰竭、肺动脉高压而发生右至左分流者预后均差。个别患者肺动脉或未闭动脉导管破裂出血可迅速死亡。

（张勇）

# 第五节　法洛四联征

法洛四联征（TOF）是一种常见的先天性心脏畸形。其基本病理为室间隔缺损、肺动脉狭窄、主动脉骑跨和右心室肥厚。法洛四联征在儿童发绀型心脏畸形中居首位。法洛四联症患儿的预后主要取决定肺动脉狭窄程度及侧支循环情况，重症者有25%～35%在1岁内死亡，50%患者死于3岁内，70%～75%死于10岁内，90%患者会夭折。主要是由于慢性缺氧引起，红细胞增多症，导致继发性心肌肥大和心力衰竭而死亡。

## 一、病因

VanPraagh认为法洛四联征的四种畸形是右室漏斗部或圆锥发育不良引起，即当胚胎第4周时动脉干未反向转动，主动脉保持位于肺动脉的右侧，圆锥隔向前移位，与正常位置的窦部室间隔未能对拢，因而形成发育不全的漏斗部和嵴下型室间隔缺损，即膜周型室间隔缺损。若肺动脉圆锥发育不全，或圆锥部分完全缺如，则形成肺动脉瓣下型室间隔缺损，即干下型室间隔缺损。

## 二、病理生理

由于肺动脉口狭窄，血液进入肺循环受阻，引起右心室的代偿性肥厚，右心室排出的血液大部分经由心室间隔缺损进入骑跨的主动脉，肺部血流减少，而动静脉血在主动脉处混合被送达身体各部，造成动脉血氧饱和度显著降低，出现发绀并继发红细胞增多症。肺动脉口狭窄程度轻的患者，在心室水平可有双向性的分流。右心室压力增高，其收缩压与左心室和主动脉的收缩压相等，右心房压亦增高，肺动脉压则降低。

## 三、临床表现

法洛四联症病儿的预后主要决定于肺动脉狭窄程度及侧支循环情况，重症四联症有25%～35%在1岁内死亡，50%患者死于3岁内，70%～75%死于10岁内，90%患者会夭折，主要是由于慢性缺氧引起，红细胞增多症，导致继发性心肌肥大和心力衰竭而死亡。

（一）症状

1. 发绀

多在生后 3~6 个月出现，也有少数到儿童或成人期才出现。发绀在运动和哭闹时加重，平静时减轻。

2. 呼吸困难和缺氧性发作

多在生后 6 个月开始出现，由于组织缺氧，活动耐力较差，动则呼吸急促，严重者可出现缺氧性发作、意识丧失或抽搐。

3. 蹲踞

为法洛四联症病儿临床上一种特征性姿态。蹲踞可缓解呼吸困难和发绀。

（二）体征

患儿生长发育迟缓，常有杵状指、趾，多在发绀出现数月或数年后发生。胸骨左缘第 2~4 肋间可听到粗糙的喷射样收缩期杂音，常伴收缩期细震颤。极严重的右心室流出道梗阻或肺动脉闭锁病例可无心脏杂音。在胸前部或背部有连续性杂音时，说明有丰富的侧支血管存在，肺动脉瓣第二心音明显减弱或消失。

### 四、实验室及其他检查

（一）实验室检查

红细胞增多可达（5~8）×$10^{12}$/L，血红蛋白增至 150~200g/L。动脉血氧饱和度下降至 90%~40%。

（二）心电图

示电轴右偏，右心室肥大。

（三）X 线检查

心影正常或稍大，心尖圆钝，呈"靴形"心影。肺野清晰，肺门血管阴影纤细。主动脉影增宽，肺动脉段凹陷。

（四）超声心动图

二维超声左心室长轴切面可见主动脉内径扩大，骑跨在室间隔上方。室间隔的连续中断。右心室增大，流出道狭小。多普勒示右向左分流。

（五）右心导管检查和选择性右心室造影术

为诊断此病的必备检查方法。可见右心室收缩压增高，甚至与左心室和主动脉压力相等；在连续测压中，出现肺动脉和右心室压力之外的第三种压力曲线。造影显示右心室流出道狭窄、主动脉骑跨及室缺情况。具体可见有右心室显影之后，主动脉、肺动脉也同时显影，侧位显示主动脉骑跨于室间隔之上，还有不同部位的肺动脉狭窄等。

### 五、诊断和鉴别诊断

本病临床表现较具特征性，一般不难诊断。需与其他有发绀的先天性心脏血管病如法洛四联征、艾生曼格综合征、埃勃斯坦畸形和三尖瓣闭锁、完全性大血管错位等相鉴别。

## 六、预后

本病预后差，多数患者在 20 岁以前死亡。死亡原因包括心力衰竭、脑血管意外、感染性心内膜炎、脑脓肿、肺部感染等。

## 七、治疗

早诊断，早手术治疗。

### （一）手术适应证

1. 临床症状轻微者，可等待至 5 ~ 10 岁，再施行完全性根治术。

2. 假若婴儿患者出现严重症状，以致需手术抢救生命时，多数人也主张应手术根治。但也有人主张先行姑息手术，待 3 岁后再行根治术。

3. 大部分病例应以直视根治术为首选。

### （二）手术方法

1. 分流术

常用的有两种。主动脉与肺动脉吻合术，适用于婴幼儿；锁骨下动脉与肺动脉吻合术，适用于幼童。

2. 根治术

是目前主要的治疗手段，在低温体外循环或深低温低流量体外循环下行四联症根治术，即疏通右室道及修补室缺。

（张勇）

# 第六节　主动脉缩窄

主动脉缩窄是指头臂干动脉到第一肋间动脉之间的主动脉管腔缩窄，约占成人先天性心脏病的 10%，男性多见，男女比例为 (4 ~ 5) : 1。儿童期本病不易被发现，大部分到成年被诊断，近年来，因开展对高血压的大面积流行病学调查研究，主动脉缩窄的病例才更多地被发现。

## 一、病因

主动脉缩窄病因目前尚未清楚，主要存在两种理论。一种认为主动脉缩窄是从动脉导管来的组织环形扩展到主动脉壁内，因而认为导管闭合时的收缩和纤维化可波及主动脉，引起局部狭窄。另一种认为主动脉来源于胎儿血流方式异常。

主动脉缩窄最常发生于动脉导管或动脉韧带与主动脉连接的相邻部位。根据缩窄节段与动脉导管或动脉韧带的位置关系，可分为导管前型和导管后型两类。导管前型：此型缩窄段位于动脉导管或动脉韧带近端，容易合并心血管其他畸形，也称复杂型。导管后型：较常见，缩窄段位于动脉导管或动脉韧带远端，常为单独梗阻，也称单纯型。

## 二、病理生理

缩窄段的存在引起了血流动力学障碍；缩窄段的近端血压升高，出现左心室肥厚，晚期可出现左心室扩大及左心力衰竭。头部及上半身的血液供应正常或增加，狭窄段以下血压降低，下半身血液供应减少，在缩窄段上下动脉分支之间发生广泛的侧支循环，主要是锁骨下动脉的分支（包括上肋间分支、肩胛部分支和乳房内动脉分支）与降主动脉的分支（包括肋间分支和髂外动脉分支）之间的吻合，以维持下半身的血液供应。

## 三、临床表现

主动脉缩窄的临床表现取决于缩窄的部位、严重程度、有无合并畸形以及就诊时患者的年龄。

导管前缩窄容易合并心脏畸形。患儿常在婴儿期因充血性心力衰竭就诊，如果有未闭的动脉导管将血流送到胸主动脉，可有股动脉搏动。约半数病例在出生1个月内动脉导管闭合时症状加重，表现为烦躁、呼吸困难等，左前胸及背部可有收缩期杂音。

导管后型主动脉缩窄的患儿幼年时期一般无症状。大儿童及成人常因上肢高血压、高血压并发症就诊，症状随年龄增长而加重，可有头痛、视物模糊、头颈部血管搏动强烈等表现。下半身因血供不足出现怕冷、容易疲劳甚至间歇性跛行。

## 四、实验室及其他检查

（一）心电图

可出现左心室肥厚、劳损、电轴左偏等非特异性表现，如为导管前型的主动脉缩窄也可表现为电轴右偏、右心室肥大、双心室肥大及右束支传导阻滞等。

（二）胸部X线

除表现为心腔扩大、升主动脉扩张、强烈搏动外，主要还可发现扩张侧支循环血管肋间动脉肋骨压迫切迹这一重要的X线征象。一般见到的肋骨血管压迫切迹多为双侧性，常发生在第3~9肋，压迹位置越低提示缩窄位置越低。

（三）二维超声心动图

能显示升主动脉扩大，主动脉缩窄段的部位和范围，加上多普勒超声测定缩窄段前后压力阶差以判断缩窄程度和严重性有重要的诊断意义。但值得注意的是，主动脉缩窄伴有较大的动脉导管未闭时，可能不易测到明显的缩窄前后压力阶差。

（四）核磁共振显像

能较清楚地显示主动脉缩窄的部位、范围及程度，是诊断和手术后随访的主要手段。

（五）其他

为了更明确显示缩窄的解剖部位，包括其病变范围、程度、缩窄远近端侧支循环及各种并发畸形，尤其在外科手术矫治手术前的确诊、常需做右心导管、右心系统心血管造影、左心导管和左心系统造影检查，必要时老年患者还须冠脉造影以排除冠状动脉病变。

## 五、治疗

原则上，主动脉缩窄一经确诊，无论有无症状，应外科手术治疗。近年来利用经皮血管内球囊扩张术可用于扩张手术后残余狭窄或术后再狭窄，获得较满意的结果。但由于这一介入性治疗方法有导致动脉瘤的危险性，所以，对于外科手术患者，球囊扩张术是否作为首选治疗方法尚未定论。

（张勇）

# 第七节 单纯肺动脉口狭窄

单纯肺动脉口狭窄指以肺动脉口狭窄为唯一畸形的常见先心病。有别于同时有心室间隔缺损和主动脉骑跨的法洛四联征，患者的心室间隔完整但可伴有心房间隔缺损或卵圆孔未闭的患者，后两者在肺动脉口狭窄严重时，可使右心房压增高，引起右至左分流而出现发绀，被称为法洛三联征。

## 一、病理解剖

肺动脉瓣三个叶的交界互相粘连，使其开放受限而致瓣口狭窄是临床上最常见的一种，仅见 2 个交界且粘连者为二瓣化狭窄，临床较少见，瓣膜仅见中央一小孔而无交界者为单瓣狭窄，临床极少见。

瓣孔狭窄程度轻重不一，一般在 2～4mm，部分病例合并瓣环狭窄，通常有肺动脉窄后扩张。右室漏斗部狭窄者多为肌性狭窄，可呈环形或半环形，少数为膜性狭窄，膜性狭窄者往往有第三心室形成。肺动脉干狭窄可为肺总动脉的一部分或全部，也可延伸到左右分枝而称为肺动脉缩窄。由于右心室排出受阻，右室常呈向心性肥厚，心室腔变小，晚期可扩大。

## 二、病理生理

正常肺动脉口面积为 $2cm^2/m^2$ 体表面积，新生儿约为 $0.5cm^2/m^2$ 体表面积。肺动脉瓣狭窄轻度者往往无明显血流动力学改变，通常影响心功能时狭窄已达肺动脉瓣孔的 60% 以上。此时右心室排血明显受阻，右心室压力升高，而肺动脉的压力正常或低于正常。两者之间的压力差通常在 33～31.92 kPa。长时间右心后负荷过重引起右室肥厚甚至衰竭，并引起右房及静脉压升高，静脉回流受阻。右心室排血受阻，右心室压力增高，而肺动脉的压力则减低。

## 三、临床表现

（一）症状

轻度狭窄可无症状，重度狭窄在劳累后可引起呼吸困难、心悸、乏力、胸闷、咳嗽，偶有胸痛或晕厥。本病患者较易患肺部感染，如肺结核。后期可有右心衰竭症状。

偶可并发感染性心内膜炎。

（二）体征

最主要的是在胸骨左缘第二肋间有响亮（2～5级）而粗糙的收缩期吹风样杂音，呈喷射性，多数伴有震颤，向左锁骨下区传导，背部亦常可听到。狭窄愈重杂音愈响而高峰后移。肺动脉瓣区第二心音减轻而分裂。漏斗部狭窄时，杂音的最响处多在第三、第四肋间。肺动脉狭窄时，杂音常在腋部和背部处听到。轻、中度狭窄的患者，肺动脉瓣区在第一心音后可听到肺动脉收缩喷射音。此音仅发生于瓣膜型狭窄的患者，可能由于右心室排血时引起扩大的肺动脉壁突然振动或瓣膜开启时振动所致。个别患者可在肺动脉瓣区听到由肺动脉瓣关闭不全引起的舒张期吹风样杂音。

严重的狭窄可有右心室增大的体征，心前区有明显的抬举性搏动，患者发育可较差。伴有心房间隔缺损而有右至左分流的患者，可出现发绀和杵状指。

### 四、实验室及其他检查

（一）X线检查

X线表现的特征为肺纹理减少，肺野清晰；瓣膜型者肺动脉段可有狭窄后扩张，使肺动脉总干膨出；漏斗部型和混合型肺动脉段多平直。根据狭窄的轻重，右心室有不同程度的增大，甚至右房增大。

（二）心电图

以右心室肥大为主，也可有不完全性右束支传导阻滞，轻者可正常。心电图改变与肺动脉瓣狭窄程度和右心室压力增高程度有一定关系，中度以上狭窄表现为电轴右偏，部分患者右心房肥大。

（三）超声心动图

右心室和右心房内径增宽，右心室前壁及室间隔增厚，中度以上狭窄可见肺动脉瓣于收缩期提前开放。扇形切面显像可见肺动脉瓣增厚，活动受限。漏斗部狭窄可见右心室流出道狭小。此外，尚可应用连续波多普勒估测跨瓣压差。

（四）右心导管检查

其特征性表现为右心室收缩压增高，而肺动脉收缩压降低，将导管自肺动脉拉回右心室的同时连续测压，则可记录到肺动脉和右心室之间的压力阶差，一般大于2kPa（15mmHg）。此外，连续压力曲线还有助于狭窄类型鉴别；①瓣膜型：肺动脉压力波形较低，右心室压力波形突然增高，无中间带；②漏斗部型；有中间带，它的收缩压与肺动脉相仿，舒张压与右心室相似；③混合型：也有中间带，其收缩压高于肺动脉，低于右心室，舒张压与右心室相似。

### 五、诊断和鉴别诊断

根据听诊，心电图和X线一般都能确诊。为了解狭窄程度可做右心导管测压。须和特发性肺动脉扩张、室间隔缺损、主动脉瓣狭窄、房间隔缺损、法洛四联征、直背综合征鉴别。

### 六、治疗

主要施行手术切开瓣膜，或切除漏斗部的肥厚部分。前者可在低温麻醉下施行，后者则需在体外循环条件下施术。下列情况是手术指征：①患者有明显的症状；②心电图或X线示显著右心室肥大；③静息时右心室与肺动脉间的收缩期压力差在5kPa（40mmHg）以上。肺动脉狭窄位于近端且狭窄段较短的患者，亦可施行手术治疗。在瓣膜切开术后可能发生关闭不全，但一般多不严重。对于不施行手术治疗的患者，应当密切注意预防感染性心内膜炎和心力衰竭的发生。

（张勇）

## 第八节　完全性大动脉转位

完全性大动脉转位指主动脉和肺动脉对调位置，主动脉瓣不像正常在肺动脉瓣的右后而在右前，接右心室；而肺动脉瓣在主动脉瓣的左后，接左心室。完全性大动脉转位是新生儿期最常见的发绀型先天性心脏病，发病率为0.2‰～0.3‰。占先天性心脏病总数的5%～7%，居发绀型先心病的第二位，男女患病之比为2～4:1。

### 一、胚胎发生

完全性大动脉转位的胚胎学形成机制与圆锥动脉干的分隔与旋转异常有关。由于主动脉下方出现圆锥，肺动脉下方圆锥消失，大血管前后的相对关系出现反转，即主动脉从原来的后位转为前位，同时，前位的主动脉从右心室发出，后位的肺动脉由左心室发出。主动脉瓣高度亦与正常相反，而高于肺动脉瓣。主动脉位于肺动脉右前方多见（超过80%），但也可位于肺动脉的正前方，或稍偏左侧。

### 二、病理解剖

完全性大动脉转位的明显特征是主动脉下圆锥的存在使主动脉瓣位置比肺动脉瓣的位置高，主动脉瓣远离心脏的其他三组瓣膜，肺动脉瓣与二尖瓣之间存在纤维连接，升主动脉常位于肺动脉干的正前方或稍偏右侧。大动脉转位一般都伴有动脉导管未闭、卵圆孔未闭，可伴有房间隔缺损、室间隔缺损、冠状动脉起源及走行异常等畸形。

（一）室间隔缺损

大约50%大动脉错位的患儿伴有VSD，主动脉通常是主肺动脉直径的1/2～2/3，当主动脉瓣环或主动脉下圆锥发育不良时，主动脉比主肺动脉细小。可伴有右室、三尖瓣发育不良，主动脉弓发育不良、狭窄或主动脉弓中断。

如果伴有肺动脉瓣环发育不良，也可能伴有肺动脉瓣环狭窄或肺动脉二瓣化畸形。这种情况下肺动脉比主动脉细小。然而，伴有VSD的大动脉错位患者存在左室流出道梗阻时，其临床表现可能不太明显，其发病率通常只有30%～35%。

（二）左室流出道梗阻

大约20%大动脉错位伴有VSD的患者在出生时就有左室流出道梗阻。室间隔完整的大动脉错位患者，偶伴有左室流出道梗阻。它可以是功能性的，当肺阻力下降右室压力相对升高时，室间隔凸向左室侧，导致左室流出道梗阻。随着病程的进展，梗阻可由动力型发展为固定的，纤维化的隧道样梗阻。

（三）冠状动脉畸形

由于胚胎期冠状动脉主干与来源于主动脉的乏氏窦异常融合导致冠状窦口闭锁和冠状窦口狭窄。

1. 冠状动脉的 LEIDEN 标准分类

是大动脉转位冠状动脉分支最常用的分类方法。

Yamaguchi 等倡导了进一步的分类方法来区分冠状动脉的心表走行，例如位于主肺动脉的前或后。使用 LEIDEN 标准，起源于冠状窦右后，伴有冠状动脉从肺动脉后方经过的单根冠状动脉将被称为（2R，AD，Cx）左后径路。

2. Yacoub 和 RadLey – Smith 分类标准

另一常用大动脉错位冠状动脉解剖的分类方法由 Yacoub 和 RadLey – Smith 在 1978年提出。这种分类方法的 A 型相当于最常见的冠状动脉分布形式，B 型为仅有 1 个冠状窦口，右冠状动脉从主动脉和肺动脉间通过。

3. 波士顿儿童医院分类标准

首先描述主动脉和肺动脉的相对位置，例如，主动脉位于肺动脉的正前方，主动脉位于肺动脉右前方 45°。当主动脉在肺动脉前方的位置超过 45° 时，冠状动脉通常描述为起源于右冠窦或左冠窦。冠状动脉正常分布时，左冠状动脉主干描述为起源于左后窦，右冠状动脉主干起源于右后窦。虽然这个标准提供了患儿冠状动脉解剖的完整描述，但由于没有冠状动脉解剖的编码，这个标准还是不完善的。

### 三、病理生理

完全性大动脉转位若不伴其他畸形，则形成两个并行循环。上、下腔静脉回流的静脉血通过右心射转位的主动脉供应全身，而肺静脉回流的氧合血则通过左心射入转位的肺动脉到达肺部。患者必须依靠心内交通（卵圆孔未闭、房间隔缺损、室间隔缺损）或心外交通（动脉导管未闭、侧支血管）进行血流混合。本病血液动力学改变取决以是否伴同其他畸形，左右心血液沟通混合程度及肺动脉是否狭窄。根据是否合并室间隔缺损及肺动脉狭窄可将完全性大动脉转位分为三大类：

1. 完全性大动脉转位并室间隔完整

右心室负荷增加而扩大肥厚，随正常的肺血管阻力下降，左心室压力降低，室间隔常偏向左心室。二者仅靠未闭的卵圆孔及动脉导管沟通混合，故青紫、缺氧严重。

2. 完全性大动脉转位合并室间隔缺损

完全性大动脉转位伴室间隔缺损可使左右心血流沟通混合较多，使青紫减轻、但肺血流量增加可导致心力衰竭。

3. 完全性的动脉转位合并室间隔缺损及肺动脉狭窄

血流动力学改变类似法洛四联症。

### 四、临床表现

完全性大血管错位多见于男性，男女比例为 2：1～3：1。临床上最突出的表现是出生时即有发绀。发绀的程度随患儿体重的增加而加重。如不伴室间隔缺损，则发绀更明显，同时呼吸增快、肝肿大、进行性心衰。如伴动脉导管未闭，其血流常由肺动脉流向主动脉，则可见躯体下部与下肢的发绀较身体上部和上肢轻。因患儿往往早期死亡，故发生杵状指（趾）者少，但少数存活至幼儿期者例外，体检 1/3 无杂音，1/3 有轻度杂音，1/3 可听到粗糙的收缩期杂音。胸骨左缘第三、四肋间的杂音提示合并室间隔缺损；心底部收缩期喷射样杂音提示合并肺动脉口狭窄。半数以上病例第二心音分裂。

当存在大的循环间分流，如大的动脉导管未闭或大的室间隔缺损时，因交换血流量较多，则表现为以充血性心力衰竭症状为主，伴有轻度发绀。伴有粗大的动脉导管未闭的患儿通常在生后 1 周内出现症状，典型的表现为水冲脉，连续性杂音可不明显；伴有大型室间隔缺损的婴儿，通常在生后 2～4 周出现心力衰竭症状。新生儿早期肺血管阻力仍较高，杂音可不明显，但在生后最初的几星期常会于胸骨左下缘出现特征性的全收缩期杂音，可伴或不伴有震颤。随着肺动脉高压的发展，逐渐出现第三心音、心力衰竭引起的奔马律及肺动脉第二心音亢进，在心尖处可闻及因肺静脉血流增加而产生的舒张中期杂音。

当左室流出道梗阻导致肺动脉狭窄时青紫明显，在胸骨左上缘可闻及响亮的收缩期喷射性杂音。除主动脉瓣靠近前胸壁使第 2 心音较响外，其他临床表现与法洛四联征相似。在伴有前向对位不良的室间隔缺损时，尚需注意是否有左室流出道梗阻的存在。若有股动脉搏动减弱而手臂动脉搏动正常或增强，提示可能伴有主动脉弓中断或水肿。除此之外，还可能表现有上半身较下半身青紫严重的差异性青紫现象。

### 五、实验室及其他检查

（一）心电图

示窦性节律，电轴右偏较多，右心室肥大，左室肥大或双室肥大少见。由于严重缺氧，ST 段和 T 波可出现缺血性表现。

（二）X 线检查

出生时心脏大小正常，以后渐增大，肺血管影纹增多，心脏轮廓呈斜置蛋形，向两侧扩大，由于主、肺动脉干常呈前后位排列。因此，正位片见大动脉阴影狭小，上纵隔心底部狭小，肺动脉段略凹陷，侧位片示大动脉阴影增宽。大多数病例肺纹理增多，示充血改变。合并肺动脉狭窄者，肺纹理减少。有大型室间隔缺损伴肺动脉高压，则心脏显著扩大，肺血管影增多并可呈现肺水肿表现。

（三）超声心动图

二维超声心动图对大动脉错位具有诊断性价值。新生儿期，胸腺掩盖着大血管和心室，为心脏超声检查提供了有利条件，为冠状动脉和大血管的解剖提供明确诊断。超声检查应明确主动脉和肺动脉根部的相对位置，即主动脉位于肺动脉的正前方，或右前方。主动脉瓣和肺动脉瓣的大小，及升主动脉和肺动脉主干的相对大小。冠状窦和左、右冠脉主干的位置非常重要。另外，ASD 的大小和位置应明确定义。明确主动脉弓、峡部和导管区域的大小是很重要的，因为这些部位有可能存在发育不良或伴有狭窄。当存在主动脉弓发育不良或狭窄时，检查者应当提高警惕，仔细检查主动脉下区域，也可能存在发育不良。通常是因为室间隔前方的圆锥隔对位不良，伴随有向前对位不良型 VSD。也应当仔细测量三尖瓣瓣环及右心室的大小。左心室后壁的心肌厚以及心肌质量的测定，可为临床做出较具体的测试数据，以判断可否做大动脉转换术。

（四）CT 和 MRI

CT 和 MRI 检查对完全性大动脉转位的诊断有一定的帮助。对于牵涉到房室连接，心室大动脉连接是否一致的复杂类型先天性心脏病，判断心房位置、心室位置、大动脉位置及其相互连接十分重要。CT 和 MRI 检查不仅有可能通过直接显示心耳来确定心房位置，还可依靠最小密度投影重建显示双侧主支气管形态来推断心房位置。MRI 自旋回波 $T_1W$ 图像可很好地显示心肌小梁的粗糙程度，据此判断心室位置。心肌小梁粗糙的为形态学右心室，光滑者为形态学左心室。房室连接一致，心室大动脉连接不一致是完全性大动脉转位的诊断要点，然后还需观察左、右心室大小，室间隔缺损的有无及大小、部位，有无肺动脉狭窄等。

（五）心血管造影

心血管造影可进一步明确大动脉位置，心房或心室内分流，有否肺动脉瓣或瓣下狭窄，左右肺动脉发育情况，特别是左右肺动脉和远端肺动脉的发育情况。更重要的是了解左右冠状动脉开口有否异常，冠状动脉口分布情况，对做大动脉转换术的决定非常重要。

（六）心导管检查

虽然球囊房间隔造口术对稳定大动脉错位患儿病情和围术期处理是有益的，而且还能对血流动力学和血管造影数据进行搜集，但这并不等于说心导管检查是必需的。

右心和左心导管检查，主要了解各心房、心室和大动脉的血氧含量及压力测定，以确定心内分流存在和肺动脉高压。如右心导管经右心房和右心室到达主动脉，主动脉含氧量明显下降，并与右心室相同；而右心室压力与主动脉相同，可高达 8.00 ~ 10.7kPa（60 ~ 80mmHg）。同样如导管通过房间隔至左心室和肺动脉，可发现左心室压力低于右心室压力，如有巨大室间隔缺损、动脉导管未闭或肺动脉狭窄，左右心室压力可相等。由于导管检查的创伤较大，目前临床上对新生儿大动脉错位的导管检查应用很少。

**六、鉴别诊断**

本病需与法洛四联征、右室双出口、永存动脉干鉴别。

1. 法洛四联征

见"法洛四联征"。

2. 右室双出口伴肺动脉口狭窄

临床表现难于鉴别，特殊检查有助于鉴别。

（1）心电图常有完全性右束支传导阻滞及Ⅰ度房室传导阻滞。

（2）超声心动图示右心室肥厚、主动脉和肺动脉起自右心室、室间隔缺损、肺动脉口狭窄等。

（3）右心室造影可确立诊断。

3. 永存动脉干

（1）发绀于出生后出现，但相对较轻。

（2）胸片示单一粗大的动脉干，双侧心室肥大，而非呈斜置蛋形。

（3）超声心动图可见扩张的动脉干骑跨于左右心室之间。心室造影可确立诊断。

## 七、治疗

### （一）内科治疗

新生儿一旦确诊，立即应用前列腺素 $E_1$ 静脉滴注，剂量为 $0.1\mu g/$（kg·min）。若见效果，可维持24h或数月保持动脉导管开放，血氧饱和度升高，发绀减轻。同时控制心力衰竭，纠正缺氧酸中毒，为进一步治疗创造条件。

### （二）手术治疗

早在1948年Blalock和Hanlon首先采用房间隔造口方法姑息性治疗完全性大动脉转位；1953年Lillehei和Varco采用下腔静脉与左心房连接而右肺静脉与右心房连接方法；1956年Baffes改用为右肺静脉与右心房连接，而采用人造血管连接下腔静脉至左心房的方法。1959年，Senning采用心房内调转方法首先取得成功，但死亡率和并发症较高。1963年，Mustard采用同样原理的心房内调转术取得成功，由于远期的腔静脉回流梗阻和房性心律失常的发生率较高，又逐渐被Senning手术替代。早期采用心房内转换方法（Senning或Mustard手术方法），只是将错就错，在心房内将体、肺静脉血引流换位，使体静脉血引流至左心房，经二尖瓣进入左心室至肺循环，而肺静脉血引流至右心房，经三尖瓣进入右心室至体循环。尽管这样在生理上得到纠治，但心脏的解剖畸形并没有得到纠治。术后解剖左心室承担肺循环功能，而解剖右心室承担体循环功能。由于心脏解剖特征，左心室腔呈圆柱形，收缩时向心性运动，收缩力强；右心室腔呈月牙形，心腔内表面积与容量之比较大，其收缩形态适合大容量、低阻力的肺循环，术后却承受体循环负荷。因此，远期随访发现右心射血分数明显低下，导致三尖瓣反流、心律失常和心脏骤停。直到1975年Jatene的大动脉转换术（arterial switch术）成功，不但避免心房内调转术的并发症，而且心脏解剖畸形彻底得到纠治，提高了大动脉转位的远期手术疗效。

目前，大动脉转换术已在临床上普遍开展，并且对失去早期手术机会或以前行心房内调转术出现体循环心室功能不全的患者行二期大动脉转换术。

1. 手术适应证

大动脉转位诊断本身就是手术适应证。手术方法根据其解剖条件、患儿年龄、伴发的心内畸形来决定。室间隔完整而房间隔缺损很小的大动脉转位，一旦诊断明确，即应作姑息手术（房间隔导管球囊扩大术），以增加体循环的血氧含量。大动脉调转根治术一般在房间隔导管球囊扩大术后即施行。伴有室间隔缺损者，尽管缺氧相对较轻，但也应尽早在肺动脉高压出现前作根治术或先行肺动脉环缩术，控制肺动脉高压。手术有姑息手术和根治手术两类。

2. 姑息性手术

（1）房隔造口术或房隔切除术：球囊房间隔造口术是一种亚急性手术，不伴有ASD 或 VSD 的 D 型大动脉错位患者明确诊断后几小时内应当进行球囊房间隔造口术。虽然前列腺素有可保持动脉导管开放，但存在两个并行循环，经导管到达肺循环的血流，如果随后不经由双向导管分流回流到体循环，则将回流到左心房，导致灰心房高压。而球囊房间隔造口术减少了回流到体循环的血流，降低了左房压。房隔切除术由于创伤较大，目前临床上几乎已放弃。

（2）肺动脉环缩术：对伴有巨大室间隔缺损或多发性室间隔缺损，早期可先行肺动脉环缩，以保护肺血管充血引起的肺动脉高压，至 6 个月或 1 岁以后再行纠治术。

（3）体肺动脉分流术：也称为 Blalock 术。对严重低氧血症，伴有肺动脉狭窄等原因，早期不能行大动脉转换术时，可先行 Blalock 术。如心房内分流少，应同时行房间隔扩大术，以改善低氧血症。

3. 根治手术

1）Mustard 手术（心房内板障血流改道术）：方法是取自体心包膜，在右心房内上、下腔静脉间建立屏障通道，将体循环静脉血通过房间隔缺损引向二尖瓣至左心室，再注入肺动脉。而左、右肺静脉开口保留在右心房内，将肺静脉氧合血引向三尖瓣至右心室，再灌入主动脉。这样，手术后解剖上左、右心室仍互换各自的功能，但生理上完全纠正循环功能。此手术由于在右心房内操作较多，容易发生手术后心律失常，应予注意。自从 Mustard 提倡此法后，发现术后晚期常发生腔静脉回流受阻。近年来，虽已经在心包补片的剪裁形状和缝合方法方面做了不少改进，回流受阻已显著减少，但仍未完全解决，故采用者逐渐减少。

2）Rastelli 术：大动脉错位伴室间隔缺损和左心室流出道梗阻者行 Rastelli 术。需要心内建立室间隔缺损至主动脉的内隧道，使左心室血流经室间隔缺损至主动脉，而右心室至肺动脉通过心外管道连接。因此，手术年龄以 3～4 岁以上为好，否则由于心外人工管道不能随着年龄的增长而生长，远期并发症较多，需多次手术置换。同时，心内隧道发生左心室流出道梗阻的发病率较高。对室缺位置远离主动脉开口和室缺至主动脉开口之间有三尖瓣腱索或乳头肌阻挡，不易行 Rastelli 手术。

3）大动脉转换术：大动脉转换术的手术年龄取决于左心室功能，一般对室间隔完整型大动脉错位应在出生后 2 周内手术最合适。当有 VSD 或动脉导管足够大时，左心室压力能维持在体循环压力的 2/3 以上，左心室能在较长时期内适应一期大动脉换位术。如手术年龄超过 1 个月，必须注意左心室功能是否退化，临床上可根据心导管检查或心脏超声检查决定。在超声检查中室间隔位置必须居中，如偏向左侧，说明左心室压力低于右心室压力，需进一步心导管检查，左心室压力必须超过右心室压力 60%。

手术在体外循环下进行，对新生儿可采用深低温停循环转流方法或深低温低流量转流方法。首先建立体外循环，在转流降温时，解剖游离动脉导管，缝扎切断动脉导管后彻底游离升主动脉、肺动脉干和左、右肺动脉。至肛温 20℃时停循环，主动脉根部注入心肌保护液。右心房切口，缝合房间隔缺损或修补室间隔缺损，然后缝合右心房切口，恢复体外循环，在低流量下行大动脉转换术。

将升主动脉距瓣上1cm处横断，注意探查左右冠状动脉开口，检查开口处有否小侧支，或冠状动脉行走于主动脉壁内（intramural）。沿冠状动脉开口1～2mm外缘剪下主动脉壁，同时向心肌壁处游离0.5mm左右，便于向后移植。肺动脉干位于左、右肺动脉分叉处横断，仔细检查肺动脉瓣，将左、右冠状动脉向后移植至肺动脉根部，在相应位置剪去小片肺动脉壁，然后采用聚丙烯线连续缝合。缝合后，仔细检查冠状动脉有否扭曲、牵拉以保证通畅。此时，远端主动脉与肺动脉换位，将左、右肺动脉提起，主动脉从肺动脉下穿出，用镊子钳住主动脉开口后，将主动脉阻断钳换至肺动脉前方再阻断。升主动脉与肺动脉根部连续缝合，形成新的主动脉；采用心包补片修补原主动脉根部取冠状动脉后的缺损，最后与肺动脉干吻合形成新的肺动脉干。

手术缝合要仔细严密，否则术后出血是致命的。手术成功的关键在于冠状动脉的移植。熟悉冠状动脉解剖相当重要，必须充分游离，使移植后张力低，无扭曲，任何轻微的影响将导致冠状动脉灌注不足，影响术后心功能。特别是不要损伤小分支，往往右冠状动脉开口附近有小分支供应右室流出道或右心室前壁。

在大动脉转换术中，根据冠状动脉畸形的不同类型采用不同的方法。

（1）将冠状动脉开口的瓣窦沿瓣窦边缘剪下，上翻90°，上缘与新的主动脉壁近端缝合，下缘与主动脉的上缘采用心包补片覆盖缝合。

（2）单根冠状动脉移植至新的主动脉距离较长，在新的主动脉上做L型切口，形成门状的主动脉壁，插入冠状动脉缝合，减少张力。

（3）单根冠状动脉沿瓣窦剪下成条状为管道后壁，同时从新的主动脉边切下条状为管道的前壁，随后将这两条组织的边缘缝合形成管道连接冠状动脉至新的主动脉。

总之，在处理畸形冠状动脉时，尽量游离冠状动脉根部，减少移植后的冠状动脉的张力，避免直接缝于冠状动脉开口，影响冠状动脉血流的灌注。采用7-0聚丙烯线缝合，针距均匀，防止术后针眼和缝合缘的出血。

4）Damas - Kaye - Stanel 术：不需冠状动脉移植，在肺动脉分叉处横断肺总动脉，近端整修为斜口，主动脉后外侧从切开与近端肺总动脉做端侧吻合。经右心室流出道切口将室间隔缺损修补，主动脉瓣沿瓣环用涤纶补片将右心室流出道封闭，用带瓣外导管架于右心室和远端肺动脉之间。并发症有带瓣外导管的钙化、失灵、梗阻和心力衰竭。

5）大动脉移位术（aortic translocation 手术）：Nikaidoh 对完全性大动脉转位伴室间隔缺损和左室流出道梗阻患者，采用连同自体冠状动脉一起进行主动脉换位以及双心室流出道重建的手术方法。在深低温低流量体外循环下完全游离升主动脉和左右肺动脉，在升主动脉远端植入主动脉灌注管，上下腔分别插管体外循环转流，肛温20℃阻断循环，灌注心肌。在主动脉瓣上1cm横断主动脉，将左右冠状动脉根部游离约1cm。在主动脉瓣叶下5mm处切开右室流出道，小心向两侧剪开直至将整个主动脉瓣取下，保留左右冠状动脉；将肺动脉干横断，向右室流出道方向剪开肺动脉瓣至室间隔缺损贯通，保留左右冠状动脉的主动脉瓣向后移植，后半部分直接与原肺动脉瓣环连续缝合，前半部分与室间隔缺损之间采用Dacron补片连续缝合关闭，这样不但关闭室间隔缺损，同时扩大左室流出道。必须保证冠状动脉不扭曲、张力不高，新主动脉端端吻合。左右肺动脉后壁与右心室切口上缘直接连续缝合，然后采用心包补片覆盖肺动脉和右室切口。

（张勇）

## 第九节　常见先天性心脏病的护理与防控

1. 帮助家长和患儿克服焦虑、恐惧。初入院时往往因患心脏病而产生焦虑不安和恐惧心理，要向患儿及家属介绍有关疾病的基本知识、诊治计划，说服家长和年长儿配合各项检查与治疗。对于幼小患儿倍加爱护，建立良好关系，使诊疗工作能顺利进行。

2. 做好卫生咨询，协助安排合理的生活制度，根据患病严重程度、心功能情况决定活动量，使患儿能安全达到适合于手术的年龄。

3. 对住院患儿，要提供充足的休息，保持病重小儿的宁静，避免哭闹，保证患儿的休息和睡眠。

4. 维持营养，提供易消化食物，注意蛋白质、热量及多种维生素的供给，菜肴不宜太咸，应适当限制食盐摄入。注意供应适当的蔬菜类粗纤维食品，以保证大便通畅。婴幼儿喂哺时要细心、耐心，对法洛四联征患儿，尚应警惕喂哺中出现阵发性呼吸困难。人工喂养先天性心脏病患儿，奶头孔的大小要适当，太小吸吮费力，太大易致呛咳，因此必须掌握恰当。

5. 预防感染，先天性心脏病患儿体质差，易继发感染，尤其易患肺炎，应避免与感染性疾病者接触，一旦发生感染，积极治疗，防止肺炎并发心力衰竭，防止感染性心内膜炎。

6. 注意观察防止法洛四联症因活动、哭闹、便秘引起缺氧发作，如发生应将小儿置于膝胸卧位，给予吸氧，并与医生合作给予吗啡及普萘洛尔（心得安）抢救治疗。

7. 对右向左分流的先天性心脏病青紫病例，要注意供给充足液体，防止因血液浓缩，增加血液黏稠度导致血栓栓塞。发热、出汗、吐泻时应多饮水，必要时可静脉输液。

8. 观察有无心率增快、呼吸困难、端坐呼吸、吐泡沫样痰、水肿、肝大等心力衰竭的表现，如出现及时与医生取得联系。

9. 使用强心药洋地黄类的患儿，必须仔细复核剂量。若选用速效制剂静脉注射时，必须用1mL的注射器精确地抽取药液，再以10%~25%葡萄糖液稀释后缓慢静脉推注（不少于5min）；选用慢效类制剂时，为确保疗效，应准确、准时、单独给药，单独服用。对婴幼患儿应仔细喂服，使药物全部进入消化道；对年长患儿，应注视其吞下药物后方可离开。若患儿服药后呕吐，应与医生联系，决定补服或采用其他途径给药。应用洋地黄类药物治疗期间，应密切观察用药效果及反应。用药有效的指标是：气急改善、心率减慢，肝缩小，尿量增加，患儿安静，食欲好转。洋地黄的毒性反应有食欲减退、恶心、呕吐等消化系统表现；心动过缓或过速、期前收缩、房室传导阻滞等心律失常表现；视力模糊、黄视、嗜睡、昏迷等神经系统表现。每次给药前，医护人员必须测量患儿脉搏，必要时听心率。若婴幼儿脉率每分钟少于 90 次，年长儿每分钟少于 60 次或脉律不齐时，应及时与医生联系，决定是否用药或采取相应的措施。此外，钙剂与洋地黄制剂有协同作用，应避免同时使用；低血钾时可促使洋地黄中毒，应适当补充钾盐。

10. 防控

进行健康教育，使家长掌握先天性心脏病的日常护理，建立合理的生活制度、适当的营养与喂养，定期复查。做好用药指导，介绍所用药物的名称、用法、剂量、作用、不良反应和使用时间。指导家长应合理用药，强调按医嘱用药，切勿自行改量、改时，并学会观察药物不良反应的反应。出院时指导家长做好家庭护理，为家长提供急救中心及医院急诊室电话，指导家长如何观察心力衰竭、脑缺氧的表现，一旦发生应及时就医。介绍本病的预防知识，强调预防各种感染，尤其是预防呼吸道感染的重要性，若患儿无严重症状出现，应按时预防接种。教会年长患儿自我监测脉搏的方法，定期带患儿到医院进行随访，复查胸部 X 线、心电图、超声心动图等，以便了解心、肺功能情况，调整心功能达到最佳状态，使患儿能安全到达手术年龄，安度手术关。

（李伟）

# 第八章 肺源性心脏病

肺源性心脏病简称肺心病，是由于支气管—肺组织、胸廓或肺血管病变致肺血管阻力增加，产生肺动脉高压，使右心室结构或（和）功能改变的疾病。根据起病缓急和病程长短，可分为急性和慢性肺心病两类。临床上以后者多见。

## 第一节 急性肺源性心脏病

急性肺源性心脏病是由于内源性或外源性栓子堵塞肺动脉或其分支使肺循环阻力增加，心排血量降低，引起右心室急剧扩张和急性右心衰竭的临床病理生理综合征。大块肺栓塞尚可引起猝死。肺栓塞曾被认为是我国的少见病，以致长期以来国内临床界在很大程度上忽视了对该病的识别与诊断，这种现象使临床肺栓塞的识别与检出率低下。实际上，肺栓塞绝非少见，且病死率很高，近年来由于对肺栓塞诊断的重视，临床病例有增加趋势，欧美国家的流行病学调查更是说明了其多发性。

### 一、病因和发病机制

引起急性肺源性心脏病的肺栓塞主要由右心或周围静脉内血栓脱落所形成。

（一）血栓来源

肺栓塞常由下肢深部静脉系统血栓迁徙所致。也可源于盆腔静脉、肾静脉、肝静脉，以及锁骨下静脉或上腔静脉长期留置导管处的血栓。有时非血栓物质，如脂肪颗粒、羊水、空气、瘤细胞团等亦可引起。据国内报道，有30%左右的栓子来自右心室，特别是心脏病患者并发心肌梗死、心房纤颤、心功能不全时，易发生附壁血栓引起的肺栓塞和肺梗死（肺栓塞后肺组织缺血、坏死）。

（二）心脏病

为我国肺栓塞的最常见原因，几乎包括各类心脏病，并发房颤、心力衰竭和亚急性细菌性心内膜炎者的肺栓塞发病率较高。以右心腔血栓最常见，少数来源于静脉系统。细菌性栓子除见于亚急性细菌性心内膜炎外，亦可由于起搏器感染引起。前者感染性栓子主要来自三尖瓣，偶尔先心病患者的二尖瓣赘生物可自左心经缺损分流处进入右心而到达肺动脉。

（三）肿瘤

在国内为第二位原因，占35%，远较国外6%为高。以肺癌、消化系统肿瘤、绒癌、白血病等较多见。恶性肿瘤并发栓塞仅约 1/3 为瘤栓，其余均为血栓。据推测，肿瘤患者血液中可能存在凝血激酶以及其他能激活凝血系统的物质，如组蛋白、组织蛋白酶和蛋白水解酶等，故肿瘤患者肺栓塞发生率高，也可以是其早发症状。

（四）妊娠和分娩

孕妇肺栓塞发病率较年龄配对的非孕妇高数倍，产后和剖宫产术后发生率最高。妊娠时腹腔内压增加，激素松弛血管平滑肌，盆静脉受压引起静脉血流缓慢，改变血液流变学特性等均易加重静脉血栓形成。此外还伴有凝血因子和血小板增加，血浆素原—血浆素蛋白溶解系统活性降低。但这些改变与无血栓栓塞的孕妇相比并无绝对差异。羊水栓塞也是分娩期的严重并发症。

（五）其他

少见的病因还有长骨骨折致脂肪栓塞，意外事故和减压病造成空气栓塞，寄生虫和异物栓塞。没有明显的促发因素时，还应考虑到遗传性抗凝因素减少或纤溶酶原激活抑制剂的增加。

（六）诱发因素

血液淤滞、静脉损伤、高凝状态是促进深静脉血栓形成（DVT）的三要素。

1. 血液淤滞

长期卧床、肥胖、心功能不全、静脉曲张和妊娠等情况易发生血液淤滞。

2. 静脉损伤

外科手术、创伤及烧伤后常易引起静脉损伤。尤其以盆腔和腹部的恶性肿瘤切除等大手术及下肢较大的矫形手术后更易引起下肢静脉血栓形成和肺栓塞。

3. 高凝状态

某些凝血和纤溶系统异常，易引起静脉血栓和肺栓塞。如抗凝血酶Ⅲ、蛋白 C 和蛋白 S 及纤溶系统中某些成分缺乏等。

## 二、病理生理

（一）呼吸生理的变化

肺栓塞后引起生理无效腔增大，通气受限，肺泡表面活性物质减少，通气/血流比值失调。故常出现低氧血症。

（二）血流动力学改变

肺栓塞后，即引起肺血管床减少，使肺毛细血管血流阻力增加。阻力增加明显时，可引起肺动脉高压，急性右心衰竭，心输血量骤然降低，心率加快，血压下降等。患者平均肺动脉压一般为 25~30mmHg。

（三）神经体液介质的变化

新鲜血栓在肺血管内移动时，引起其表面覆盖的血小板脱颗粒，释放各种血管活性物质，如腺嘌呤、肾上腺素、组胺、5-羟色胺、缓激肽、前列腺素及纤维蛋白降解产物等。它们可以刺激肺的各种神经受体和气道的受体，引起呼吸困难、咳嗽、心率加快、血管通透性增加等。

### 三、临床表现

肺栓塞的临床表现多种多样，缺乏特异性，实际是一较广的临床谱。临床症状主要取决于血管堵塞的范围、发生速度和心肺的基础状态。不同患者临床表现差异很大，当仅栓塞 2~3 个肺段时，可无任何临床症状；当栓塞 15 个肺段以上时，可发生休克或猝死。

肺栓塞基本上有 4 个临床综合征：①急性肺心病，突然呼吸困难，濒死感、发绀、右心衰竭、低血压、肢端湿冷，见于突然栓塞两个肺叶以上的患者。②肺梗死，突然呼吸困难，胸痛、咯血及胸膜摩擦音或胸腔积液。③"不能解释的呼吸困难"，栓塞面积相对较小，是提示无效腔增加的唯一症状。④慢性反复性肺血栓栓塞，起病缓慢，发现较晚，主要表现为重症肺动脉高压和右心功能不全。

另外，也有少见的矛盾性栓塞和非血栓性肺栓塞，矛盾性栓塞系指与肺栓塞同时存在的脑卒中，是由于肺动脉高压导致卵圆孔开放，静脉栓子到达体循环系统引起；非血栓性肺栓塞是由长骨骨折引起的脂肪栓塞综合征或与中心静脉导管有关的空气栓塞。

（一）症状

1. 呼吸困难及气短

此为肺栓塞最重要的临床症状，可伴有发绀。呼吸困难的程度和持续时间的长短与栓子的大小有关。栓塞较大时，呼吸困难严重且持续时间长，反复发生的小栓塞，可多次发生突发的呼吸困难，呼吸困难的特征是浅而速。

2. 胸痛

常为钝痛，较大的栓塞可有夹板感。若表现为胸骨后压迫性痛，这可能为肺动脉高压或右心室缺血所致。冠状动脉供血不足，也常可发生心肌梗死样疼痛。有时因栓塞部位附近的胸膜有纤维素性炎症，产生与呼吸有关的胸膜性疼痛。据此可判断肺栓塞的部位。

3. 昏厥

可提示有大的肺栓塞存在，发作时均可伴脑供血不足。要注意与中枢神经系统疾病相鉴别。

4. 咯血

肺栓塞或有充血性肺不张时，可出现咯血，均为小量咯血，大咯血少见。

5. 休克

多见于巨大栓塞，常伴肺动脉反射性痉挛，可致心输出量急剧下降，血压下降，患者常有大汗淋漓、四肢冷、焦虑、面色苍白等，严重者可猝死。

6. 其他

如室上性心动过速、充血性心力衰竭突然发作或加重。慢性阻塞性肺部疾病恶化、过度通气等。

（二）体征

1. 一般体征

大约半数患者有不同程度的发热、呼吸急促，急慢性肺栓塞常伴有心力衰竭而出现发绀，这是右向左分流和周围循环不良所致，此时 $PaO_2$ 降低。

### 2. 心脏体征

急性肺栓塞时常见肺动脉压升高所致的肺动脉瓣第二音亢进，时有窦性心动过速或呈现期前收缩。慢性栓塞亦可由于肺动脉压升高而导致肺动脉瓣第二音亢进。

### 3. 肺部体征

慢性肺动脉栓塞在肺部可听到干、湿啰音，少数患者可有胸膜摩擦音及胸腔积液。

### 4. 腹部体征

慢性肺栓塞，由于常并发右心衰竭而肝脾大。

### 5. 四肢体征

慢性肺栓塞可见由于右心衰竭而致的四肢水肿或下肢静脉曲张。

肺栓塞临床表现极不一致，微小的肺栓塞可以无任何体征。慢性肺栓塞患者除有慢性右心衰竭外，多数患者并无明显心肺疾患体征。急性肺栓塞者，初期无症状及体征，一旦大的静脉血栓栓塞时，可引起窦性心动过速、室性心动过速、心室纤颤而突然死亡。

## 四、实验室及其他检查

### （一）实验室检查

血白细胞、血清乳酸脱氢酶、血清纤维蛋白降解产物可轻度升高。血气分析常提示急性呼吸性碱中毒和过度通气。

### （二）胸部 X 线检查

典型表现为肺中下部的圆形或楔形的浸润阴影，楔形影的底部朝向胸膜，可有少量胸腔积液。

### （三）心电图

出现各种心律失常及右束支传导阻滞，电轴右偏，明显顺时针方向转位。肺型 P 波，$S_I$、$Q_I$ 型改变，T 波倒置。

### （四）放射性核素检查

用放射性核素[113]铟或[99m]锝行肺灌注扫描，显示被阻塞的肺动脉供血区缺损有诊断意义。

### （五）肺血管造影检查

肺血管造影检查是肺栓塞最特异性的确诊方法，可探测到直径 3mm 的栓子。如出现充盈缺损和比衬剂的流动中断，可作为栓塞的依据，其中以充盈缺损更为可靠。

### （六）动脉血气分析及肺功能

#### 1. 血气分析

肺栓塞后常有低氧血症。$PaO_2$ 平均为 62mmHg，仅有 9% 肺栓塞患者显示 $PaO_2$ 大于 80mmHg。原有心肺疾病的肺栓塞患者 $PaO_2$ 更低。但是 $PaO_2$ 无特异性，如果无低氧血症也不能排除肺栓塞。

#### 2. 肺泡氧分压与动脉血氧分压差

即 $P_{(A-a)}O_2$ 梯度的测定较 $PaO_2$ 更有意义，因肺栓塞后，常有过度通气，因此

$PaCO_2$ 降低，而肺泡气的 $PaO_2$ 增高，$P_{(A-a)}O_2$ 梯度应明显增高，当 $P_{(A-a)}O_2$ 梯度和 $PaCO_2$ 正常，可作为除外肺栓塞的依据。

3. 生理无效腔增大

即无效腔气/潮气量比值（$V_D/V_T$）在栓塞时增高。当患者无限制性或阻塞性通气障碍时，$V_D/V_T > 40\%$，提示肺栓塞可能。$V_D/V_T < 40\%$，又无临床肺栓塞的表现，可排除肺栓塞。

（七）数字减影血管造影（DSA）

DSA 是一新的以电子计算机为辅助的 X 线成像技术。静脉法 DSA 有周围静脉法（穿刺肘窝或股静脉注入造影剂）及中心法（通过短导管自腔静脉入口或右心房内注入造影剂）。不需高浓度的造影剂，从而减少造影剂不良反应。由于 DSA 空间分辨率低，段以下肺动脉分支的显影远不如计算机体层血管成像（CTPA）的显影。然而 DSA 在肺栓塞的诊断中仍有假阳性及假阴性，特别周围静脉法的准确性受到一定限制，因此个别病例还要做 CTPA。

（八）电子计算机断层扫描（CT）和磁共振成像（MRI）

近年来快速 CT（螺旋 CT 和超高速 CT）、肺 MRI 动脉造影和 MRI 周围静脉造影的技术发展很快，已成为准确、无创伤、简易、快速的检出急性肺栓塞的方法。CT 和 MRI 的准确性只限于肺段以上的肺动脉分支，但当结合了对 DVT 的评价后，就足以满足临床需要了。因为肺栓塞患者主要的危险是梗死的复发，故发现下肢深静脉残余的血栓十分重要。这样的准确性足以识别需外科治疗的慢性肺栓塞患者的中心性栓子，并在诊断和术前评价病情时，为常规动脉造影补充信息，甚至可避免行动脉造影检查。一般来说 CT 优于 MRI，这是因为 CT 可获得较好的空间分辨率、血栓和血流间的高对比度，检查时间短，更易于监测和细致地观察纵隔与肺实质的情况。但 MRI 亦有其优势，它不需用碘化的对比剂，有肺动脉和周围静脉联合成像的功能，对血栓性栓塞可作较全面的评价，在检出无症状却有血栓栓塞危险性患者的深静脉血栓方面，准确性要高于超声波和容积阻抗测定法，且较少有人为因素的影响。

（九）超声心动图检查

经胸与经食管超声心动图能间接或直接提示肺栓塞存在征象，是有价值的检查方法。

1. 直接征象

右心血栓可有活动和不活动两个类型，活动型右心血栓多为蛇样运动的组织，不活动型右心血栓多为无蒂及致密的组织。活动型 98% 发生肺栓塞，病死率为 44%，不活动型 40% 发生肺栓塞，病死率为 9%。混合型栓子肺栓塞的发生率为 62%，病死率为 29%。

2. 间接征象

右心室扩张为 71% ~ 100%，右肺动脉内径增加 72%，左心室径变小为 38%，室间隔左移及矛盾运动为 42% 以及肺动脉压增高等。小的肺动脉栓塞和先前的有右心疾病者间接征象易呈阴性。

经胸超声心动图肺栓塞的检出率为 5.6%，经食管超声心动图为 14%。经食管超声心动图对肺栓塞的诊断敏感性为97%，特异性为88%，阳性预计准确性为91%，阴性预计准确性为96%。当并发肺动脉高压和肺源性心脏病时，出现相应的超声征象，如肺动脉和右心室流出道血流加速、三尖瓣跨瓣压差增加，肺动脉瓣回声曲线"α"波变浅，收缩中期提前关闭及右心房室增大等。

## 五、诊断

根据病史、临床表现，结合实验室及其他检查可作诊断。肺栓塞的临床表现不典型，容易误诊。

减少误诊的首要条件是提高临床医生对肺栓塞的认识，其次要清楚肺栓塞可能发生的情况，包括下肢无力、静脉曲张、不对称性下肢水肿和血栓性静脉炎。原有疾病发生突然变化，呼吸困难加重或创伤后呼吸困难、胸痛、咯血；昏厥发作；原因不明的呼吸困难；不能解释的休克；低热、血沉增快、黄疸、发绀等；心力衰竭对洋地黄制剂反应不好；胸片示肺野有圆形或楔形阴影；肺扫描有血流灌注缺损；"原因不明的肺动脉高压"及右心室肥大等。国外资料显示，肺栓塞从出现症状到明确诊断时间为7天之内者占68%，7~30天者占23%，大于30天者占9%。

## 六、肺血栓栓塞症（PTE）的临床分型

（一）急性PTE

1. 大面积PTE

临床上以休克和低血压为主要表现，即体循环动脉收缩压<90mmHg，或较基础值下降幅度≥40mmHg，持续15分钟以上。需除外新发生的心律失常、低血容量或感染中毒症所致的血压下降。

2. 非大面积PTE

不符合以上大面积PTE的标准，即未出现休克和低血压的PTE。

非大面积PTE中一部分病例临床出现右心功能不全，或超声心动图表现有右心室运动功能减弱（右心室前壁运动幅度<5mm），归为次大面积PTE亚型。

（二）慢性血栓栓塞性肺动脉高压（CTEPH）

本型多可追溯到呈慢性、进行性发展的肺动脉高压的相关临床表现，后期出现右心衰竭；影像学检查证实肺动脉阻塞，经常呈多部位、较广泛的阻塞，可见肺动脉内贴血管壁、环绕或偏心分布、有钙化倾向的团块状物等慢性栓塞征象；常可发现DVT的存在；右心导管检查示静息肺动脉平均压>20mmHg，活动后肺动脉平均压>30mmHg；超声心动图检查示右心室壁增厚（右心室游离壁厚度>5mm），符合慢性肺源性心脏病的诊断标准。

## 七、治疗

（一）一般治疗

1. 休息

发生肺栓塞后，应立即卧床休息，采取仰卧位，使静脉回流不受障碍。如血栓来自

下肢，应抬高下肢，减少活动。

2. 吸氧

一般给予持续鼻导管吸氧。如果缺氧明显，且伴有低碳酸血症者，则用面罩给氧，必要时用人工呼吸机或高频通气。

3. 止痛

剧烈胸痛可皮下注射吗啡 5～10mg（昏迷、休克、呼吸衰竭者禁用），也可用哌替啶 50～100mg 肌内注射或罂粟碱 30～60mg 肌内注射。

4. 抗休克

严重低血压是肺血流大部被阻断或急性右心衰竭的表现，一般提示预后不良。用多巴胺 20～40mg 或（和）间羟胺 20～40mg 加入 100～200mL 5% 葡萄糖液中静脉滴注，根据血压调整升压药物的浓度和滴注速度，使收缩压保持在 90mmHg 左右。

5. 治疗心力衰竭

可用毒毛花苷 K0.25mg 或毛花苷 C0.4～0.8mg 加入 50% 葡萄糖 20～40mL 内缓慢静脉注射。

6. 缓解支气管平滑肌和肺血管痉挛

皮下或静脉注射阿托品 0.5～1mg，以减低迷走神经张力，防止肺动脉和冠状动脉反射性痉挛。必要时可每 1～4 小时注射 1 次。阿托品还可缓解支气管平滑肌痉挛，并减少支气管黏膜腺体分泌。对支气管平滑肌痉挛明显者给予氨茶碱 0.25g 加入 50% 葡萄糖 40mL 内缓慢静脉注射，必要时可加用地塞米松 10～20mg 静脉注射。

7. 防治继发感染

肺栓塞可从含菌栓子或支气管引入感染，故宜投以有效抗生素。可选用青霉素、氨苄西林或头孢类、阿米卡星等抗菌药物。

8. 心肺复苏

对于心脏停搏者，应立即复苏，体外心脏按压能使近心脏区肺动脉栓子碎裂而有被推入末梢部位的可能。

（二）抗凝治疗

应用抑制血液凝固的药物，可防止血栓扩大及新血栓形成。但有出血倾向、中枢神经手术后、有消化道溃疡及大量出血史、未经控制的严重高血压病、严重肝肾衰竭者等为抗凝治疗的禁忌证。

1. 肝素疗法

无抗凝绝对禁忌证的肺栓塞病例，应立即开始肝素治疗。当肝素与抗凝血酶Ⅲ结合时，可终止凝血活酶生成和抑制其活性，它也可抑制血小板聚集及脱颗粒，防止活动物质（5 - 羟色胺等）释放，并促使纤维蛋白溶解，从而中止血栓的生长及促进其溶解。

肝素使用方法：

（1）持续静脉内输液：效果最好，出血并发症也减少，适用于巨大肺栓塞，首次应给予一个初始负荷剂量（1 万～2 万 U）静脉内冲入。2～4 小时开始标准疗法，每小时滴入 1 000 U，由输液泵控制滴速，每日总量为 2.5 万 U。

（2）间歇静脉注射：每 4 小时（5 000 U 肝素）或每 6 小时（7 500 U 肝素）静脉

内给肝素 1 次，每日总量为 3.6 万 U。

（3）间歇皮下注射：每 4 小时（5 000 U）、每 8 小时（1 万 U）、每 12 小时（2 万 U）皮下注射一次肝素，必须避免肌内注射，以防发生血肿。

肝素一般连续使用 7～10 天。肝素抗凝治疗的主要并发症是出血，出血部位常见于皮肤、插管处，其次为胃肠道、腹膜后间隙或颅内。凡年龄＞60 岁、异常凝血、尿毒症、酒精性肝炎、舒张压＞110mmHg 或严重肺动脉高压症，易发生出血，使用肝素时应非常慎重。一般用肝素前，必须测定凝血时间、部分凝血活酶时间（APTT）、凝血酶原时间（PT）及血浆肝素水平等来调节剂量，以维持凝血时间延长一倍或 APTT 延长至对照值的 1.5～2.5 倍所需用的肝素剂量为所需剂量，当并发出血时，APTT 及凝血时间延长，此时应中断治疗数小时；如出血明显可用等量的鱼精蛋白对抗肝素的作用。待出血停止后再用小剂量肝素治疗；并使 APTT 维持在治疗范围的下限。

使用肝素的禁忌证：两个月内有脑出血、肝肾功能不全、患有出血性疾病、活动性消化性溃疡、10 天内刚做过大手术（尤其是颅内及眼科手术）及亚急性细菌性心内膜炎。

2. 华法林

在肝素开始应用后的第 1～3 天加用口服抗凝剂华法林，初始剂量为 3.0～5.0mg。由于华法林需要数天才能发挥全部作用，因此与肝素需至少重叠应用 4～5 天，当连续 2 天测定的国际标准化比率（INR）达到 2.5（2.0～3.0）时，或 PT 延长至正常值的 1.5～2.5 倍时，方可停止使用肝素，单独口服华法林治疗。应根据 INR 或 PT 调节华法林的剂量。

抗凝治疗的持续时间因人而异。一般口服华法林的疗程至少为 3 个月。部分病例的危险因素短期可以消除，例如服雌激素或临时制动，疗程可能为 3 个月即可；对于栓子来源不明的首发病例，需至少给予 6 个月的抗凝治疗；对复发性静脉血栓栓塞症（VTE）、并发肺心病或危险因素长期存在者，抗凝治疗的时间应更为延长，达 12 个月或以上，甚至终身抗凝。

妊娠的前 3 个月和最后 6 周禁用华法林，可用肝素或低分子肝素治疗。产后和哺乳期妇女可以服用华法林，育龄妇女服用华法林者需注意避孕。

华法林的主要并发症是出血。华法林所致出血可以用维生素 K 拮抗。华法林有可能引起血管性紫癜，导致皮肤坏死，多发生于治疗的前几周。

3. 苯茚二酮

开始 200～300mg，以后每日 50～100mg 维持，每日复查 PT（奎氏法）使之维持正常 2 倍左右（25～30 秒），疗程 6 周以上。

（三）溶栓治疗

溶栓治疗可迅速溶解肺栓塞时的血栓，恢复肺组织再灌注，逆转右心衰竭，增加肺毛细血管血容量及降低病死率和复发率。尽管在 1977 年和 1978 年美国 FDA 先后批准链激酶和尿激酶用于肺栓塞的治疗，但实际上直到 20 世纪 80 年代中期临床上仍很少使用。肺栓塞溶栓治疗的开展与急性心梗溶栓治疗成功有关。目前肺栓塞的溶栓疗法已经比较安全、简便、迅速和更为有效。在美国，估计目前仅有不足 10% 的肺栓塞患者接受了溶栓治疗，该疗法不够普及可能是肺栓塞病死率长期不降的重要原因之一。我国在20世纪90年代初期，逐渐开展了急性肺栓塞溶栓治疗，特别是经过近5年来的临床研究，溶栓方法已趋向规范化。

溶栓疗法是药物直接或间接将血浆蛋白纤溶酶原转变为纤溶酶，迅速裂碎纤维蛋白，溶解血栓；同时通过清除和灭活凝血因子Ⅱ、Ⅴ和Ⅷ，干扰血液凝血作用，增加纤维蛋白和纤维蛋白原的降解，抑制纤维蛋白原向纤维蛋白转变及干扰纤维蛋白的聚合，发挥抗凝效应。

链激酶与尿激酶能渗透到血栓内部激活纤溶酶原，使其转变为纤溶酶，因而可使血栓加速溶解。目前溶栓治疗主要应用在大块型肺动脉栓塞患者或肺栓塞阻塞肺血管床50%以上，或伴有低血压患者。禁忌证为大手术、分娩、大创伤后不满10日者、急性内出血、严重高血压、凝血因子缺乏或有出血倾向者、2个月内有过脑出血或颅内手术史者。用药时机：起病9小时内用药可直接溶解血栓，也有人指出开始治疗的时间可推迟到48小时以内，但最迟不能超过5日。具体用药方法：链激酶具有抗原性和致热原性，故给药前应先做皮试。如皮试阴性，先给予异丙嗪25mg肌内注射，半小时后静脉注射25万U，30分钟内注射完，继以每小时10万～15万U持续静脉滴24～72小时，与少量地塞米松（2.5～5mg）同时静脉滴注，可防止链激酶引起寒战、发热不良反应。尿激酶首次10分钟内注入20万U，继以每小时20万U持续静脉滴注24～72小时，链激酶和尿激酶均无选择地激活全身纤溶系统，导致全身纤溶状态和出血倾向，目前应用日益广泛的人组织型纤溶酶原激活剂为一种新型的溶栓剂，对纤维蛋白有较高的亲和力，能选择性地与血栓表面的纤维蛋白结合，所形成的复合物对纤溶酶原有很高的亲和力，在局部有效地激活纤溶酶原转变成纤溶酶，使血栓溶解而不产生全身纤溶状态。此类药物的用法是，以基因重组术组织型纤溶酶原激活剂50mg静脉滴注2小时，必要时再追加40mg静脉滴注4小时，用药后肺栓塞的血栓可在2～6小时溶解，其有效率为94%。也可用生物活性组织型纤溶酶原激活剂的治疗。也可以人组织型纤溶酶原激活剂和链激酶合用，人组织型纤溶酶原激活剂90～120mg溶于150mL生理盐水内静脉滴注4～6小时，接着用链激酶60万U溶于50mL生理盐水内静脉滴注30分钟，每日1次，共5日。除以上溶栓药物外，还可根据情况选用纤维蛋白溶酶、去纤维蛋白制剂——安克络酶等。通常溶栓治疗仅进行24～72小时，治疗结束后要等2～4小时使纤维蛋白溶酶作用消失后，再继续用肝素治疗7～14日，但应注意诱发出血等不良反应。

（四）手术治疗

对溶栓治疗有禁忌，抗凝后仍有反复发作或预计有致命性抗栓塞者，待危险期稳定后可进行必要的造影，然后采取静脉导管吸取栓子或手术取栓子。为了阻断原发病走向肺部的通路，可结扎下腔静脉或经皮下腔静脉安装Greenfield过滤器或Hunter – Session阻塞气囊。

1. 肺栓塞取栓术

死亡率可高达70%，本手术可挽救部分患者的生命。但必须严格掌握手术指征。

（1）肺动脉造影证明肺血管50%或以上被阻塞；栓子位于主肺动脉或左右肺动脉处。

（2）抗凝或（和）溶栓治疗失败或有禁忌证。

（3）经治疗后患者仍处于严重低氧血症、休克和肾脑损伤的状态。

2. 腔静脉阻断术

主要预防下肢或盆腔栓子再次脱落入肺循环，以致危及肺血管床。方法如下：

1）下腔静脉结扎术。

2）下腔静脉折叠术，包括用缝线间隔缝合或塑料钳夹，本手术病死率在5%以内，术后易发生下肢肿胀、血液淤滞及皮肤溃疡，目前可以做下腔静脉置网术，即在肾静脉至下腔静脉开口之下方，用不可吸收的血管缝线，缝制间隔为1mm的网，这样可滤过由下腔静脉进入肺动脉的致命大血栓，并避免了上述方法的并发症。

3）下腔静脉伞式过滤器法，即从颈内静脉插入特制的器材，直至下腔静脉远端，敞开伞式过滤器，使下腔静脉部分阻塞。这样3mm以上的栓子即被留滞，但其可发生滤器的脱落、移行及静脉穿孔等危险。上述各种腔静脉的阻断术后，复发率为10%～20%。因术后侧支循环可能增大，栓子能通过侧支循环进入肺动脉，或阻断的器材局部也可有血栓形成，因此术后需继续抗凝治疗。

（五）非血栓性肺栓塞的治疗

1. 肺空气栓塞

立即采用头低脚高位，使空气栓子由低位浮向高位的肢体，从而解除肺栓塞。同时及时采取肝素抗凝，有效的氧疗及抗休克治疗等。

2. 肺脂肪栓塞

及时处理原发病，以切断脂肪栓子的来源为主。同时采用正压面罩给氧，以60%氧浓度，$5cmH_2O$压力给氧，可改善肺泡水肿，纠正低氧。亦可用高频通气机给氧，可起到持续气道加压作用。

3. 羊水栓塞

本病一旦确诊，应及时采用有效的氧疗，酌情补充血容量，应用硝苯地平10mg，每日3次，氨茶碱250mg稀释后缓慢静脉注射以降低肺动脉压，减轻心脏负荷，改善心肺功能，同时采用肾上腺皮质激素抗过敏及肝素抗凝血治疗。待病情平稳后，及时结束产程。

## 八、预后

肺栓塞的部位和原有肺功能情况决定预后。肺栓塞的自然病死率不完全清楚。不到10%的栓塞在急性期致死，其中75%在症状出现后1小时内死亡，其余25%在以后的48小时内死亡。大多肺栓塞可在血凝块碎破、脱落和蛋白溶解作用下被消除；或在原位机化收缩后血流动力学改善，2～8周可恢复至原来水平。肺栓塞极少导致慢性肺部疾病，发生永久性肺动脉高压亦为罕见。当频繁反复发生栓塞而吸收不充分时可发展成慢性肺动脉高压，主要见于慢性病患者。

## 九、预防

积极防治静脉血栓形成或血栓性静脉炎。如口服阿司匹林肠溶片25～50mg，1次/

日或双嘧达莫（潘生丁）25～50mg，3次/日。有一定预防作用。长期卧床患者应经常翻身、活动肢体，以助静脉血回流通畅。手术后患者早期下床活动，腹带或肢体绷带勿过紧或压迫过久，以免妨碍膈肌运动及下肢静脉回流。保持大便通畅，避免突然用力使腹压升高而致栓子脱落。

（刘金军）

# 第二节　慢性肺源性心脏病

慢性肺源性心脏病（简称肺心病）是由支气管—肺组织、胸廓或肺动脉的慢性病变引起的肺循环阻力增高，导致肺动脉高压和右心室肥大伴有或不伴有右心衰竭的心脏病。

肺心病是呼吸系统的常见病，寒冷、高原地区、贫困农村患病率高，随着年龄增高患病率增加，肺心病在冬、春季节，气候骤变时易急性加重。

## 一、病因和发病机制

（一）病因

1. 支气管、肺疾病

以慢性阻塞性肺疾病最为多见，占80%～90%，其次为支气管哮喘、支气管扩张、重症肺结核、尘肺、特发性肺间质纤维化和各种原因引起的肺间质纤维化、结节病、过敏性肺泡炎、嗜酸性肉芽肿、药物相关性肺疾病等。

2. 胸廓运动障碍性疾病

较少见，严重的脊椎后凸、侧凸、脊椎结核、类风湿性关节炎、胸膜广泛粘连及胸廓形成术后造成的严重胸廓或脊椎畸形，以及神经肌肉疾患如脊髓灰质炎，均可引起胸廓活动受限、肺受压、支气管扭曲或变形，导致肺功能受损。气道引流不畅，肺部反复感染，并发肺气肿或纤维化。缺氧，肺血管收缩、狭窄，阻力增加，形成肺动脉高压，发展成慢性肺心病。

3. 肺血管疾病

甚少见。累及肺动脉的过敏性肉芽肿病，广泛或反复发生的多发性肺小动脉栓塞及肺小动脉炎，以及原因不明的原发性肺动脉高压症，均可使肺小动脉狭窄、阻塞，引起肺动脉高压和右心室负荷过重，而发展成为肺心病。

4. 呼吸中枢功能障碍造成通气不足

包括原发性肺泡通气不足、慢性高原病、呼吸中枢损害等。

（二）发病机制

肺心病发生的先决条件是肺动脉高压。持久而日益加重的肺动脉高压使右心负荷加重、右心室肥大，最终导致右心衰竭。

1. 肺动脉高压原因

1）肺血管阻力增加的功能因素：缺氧、高碳酸血症时收缩血管的活性物质增多，使肺血管收缩，血管阻力增加；而高碳酸血症（二氧化碳潴留），会使肺动脉对缺氧反应更加敏感，促进并加重肺小动脉痉挛，增加肺循环阻力而产生肺动脉高压；缺氧还可使支气管平滑肌细胞膜对 $Ca^{2+}$ 的通透性增强，细胞内 $Ca^{2+}$ 含量增高，使平滑肌兴奋—收缩耦联效应增强，肺血管收缩。

2）肺血管阻力增加的解剖因素：长期反复发作的慢性支气管炎及支气管周围炎可累及邻近细小动脉，引起管壁炎症，管壁增厚、管腔狭窄甚至完全闭塞，随肺气肿的日益加重，肺泡内压增高，使肺泡壁毛细血管受压，也造成管腔狭窄或闭塞；肺泡壁的破裂造成毛细血管网的毁损，肺泡壁毛细血管床减损，当其减少超过 70% 时，肺循环阻力增大，促使肺动脉高压发生。

肺动脉高压的形成机制中，功能性因素较解剖因素更为重要，在急性加重期经治疗缓解后，缺氧和高碳酸血症得到纠正，肺动脉压可明显降低，甚至可恢复正常。

3）血容量增加与血液黏稠度增高，慢性缺氧产生继发性红细胞增多症，当红细胞比容超过 55% 时，血液的黏稠度会显著增加，血流阻力随之增高，缺氧和高碳酸血症使交感神经兴奋，心排血量增加，肾小动脉收缩，肾血流减少，钠、水潴留，血容量增多。血液黏稠度增加和血容量增多，加重肺动脉高压和心脏负荷。

2. 右心肥大及心功能不全

肺循环阻力增加，右心负荷加重，发挥其代偿功能而肥厚。早期右心室尚能代偿，随病情发展，尤其当急性呼吸道感染时，加重了肺动脉高压，当超过右心负荷时则发生右心功能不全。此外，由于心肌缺氧，乳酸堆积，高能磷酸键合成降低，血容量增多，电解质及酸碱失衡所致心律失常等，均可促使心功能不全的发生。

3. 其他器官的损害

由于反复或持续缺氧及高碳酸血症，脑细胞及其间质水肿，可导致颅内高压，甚至发生脑疝、脑出血，肝肾功能受损，胃及十二指肠黏膜糜烂、水肿、溃疡或大出血等，多器官功能损伤。

## 二、临床表现

（一）肺、心功能代偿期

1. 原发病表现如慢性阻塞性肺疾病患者长期反复咳嗽、咳痰，逐渐出现乏力、呼吸困难，体检可有明显慢性阻塞性肺疾病的体征。

2. 肺动脉高压及右心室肥大表现为肺动脉瓣区第二心音亢进，提示有肺动脉高压，剑突下见到心脏收缩期搏动或三尖瓣区闻及收缩期杂音多提示有右心室肥大。

（二）肺、心功能失代偿期

本期可见胸闷、乏力、呼吸困难、呼吸频率加快、发绀，重者头痛、失眠、神志恍惚、张口呼吸、大汗淋漓、谵妄、抽搐甚至昏迷等呼吸衰竭症状；也可见气急、心慌、厌食、呕吐、上腹胀满、面及下肢水肿等右心衰竭症状。体征可见球结膜充血水肿、眼底视网膜血管扩张和视神经乳头水肿等颅内压增高表现。腱反射减弱或消失。皮肤潮红多汗，颈静脉怒张，肝大且压痛，肝颈静脉回流征阳性，腹腔积液及下肢肿胀。血压早期升高，晚期下降。心率增快或心律失常，三尖瓣区闻及收缩期吹风样杂音，严重者出现舒张期奔马律及第三心音、第四心音。肺动脉瓣第二心音亢进。

（三）并发症

1. 心律失常

多表现为房性期前收缩及阵发性室上性心动过速，也可有房扑及房颤。

2. 上消化道出血

缺氧、高碳酸血症及循环淤滞可使上消化道黏膜糜烂坏死，发生弥散性渗血；或因其他原因产生应激性溃疡出血。

3. 肾衰竭

呼吸衰竭、心力衰竭、休克等原因均可导致氮质血症、尿毒症的发生。

4. 休克

可因严重感染、严重心力衰竭、上消化道大出血等引起。

5. 酸碱平衡失调及电解质紊乱

呼吸衰竭时，呼吸性酸中毒普遍存在。但由于体内代偿情况的不同，或并存有其他疾病时，可出现各种不同类型的酸碱平衡失调及电解质紊乱。

6. 肺性脑病

为中、重度呼吸衰竭所引起的高碳酸血症、低氧血症、酸碱平衡失调等一系列内环境紊乱引起的脑部综合征。患者表现为烦躁不安、神志模糊、嗜睡、谵语及四肢肌肉抽搐等。

7. DIC

因严重缺氧、酸中毒、感染、休克等因素激活凝血因子以及红细胞增多，血黏度增高，促使血液进入高凝状态，发生 DIC。

### 三、实验室及其他检查

（一）X 线检查

除肺、胸基础疾病及急性肺部感染的特征外，尚可有肺动脉高压症，如右下肺动脉干扩张，其横径≥15mm；其横径与气管横径比值≥1.07；肺动脉段明显凸出或其高度≥3mm；中央动脉扩张，外周血管纤细，形成"残根"征；右心室增大征，皆为诊断慢性肺心病的主要依据。个别患者心力衰竭控制后可见心影有所缩小。

（二）心电图检查

主要表现有右心室肥大的改变，如电轴右偏、额面平均电轴≥+90°、重度顺钟向转位、$R_{V1} + S_{V5} \geq 1.05$ mV 及肺型 P 波。也可见右束支传导阻滞及低电压图形，可作为诊断慢性肺心病的参考条件。在 $V_1$、$V_2$ 甚至延至 $V_3$，可出现酷似陈旧性心肌梗死图形的 QS 波，应注意鉴别。

（三）超声心动图检查

通过测定右心室流出道内径（≥30mm）、右心室内径（≥20mm）、右心室前壁的厚度、左右心室内径比值（<2）、右肺动脉内径或肺动脉干及右心房增大等指标，可诊断慢性肺心病。

（四）血气分析

慢性肺心病肺功能代偿期可出现低氧血症或并发高碳酸血症，当 $PaO_2 < 60mmHg$、$PaCO_2 > 50mmHg$ 时，表示有呼吸衰竭。

（五）血液检查

红细胞及血红蛋白可升高。全血黏度及血浆黏度可增加，红细胞电泳时间常延长；并发感染时白细胞总数增高，中性粒细胞增加。部分患者血清学检查可有肾功能或肝功能改变；血清钾、钠、氯、钙、镁均可有变化。除钾以外，其他多低于正常。

（六）其他

肺功能检查对早期或缓解期慢性肺心病患者有意义。痰细菌学检查对急性加重期慢性肺心病可以指导抗生素的选用。

## 四、诊断

诊断标准：

1. 病史

有慢性支气管炎、肺气肿及其他引起肺的结构或功能损害而导致右心肥大的疾病。

2. 临床表现

有慢性咳嗽、咳痰症状及肺气肿体征，剑突下有增强的收缩期搏动和（或）三尖瓣区心音明显增强或出现收缩期杂音，肺动脉瓣区第二心音明显亢进（心肺功能代偿期）。在急性呼吸道感染或较剧烈活动后出现心悸、气短及发绀等症状及右心功能不全体征（心肺功能失代偿期）。

3. 胸部 X 线诊断

（1）右肺下动脉干扩张：横径 $\geq 1.5cm$。经动态观察右肺下动脉干横径增宽在2mm以上。

（2）肺动脉段凸出，高度 $\geq 3mm$。

（3）中心肺动脉扩张与外周分支纤细两者形成鲜明对比，呈"残根状"。

（4）右前斜位圆锥部凸出高度 $\geq 7mm$。

（5）右心室增大（结合不同体位判断）。

具有（1）～（4）项中 2 项以上或第 5 项者可诊断。

4. 心电图检查

1）主要条件

（1）额面平均电轴 $\geq +90°$。

（2）重度顺钟向转位 $V_5 R/S \leq 1$（阳性率较高）。

（3）$V_1 R/S \geq 1$；aVR R/S 或 $R/Q \geq 1$（阳性率较低）。

（4）$V_1 \sim V_3$ 呈现 QS、Qr、qr（需除外心肌梗死）。

（5）$R_{V1} + S_{V5} > 1.05 \, mV$。

（6）肺型 P 波：P 波电压 $\geq 0.22 \, mV$；或电压 $\geq 0.2 \, mV$ 呈尖峰型；或低电压时 P 波电压 $> 1/2R$ 波呈尖峰型；P 电轴 $\geq +80°$。

2）次要条件

（1）肢体导联普遍低电压。

（2）完全或不完全性右束支传导阻滞。

具有一项主要条件即可诊断，两项次要条件者为可疑。必要时可做超声心动图、心电向量图检查作为辅助诊断。

5. 血流动力学方面的诊断

有条件时可做漂浮导管检查，静息状态下肺动脉收缩压 > 30mmHg，平均压 > 20mmHg 作为早期肺心病诊断依据；平均肺动脉压 > 30mmHg 则应考虑肺动脉高压伴右心室肥厚。

6. 超声心动图诊断

1）主要条件

（1）右心室流出道≥30mm。

（2）右心室舒张末期内径≥20mm。

（3）右心室前壁厚度≥5.0mm，或者振幅增强者。

（4）左心室与右心室内径比值 <2。

（5）右肺动脉内径≥18mm，或主肺动脉内径≥20mm。

（6）右心室流出道与左心房内径之比值 >1.4。

（7）肺动脉瓣超声心动图出现肺动脉高压征象者（"α"波低平或 <2mm，有收缩中期关闭征）。

2）参考条件

（1）室间隔厚度≥12mm，振幅 <5mm 或是矛盾运动征象者。

（2）右心房≥25mm（剑突下区探查）。

7. 心电向量诊断

在肺胸疾病基础上，心电向量图具有右心室及（或）右心房增大指征者均符合诊断。

8. 放射性核素诊断

肺灌注扫描肺上部血流增加、下部减少，即表示可能有肺动脉高压。

肺心病基层诊断参考条件如下：

1. 慢性胸、肺疾病病史或（和）具有明显肺气肿征。

2. 气急、发绀能除外其他心脏病所致者，或出现无其他原因可以解释的神志改变。

3. 剑突下明显增强的收缩期搏动或（和）三尖瓣区（或剑突下右侧）心音较心尖明显增强或出现收缩期杂音。

4. 肝大压痛，肝颈静脉回流征阳性或（和）踝以上水肿伴颈静脉怒张。

5. 静脉压增高。

6. 既往有肺心病史或右心衰竭史者。

以第 1 条为基数，加上 2～6 条中任何一条即可诊断。

## 五、治疗

慢性肺心病是呼吸系统病变的晚期表现，其所发生的低氧血症和高碳酸血症常影响全身各重要脏器和组织。因此，在治疗中，急性加重期关键在于迅速有效地控制感染，保持呼吸道通畅，纠正缺氧和 $CO_2$ 潴留，处理好电解质紊乱和酸碱平衡，改善右心衰竭状态；病情缓解期，应抓紧扶正固本的防治措施，积极治疗基础病变，提高免疫力，减少急性发作，延缓病情发展。

（一）急性发作期治疗

1. 控制感染

呼吸道感染是发生呼吸衰竭和心力衰竭的常见诱因，故需积极应用药物予以控制。目前主张联合用药。宜根据痰培养和致病菌对药物敏感的测定选用，但不要受痰菌药物试验的约束。未能明确何种致病菌时，根据感染的环境及痰涂片革兰染色选用抗菌药物。院外感染以革兰阳性菌占多数，院内感染则以革兰阴性菌为主。可选用两者兼顾的抗菌治疗，静脉用药具体用法参见抗菌药物治疗。除全身用药外，尚可局部雾化吸入或气管内滴注药物。长期应用抗生素要防止真菌感染。一旦真菌已成为肺部感染的主要病原菌，应调整或停用抗生素，给予抗真菌治疗。

2. 治疗呼吸功能不全

1）清除痰液、保持气道通畅：给予化痰药物（溴己新等），或结合雾化吸入清除痰液。同时配合使用氨茶碱等支气管解痉剂解除气道痉挛，保持气道通畅，改善肺通气功能，以利于氧气吸入和二氧化碳的排出，缓解机体缺氧状况。

2）吸氧：慢性肺心病多为Ⅱ型呼吸衰竭，因此，吸氧应采取 24 小时持续低流量、低浓度、鼻导管方式。尤其当 $PaCO_2 > 80mmHg$ 时，此时由于二氧化碳对呼吸中枢不仅没有兴奋作用，而且抑制呼吸，而呼吸中枢的兴奋性刺激主要来自低氧血症，若给予高浓度吸氧会造成外周血氧分压突然升高，减少或停止对呼吸中枢的刺激，加重呼吸衰竭或导致呼吸停止。另外，呼吸衰竭患者禁止使用镇静药物，以免抑制呼吸。

3）使用呼吸兴奋剂及呼吸机：严重呼吸性酸中毒或呼吸衰竭患者可通过使用呼吸兴奋剂如尼可刹米、洛贝林等，必要时使用呼吸机改善呼吸功能。

4）经鼻人工气道技术的应用：经鼻人工气道技术的引进是降低呼吸衰竭死亡率的关键，国内对重症Ⅱ型呼吸衰竭的治疗，多先应用静脉滴注呼吸兴奋剂如尼可刹米、二甲氟林、多沙普仑、氨苯噻唑及洛贝林等。呼吸兴奋剂若与抗感染、扩张支气管和排痰等措施配合应用能起到有益的作用，但如气道不通畅，其应用可增加耗氧量反而不利，一般在应用 24 小时后若未能使 $PaCO_2$ 下降、$PaO_2$ 上升即应停用，考虑建立人工气道，施用机械通气治疗。国内在 20 世纪 80 年代初及以前多经口腔插管建立人工气道，但神志清醒的患者，常难于接受，而且在插管时可能发生迷走神经反射性心脏停搏。近年来气管插管导管的制作材料由橡胶改为塑料，又进而使用硅胶体组织相容性较橡胶好，聚氯乙烯塑料导管用热水浸泡后变软有利于通过弯曲的上呼吸道，硅胶管较塑料管更佳。因此，经鼻气管插管患者易于接受，很少引起支气管黏膜的损伤，患者可以进食便于口腔护理，便于长期应用的机械通气。

5）机械通气技术的应用：机械通气的适应证有①肺性脑病时；②呼吸频率＞30次/分或＜6次/分；潮气量＜200mL或最大吸气压力＜15cmH$_2$O；③在适当控制性氧疗情况下PaO$_2$＜4.67；④失代偿性呼酸pH＜7.25；⑤PaCO$_2$进行性升高时，在未建立人工气道条件下若呼吸衰竭不严重，患者神志清醒能配合治疗时可采用鼻面罩双水平气道正压呼吸，可取得一定疗效。在严重Ⅱ型呼吸衰竭，自主呼吸受到明显抑制时，可采用同步持续强制通气方式（ACMV）通气。当感染得到控制、病情好转，要换用同步间歇通气（SIMV），在进一步好转准备撤机时可换用压力支持通气方式（PSV），在新型机械通气机具有PSV＋SIMV方式时将压力下调至5cmH$_2$O或更低，刚刚能克服通气机管道阻力水平，稳定2~4小时即考虑撤机。

3. 控制心力衰竭

肺心病是以右心损害为主的心脏病，右心衰竭的治疗，最主要是去除病因的治疗。除上述积极控制感染、合理氧疗、降低右心后负荷外，主要治疗从三个方面考虑：①扩张肺血管；②利尿；③强心剂的应用。

1）控制感染、吸氧：与治疗呼吸衰竭相同。

2）利尿剂：可增加尿量、减少血容量、减轻右心负荷来纠正右心衰竭。宜选用作用轻、小剂量的利尿剂。如氢氯噻嗪25mg，每日1~3次；尿量多时注意补钾，或用保钾利尿剂，如螺内酯20~40mg，每日1~2次。重度而急需行利尿的患者可用呋塞米20mg肌内注射或口服。使用利尿剂后容易出现低钾、低氯性碱中毒，痰液黏稠不易咳出和血液浓缩，应注意观察症状、血清电解质及动脉血气分析。

3）强心剂：慢性肺心病右心衰竭应用强心剂的疗效较其他心脏病为差，且慢性缺氧及感染，易发生心律失常，这与处理一般心衰竭有所不同。因此，对控制感染，改善肺心功能及应用利尿剂有效的右心衰竭患者一般不用强心剂。如经上述处理后右心功能未能改善者或以右心衰竭为主要表现者可考虑使用强心剂。强心剂的剂量宜小，一般为常规剂量的1/2或2/3量，同时选用作用快、排泄快的强心剂，常用制剂有毛花苷丙0.2~0.4mg加入10%葡萄糖液20mL内静脉缓慢推注。用药前应注意纠正缺氧，防治低钾血症，以免发生药物毒性反应。低氧血症、感染等均可使心率增快，故不宜以心率作为衡量强心药的应用和疗效考核指征。

4）扩张血管的药物：按照Rubin提出的评价血管扩张剂治疗肺动脉高压的标准，即①肺血管阻力下降20%；②心排血量增加或不变；③肺动脉压降低或不变；④周围动脉血压不变或降低，但未产生不良反应，不影响氧合。在临床经常使用的血管扩张剂有：

（1）酚妥拉明：通过对肺小动脉α受体的阻滞作用，使血管扩张，肺动脉压下降，减轻右心室的后负荷。用法：本品10~20mg加入10%葡萄糖250~500mL中静脉滴注，每分钟30~40滴，每日1次，维持3~11天。

（2）多巴胺：在综合治疗基础上加用本品30mg、山莨菪碱30~60mg加入10%葡萄糖250mL内静脉滴注，每分钟20~30滴，每日1次。

（3）多巴酚丁胺：通过改善心肌的收缩力，增加心排出量，减轻右心室的淤血状态。用法：本品250mg加入5%葡萄糖500mL中，以每分钟2.5~10μg/kg的速度静脉滴注。房颤者禁用。

（4）硝普钠：国内近来研究表明，硝普钠能直接扩张肺血管床使肺循环阻力降低，从而降低右心室射血阻力，肺动脉、右心房压力下降，心排出量增加，应用硝普钠后临床症状改善明显，患者能从端坐位转至平卧或高枕位，发绀、水肿、颈静脉怒张、呼吸频率及心率等均有改善，静脉压下降。故认为硝普钠对于肺心病心力衰竭患者亦是有用的药物之一。

4. 肝素疗法

肝素不仅能抗凝，又能激活多种活性物质，结合抗体抗原复合物，抑制细菌毒性作用，增强吞噬细胞对病原菌的吞噬作用，加快炎症的吸收。有人报告 480 例重症肺心病患者在综合治疗基础上给肝素（125 U/mg）100mg 分两组加入 5%～10% 葡萄糖500～1 000mL中，每分钟 30 滴静脉滴注，每日 1 次，7 天为一疗程，总有效率为 80.3%，对照组总有效率为 63.8%。

5. 控制心律失常

肺心病心律失常多因感染、缺氧、高碳酸血症、电解质紊乱或洋地黄过量引起。经积极控制呼吸道感染，纠正缺氧、高碳酸血症和电解质紊乱或停止使用洋地黄后，多数患者心律失常即可消失。经上述处理后，仍有心律失常者，可考虑应用抗心律失常药物，如属室上性心律失常，且未使用过洋地黄者，可考虑选用毛花苷 C 或维拉帕米等；室性异位心律者可给予利多卡因或美西律等。对于药物不能控制的快速性心律失常，根据指征，必要时电复律。多源性房性心动过速不宜用洋地黄或抗心律失常药物治疗，应治疗基础病因，调整全身情况。由于 β 受体阻滞剂对呼吸道的作用，不适宜于肺心病患者。

6. 并发症的处理

1）肺性脑病的治疗：肺性脑病的治疗基本上和呼吸衰竭的治疗相同，对脑水肿应降低颅内压，除纠正缺氧与二氧化碳潴留的各项措施外，可再用脱水剂和地塞米松。脱水剂如 20% 甘露醇或 25% 山梨醇，剂量 1～2g/kg，静脉快速滴注，每日 1～2 次。在应用脱水剂时要注意血液浓缩和加重电解质与酸碱平衡紊乱的不良反应。对躁动者使用镇静剂应慎重。可用 10% 水合氯醛 10～15mL 保留灌肠，或奋乃静口服，每次 4mg，已做气管插管或气管切开及辅助呼吸者，呼吸由人工控制，镇静剂可放手使用。

2）纠正酸碱失衡及电解质紊乱

（1）呼吸性酸中毒：一般不需补充碱性药物，经积极通畅气道，改善呼吸功能多可纠正，若血气 pH 在 7.20 以下时，可小量补充 5% 碳酸氢钠 50～100mL 观察。

（2）呼吸性酸中毒并发代谢性碱中毒：首先要消除诱发因素，补充氯化钾，每日 5～10g，直至纠正。单纯补钾不能纠正的低钾血症要静脉同时滴注硫酸镁 2～5g，每日 1 次。并发代谢性酸中毒的补碳酸氢钠。对于由于利尿，大量出汗或长期低钠饮食，或肾上腺皮质功能减退，或抗利尿激素分泌失常等引起的缺钠性低钠，尤其是有低渗性脑病者，可补 3% 氯化钠，一般补至 130mmol/L 即可，可根据 120 - 测得血钠（mmol/L）×0.6×体重（kg）算出所需（mmol/L）数，再根据 17mmol ＝1g 氯化钠换算成氯化钠克数。

补钠原则：①分次给予，每一天补缺钠量的 1/3；②宁少勿多，以免血容量急骤增加，加重心脏负荷；③速度不要过快，一般 50mmol/h 以下，或每分钟不超过 25 滴；④血清钠水平有所回升，症状改善后及时改为口服，血清钠接近正常或出现口渴立即停止补钠。

对心力衰竭引起的稀释性低钠血症，限制水的入量及改善心功能为治疗的根本措施。肺心病急性发作期患者进食减少，右心衰竭影响镁的吸收，利尿剂强心苷的使用增加镁的排泄，当血清镁低于 0.75mmol/L，24 小时尿镁低于 20mmol 时，认为机体有缺镁，当出现精神症状时，必须补镁治疗，一般 25% 硫酸镁 10~20mL 加 500mL 5% 葡萄糖液静脉滴注，1 次/天，直至症状缓解。

低血磷患者，尤其血磷低于 0.32mmol/L 时要静脉滴注磷酸钠或磷酸钾配制的溶液，首剂 0.08~0.16mmol/kg，并根据血磷及临床症状调整用量。静脉补磷可出现低血钙、迁徙性钙化、低血压、高血钾、高血钠等不良反应，因而只适用于严重低磷患者。轻度低磷治疗基础疾病，增加饮食中磷的摄入即可。中度低磷可用磷酸盐制剂，每天 2~2.5g，分 2~3 次口服。

3）其他并发症的治疗：积极治疗消化道出血、休克、DIC 等。

（二）缓解期治疗

缓解期防治是改善预后，减少急性发作和住院次数，增强劳动力和延长患者寿命，降低病死率的重要措施。因此应积极预防呼吸道感染、防治慢性支气管炎和支气管哮喘等肺部疾患，提高机体免疫力等。

根据患者情况，选用下列方法提高机体免疫能力：

1. 免疫疗法

1）死卡介苗做皮肤划痕治疗，每周 1 次，3 个月一疗程。

2）左旋咪唑，50mg，每日 3 次，每隔 2 周服 3 日，连用 3~6 个月。

3）支气管炎菌苗疗法，开始剂量 0.1mL，每周 1 次，皮下注射，每次递增 0.1~0.2mL，至 1mL 为维持量，每年用 2~3 个月，有效者可连用 2~3 年。

2. 扶正固本疗法

据机体情况不同进行辨证施治；或给予归脾丸、金匮肾气丸、百合固金丸或固肾定喘丸等。此外，胎盘组织液及丙种球蛋白亦可酌情使用。

（三）营养疗法

肺心病多数有营养不良（占 60%~80%），营养疗法有利于增强呼吸肌力及改善免疫功能，提高机体抗病能力。应按具体情况给以合理营养，糖类不宜过高，因为糖的呼吸商高，过多 $CO_2$ 生成会增加呼吸负荷。

六、预后

肺心病常反复急性发作，随肺功能的损害病情逐渐加重，多数预后不良，病死率在 10%~15%，但经积极治疗可以延长寿命，提高患者生活质量。

七、预防

主要是防治足以引起本病的支气管、肺和肺血管等疾病。积极提倡戒烟，加强卫生宣教，增强抗病能力。防治原发病的诱因，如呼吸道感染、各种变应原、有害气体的吸入、粉尘作业等的防护工作等。

（张英）

# 第三节　肺源性心脏病的护理与防控

## 一、护理

### （一）一般护理

1. 保持环境安静、空气新鲜，室温和湿度适当。心肺功能失代偿期，患者应绝对卧床休息。限制探视、减少不良环境刺激，保证充足的睡眠和休息。采取舒适体位，如半卧位或坐位等，减少机体耗氧量，以利于减轻呼吸困难和心脏负担。对肺性脑病患者要做好安全防护，可加床档，必要时约束四肢，设专人护理。

2. 观察患者有无颈静脉怒张、肝脏增大和骶尾部、下肢水肿；有无并发压疮，做好压疮的预防与护理：在受压部位垫气圈或海绵垫，有条件可用气垫床，抬高下肢，定时变换体位。

3. 限制钠盐摄入，给予高纤维素、易消化清淡饮食，每天给予热量至少 30 kcal/kg。防止便秘、腹胀而加重疾病。少食多餐，以减少用餐时的疲劳，进食前漱口，保持口腔清洁，促进食欲。

4. 做好心理护理，减少情绪波动，帮助患者解除思想顾虑，调动患者的积极性，积极配合治疗。

### （二）病情观察与护理

1. 观察咳嗽、咳痰及体温变化，评估痰的性状、颜色、量，发现患者咳嗽、咳黄色或脓性黏痰，并伴有发热，应考虑继发感染，按医嘱给予止咳祛痰或超声雾化吸入和抗生素治疗，并留取痰液做痰培养。同时应注意保持呼吸道通畅，改善通气功能，对长期卧床不起或无力咳嗽及咳痰的患者，应鼓励患者尽量咳嗽，指导患者有效排痰方法，辅助叩背，鼓励患者尽可能将痰液咳出，必要时可给予鼻导管吸痰。

2. 观察呕血和黑便，患者呕吐咖啡样内容物或大便呈柏油样，常为缺氧引起胃肠道黏膜水肿、糜烂，导致出血所致。也说明病情较严重。应禁食并报告医生，按医嘱经胃管注入去甲肾上腺素冰水或西咪替丁止血，待出血停止后，可服少量温流质食物，密切观察血压、脉搏的变化情况。

3. 患者兴奋、四肢麻木、肌肉痉挛、抽搐或神志淡漠、少言无力、反应迟钝等，可能是由于长期食欲减退、恶心、呕吐及长期限制钠盐或应用利尿剂及激素等，引起血清中钾、钠、氯等电解质紊乱所致。发现上述情况应立即报告医生。

4. 监测患者血压、脉搏、呼吸、心率、心律、尿量及意识状态，记录 24 小时出入液量。观察有无尿量减少、下肢水肿、心悸、腹胀、腹痛等右心衰竭表现。做好心电监护，及时辨认出现的异常心律并估计其危险性，若发现心率过快或过慢，或心律不规则，脉搏不规则，应及时做心电图检查，以确定心律失常类型，同时报告医生进行相应处理。

5. 肺心病急性发作期常并发肺性脑病，应向患者和家属解释肺性脑病的原因、临床表现及预防措施。密切观察病情变化，注意患者体温、脉搏、呼吸、血压、心率、瞳孔、神志的变化，若发现患者表情淡漠、头痛、肌肉颤动、烦躁不安、嗜睡或昏迷等，常提示已发生肺性脑病，尤其是夜间最易发生，可给低流量（1～2 L/min）持续吸氧加正压给氧或用呼吸机。肺性脑病并发急性呼吸衰竭者需应用呼吸兴奋剂，对伴有高血压、动脉硬化、冠心病或癫痫患者，呼吸兴奋剂应慎用。肺性脑病时忌用镇静剂，严禁用吗啡类制剂。肺性脑病兼有酸碱紊乱者，应定期取血查二氧化碳结合力、pH、二氧化碳分压、氧分压和电解质，以供治疗参考。肺心病心力衰竭时，对洋地黄制剂较敏感，易发生毒性反应，故剂量宜小。并严密观察毒性反应，发现异常及时通知医生。

（三）并发症护理

肺心病有肺性脑病、酸碱失衡和电解质紊乱、心律失常、休克、消化道出血、DIC六大并发症。其中肺性脑病是由呼吸衰竭致缺氧、二氧化碳潴留而引起精神障碍及神经系统症状的一种综合征，是肺心病死亡的主要原因。宜将患者安排在呼吸监护室（RICU），进行持续的心电监护，除监测生命体征外，还应注意观察血氧饱和度、心率、发绀等情况，需给予特级护理。其余并发症的护理可参阅有关疾病的护理。

**二、防控**

1. 帮助患者及家属认识肺心病的病因和发病机制，积极防治上呼吸道感染，积极治疗慢性支气管炎、支气管哮喘、支气管扩张等疾患，以阻止肺组织的进一步损害。

2. 改善环境卫生，居室应安静、舒适，即保暖，并保持空气流通。注意个人卫生，减少各类诱发因素。

3. 注意休息，适当开展体育锻炼，如打太极拳、散步、做保健呼吸操等。适当进行耐寒锻炼，以夏季开始，可有意识地开始冷水洗手、洗脸、洗腿以至洗澡。

4. 酌情应用三联或五联菌苗、卡介苗、核酪、转移因子、左旋咪唑、丙种球蛋白、胸腺素等，提高机体免疫力，防止肺心病发作。

5. 坚持医生、护士建议的合理化饮食，鼓励患者戒烟，消除呼吸道不良刺激。

6. 告知患者病情变化时，及时就诊。

（张英）

# 第九章　心脏瓣膜病

心脏瓣膜病是指各种原因，包括炎症粘连和纤维化、黏液瘤样变性、缺血坏死、钙质沉着或先天发育畸形，引起的心脏瓣膜（瓣叶、腱索及乳头肌）解剖结构或功能上的异常，造成单个或多个瓣膜急性或慢性狭窄和（或）关闭不全，导致心脏血流动力学显著变化，并出现一系列的临床综合征。我国的心脏瓣膜病主要是风湿性心瓣膜病，是最常见的心脏病之一，但随着风湿热的日渐减少，其发生率正在降低，而非风湿性的瓣膜病有所增高。

## 第一节　二尖瓣狭窄

### 一、病因

二尖瓣狭窄为风湿热的遗患，约半数以上的病例过去有风湿热史，多次风湿热发作或持续性风湿热引起二尖瓣狭窄的机会较一次发作者为大。

### 二、病理

风湿性二尖瓣狭窄是风湿性心内膜炎遗留的瓣膜交界、腱索、乳头肌粘连、融合而造成瓣口狭窄。轻者仅瓣膜交界处粘连，使瓣口缩小；重者瓣膜增厚，活动受限，瓣口呈鱼嘴形，称为隔膜型。在早期，瓣膜仍柔韧而带弹性，病程愈晚，粘连愈重，瓣口愈窄。最后瓣膜钙化，腱索融合、缩短，将二尖瓣拉向左室腔，形成漏斗状，称为漏斗型。

### 三、病理生理

根据狭窄程度和代偿状态，可分为 3 期：

（一）代偿期

瓣口面积正常值为 $4cm^2$，直径为 $3 \sim 3.5cm$。当瓣口面积缩至约 $2cm^2$ 时，则心室舒张期时左房排血受阻，使左房发生代偿性扩张和肥厚，以增强左房容量和收缩，加大二尖瓣口压力阶差，增加瓣口血流量，以延缓左房平均压升高。

（二）左房失代偿期

当瓣口面积小于 $1.5cm^2$，左房超过代偿极限，使左房平均压持续升高，随之肺静脉和肺毛细血管压升高，管径扩大，管腔淤血。当压力超过30mmHg时，血浆渗出毛细血管外，可导致急性肺水肿。随着肺静脉血氧分压下降，可致反射性肺小动脉痉挛，加剧肺动脉高压。

（三）右心衰竭期

由于长期肺动脉高压，使肺动脉内膜及中层变厚，导致肺动脉高压加剧，右心室负荷增加，出现右心室肥厚与扩张，最后导致右心衰竭。

### 四、临床表现

（一）症状

一般在二尖瓣中度狭窄（瓣口面积<1.5cm）时方有明显症状。

1. 呼吸困难

为最常见的早期症状。患者首次呼吸困难发作常以运动、精神紧张、性交、感染、妊娠或房颤为诱因，并多先有劳力性呼吸困难，随狭窄加重，出现静息时呼吸困难、端坐呼吸和阵发性夜间呼吸困难，甚至发生急性肺水肿。

2. 咯血

有以下几种情况。①突然咯大量鲜血，通常见于严重二尖瓣狭窄，可为首发症状。支气管静脉同时回流入体循环静脉和肺静脉，当肺静脉压突然升高时，黏膜下淤血、扩张而壁薄的支气管静脉破裂引起大咯血，咯血后肺静脉压减低，咯血可自止。多年后支气管静脉壁增厚，而且随病情进展肺血管阻力增加及右心功能不全使咯血减少。②阵发性夜间呼吸困难或咳嗽时的血性痰或带血丝痰。③急性肺水肿时咳大量粉红色泡沫状痰。④肺梗死伴咯血，为本症晚期并发慢性心衰时少见的情况。

3. 咳嗽

多在劳累后或夜间加重，由肺淤血所致，常为干咳。合并支气管炎或肺部感染时，可咳出黏液样或脓性痰。巨大右房压迫支气管也可引起咳嗽和声音嘶哑。

4. 心悸

二尖瓣狭窄早期左房压升高，引起房性或窦性心动过速，出现房颤时也会出现心悸，左心功能不全、儿茶酚胺分泌增加、缺氧等也引发心悸。

5. 其他

左心房增大、肺动脉扩张压迫喉返神经可引起声音嘶哑；严重肺动脉高压致三尖瓣关闭不全，胃肠、肝淤血，可出现上腹饱胀、食欲减退、双下肢浮肿等。

（二）体征

1）二尖瓣面容即两颧呈紫红色，口唇轻度发绀，见于严重狭窄的患者，由心排血量减低引起，四肢末梢亦见发绀。儿童期即患病者，心前区可隆起，左乳头移向左上方，并有胸骨左缘处收缩期抬举样搏动，中度以上狭窄患者心脏浊音界在胸骨左缘第3肋间向左扩大，提示肺动脉和右心室增大。颈静脉搏动明显，提示有严重肺动脉高压。

2）心脏体征：胸骨左下缘可扪及右室搏动。叩诊心腰消失。心尖区可闻及舒张中、晚期低调隆隆样杂音，常伴有舒张期震颤。瓣膜弹性尚好时，可听到开瓣音。心尖区第一心音亢进，肺动脉瓣区第二心音亢进，常伴收缩期吹风样杂音。

### 五、实验室及其他检查

**1. X 线检查**

右心房增大，后前位见左心缘变直，右心缘有双心房影，左前斜位可见左心房使左主支气管上抬，右前斜位可见增大的左房压迫食管下段后移。其他 X 线征象包括右心室增大、主动脉结缩小、肺动脉干和次级肺动脉扩张、肺淤血、间质性肺水肿（如 Kerley B 线）和含铁血黄素沉着等征象。

**2. 心电图改变**

①二尖瓣型 P 波：P 波增宽 >0.11 秒，Ⅰ、Ⅱ、aVR、aVL 导联 P 波为双峰，峰间距离 >0.03 秒；P 波双峰，前峰高者叫第一峰型，后峰高者叫第二峰型；$V_1$ 导联 P 波先正后负双向性改变，多提示左心房扩大。②右心室肥厚。③可能合并房颤、房扑、房性期前收缩、室上速等。

**3. 超声扫描**

①二尖瓣叶增厚，曲线反光增强；②二尖瓣曲线呈城墙样改变，前后叶同向运动；③左心房内径扩大。病情加重时，可见继发性右心室扩大。

**4. 心导管检查**

心导管检查用于诊断困难的病例。

### 六、诊断和鉴别诊断

**1. 诊断标准**

1）心尖区隆隆样舒张期杂音，$S_1$ 亢进，开瓣音。

2）X 线示二尖瓣心影，肺淤血。

3）超声心动图示二尖瓣狭窄的特征性改变（瓣膜增厚，活动受限，前后叶同向活动，瓣口狭窄）。

判定：具备第 1）~2）项即可诊断，兼有第 3）项可确诊。

**2. 鉴别诊断**

1）左心房黏液瘤：其症状和体征均可类似风湿性二尖瓣狭窄，但往往间歇出现，坐位时杂音明显，可有肿瘤的扑落音，一般无开瓣音。超声心动图示二尖瓣后面，于收缩与舒张期均可见一簇云雾样的回声波显示。结合临床无急性风湿热病史，可有与体位有关的晕厥史，病情进展迅速，可以鉴别。

2）"功能性"二尖瓣狭窄：见于各种原因所致的左心室扩大，二尖瓣口流量增大，或二尖瓣在心室舒张期受主动脉反流的血液的冲击等情况。这类"功能性"心杂音常不粗糙，历时一般较短，不出现开瓣音。

3）先天性二尖瓣狭窄：很少见，本病可出现类似风湿性二尖瓣狭窄的舒张期杂音，但发现在幼儿年代，超声心动图示二尖瓣呈降落伞样畸形。

4）主动脉瓣关闭不全：血液反流冲击二尖瓣，出现 Austin – Flint 杂音。二维超声扫描可资区别。

### 七、并发症

#### （一）心律失常

心律失常以房性心律失常最多见，先出现房性期前收缩，以后房性心动过速、房扑、阵发性房颤直至持久性房颤。左心房压力增高导致的左心房扩大和风湿炎症引起的左心房壁纤维化是房颤持续存在的病理基础。房颤降低心排血量，可诱发或加重心力衰竭，并使心尖区舒张期隆隆样杂音的收缩期前增强消失，快速房颤时心尖区舒张期隆隆样杂音可减轻或消失，心率减慢时又明显或出现。

#### （二）充血性心力衰竭和急性肺水肿

50%～75%的患者发生充血性心力衰竭，为本病的主要病死原因。呼吸道感染，女性患者妊娠和分娩是常见的诱因。急性肺水肿是重度二尖瓣狭窄的急重并发症，多发生于剧烈体力活动、情绪激动、感染、突发心动过速或快速房颤时，在妊娠和分娩时更易诱发。

#### （三）肺部感染

患者常有肺静脉压增高及肺淤血，易并发肺部感染。后者使病情加重或诱发心力衰竭。

#### （四）栓塞

以脑栓塞最常见，亦可发生于四肢、肠、肾和脾等脏器，80%有房颤，栓子多来自扩大的左心耳。右心房来源的栓子可造成肺栓塞或肺梗死。

### 八、治疗

#### （一）药物治疗

二尖瓣狭窄较重已出现症状者，应限制钠盐的摄入并服用利尿剂。对出现右心衰竭或出现房颤者，可给予洋地黄类药物治疗。对长期心衰特别是伴房颤者，可采用抗凝治疗。心率过快者，可加服 β 受体阻滞剂。

#### （二）介入和手术治疗

二尖瓣狭窄药物治疗方法非常有限，目前没有药物可以改善生存率，介入和手术治疗是治疗本病的最有效方法。通过该项治疗可以解除二尖瓣狭窄，降低跨瓣压力阶差，缓解症状。常用的方法有：①经皮球囊二尖瓣成形术，适于单纯二尖瓣狭窄者；②二尖瓣分离术，有闭式和直视式两种，直视式适于瓣叶严重钙化、病变累及腱索和乳头肌、左心房内有血栓者，而闭式的适应证同经皮球囊二尖瓣分离术，现临床已少用；③人工瓣膜置换术，适于瓣膜严重钙化以致不能分离修补或合并严重二尖瓣关闭不全者。

（李伟）

# 第二节 二尖瓣关闭不全

根据二尖瓣疾患的统计，以二尖瓣关闭不全为主要缺损者约占总数的 34%，其中约半数为单纯性关闭不全，另一半则伴有二尖瓣狭窄。

## 一、病因

绝大多数的器质性二尖瓣关闭不全系风湿热的遗患，其他可造成二尖瓣关闭不全的因素为感染性心内膜炎、心肌梗死（乳头肌功能不全或腱索断裂）、二尖瓣环钙化等。

## 二、病理

二尖瓣关闭不全的主要病理改变表现如下：

1. 瓣膜呈不均匀性纤维增厚，瘢痕收缩，瓣膜面积变小，瓣孔边缘蜷缩，甚至钙化，使大、小瓣边缘不能靠拢、闭合，形成部分性或完全性关闭不全。

2. 腱索、乳头肌增厚、缩短，或与心内膜融合，使瓣膜活动受限，加重关闭不全。

3. 二尖瓣脱垂综合征所致的二尖瓣关闭不全仅占少数，其病变主要为黏液样变性，使前后叶在收缩时不能互相依附和支持，形成关闭不全。腱索延长、断裂，瓣环断裂，乳头肌功能不全等均可产生二尖瓣脱垂，形成或加重关闭不全。

4. 二尖瓣关闭不全常发生在交界的后内部分。

## 三、病理生理

左心室血液在收缩期反流入左心房，使左心房压升高，心室舒张期反流到左心房的血液又回到左心室，成为左心室额外负担。少量反流（每搏反流 <10mL）属轻度关闭不全，可不引起临床症状；中度反流（10~30mL）属中度关闭不全，临床出现明显症状；重度反流（>30mL）属重度关闭不全，临床症状更加显著。

## 四、临床表现

（一）症状

轻度二尖瓣关闭不全可无自觉症状，且无症状期颇长，一旦出现症状，病情多较重。心排血量减少时可有疲乏、心悸，肺淤血时可有呼吸困难，但咯血、急性肺水肿及动脉栓塞远较左房室瓣狭窄者少。后期也可出现右心衰的症状。

（二）体征

心尖搏动向左下移位，搏动范围增大。心尖区可扪及抬举性心尖搏动，偶可触及收缩期震颤。心浊音界向左下扩大，后期因右室肥大亦可向右扩大。心尖区可闻及响亮、粗糙、音调较高的 3 级或 3 级以上的全收缩期吹风样杂音，常向左腋下、左肩胛下部传导，吸气时减弱、呼气时增强，杂音常掩盖第一心音，第一心音减弱，肺动脉瓣区第二心音正常或亢进、分裂，因舒张期大量血液流入左室，心尖区常有第三心音出现。

### 五、实验室及其他检查

1. X 线检查

急性二尖瓣关闭不全心影正常，或左房轻度增大伴明显肺淤血，甚至出现肺水肿征。慢性重度反流常见左房和左室增大，左室衰竭时可见肺淤血和间质肺水肿征。二尖瓣环钙化者可见左侧位或右前斜位致密而粗的 C 形阴影。

2. 心电图检查

急性二尖瓣关闭不全者心电图多正常，慢性者早期可无变化，病变严重时可出现左心室肥大，晚期可伴心肌劳损。

3. 超声心动图

M 型和二维超声心动图不能确定二尖瓣关闭不全。脉冲波多普勒和彩色多普勒血流显像可于左房内探及收缩期高速射流，诊断二尖瓣关闭不全的敏感性几乎可达100%，且可半定量反流程度。二维超声可显示二尖瓣瓣尖对合不良及病变形态特征，有助于明确病因。

### 六、诊断和鉴别诊断

心尖部出现Ⅲ级以上响亮、粗糙的全收缩期杂音，伴有左心房、左心室增大的征象，诊断一般可以确立。如有风湿热病史或者能排除其他原因所致者，可诊断为风心病二尖瓣关闭不全。

1. 诊断标准

1）心尖部有全收缩期向腋下传导的一响亮、粗糙、高调的吹风样杂音。X 线、超声心动图证实有左室、左房增大。

2）心尖部或沿胸骨左缘下部，突然出现收缩期杂音，向腋下、背部、心底部或头部放射，以及迅速发生肺充血。

3）向左室注射血管造影剂或其他合适的指示剂后回流到左房。

4）左房压力曲线可见 X 倾斜。

判定：符合上述任何 1 项均可确诊。

2. 鉴别诊断

1）相对性二尖瓣关闭不全：各种原因所致的左心室扩大，引起的相对性二尖瓣关闭不全，其收缩期杂音音调不高，无粗糙和全收缩期杂音的特点。

2）功能性收缩期杂音：多见于青少年和高热、贫血、甲状腺功能亢进患者。功能性收缩期杂音的特点：①多出现于肺动脉瓣区或胸骨左缘3、4肋间，亦可位于心尖区；②杂音强度为1~2级，性质柔和；③不占据全收缩期，不向左腋下传导；④不伴左心房和左心室增大征象。

3）三尖瓣相对性关闭不全：见于肺动脉高压引起的右室扩大及心脏转位，其三尖瓣相对关闭不全的杂音可传至心尖部。

4）二尖瓣脱垂综合征：见于冠心病、扩张型心肌病和二尖瓣变性等。由于乳头肌功能不全、腱索断裂、腱索过长或二尖瓣叶黏液样变性所致。当左心室收缩时，二尖瓣脱垂入左心室而发生二尖瓣关闭不全，临床听诊心尖区可闻及收缩期喀喇音为心尖及其内侧的一种尖锐而具有拍击性的声音，收缩晚期杂音出现于喀喇音之后，左侧卧位或坐位较明显。

### 七、并发症

房颤可见于3/4的慢性重度二尖瓣关闭不全患者；感染性心内膜炎较二尖瓣狭窄常见；体循环栓塞见于左心房扩大、慢性房颤的患者，较二尖瓣狭窄少见；心力衰竭在急性者早期出现，慢性者晚期发生；二尖瓣脱垂的并发症包括感染性心内膜炎、脑栓塞、心律失常、猝死、腱索断裂、严重二尖瓣关闭不全和心力衰竭。

### 八、治疗

（一）急性

治疗目的是降低肺静脉压、增加心排血量和纠正病因。内科治疗常作为术前过渡措施，可在床旁 Swan - Canz 导管血流动力学监测指导下，给予静脉滴注硝普钠、硝酸甘油、利尿剂呋塞米等，通过扩张小动、静脉，减轻心脏前后负荷，减轻肺淤血，减少反流，增加心排血量。在应用药物控制症状的基础上，采取紧急或择期手术治疗，手术方式为人工瓣膜置换术或修复术。

（二）慢性

1. 内科治疗

无症状者无须治疗，但应定期随访，同时应积极预防感染性心内膜炎，风心病需预防风湿热。慢性心力衰竭者应限制钠盐，合理选用 ACEI、利尿剂和洋地黄；重度心力衰竭者可静脉滴注硝普钠、硝酸甘油、利尿剂等。对于合并房颤者，应采取减慢心率的措施，同时应长期用抗凝剂预防血栓栓塞。

2. 手术治疗

长期随访研究表明，手术治疗后二尖瓣关闭不全患者心功能的改善，即使并发了心力衰竭或房颤患者的疗效都明显优于药物治疗。瓣膜修复术比人工瓣膜置换术的病死率低，长期存活率较高，血栓栓塞发生率较低。

1）术前准备：手术前，应行超声心动图特别是经食管超声心动图检查，了解瓣膜及其相关结构的病变情况，判断瓣膜反流的机制和严重程度。必要时行左、右心导管检查和左心室造影，为手术方案的制定提供参考。年长或疑有冠心病者，冠状动脉造影可确定患者是否需要同时行冠状动脉旁路移植术。

2）手术指征：①急性二尖瓣关闭不全；②心功能 3～4 级，经内科积极治疗后；③无明显症状或心功能在 2 级或 2 级以下，但检查表明心脏进行性增大，左心射血分数（LVEF）下降时，应尽早手术治疗。

手术种类：

（1）瓣膜修补术：如瓣膜损坏较轻，瓣叶无钙化，瓣环有扩大，但瓣下腱索无严重增厚者可行瓣膜修复成形术。瓣膜修复术死亡率低，能获得长期临床改善，作用持久。术后发生感染性心内膜炎和血栓栓塞少，不需长期抗凝，左心室功能恢复较好。手术死亡率1%~2%。与换瓣相比，较早和较晚期均可考虑瓣膜修补手术，但 LVEF≤0.15 时亦不应行此手术。

（2）人工瓣膜置换术：瓣叶钙化，瓣下结构病变严重，感染性心内膜炎或合并二尖瓣狭窄者必须置换人工瓣。感染性心内膜炎感染控制不满意，或反复栓塞或合并心衰药物治疗不满意者，提倡早做换瓣手术；真菌性心内膜炎应在心衰或栓塞发生之前行换瓣手术。目前换瓣手术死亡率在5%左右。多数患者术后症状和生活质量改善，肺动脉高压减轻，心脏大小和左心室重量减少，较内科治疗存活率明显改善，但心功能改善不如二尖瓣狭窄和主动脉瓣换瓣术满意。严重左心室功能不全（LVEF≤0.30）或左心室重度扩张［左心室舒张末内径（LVEDD）≥80mm，左心室舒张末容量指数（LVEDVI）≥300mL/m$^2$］，已不宜换瓣。

（李伟）

# 第三节　主动脉瓣狭窄

## 一、病因

（一）风湿性心脏病

临床很少见到单纯的风湿性主动脉瓣狭窄，多合并主动脉瓣关闭不全和二尖瓣损害。

（二）先天性畸形

先天性二尖瓣钙化性主动脉瓣狭窄和先天性主动脉瓣狭窄等。

（三）退行性老年钙化性主动脉瓣狭窄

退行性老年钙化性主动脉瓣狭窄为65岁以上老年人单纯性主动脉瓣狭窄的常见原因，常伴二尖瓣环钙化。

（四）其他少见原因

大的赘生物阻塞瓣口（如真菌性感染性心内膜炎和系统性红斑狼疮）、类风湿性关节炎伴瓣叶结节样增厚等。

## 二、病理

风湿性瓣膜炎症后，主动脉瓣膜钙化增厚，瓣叶交界处粘连、融合形成主动脉瓣狭窄。本症大都同时合并关闭不全或二尖瓣病变。

主动脉瓣狭窄使左心室射血阻力增大（即后负荷增加），导致左心室肥厚、心肌耗氧量增大，左心室每搏量减少，冠状动脉供血不足。因此，较易出现心绞痛、左心衰竭以至右心衰竭。

## 三、病理生理

主动脉瓣狭窄后，在心室收缩时，由于主动脉瓣口缩小，射血时阻力加大，心搏出量减少，收缩期末左心室内残余血量增加，舒张期末血容量和压力也都增高，导致左心室发生代偿性扩大及肥厚，使搏出量增加，以维持正常的心输出量。最后可失去代偿功能而发生左心功能不全。当主动脉瓣明显狭窄时，由于心搏出量显著减少，主动脉压降低，影响冠状动脉灌注和脑的血供，可导致心肌缺血和脑缺氧。

### 四、临床表现

#### （一）症状

轻度狭窄多无症状。病变加重时，出现疲乏、劳力性呼吸困难。心绞痛与冠心病劳累型心绞痛相似，出现率约50%。部分患者出现晕厥或黑蒙，通常在体力活动中或其后立即发作，由急性脑缺血所致。也有部分患者自觉症状尚不明显而猝死，其原因可能是室颤。

#### （二）体征

心尖搏动呈抬举样，可有主动脉瓣区收缩期震颤；第一心音减弱，因左室顺应性下降，左房收缩加强而出现第四心音；胸骨右缘第2肋间听到响亮、粗糙的喷射性收缩期杂音，向颈动脉及锁骨下动脉传导，可伴有收缩早期喷射音；主动脉瓣区第二心音减弱，因左室射血时间延长可出现第二心音反常分裂，收缩压下降，脉压小，脉搏细弱。

### 五、实验室和其他检查

#### 1. X线检查

心影正常或左心室轻度增大，左心房可能轻度增大，升主动脉根部常见狭窄后扩张。在侧位透视下有时可见主动脉瓣钙化。晚期可有肺淤血征象。

#### 2. 心电图

重度狭窄者有左心室肥厚伴ST-T继发性改变和左心房大。可有房室阻滞、室内阻滞（左束支阻滞或左前分支阻滞）、房颤或室性心律失常。

#### 3. 超声心动图检查

M型可见主动脉瓣开放幅度减少（<15mm），瓣叶增厚，主动脉根部扩大，左室后壁及室间隔呈对称性肥厚，左室流出道增宽。二维超声能观察到瓣膜收缩期开放呈圆顶状，瓣口缩小，瓣膜活动受限，左室向心性肥厚，并可确定半月瓣数及瓣口面积。多普勒超声可诊断主动脉瓣狭窄并估计狭窄的程度。

### 六、诊断和鉴别诊断

#### 1. 诊断标准

1）临床特征：在胸骨右缘第2肋间可听到一响亮、粗糙的喷射性收缩期杂音，向颈动脉、锁骨下动脉传导。可伴有收缩期震颤。主动脉瓣第二心音减弱。

2）主动脉瓣梗阻征

（1）在主动脉区出现收缩压梯度：10~20mmHg为轻或重度梗阻。

（2）收缩压变低：脉压变小，脉搏变细。

（3）X线示主动脉狭窄后扩张及主动脉瓣钙化。

2. 鉴别诊断

本病需与梗阻性肥厚型心肌病、主动脉扩张、先天性主动脉瓣狭窄等相鉴别。

### 七、治疗

（一）内科治疗

无症状者，适当限制体力活动，以防晕厥及心绞痛，并特别注意预防感染性心内膜炎。出现心绞痛时可舌下含服硝酸甘油。洋地黄类药物只宜用于左室容量负荷增加或射血分数降低的患者，利尿剂应慎用，因削减容量后可降低左室终末舒张压，减低心排血量，从而可引起直立性低血压，血管扩张剂亦应慎用。

（二）外科治疗

凡出现临床症状者，有手术指征时，即应考虑手术治疗，否则有发生猝死的危险，或出现进行性左心功能不全。手术方式宜根据患者年龄、瓣膜病变的性质等选择，手术成功率高，远期疗效较内科药物治疗者为好。

在进行主动脉瓣置换术前，应行左心导管检查以了解血流动力学改变情况，若收缩期左心室和主动脉的压力阶差＞50mmHg，即适宜行瓣膜置换术，有人主张对压力阶差＞70mmHg者，即使无临床症状，也宜行瓣膜置换术。对主动脉瓣狭窄并有心绞痛症状，特别是中年以上的患者，应进行选择性冠状动脉造影术，显著的冠脉狭窄不是换瓣的禁忌证，但手术危险性较大，康复率较低，这类患者最好同时行冠状动脉搭桥术或行经皮冠状动脉腔内成形术。

（三）球囊扩张术

主动脉瓣狭窄的球囊扩张术，目前主张仅限于急需行手术治疗的重度狭窄伴严重左心功能不全者；主动脉瓣球囊扩张术有引起钙化碎片脱落、造成栓塞、引起主动脉瓣反流及肺水肿等并发症的可能，故一般不主张采用。

（李伟）

# 第四节　主动脉瓣关闭不全

各种原因使主动脉瓣在左室舒张期闭合不严，造成血液由主动脉反流入左室称为主动脉瓣关闭不全。

### 一、病因

主动脉瓣关闭不全根据发病的快慢分为急性和慢性，其病因有所不同。

（一）急性主动脉瓣关闭不全

常见的病因有感染性心内膜炎、主动脉夹层、外伤、人工瓣膜破裂等。

（二）慢性主动脉瓣关闭不全

风湿病仍为最主要的病因。其他病因包括感染性心内膜炎、先天性畸形、主动脉瓣黏液样变性、强直性脊柱炎、梅毒性主动脉炎、马方综合征、特发性升主动脉扩张、严重高血压或动脉粥样硬化等。

## 二、病理

许多原因都可导致主动脉瓣关闭不全，因此病变各有差异。

（一）风湿性病变产生的主动脉瓣关闭不全

风湿性病变产生的主动脉瓣关闭不全多合并主动脉瓣狭窄，主要病理改变是瓣叶变形、增厚、钙化和活动受限。

（二）主动脉中层坏死产生的主动脉瓣关闭不全（如马方综合征）

主动脉中层坏死产生的主动脉瓣关闭不全病变始于主动脉窦，逐渐发展侵犯升主动脉近端，使主动脉扩张、瓣环扩大。

（三）夹层动脉瘤产生的主动脉瓣关闭不全

瘤体延及瓣环，使瓣叶在瓣交界处与主动脉壁分离。

（四）细菌性心内膜炎产生的主动脉瓣关闭不全

细菌性心内膜炎产生的主动脉瓣关闭不全主要病变为瓣叶损毁和穿孔。

（五）先天性主动脉瓣畸形产生的主动脉瓣关闭不全

先天性主动脉瓣畸形产生的主动脉瓣关闭不全有二瓣化畸形、单瓣畸形等。

（六）其他

如主动脉瓣叶自发性断裂、非淋菌性关节炎引起的升主动脉扩张等。

## 三、病理生理

主动脉瓣关闭不全的主要病理生理改变是左心室容量负荷增加，心脏代偿性扩大和心肌肥厚，心肌耗氧量增加和顺应性下降。疾病初期心室呈代偿性扩大，以增加每搏排血量，维持一定的时间。久之，心室呈进行性扩大，最终产生心力衰竭。

另外，主动脉瓣关闭不全可导致体循环供血不足，产生头晕或晕厥，甚至出现心慌、气短等症状，少数病例可发生肺动脉高压及右心衰竭。

## 四、临床表现

（一）症状

早期常无症状，重者可有心悸、头部搏动感和心前区不适；晚期因左心衰肺淤血产生呼吸困难或劳累后气急；因舒张压过低，心、脑供血不足要出现心绞痛、头晕、昏厥；最后发生右心衰竭表现。

（二）体征

颈动脉搏动明显，心尖搏动增强、弥散并向左下方移位，呈抬举性。心浊音界向左下扩大。听诊在胸骨左缘第3、4肋间可听到吹风样高调递减型舒张早期杂音，取坐位胸部前倾时杂音较易听到，常传导至心尖区。主动脉瓣区第二心音减弱或消失。心尖区有时可听到隆隆样舒张期杂音，乃由于舒张期主动脉血液逆流冲击二尖瓣前叶，使其在舒张期不能很好开放形成相对二尖瓣狭窄所产生。此外，严重主动脉瓣关闭不全时，尚可有以下周围血管体征：

1）脉压增大：正常脉压为 30~50mmHg。主动脉瓣关闭不全时，由于收缩压增高，舒张压下降，因而脉压增多，可为 60~80mmHg，有时甚至可高达 100mmHg 及以上。

2）水冲脉：脉搏大，扪诊时手指或手掌有急促有力的水冲感。但冲击消退迅速，有落陷感。乃由心脏收缩时周围动脉急速充盈，但收缩期后部分血液倒流至左心室，使血管内压急速下降所致。

3）毛细血管搏动：轻压指甲，观察甲床，或用玻璃片略压口唇黏膜，观察黏膜边缘较苍白处，均可见红、白交替的小血管搏动，其节律或脉律一致。

4）动脉枪击音：在股动脉、肱动脉等大动脉处，用听诊器可听到相当于收缩期的响亮"枪击音"，与动脉搏动一致。稍加压力，可听到收缩期和舒张期的来往性杂音，即 Duroziez 征。

### 五、实验室及其他检查

1. X 线表现

左心室增大心影呈靴形，称"主动脉型心"。

2. 心电图表现

电轴左偏，左心室肥厚及劳损。

3. 超声心动图表现

主动脉内径增宽，搏动明显，舒张期主动脉瓣关闭时，瓣叶之间可看到裂隙；左心室增大，流出道增宽。

4. 放射性核素心室造影

可测定左心室收缩、舒张末容量和休息、运动射血分数，判断左心室功能。根据左心室和右心室心搏量比值估测反流程度。

5. MRI

MRI 诊断主动脉疾病如夹层极准确。可目测主动脉瓣反流射流，可靠地半定量反流程度，并能定量反流量和反流分数。

6. 主动脉造影

当无创技术不能确定反流程度，并考虑外科治疗时，可行选择性主动脉造影，可半定量反流程度。

### 六、诊断和鉴别诊断

胸骨左缘第 3、4 肋间有舒张期叹气样杂音、左心室增大及周围血管征等，则主动脉瓣关闭不全的诊断不难确立。X 线检查提示左心室增大，心影呈靴形，主动脉弓突出；心电图示左室肥厚；超声心动图可发现左室增大，主动脉内径增大，主动脉瓣关闭时不能合拢，则更有助于诊断。如有风湿热病史或者排除其他原因所致者，可诊断为风心病主动脉瓣关闭不全。

1. 诊断标准

1）胸骨左缘第 3、4 肋间哈气样舒张期杂音，向胸骨右缘、心尖处传导；$A_2$ 减弱；心尖部可出现弗氏杂音。

2）脉压增大，可出现周围血管征（水冲脉、毛细血管搏动征、动脉枪击音）。

3）X线示主动脉型心影。

4）超声心动图示主动脉瓣增厚，关闭有裂隙；脉冲多普勒示主动脉瓣于舒张期有从主动脉根部反流入左室流出道的异常湍流。

5）同时存在二尖瓣风湿性病变。

判定：具备第1）~4）项即可诊断，兼有第5）项可确诊。

2. 鉴别诊断

1）梅毒性主动脉瓣关闭不全：本病梅毒血清反应阳性，发病年龄一般在40岁以上，心杂音于胸骨右缘第2肋间最响，呈收缩期和舒张期来往性杂音，X线检查显示升主动脉明显增大等特点，可资鉴别。

2）高血压或动脉粥样硬化性主动脉瓣关闭不全：本病多见于60岁以上患者，主动脉瓣区第二心音亢进，X线检查显示主动脉屈曲延长并扩张，有助鉴别。

3）二叶式主动脉瓣：属先天性发育异常，主动脉瓣呈二叶畸形，临床可不出现症状或体征，当大叶脱垂后，可引起关闭不全表现，超声心动图检查结果有利于鉴别诊断。

## 七、并发症

感染性心内膜炎较常见；室性心律失常常见；心脏性猝死少见；心力衰竭在急性者出现早，慢性者于晚期始出现。

## 八、治疗

（一）急性

外科治疗（人工瓣膜置换术或主动脉修复术）为根本措施。内科治疗一般为术前准备过渡措施。应尽量在 Swan – Ganz 导管床旁血流动力学监测下进行，主要目的是降低肺静脉压、增加心排血量、稳定血流动力学。可酌情使用硝普钠、利尿剂和正性肌力药物。

（二）慢性

1. 内科治疗

主要预防并发症和对症治疗。无症状时要预防感染性心内膜炎，预防风湿病和梅毒性主动脉炎，并定期随访。有心力衰竭者，可应用利尿剂和洋地黄，必要时短期应用血管扩张剂，积极预防和治疗心律失常，控制感染。目前认为药物治疗有一定疗效。

2. 手术治疗

人工瓣膜置换术为严重主动脉瓣关闭不全的主要治疗方法，手术应在不可逆的左心室衰竭发生之前进行。对于存在明确手术适应证的患者，应考虑尽早行主动脉瓣置换术，可以改善预后。部分病例如创伤、感染性心内膜炎致瓣叶穿孔可行瓣叶修复术。

（李伟）

# 第五节　多瓣膜病

多瓣膜病又称联合瓣膜病，是指两个或两个以上瓣膜病变同时存在的心瓣膜病。

## 一、病因

### （一）一种疾病同时损害几个瓣膜

最常见为风心病，近一半患者有多瓣膜损害。其次为黏液样变性，可同时累及二尖瓣和三尖瓣，二者可同时发生脱垂。感染性心内膜炎也可累及多瓣膜。

### （二）不同疾病分别导致不同瓣膜损害

如先天性肺动脉瓣狭窄伴风湿性二尖瓣病变。

## 二、病理生理和临床表现

临床表现取决于受损瓣膜的组合形式和各瓣膜受损的相对严重程度。常见的多瓣膜病有以下几种。

1. 二尖瓣狭窄和主动脉瓣关闭不全

二尖瓣狭窄和主动脉瓣关闭不全为风心病常见组合形式，约 2/3 严重二尖瓣狭窄患者伴主动脉瓣关闭不全，其中 10% 有严重风湿性主动脉瓣关闭不全，但易被漏诊。严重的主动脉瓣关闭不全合并的二尖瓣狭窄可被漏诊，第一心音亢进和二尖瓣拍击音提示二尖瓣狭窄的可能，要注意与 Austin – Flint 杂音鉴别。

2. 二尖瓣狭窄和主动脉瓣狭窄

二尖瓣狭窄和主动脉瓣狭窄较少见。严重二尖瓣狭窄和主动脉瓣狭窄并存时，前者可掩盖后者的临床表现。二尖瓣狭窄致前向心排血量减少，使跨主动脉瓣压力阶差和左室收缩压下降，从而延缓左室肥厚和减少心肌耗氧，心绞痛发生减少。由于心排血量明显减少，跨主动脉瓣压差降低，因而可低估主动脉瓣狭窄的严重程度。

3. 二尖瓣关闭不全合并主动脉瓣关闭不全

二尖瓣关闭不全合并主动脉瓣关闭不全较少见，通常以主动脉瓣反流的表现为主。由于两个瓣膜的反流均加重左心室的舒张期负荷，后果常较严重。有时经主动脉瓣反流至左室的血再经关闭不全的二尖瓣反流至左房甚至进入肺静脉。极易造成肺水肿。

4. 二尖瓣关闭不全合并主动脉瓣狭窄

二尖瓣关闭不全合并主动脉瓣狭窄是一种危险情况。主动脉瓣狭窄使左心室的血液流出受阻，从而加重二尖瓣反流，同时二尖瓣反流又可降低主动脉瓣狭窄时借以维持左心室排血量所必需的心室前负荷。综合的结果是心排血量下降，左房和肺静脉压明显增高。常需手术治疗，主要是做瓣膜置换术，多个瓣膜置换的手术死亡率比单个瓣膜置换死亡率高，术后 5 年生存率比单个瓣膜置换者低。

## 三、治疗

内科治疗同单瓣膜损害者，手术治疗为主要措施。多瓣膜人工瓣膜置换术死亡危险高，预后不良，术前确诊和明确相对严重程度对治疗决策至关重要。例如严重二尖瓣狭窄可掩盖并存的主动脉瓣疾病，如果手术仅纠正前者，将致左心室负荷剧增，引起急性肺水肿，增加手术死亡率。左心人工瓣膜置换术时，如不对明显受累的三尖瓣做相应手术，术后临床改善不佳。继发于主动脉瓣关闭不全的二尖瓣关闭不全，轻者于主动脉瓣置换术后可缓解，较重者需做瓣环成形术。因此，术前应用左、右心导管检查和心血管造影以确定诊断。有些情况，如三尖瓣损害在手术中方可确诊。

（李伟）

# 第六节　心脏瓣膜病的护理与防控

## 一、护理

### （一）一般护理

1. 患者处于心功能代偿期时，可做力所能及的工作。

2. 心功能不全程度加重时，应逐渐增加休息，限制活动，体位取舒适体位以减少机体消耗。

3. 给予高热量、高蛋白、高维生素易消化饮食，以促进机体恢复。

### （二）病情观察与护理

1. 发热者每 4 小时测量体温 1 次，注意热型，协助诊断。体温超过 38.5℃时行物理降温，30 分钟后测量体温并记录降温效果。

2. 观察有无风湿活动的表现，如皮肤环形红斑、皮下结节、关节红肿及疼痛不适等。

### （三）并发症的观察与护理

1. 观察有无心力衰竭的征象，积极预防和控制感染，纠正心律失常，避免劳累及情绪激动，以免诱发心力衰竭。

2. 并发栓塞的护理：左房有巨大附壁血栓者应绝对卧床休息，防止血栓脱落造成其他部位栓塞。病情允许应鼓励并协助患者翻身、活动下肢、按摩及用温水泡脚或下床活动，防止下肢深静脉血栓形成。

## 二、防控

1. 适当锻炼身体，加强营养，高机体抵抗力。避免呼吸道感染，一旦发生感染，应立即用药。

2. 保持室内空气流通，阳光充足，温暖，干燥，防止风湿活动。

3. 告知患者避免重体力劳动和剧烈运动，并教育家属理解患者病情并给予支持。

4. 在拔牙、内镜检查、导尿、分娩、人工流产等操作前应告知医生自己有风湿性心瓣膜病史。

5. 育龄妇女在医生指导下控制好妊娠和分娩时机。

6. 坚持服药，告诉患者坚持按医嘱服药的重要性，定期门诊随访。

7. 告诉患者及家属本病的病因和病程进展特点，鼓励患者树立信心。有手术适应证者劝患者尽早择期手术。

（李伟）

# 第十章 主动脉夹层

主动脉夹层指主动脉腔内的血液从主动脉内膜撕裂处进入主动脉中膜，使中膜分离，沿主动脉长轴方向扩展形成主动脉壁的真假两腔分离状态。本病少见，发病率每年为 1/10 万~1/20 万，高峰年龄是 50~70 岁，男 女比例约（2~3）：1。65%~70% 在急性期死于心脏压塞、心律失常等，故早期诊断和治疗非常必要。

## 一、病因

### （一）高血压和动脉硬化

主动脉夹层由于高血压动脉粥样硬化所致者占 70%~80%，高血压可使动脉壁长期处于应急状态，弹力纤维常发生囊性变性或坏死，导致夹层形成。

### （二）结缔组织病

马方综合征、Ehlers – Danlos 综合征（皮肤弹性过度综合征）、Erdheim 中层坏死或 Behcet 病等。

### （三）先天性心血管病

如先天性主动脉缩窄所继发的高血压或者主动脉瓣二瓣化。

### （四）损伤

严重外伤可引起主动脉峡部撕裂，医源性损伤也可导致主动脉夹层。

### （五）其他

妊娠、梅毒、心内膜炎、系统性红斑狼疮、多发性结节性动脉炎等。

## 二、临床表现

### （一）疼痛

大多数患者突发胸背部疼痛，A 型多见在前胸和肩胛间区，B 型多在背部、腹部。疼痛剧烈难以忍受，起病后即达高峰，呈刀割或撕裂样。少数起病缓慢者疼痛可不显著。

### （二）高血压

大部分患者可伴有高血压。患者因剧痛而呈休克貌，焦虑不安、大汗淋漓、面色苍白、心率加速，但血压常不低甚至增高。

### （三）心血管症状

夹层血肿累及主动脉瓣瓣环或影响瓣叶的支撑时发生主动脉瓣关闭不全，可突然在主动脉瓣区出现舒张期吹风样杂音，脉压增宽，急性主动脉瓣反流可引起心力衰竭。脉压改变，一般见于劲、肱或股动脉，一侧脉搏减弱或消失，反主动脉的分支受压迫或内膜裂片堵塞其起源。可有心包摩擦音，胸腔积液。

（四）脏器和肢体缺血表现

夹层累及内脏动脉、肢体动脉及脊髓供血时可出现相应脏器组织缺血表现，肾脏缺血、下肢缺血或截瘫等神经症状。

### 三、实验室及其他检查

1. 心电图

无特异改变。病变累及冠状动脉时，可出现心肌急性缺血甚至急性心肌梗死改变，但 1/3 的患者心电图可正常。

2. 胸片检查

胸片见上纵隔或主动脉弓影增大，主动脉外形不规则，有局部隆起。

3. 超声心动图

诊断升主动脉夹层很有价值，且能识别心包积血、主动脉瓣关闭不全和胸腔积血等并发症。

4. CT 检查

通过增强扫描可显示真、假腔和其大小，以及内脏动脉位置，同时还可了解假腔内血栓情况。

5. 磁共振成像（MRI）

MRI 是检测主动脉夹层分离最为清楚的显像方法。被认为是诊断本病的"金标准"。

6. 主动脉造影术

选择性的造影主动脉曾被作为常规检查方法。对 B 型主动脉夹层分离的诊断较准确，但对 A 型病变诊断价值小。

7. 血管内超声（IVUS）

IVUS 直接从主动脉腔内观察管壁的结构，能准确识别其病理变化。对动脉夹层分离诊断的敏感性和特异性接近角 100%。但同属侵入性检查，有一定危险性，不常用。

8. 血和尿检查

可有 C 反应蛋白升高，白细胞计数轻中度增高。胆红素和 LDH 轻度升高，可出现溶血性贫血和黄疸。尿中可有红细胞，甚至肉眼血尿。平滑肌的肌球蛋白重链浓度增加，可用来作为诊断主动脉夹层分离的生化指标。

### 四、诊断

急起剧烈胸痛、血压高、突发主动脉瓣关闭不全、两侧脉搏不等或触及搏动性肿块应考虑本病。胸痛常被考虑为急性心肌梗死，但心肌梗死时胸痛开始不甚剧烈，逐渐加重，或减轻后再加剧，不向胸部以下放射，伴心电图特征性变化，若有休克外貌则血压常低，也不引起两侧脉搏不等，以上各点可鉴别。

超声心动图、CT、MRI 等检查对确立主动脉夹层分离的诊断有很大帮助，对拟作手术治疗者可考虑主动脉造影或 IVUS 检查。

## 五、分型

1. Debakey 分型

根据破口位置及夹层累及范围，分为三型。

Ⅰ型：破口位于主动脉瓣上 5cm 内，近端累及主动脉瓣，远端累及主动脉弓、降主动脉、腹主动脉，甚至达髂动脉。

Ⅱ型：破口位置通 I 型相同，夹层仅限于升主动脉。

Ⅲ型：破口位于左侧锁骨下动脉开口以远 2 ~ 5cm，向远端累及至髂动脉。

2. Stanford 分型

根据手术的需要分为 A、B 两型。

A 型：破口位于升主动脉，适合急诊外科手术。

B 型：夹层病变局限于腹主动脉或髂动脉，可先内科治疗，再开放手术或腔内治疗。

## 六、治疗

对任何可疑或诊断为本病患者，应即住院进入监护病室（ICU）治疗。治疗分为非手术治疗及手术治疗。

（一）非手术治疗

1. 镇痛疼痛严重可给予吗啡类药物止痛，并镇静、制动，密切注意神经系统、肢体脉搏、心音等变化，检测生命体征、心电图、尿量等，采用鼻导管吸氧，避免输入过多液体以免升高血压及引起肺水肿等并发症。

2. 控制血压和降低心率联合应用 β 受体阻断剂和血管扩张剂，以降低血管阻力、血管壁张力和心室收缩力，减低左室 dp/dt，控制血压于 100 ~ 120mmHg。心率在每分钟 60 ~ 75 次之间以防止病变的扩展。

3. 通气、补充血容量严重血流动力学不稳定患者应立刻插管通气，给予补充血容量。

（二）手术治疗

外科手术是切除内膜撕裂口，防止夹层破裂所致大出血，重建因内膜片或假腔造成的血管阻塞区域的血流。

1. A 型主动脉夹层

为防止急性 A 型夹层破裂或恶化，应尽早手术治疗，慢性期患者经观察病情变化，也需手术。A 型夹层需在体外循环下进行，手术的关键是找到内膜破口位置，明确夹层远端流出道情况，根据病变不同，采用不同手术方式（升主动脉置换、Bentall 手术、Sun 式手术等）。近几年已有学者尝试腔内治疗 A 型主动脉夹层。

2. B 型主动脉夹层

血管腔内技术及支架材料不断发展，B 型主动脉夹层更多的使用覆膜支架隔绝，其优点创伤小、出血少、恢复快，死亡率低，尤其适用于高龄及全身情况差无法耐受传统手术者，已成为复杂性 B 型主动脉夹层的标准治疗术式，也适用于部分累及主动脉弓或内脏动脉的夹层病例，与传统开放手术相比降低了围手术期并发症发生率。

### 七、护理

主动脉夹层的护理要多个方面加强，具体如下：

1. 应积极观察患者的意识、生命体征、血压、脉搏、呼吸等。主动脉夹层患者常伴有高血压，并伴有其他心血管疾病，住院时常伴有循环不稳定、意识障碍等，甚至肢体功能障碍。

2. 及时发现病情变化，发现变化要及时报告，在第一时间让主管医生得到消息及时处理，以达到最佳的手术时机和效果。

3. 手术后密切观察患者的神志、肢体搏动情况，包括尿量、呼吸情况等，及时发现问题，处理问题。夹层手术对患者的创伤较大，术后并发症较多，易发生神经、肾脏、肝脏、肺脏的并发症。

### 八、防控

（1）低盐、低脂饮食，多食水果、蔬菜等高维生素、粗纤维的食物，禁食咖啡因等刺激性食物。戒烟酒。

（2）对家属作健康教育，让家属关心患者，使患者保持良好的心境。

（3）保持良好的作息时间，避免劳累、情绪激动和焦虑。

（4）遵医嘱坚持长期口服降压药，将血压控制在理想范围。

（5）让患者及家属学会正确测量血压的方法和自我监测病情。

（6）按医嘱定期复查。

（李伟）

# 第十一章　急性心脏压塞

心脏压塞通常指心包腔中储积大量液体所致的血流动力学异常。是心包腔内液体增长的速度过快或积液量过大时，压迫心脏而限制心室舒张及血液充盈的现象。心脏压塞常见的病因有肿瘤、心包炎、尿毒症、心肌梗死、心导管操作，胸部挫伤或钝器伤也可引起心脏压塞。典型的临床表现为急性循环衰竭，动脉压下降、脉压变小甚至休克。慢性心脏压塞症状不典型，表现为体循环静脉压增高，如颈静脉怒张、奇脉等。心脏压塞的治疗有心包穿刺抽液、心包开窗引流等。

## 一、病因

主要是短时间内产生了大量的心包积液，造成了心脏的压迫，使心脏舒张功能受限。造成心包积液的原因，包括病毒或者细菌感染造成的心包炎、癌症等疾病造成了转移或者结核性的心包炎，这些疾病短时间内产生大量的心包积液，都会造成心包的急性压塞。因此出现心包急色急性压塞，必须要尽快采取措施进行缓解。主要是进行心包腔内的穿刺引流，将心包腔内的液气引流出来，减轻对心脏的压迫，同时积极针对产生心包积液的病因治疗，这样才可以避免心包积液的进一步加重。

## 二、临床表现

（一）症状

1. 全身症状

发热、乏力、出汗、烦躁不安、焦虑、抑郁、谵妄，甚至有濒死感。

2. 心前区疼痛

为本病的主要症状。疼痛常在体位改变、深呼吸、卧位或左侧卧位时加剧；坐位或前倾位时减轻，也可随积液的增多而减轻甚至消失。

3. 呼吸困难

呼吸浅促，坐位时可略缓解，并常伴发紫绀。

4. 腹部疼痛

常为上腹部钝痛或刺痛，疼痛程度不一。

5. 压迫症

心包积液对邻近器官的压迫可引起肺淤血，出现呼吸困难加重，咳嗽、咯血丝痰甚至咯血。

（二）体征

1. 急性心脏压塞

主要表现为急性循环衰竭，静脉压升高，动脉压持续下降，心动过速，严重者出现休克。癌性心包积液较少时，部分患者在胸骨左缘第3、第4肋间可闻及心包摩擦音。随积液的增多，心音低钝而遥远，胸前区触不到心尖搏动。

2. 亚急性或慢性心脏压塞

主要为体循环静脉综合征，可见有颈静脉怒张，颈静脉吸气时扩张、肝－颈静脉回流征阳性，肝大，下肢水肿、腹水及奇脉。

### 三、实验室及其他检查

（一）胸部 X 线

对诊断急性心脏损伤的帮助不大。但 X 线胸片能显示有无血胸、气胸、金属异物或其他脏器的合并伤存在，如 X 线胸片示心包腔内有液体平面，则有诊断意义。

（二）心电图检查

如有电压下降，ST 段改变，可协助诊断，但一般帮助不大。

（三）心脏多普勒超声及 CT

均可明确诊断是否存在心包腔积液，并可对积液量进行估算，是诊断心脏压塞的重要手段。但部分急诊患者由于血流动力学不稳定，上述检查有时受到限制。

（四）静脉测压

如有升高是心脏压塞特征之一。但在胸内大量出血，血容量未纠正前，静脉压升高后，中心静脉压可见异常升高， $>15cmH_2O$ 时，有诊断价值。

（五）心包穿刺

对急性心脏压塞的诊断和治疗都有价值，但心包腔内血块凝结时，可出现假阴性，值得注意。

### 四、诊断和鉴别诊断

（一）诊断

根据病史、临床表现及辅助检查可做出诊断。任何损伤前胸壁心脏危险区的贯穿伤，应高度警惕心脏大血管损伤的可能。已有明显心脏压塞或内、外出血症状的患者，较易做出临床诊断，及时给予紧急处理。但也有患者初期情况良好，在数分钟或数小时内，突然出现情况恶化，迅速陷入重度休克状态。故对任何胸部贯穿伤患者入院后应仔细观察，严密注意病情变化，及时进行紧急处理。任何胸腹部外伤患者，估计失血量与休克程度不符，或经足量输血而无迅速反应者，应高度怀疑有心脏压塞征。此外，临床上初期低血压经补充血容量后迅速改善，但不久又再度出现，甚至发生心搏骤停者，亦应疑及心脏压塞所致，须立即救治。

（二）鉴别诊断

心脏压塞需和张力性气胸、右心室梗死、严重左心室衰竭、缩窄性心包炎、限制性心肌病、肺炎合并脓毒症休克鉴别。

### 五、治疗

（一）改善血流动力学

1. 快速静脉输注生理盐水

目的是扩充血容量，增加中心静脉压与回心血量，以维持一定的心室充盈压。可在心包腔内减压前或减压的同时快速静脉输注500mL生理盐水（液体复苏），其后输液总量视补液后患者血流动力学状态而定。

2. 正性肌力药

首选多巴酚丁胺。多巴酚丁胺在增加心肌收缩力的同时不会导致心脏后负荷增加。心脏压塞时多巴胺与去甲肾上腺素可增加心脏后负荷，导致心排量减少，应避免使用。

（二）降低心包腔内压

1. 心包穿刺术

一旦确诊急性心脏压塞，应立即行心包穿刺术，迅速排除积液，并可插管至心包腔进行较长时间的持续引流。

2. 心包切开引流术

即外科心包切开。该法仅需局麻，可在床边进行，方法简单，引流可靠，尚能同时做心包活检并进一步探查心包腔及心肌情况。

3. 心包切除术

对于缩窄性心包炎导致的慢性心脏压塞，应尽早行心包切除手术，以免病程过久导致患者全身情况不佳，心肌萎缩加重，肝功能进一步减退，影响手术效果。

（三）心包穿刺术

患者取半坐位，连接心电监护仪，常规消毒皮肤。根据病情选择不同的穿刺针。抽吸心包积液时，选用20号穿刺针；估计为血性或脓性积液时选用16号穿刺针。针体长度为12~18cm。局麻后，在剑突尖左侧，胸肋角下2~3cm处进针，针体与水平面、额状面和矢状面均成45°角，指向左肩胛中部，在左肋下缓缓进针，通过膈肌连接部进入心脏下缘的心包腔。针尖进入心包腔时可有突破感，同时有液体自针心滴出（连接注射器时可抽到液体）。由于心脏收缩扩张，可发现穿刺针摆动。如果抽出的血液自凝，红细胞压积与周围血相等，提示针尖在心腔内，应退针。一旦抽出心包内液体，随即接上三通和注射器抽吸液体。如能在超声心动图引导下进行穿刺，则更为安全可靠。穿刺时应注意患者血压、脉搏和心电图的变化。患者如有不适，应立即停止抽吸。

（四）心包切开引流术

剑突左下方行心包切开引流术，是治疗急性心包填塞的最好方法。局麻后，沿剑突左缘作5~6cm长的纵切口，切开腹直肌前鞘、腹直肌、腹直肌后鞘，在肋缘下，膈肌附着处上方，分离出腹直肌与胸横肌之间的平面，显露心包的下缘。这一径路是迅速进入心包腔和引流心包的最佳途径，特别是心包腔内存有血块或黏稠脓液时，试穿抽到脓液后切开心包，吸净脓液，手指探查心包腔，如有粘连或分隔，轻轻将其分开。然后在心包腔内置入一根多孔硅橡胶管以备术后持续引流，用抗生素溶液冲洗切口后固定引流管，逐层缝合切口。

（五）前胸壁心脏危险区贯穿伤的治疗

1. 抢救

（1）首先进行抗休克治疗。立即建立静脉输液通道。快速静脉输血和补液，补充血容量，支持血液循环。

（2）如伴有大量血胸或气胸，即做胸腔插管闭式引流，改善呼吸及氧供。如呼吸道欠通畅或神志昏迷，迅速行气管内插管人工呼吸。

（3）心包穿刺或开窗术，解除急性心脏压塞。心包穿刺点一般选择左侧肋缘下近剑突处，患者取半坐位较为方便，如情况不允许可取平卧位。局部麻醉下剑突下心包开窗于剑突处做一小正中切口，切开白线，去除剑突，显露心包，在心包上开一小窗放入减压引流管。

（4）术前准备。以快速大量输血为主，给予血管活性药物维持血压。刺入心脏的致伤物进入手术室前不宜急于拔除。若发生心搏骤停，须紧急开胸解除心脏压塞，进行心脏按压，并以手指暂时控制出血。需要注意的是体外心脏按压有时不仅无效，而且有加重压塞之虞。

2. 手术方法

（1）麻醉：以气管内插管全身麻醉为宜。麻醉诱导期由于麻醉药的扩血管作用，易发生心搏骤停，要准备紧急进胸。

（2）切口选择：根据贯穿伤的径路与伤情并能良好显露心脏伤口。常用切口为左胸前外侧切口，经第4肋间进胸，必要时可切断相邻肋骨增加显露。创伤位于右侧，则行右胸前外侧切口。如一侧显露不佳，可延长切口至对侧胸腔。

（3）心脏修补方法：如裂口较小，手指按住裂口直接缝合。裂口较大，手指堵塞裂口暂时止血。裂口周围行荷包缝合或采用毛毡片褥式缝合，逐渐退出手指，收紧缝线结扎打结。心肌裂口较大，难以直接缝合时，立刻建立体外循环进行修补。心房裂口采用无创伤血管钳钳夹后连续缝合。冠状动脉裂伤，用6 - 0无创伤缝线直接修补，如损伤面积较大，须建立体外循环行主动脉冠状动脉旁路移植术。

3. 术后处理

术后给予破伤风血清、抗生素等常规治疗，严密监护心、肺、中心静脉压及输血补液。严密观察有无贯穿性心脏损伤后遗症或迟发并发症，如损伤性心包炎、室间隔缺损、瓣膜损伤、室壁瘤和延迟性心脏压塞等。

**六、护理与防控**

1. 急性心脏压塞患者多有一定程度的神经精神方面的变化，应加强心理护理。急性心脏压塞患者病情危重时，多处于强迫体位，应注意体位变化和按摩等护理，防止发生压疮。并应注意呼吸道护理，注意吸氧流量，监测患者的尿量、出入量等。

2. 在急性心脏压塞的发病和发展过程中，病情可以出现较大的变化，应严密观察，以便为诊断提供更多的资料，也有助于判断病情的发展和预后。

（1）仔细观察以明确有无急性心脏压塞及其发病原因。根据患者的症状和体征，尽早明确诊断，有利于积极处理，改善患者的预后。有的患者急性心脏压塞的原始病因不明确，需要进行进一步的临床观察和详细的实验室检查。

（2）急性心脏压塞患者在行心包穿刺术后，有可能复发，应严密观察患者的自觉症状、体征，必要时进行 X 线和超声心动图等检查，及时发现，及时处理。

（3）多次反复发生急性心脏压塞，进行反复心包穿刺引流的患者，机体大量消耗营养物质、水和电解质，特别是血液、蛋白质等，可发生贫血、低蛋白血症和电解质紊乱等，应当经常检查，及时补充。若有饮食障碍，应进行相应的静脉高营养治疗。

（4）由于急性心脏压塞患者往往血压较低，重要脏器灌注受到影响，有可能出现肝肾等脏器的功能障碍，应严密监测。

3. 加强心理指导，鼓励患者表达焦虑的感觉，使患者情绪稳定，在良好的心理状态下接受治疗和护理。

4. 有胸痛和发热时应卧床休息，因活动会使症状加重，应指导患者采取坐位前倾的姿势以减轻胸痛。

5. 指导患者了解疾病的知识、按时服药，发现异常立即就诊。

（李伟）

# 第十二章　颅脑压增高和脑疝

## 第一节　颅内压增高

颅内压增高是神经外科常见临床病理综合征，是颅脑损伤、脑肿瘤、脑出血、脑积水和颅内炎症等所共有征象，由于上述疾病使颅腔内容物体积增加，导致颅内压持续在 2.0kPa（200mmH$_2$O）以上，从而引起的相应的综合征，称为颅内压增高。颅内压增高会引发脑疝危象，可使患者因呼吸循环衰竭而死亡，因此对颅内压增高及时诊断和正确处理，十分重要。

### 一、颅内压的调节

正常情况下颅内压随着血压和呼吸的节律有小范围的波动，收缩期颅内压略有升高，舒张期稍下降；呼气或屏息时颅内压略高，吸气时略低。这种现象是由于血压和呼吸的节律性变化导致颅内三种内容物中血液含量的轻微增减所引起的，临床上行腰椎穿刺测压时可以观察到测压管中水柱液面的轻微波动。正常的颅内压的自身调节机制是通过改变颅腔内容物中脑脊液和血液的体积来实现的，脑脊液量占颅内总容积的10%，颅内压的代偿主要依靠脑脊液量的变化来完成。颅内压增高时，脑脊液分泌减少，吸收增加；颅内压降低时则发生相反的变化，以维持颅内压。一般认为颅内内容物增加的临界容积为5%，超过这一限度，颅内压才开始增高；增加8%～10%则将产生严重的颅内压增高。

颅内压增高是神经外科常见的病理生理综合征，是许多颅内疾病的共同表现。由于某种病因使颅腔内容物体积增加超过正常颅内压的调节代偿范围，导致颅内压力持续超过200mmH$_2$O以上，从而引起一系列临床表现。

### 二、影响颅内压增高的因素

（一）年龄

婴幼儿颅缝未闭合或闭合未全，可以使颅缝张开延缓颅内压的增高；老年人由于脑萎缩使颅内代偿空间增多，颅内压增高出现晚。

（二）病变扩张的速度

急性的颅腔内容物增加会立即出现颅内压增高的表现，如颅脑损伤、脑血管意外和快速生长的恶性颅内肿瘤等；如果病变缓慢增长，如生长缓慢的良性颅内肿瘤，可以长期不出现颅内压增高的症状。

（三）病变部位

特殊部位的病变可以早期出现严重的颅内压增高。如位于中线或后颅窝的占位病变容易阻塞脑脊液循环通路；位于大静脉窦附近的病变早期引起颅内静脉回流障碍出现急性梗阻性脑积水。

（四）伴发脑水肿的程度

有些病变如恶性肿瘤和感染性病变等易伴发明显的脑水肿，早期出现颅内压增高。

## 三、颅内压增高的后果

持续的颅内压增高将引起一系列神经系统功能紊乱：

（一）脑血流量减少

颅内血管的灌注压由平均动脉压和颅内压决定。其公式为：脑灌注压（CPP）=平均动脉压（MAP）-颅内压（ICP）

正常脑灌注压为 70~90mmHg。严重的颅内压升高会导致脑血流量的减少，当颅内压接近动脉舒张压时，将出现血压升高来代偿，维持脑血流量；当颅内压升高接近平均动脉压水平时，脑的血液供应接近停止，患者处于严重的脑缺血状态，甚至脑死亡。

（二）脑移位和脑疝

（三）脑水肿

颅内压增高直接影响脑的能量代谢和血流量使水分潴留在神经细胞内，称为细胞毒性脑水肿；脑损伤、脑肿瘤等病变，由于毛细血管通透性增加，导致水分潴留在神经细胞外间隙，称为血管源性脑水肿。

（四）库欣（Cushing）反应

颅内压急剧增高时，患者将出现一系列生命体征的改变，表现为血压升高、脉压增大、脉搏减缓和呼吸节律紊乱等，这种变化称为库欣反应，主要见于急性颅内压增高的病例。

（五）应激性溃疡

与下丘脑自主神经中枢功能紊乱和消化道黏膜血管收缩缺血有关。

（六）神经源性肺水肿

## 四、颅内压增高的病因和发病机制

（一）脑脊液增多

脑脊液由两侧侧脑室脉络膜丛产生，由侧室经室间孔到达第Ⅲ脑室，再经中脑导水管到达第Ⅳ脑室，由Ⅳ脑室的侧孔和中间孔排出到小脑延髓池、基底池及枕大池，而进入脑和脊髓的蛛网膜下腔，最后经上矢状窦的蛛网膜颗粒（及脊髓蛛网膜绒毛）而汇入静脉系统。

成人的脑脊液（CSF）总量约为 100~200mL，每 24h 中 CSF 全部更换 5~7 次，共产生 CSF 约 1500mL/d，并处于动态平衡中。

脑脊液增多的原因有：

1. CSF 分泌过多

如单纯的分泌过多、脑膜炎、脉络膜丛病变等。

2. CSF 循环阻塞

如蛛网膜粘连、脑脊液通路受阻等。

3. CSF 吸收障碍

如蛛网膜下隙出血后蛛网膜颗粒阻塞等。

（二）颅内血容积增加

主要指静脉压的增高而影响了脑脊液的排出，从而发生高颅压。

颅内静脉压的增高多见于静脉窦和颈内静脉的阻塞，如海绵窦血栓形成、上矢状窦血栓形成、乙状窦血栓形成等等。

（三）颅内占位病变

正常情况下脑体积与颅腔容积之间的差别约为 10%，因此颅腔内只要存在 >10% 的占位病变，即将引起颅内压升高。

常见的病变有：脑肿瘤，脑血肿，脑脓肿，脑粘连囊肿，脑内肉芽肿，脑内寄生虫等等，上述占位性病变除本身体积可逐渐增大外，它所压迫的周围脑组织所产生的水肿更加重了颅内压的增高。

（四）脑水肿

动、静脉血压升高都可使颅内血管系统中血液容积增加而引起颅内压增高。如突然发生的动脉压升高或降低，可引起颅内压的相应变化，但逐渐升高的动脉压不影响颅内压，故特发性高血压病若无高血压脑病发生，则颅压仍保持正常。颅内静脉阻塞，静脉压升高引起颅内压增高的机理主要是静脉淤血和大脑半球水肿。颅内血液容积增加引起颅内压增高的同时也导致脑实质液体增加，脑水肿形成。从脑水肿的发病机制和药理可分为以血管源性为主的细胞外水肿和以细胞毒性为主的细胞内水肿。引起脑水肿的原因很多，几乎导致颅内压增高的各种原因都能引起脑水肿，如炎症、外伤、中毒、代谢性疾病、缺氧及占位性病变等。但脑组织受损害后水肿发生的时间和程度因损害的原因而异。

## 五、颅内压增高的临床分类

根据颅内压增高的速度，可把颅内压增高分为急性、亚急性和慢性三类。

（一）急性颅内压增高

见于急性颅脑损伤中的颅内血肿、高血压脑出血等，病情发展很快。

（二）亚急性颅内压增高

见于颅内恶性肿瘤、颅内炎症等，病情发展比较快。

（三）慢性颅内压增高

见于生长缓慢的良性肿瘤等，病情发展较慢。

## 六、颅内压增高的分期

根据临床的观察可将颅内压增高分为四期：

（一）代偿期

颅内已有占位性病变，临床无颅内压增高症状。

（二）早期

临床表现有头痛、呕吐、视乳头水肿等颅内压增高表现，但没有意识及生命体征的改变。

（三）高峰期

患者有剧烈头痛、呕吐，并可能出现血压升高、脉搏减缓。这期的晚期可能出现脑疝症状。

（四）衰竭期

患者深昏迷，瞳孔散大，对光反应不良，血压下降，脉搏增快，呼吸不整，在本期晚期，出现呼吸停止。

### 七、临床表现

（一）头痛

头痛是颅内高压的最常见症状，由脑膜、血管或神经受牵扯或挤压所致。开始时为间歇性，以早晨清醒时及晚间头痛较重。部位多数在额部、枕后及两颞，后颅窝占位性病变常位于枕颈部并放射至眼眶。病程较短，头痛呈进行性加重。咳嗽、用力、打喷嚏、平卧、俯身、低头等活动时均可加剧。急性颅内压增高，头痛常很剧烈难忍，躁动不安，易进入昏迷状态。

（二）呕吐

由延脑中枢，前庭及迷走神经核团或其神经根受到刺激所引起。常出现于剧烈头痛时，多伴有恶心，表现为与饮食无关的喷射性呕吐。

（三）视乳头水肿

是颅内压增高最客观的重要体征，颅内压增高早期，一般未出现视乳头水肿，没有视觉障碍，视野检查可见生理盲点扩大，持续数周或数月以上视乳头水肿可导致视神经萎缩，视盘逐渐变得苍白，视力逐渐减退，视野向心性缩小，最后导致失明。

以上3个表现是颅内压增高的典型征象，称为颅内高压的"三征"。但三征并不是缺一不可的，急性患者有时只在晚期才出现，也有的症状始终不出现。除了上述三征外，颅内压增高还可引起一侧或双侧外展神经麻痹，复视，视力减退，情感淡漠，脉搏缓慢，血压升高，大小便失禁，烦躁不安，癫痫发作等现象。严重颅内压增高时，常伴有呼吸不规则，瞳孔改变、昏迷。

### 八、实验室及其他检查

（一）头颅X线摄片

可见脑回压迹加深，蛛网膜粒压迹增大加深，蝶鞍鞍背脱钙吸收或局限性颅骨破坏吸收变薄，幼童可见颅缝分离。

（二）CT及MRI检查

可见脑沟变浅，脑室、脑池缩小或脑结构变形、移位等影像，通常能显示病变的位置、大小和形态。

## 九、诊断要点

诊断中要考虑起病的急缓，进展的快慢，可能的原因，结合当时的全身及神经系统检查，参考化验资料和必要的影像学检查，做出诊断及鉴别诊断，但须注意如下几点：

1. 有无颅内压增高危象，即有无脑疝或脑疝前的征象，如剧烈头痛、反复呕吐、意识障碍、瞳孔改变及生命体征改变等。有以上表现者应先输入甘露醇等降压药物，在保证呼吸道通畅及生命体征平稳的情况下，进行影像学及其他必要的检查。有颅内高压危象的患者作 CT 检查时应由临床医生陪同。

2. 有颅内压增高，但无颅内压增高危象，有定位性体征者，应优先作影像学检查，首选 CT 检查。禁忌腰穿，待肯定或除外占位性病变后，再作相应处理。

3. 有颅内压增高症状，无定位体征而有脑膜刺激征者，可作腰穿检查。有发热及流行病学根据时，可能为脑膜炎、脑炎等；无炎症线索应考虑蛛网膜下隙出血。

4. 病史、体征提示全身性疾病者，应作相应的生化学检查，注意肝、肾功能，尿糖、血糖定量及电解质平衡。

5. 原因不明应考虑药物或食物中毒。

6. 下列情况禁忌作腰椎穿刺检查：①脑疝；②视乳头水肿；③肩颈部疼痛、颈僵、强迫头位疑有慢性扁桃体疝；④腰穿处局部皮肤有感染；⑤有脑脊液耳、鼻漏而无颅内感染征象者。但如需除外或治疗颅内感染时，可在专科医生指导下进行。

## 十、治疗

### （一）治疗原则

颅内压增高是一种继发的临床综合征，其发病原因很多，原发病变及其合并的病理生理也很复杂。治疗最基本的原则是治疗患者，而不仅仅是治疗颅内压增高本身。在判断复杂的病因和高颅压对病情的影响前，必先处理可能存在的危及生命的紧急情况。然后根据病因和病情选择降低颅内压的方式。治疗的最终目的是去除病因，恢复脑组织的功能。

### （二）一般处理

留院观察神志、瞳孔、血压及生命体征变化，必要时作颅内压监护；保持呼吸道通畅，必要时作气管切开；限制液体摄入量，成人日需量 1500mL 左右，注意水、电解质、酸碱平衡；防止各种因素致胸、腹腔压力增高而加重颅高压。头部抬高 15°～30° 可使颅内压有所降低。

### （三）病因治疗

除去病因是救治成功的关键。脑水肿最常见的病因为颅内占位性病变，如颅内肿瘤、脓肿、血肿等。应给予有效足量的抗生素。

（四）降低颅内压疗法

1. 缩减脑体积

根据病情可选用以下药物：

1）20% 甘露醇：该药分子量大，静注后血浆渗透压增高，从而使脑组织内液体渗入血内，降低了脑的容量而使颅内压下降。剂量按每次 1～2g/kg，快速静脉滴注，半小时内滴完，每 4～6 小时 1 次。

2）高渗性葡萄糖溶液：是应用最久的脱水降颅压制剂。一般剂量为50% 溶液 60～100mL 静脉注射，于 3～5 分钟注完，每日 3～4 次。一般用药后数分钟内颅内压开始下降，但在用药后 40～60 分钟内颅内压恢复到注射前的高度。其后少数患者出现压力反跳（超过用药前压力的 10%）。其机理为葡萄糖容易进入脑细胞内，待细胞外液的葡萄糖含量因代谢或经肾脏排出而减少后，血液的渗透压低于脑细胞内，水分又进入细胞内，使脑容积增加和颅内压增高。近年来，不少学者发现脑缺血后，高血糖动物的脑功能恢复较低血糖者差。其原因为在脑缺氧的情况下，若用葡萄糖治疗，由于增加了糖的无氧代谢，将导致乳酸增多，脑组织受损更严重。因此认为对中风及其他缺血、缺氧性脑病，急性期出现的颅内压增高不适应用高渗性葡萄糖。由于葡萄糖应用后出现压力反跳，对重症颅内压增高者有使病情恶化的危险，故近年来主张不单独用高渗性葡萄糖脱水治疗。有糖尿病者禁用葡萄糖。

3）30% 尿素：是一种强力的高渗脱水药，常用量为每次 0.5～1.5g/kg，静脉滴注，以每分钟 60～120 滴为宜，1～2/d。尿素有明显"反跳"现象，且肾功能不良者禁用，故目前已极少为临床医生所采用。

4）10% 甘油：是较理想的高渗脱水剂，副作用少，当达到同样抗水肿效果时，用甘油所排出的尿量较用甘露醇少 35%～40%，因此不会引起大量水分和电解质的丧失，且很少发生反跳现象。其脱水作用在甘露醇与葡萄糖之间，常用 10% 甘油盐水口服（加维生素 C 更好），1～2g/（kg·d），分 3 次，静脉滴注应将 10% 甘油溶于 10% 葡萄糖 500mL 中，按 1.0～1.2mL/kg 计算，缓慢滴入，3～6 小时滴完，1～2/d，浓度过高或滴速过快可引起溶血及血红蛋白尿。

5）强力脱水剂：有人主张混合用药，使脱水作用加强。

（1）30% 尿素 + 10% 甘露醇混合剂，用药后 15min 颅内压下降，降颅压率可达70%～95%，维持 6～7 小时，无反跳作用。

（2）尿素 - 甘露醇 - 利尿合剂：其含量为尿素 0.5～1g/kg，甘露醇 1～2g/kg，罂粟碱 10～20mg，氨茶碱 0.5g，咖啡因 0.5g，维生素 C1g，普鲁卡因 500mg，配成20%～30% 的溶液，静脉滴注，可获较强的脱水利尿作用。

应用大剂量高渗脱水剂时的注意事项：①大剂量、快速、反复应用高渗性脱水药后，由于循环血量骤增，对心功能不全患者有可能诱发急性循环衰竭；②长期反复应用高渗脱水剂后，可能出现过度脱水，血容量过低，故应严格记录出入量，并合理补充液体。在脑水肿未解除前，水出入量应为负平衡，脑水肿已控制时，水出入量应维持平衡状态；③注意电解质平衡，尤其要防止低血钾症。

6）利尿剂：应用利尿剂治疗颅内压增高的机理是通过增加肾小球的滤过率和减少

肾小管的再吸收，使排出尿量增加而造成整个机体的脱水，从而间接地使脑组织脱水，降低颅内压。但其脱水功效不及高渗脱水剂。使用利尿剂降颅内压的先决条件是肾机能良好和血压不低，对全身浮肿伴颅内压增高者较适宜。

（1）利尿酸钠：主要是抑制肾小管对钠离子的重吸收，而产生利尿作用。一般用药量为每次 25～50mg，加入 5%～10% 葡萄糖液 20mL 内，静脉缓注，每日 2 次，一般在注射后 15min 见效，维持 6～8h，口服 25～50mg/d，可维持 10 小时，治疗过程中应密切注意钾、钠、氯离子的变化。

（2）呋塞米（速尿）：作用机制同利尿酸钠。成人一般用 20～40mg，肌内注射或静注，每日 2～4 次。有人用大剂量一次疗法，以 250mg 呋塞米加于 500mL 林格氏液中静脉滴入，1 小时内滴完，其利尿作用可持续 24 小时，降颅压作用显著。治疗中亦应注意血电解质的紊乱，并及时纠正之。

7）地塞米松：能降低毛细血管渗透性而减少脑脊液形成，有效地降低颅内压，每次 10～20mg，每日 1～2 次静脉滴注，是降低颅内压的首选药物。

2. 减少脑脊液量

（1）脑室引流术：脑室引流术是救治脑疝的最重要方法之一，尤其是在持续脑室压力监护下联合应用，效果更明显。本法适用于：①脑室系统或后颅窝占位性病变；②脑室出血和脑出血破入脑室；③自发性蛛网膜下隙出血伴有严重颅内压增高；④化脓性、结核性或隐球菌性脑膜炎所致的严重颅内压增高。

常用的方法有：①常规脑室穿刺引流术；②眶上穿刺术；③颅骨钻孔引流术；④囟门穿刺术。

（2）碳酸酐酶抑制剂：常用乙酰唑胺每次 250mg，每日 3 次，口服。地高辛每次 0.25～0.5mg，每 8 小时 1 次，口服。

3. 减少脑血流量

（1）控制性过度换气：用人工呼吸器增加通气量。$PaCO_2$ 应维持在 3.33～4.67kPa。本法适用于外伤性颅内压增高。

（2）巴比妥类药物：常用戊巴比妥和硫喷妥钠，首次用量 3～5mg/kg，最大用量可达 15～20mg/kg 维持用量每 1～2 小时 1～2mg/kg，血压维持在 8～12kPa，颅内压＜2kPa，若颅内压持续正常 36 小时，压力/容积反应正常即可缓慢停药。

4. 手术治疗

目的在于去除病灶，减少脑体积和扩大颅内容积，从而降低颅内压。适用于颅内占位性病变和急性弥散性脑水肿内科治疗不佳者。常用手术方法：

1）脑室外引流术：对有脑积水的病例，可行脑室穿刺外引流，快速降低颅内压，以缓解病情。一般成人经前额，婴幼儿经前囟穿刺脑室额角，经引流管，将脑脊液引流入封闭的引流瓶或引流袋中。

2）脑脊液分流术：对病情稳定者，可行脑脊液分流术，主要有脑室腹腔分流术；脑室脑池分流术；脑室心房分流术。

3）减压术

（1）外减压术：指去除颅骨瓣，为颅腔内容物提供一个更大的空间，以缓解颅内压。去骨瓣同时需敞开硬脑膜，或以人工硬膜、肌膜、骨膜等减张缝合硬脑膜。

（2）内减压术：在严重颅脑外伤时，因广泛脑水肿，外减压难以达到目的，可切除部分脑组织，如一侧的额极、颞极或已损伤的脑组织，称为内减压。因有损于脑组织，只能作为一种最后的手段，需慎重选择。

### 十一、护理与防控

1. 抬高床头 15°~30°，以利于颅内静脉回流，减轻脑水肿。

2. 持续或间断吸氧，改善脑缺氧，使脑血管收缩，降低脑血流量。

3. 控制液体摄入量，不能进食者，成人每日补液量不超过 2000mL，保持每日尿量不少于 600mL。神志清醒者，可予普通饮食，但需适当限盐，注意防止水、电解质紊乱。

4. 满足患者日常生活需要，适当保护患者，避免外伤。

5. 加强对颅内压增高症状的观察

颅内压明显增高时，患者可出现剧烈头痛、喷射状呕吐、烦躁不安和意识状态的改变，通过观察患者对地点、时间、人物的辨认及定向能力，按时间的先后加以对比，对患者意识有无障碍及其程度作出判断。意识障碍程度加重，是颅内压增高、病情加重的主要症状之一。频繁剧烈的呕吐标志颅内压急剧增高，是脑疝发生的先兆。

6. 生命体征的动态观察

按时测量并记录血压、脉搏、呼吸和体温。如出现血压升高、脉搏慢而有力、呼吸不规则等，也是颅内压增高和即将发生脑疝的先兆征象，应予重视。重症患者应每半小时测量血压、脉搏、呼吸 1 次，体温每 2~4 小时测量 1 次。

7. 加强对瞳孔的观察

对比双侧瞳孔是否等大、等圆及对光反射的灵敏度并作记录，瞳孔的改变是小脑幕切迹疝的重要标志之一。当发生小脑幕切迹疝时，疝入的脑组织压迫脑干及动眼神经，动眼神经支配同侧瞳孔括约肌，故该侧瞳孔暂时缩小，对光反应迟钝，继之动眼神经麻痹引起病变侧瞳孔散大，对光反应消失。

8. 面部和肢体运动功能的观察

观察患者面部及肢体活动情况，对清醒患者可让其露齿、鼓腮、皱额、闭眼、检测四肢肌力和肌张力，据此判断有无面肌和肢体瘫痪。

9. 癫痫大发作预兆的观察

一过性意识不清或局部肢体抽搐是癫痫大发作的预兆。癫痫大发作可引起呼吸骤停，加重脑缺氧和脑水肿，也易引起脑疝。对有癫痫发作的患者应注意观察开始抽搐的部位、眼球和头部转动的方向及发作后有无一侧肢体活动障碍等，并详细记录。

10. 颅内压监测

可较早发现颅内压增高，及时采取措施，将颅内压控制在一定程度以内。若发现颅内压呈进行性升高表现，提示需手术治疗。经过多种治疗，颅内压仍持续在 5.2kPa（530mmH$_2$O）或更高，提示预后极差。

11. 发现脑疝时应采取下列措施

（1）遵医嘱立即快速静脉滴注20%甘露醇250mL，严重者可同时静脉或肌内注射呋塞米。

（2）迅速准备脑室穿刺物品，协助医生行脑室穿刺以降低颅内压。

（3）留置尿管，观察记录每小时尿量，了解脱水情况。

（4）密切观察意识、瞳孔、生命体征及肢体活动情况。做好紧急开颅准备。

12. 健康指导

（1）保持大便通畅，嘱患者大便时不能用力过度，以免诱发脑疝，必要时用缓泻剂，禁用高压大量灌肠。排尿困难者忌用腹部加压帮助排尿。

（2）高热患者可用冰帽、冰毯降温，以降低脑组织耗氧量，缓解脑缺氧，对减轻脑水肿有利。

（刘连超）

# 第二节 脑 疝

任何颅内占位病变引起颅内压增高时，均可推压脑组织由高压区向阻力最小的区域移位。其中某一部分被挤入颅内生理空间或裂隙，压迫脑干，产生相应的症状和体征，称为脑疝，它是颅内压增高最严重的后果。常见的有小脑幕切迹疝和枕骨大孔疝。

## 一、解剖学基础

颅腔被小脑幕分成幕上腔及幕下腔，幕下腔容纳脑桥、延髓及小脑。幕上腔又被大脑镰分隔成左右两分腔，容纳左右大脑半球。由于两侧幕上分腔借大脑镰下的镰下孔相通，所以两侧大脑半球活动度较大。中脑在小脑幕切迹裂孔中通过，其外侧面与颞叶的钩回、海马回相邻。发自大脑脚内侧的动眼神经越过小脑幕切迹走行在海绵窦的外侧壁直至眶上裂。颅腔与脊髓腔相连处的出口称为枕骨大孔。延髓下端通过此孔与脊髓相连。小脑蚓锥体下部两侧的小脑扁桃体位于延髓下端的背面，其下缘与枕骨大孔后缘相对。

## 二、病因及分类

常见病因有：①外伤所致各种颅内血肿，如硬膜外血肿、硬膜下血肿及脑内血肿；②颅内脓肿；③颅内肿瘤尤其是颅后窝、中线部位及大脑半球的肿瘤；④颅内寄生虫病及各种肉芽肿性病变；⑤医源性因素；对于颅内压增高患者，进行不适当的操作如腰椎穿刺，放出脑脊液过多过快，使各分腔间的压力差增大，则可促使脑疝形成。根据移位的脑组织及其通过的硬脑膜间隙和孔道，可将脑疝分为以下常见的三类：①小脑幕切迹疝又称颞叶疝。为颞叶的海马回、钩回通过小脑幕切迹被推移至幕下；②枕骨大孔疝又称小脑扁桃体疝，为小脑扁桃体及延髓经枕骨大孔推挤向椎管内；③大脑镰下疝又称扣带回疝，一侧半球的扣带回经镰下孔被挤入对侧分腔。

### 三、临床表现

1. 小脑幕裂孔疝

（1）剧烈头痛并伴有喷射性呕吐。

（2）进行性瞳孔散大，先为病变侧瞳孔散大，随病情进展对侧瞳孔也逐渐散大。

（3）意识障碍突然加重。

（4）出现对侧肢体瘫痪及锥体束征，先为病灶对侧肢体瘫痪，锥体束征阳性，随病情进展，同侧肢体也出现上述体征。

（5）生命体征表现为两慢一高，即呼吸变慢、脉搏变慢、血压升高，但至衰竭期血压下降，脉搏快而弱、呼吸浅而不规则。

2. 枕骨大孔疝

（1）早期和局部表现为后颈部疼痛，颈硬及局部压痛，严重者可有后组颅神经功能障碍，如轻度吞咽困难、饮食呛咳及听力减退等。严重者可有血压升高、脉搏缓慢及呼吸深慢。

（2）剧烈头痛、反复呕吐。

（3）部分患者有眼球震颤及小脑体征。锥体束征常阳性。

（4）神志改变表现为意识障碍出现较晚，而呼吸骤停发生较早。很少出现瞳孔改变。

（5）常因咳嗽、呕吐、呼吸不畅、挣扎或气管插管、腰穿等诱因使脑疝加重。

### 四、实验室及其他检查

由于脑疝发生后病情危重，迅速确定病因对有效治疗极为重要。CT 扫描是目前临床定位及定性的最好的方法。MRI（磁共振）因检查时间长，而非首选；脑超声波定位简要而迅速，但无 CT 精确；脑室造影、脑血管造影，均为有创伤性检查，所示病变为间接征象，因有一定危险性临床目前已少用。其他如脑电图、X 线平片等检查因定位不确切，而不能作为确诊性检查。

### 五、治疗

（一）小脑幕裂孔疝的处理

脑疝是颅内压增高引起的严重情况，须紧急处理。先给予强力降颅内压药物，以暂时缓解病情，然后行必要的诊断性检查，明确病变的性质和部位，根据具体情况手术处理，去除病因。对暂时不能明确病因者，则可选择下列姑息性手术来缓解增高的颅内压。

1. 诊断明确后立即开颅手术，去除病因，以达到缓解颅内高压目的。

2. 诊断不明确者应紧急做颞肌下减压术，去除骨瓣，敞开硬脑膜，必要时切除部分颞极部脑组织，内外同时减压。情况允许应将小脑幕裂孔边缘切开，促使脑疝复位。

3. 术后应采取如下措施

1）防治脑水肿：可选用脱水剂、利尿剂、激素。

2）预防并发症

（1）预防和治疗感染：应用广谱抗生素或敏感抗生素。危重患者抵抗力低下，昏迷患者易并发坠积性肺炎，首选青霉素＋庆大霉素（二者有协同作用，但加入同一液体内则效价降低），价廉，效果确切。其次，先锋霉素Ⅴ＋阿米卡星。若出现耐药或不敏感可选用头孢哌酮、头孢曲松或头孢他啶。

（2）防治消化道出血：常用西咪替丁或雷尼替丁静脉滴注，预防出血。剂量：西咪替丁每日0.6～0.8g，雷尼替丁每日0.3～0.6g，分次应用效果更好。一旦出现消化道出血征象，则可应用制酸剂，奥美拉唑1片，每日1次，口服或鼻饲。局部止血药：云南白药2g，6小时1次，鼻饲。10%孟氏液20mL＋冰盐水80mL，经鼻胃管注入上消化道，6小时1次；凝血酶2000U，2～6小时1次，鼻饲。肌内注射药物立止血，1U肌内注射，每日1次或每8小时1次，出血量大时，可临时静脉滴注；静脉滴注止血芳酸、酚磺乙胺。出血量大时应及时补充全血或成分输血（血小板、压积红细胞）。

（3）健脑促醒：常用胞磷胆碱，静脉滴注，每日1.0～2.0g，椎管注入0.25g隔日1次。脑活素每日10～20mL。氯脂醒片每次0.1～0.2g，每日3次；儿童每日0.1g，每日3次。细胞色素C肌内注射每日15mg，病重者每次30mg，每日2次，静脉注射每次15～30mg，每日1～2次。ATP肌内注射每次20mg，每日1～2次，静脉注射20mg溶于5%葡萄糖溶液10～20mL中缓慢注射。辅酶A肌内注射，静脉滴注每次50U，每日1次或隔日1次。

（4）防治水电解质紊乱支持疗法：通过血气分析、电解质等检查手段指导用药。

（5）高压氧治疗：有条件患者情况允许尽早应用高压氧治疗，每日1次，每次45～90分钟，10天一疗程。若有效，1周后第二疗程开始，据病情决定疗程。急性期过后，颅压不高，可椎管高压注氧每次40～80mL，每周2次，2次一疗程。

（二）枕骨大孔疝的处理

1. 积极治疗原发病，预防延髓危象发生

慢性型患者入院后各项检查均应迅速完成，同时尽量避免各种能引起颅内压骤然升高的因素，如便秘、用力咳嗽、腰穿放液等，应尽早解除病因。如后颅凹占位性病变，应尽早手术切除，避免延髓危象发生。

2. 积极抢救，缓解脑疝

急性型患者或慢性型患者突然呼吸停止，应紧急作脑室穿刺外引流术，缓慢放出脑脊液，使颅内压逐渐下降，同时做气管插管或切管切开，人工或呼吸机控制呼吸，静脉推注高渗脱水剂；若呼吸恢复，诊断明确者应立即开颅手术，去除病因。病因不明者，应首先CT扫描明确诊断，继而手术。无法确诊者可行后颅凹探查，先咬开枕大孔敞开硬脑膜，解除脑疝压迫，再探查病变部位，去除病因。若脑室穿刺外引流无效，可试用头低15°～30°侧卧位，腰穿，快速注入生理盐水20～40mL。

3. 综合治疗，预防并发症，减少后遗症

枕大孔疝患者一旦呼吸停止，抢救多难奏效。抢救期间，除应用强力脱水剂、大剂量激素、促醒药物外，还应及时补充电解质，防止电解质紊乱；应用有效广谱抗生素，预防肺部坠积性肺炎的发生；应用制酸剂和止血剂，预防和治疗应激性溃疡所致消化道出血。病情一旦稳定或清醒，即应着手康复治疗，减少后遗症状，如健脑药物的应用、高压氧治疗、中药等。

### 六、护理与防控

1. 遵医嘱立即快速静脉滴注 20% 甘露醇 250mL，严重者可同时静脉或肌内注射呋塞米。

2. 迅速准备脑室穿刺物品，协助医生行脑室穿刺以降低颅内压。

3. 留置尿管，观察记录每小时尿量，了解脱水情况。

4. 密切观察意识、瞳孔、生命体征及肢体活动情况。做好紧急开颅准备。

（刘连超）

# 第十三章 颅脑损伤

## 第一节 概 述

头部外伤最为常见。欧美国家颅脑损伤的发病率为 200~300/10 万。美国每年颅脑损伤 50 万人左右，其中 30%~40% 属中度至重度脑外伤，且死、残各达 5 万左右。颅脑损伤的患病率为 783.3/10 万，发病率为 55.4/10 万，死亡率为 6.3/10 万。虽发病率远比欧美为低，但如按我国实际人口计算，其数据亦相当惊人。

### 一、分类

（一）按损伤组织层次分

①头皮损伤；②颅骨损伤；③脑损伤。受伤者可以仅有一种，也可以同时发生两种或全部损伤。

（二）按颅腔是否与外界沟通分

1. 开放性颅脑损伤

指头皮、颅骨和硬脑膜三层均已破损，颅腔与外界相沟通。

2. 闭合性颅脑损伤

指硬脑膜仍完整，颅腔和外界没有直接相通。

（三）按脑组织损伤的类型分

1. 原发性颅脑损伤

暴力作用头部时立即发生的脑损伤，主要有脑震荡、脑挫裂伤及原发性脑干损伤。

2. 继发性颅脑损伤

受伤一定时间后出现的脑受损病变，如脑水肿和颅内血肿。

### 二、颅脑损伤的分级

分级的目的是为了便于制订诊疗常规、评价疗效和预后，并对伤情进行鉴定。

（一）按伤情轻重分级

①轻型（Ⅰ级）：主要指单纯脑震荡，有或无颅骨骨折，昏迷在 20min 以内，有轻度头痛、头晕等自觉症状，神经系统和脑脊液检查无明显改变；②中型（Ⅱ级）：主要指轻度脑挫裂伤或颅内小血肿，有或无颅骨骨折及蛛网膜下隙出血，无脑受压征，昏迷

在 6h 以内，有轻度的神经系统阳性体征，有轻度生命体征改变；③重型（Ⅲ级）：主要指广泛颅骨骨折，广泛脑挫裂伤，脑干损伤或颅内血肿，昏迷在 6h 以上，意识障碍逐渐加重或出现再昏迷，有明显的神经系统阳性体征，有明显生命体征改变。

（二）按 Glasgow 昏迷评分法

将意识障碍处于 13 ~ 15 分者定为轻度，9 ~ 12 分为中度，3 ~ 8 分为重度。具体评分方法见表 13 - 1。

表 13 - 1　Glasgow 昏迷评分法

| 睁眼反应 | | 语言反应 | | 运动反应 | |
| --- | --- | --- | --- | --- | --- |
| 自动睁眼 | 4 | 回答正确 | 5 | 遵嘱活动 | 6 |
| 呼唤睁眼 | 3 | 回答错误 | 4 | 刺痛定位 | 5 |
| 刺痛睁眼 | 2 | 言语混乱 | 3 | 刺痛回缩 | 4 |
| 不能睁眼 | 1 | 只能发音 | 2 | 刺痛屈曲 | 3 |
| | | 没有发音 | 1 | 刺痛过伸 | 2 |
| | | | | 无反应 | 1 |

### 三、病因和发病机制

颅脑创伤多由暴力直接作用头部或通过躯体传递间接作用于头部引起。平时多为交通事故、高处坠落、挤压伤、刀刃伤、拳击伤等。战时多为火器伤或爆炸性武器引起的冲击波所致。颅脑损伤的方式和机制有下列几种。

（一）直接损伤

1. 加速性损伤

头部于静止状态被运动物体撞击，头部沿外力方向呈加速运动而造成的损伤。钝器撞击伤即属此类。

2. 减速性损伤

头部由运动状态撞击于静止物体，脑损伤不仅发生在着力部位，也常发生在着力点对侧，形成对冲伤。坠落或跌倒时头部着地即属此类损伤。

3. 挤压伤

两个不同方向的外力同时作用于头部、颅骨因此严重变形而致伤。见于头部在两物体之间受挤压，或被车轮压轧致伤，新生儿产伤亦属此类。

（二）间接损伤

常见以下情况：

1. 传递伤

坠落时两足或臀部着地，外力经脊柱传导至颅底引起颅底骨折和脑损伤。

2. 挥鞭样损伤

外力作用于躯体，引起躯体的突然加速运动，头颅因惯性作用，其运动落后于躯体，于是发生头颈之间的强烈过伸或过屈，或先伸又回跳性过屈，有如挥鞭动作，可造成颈髓、脑干、甚至脑其他部位损伤。

3. 创伤性窒息

暴力作用于胸部，可引起胸腔压力突然升高，压力借血管传到颅内致脑毛细血管破裂而致伤。头面与颈肩部亦可见弥散性出血点。

（三）旋转损伤

外力使头部沿某一轴心做旋转运动时，除上面提到的一些因素外，高低不平的颅底、具有锐利游离缘的大脑镰和小脑镰，均对脑在颅内做旋转运动时产生障碍，并形成剪力（切应力），从而使脑的相应部位因受摩擦、牵扯、撞击、切割等机械作用而受损。

关于颅脑损伤的病理生理的变化是多方面的，复杂的。早期对颅脑损伤的临床表现和病情发展机制的理解，是以外伤的局部机械作用的因素为基础的，随着对颅脑损伤患者的治疗和观察，发现患者多有脑缺氧的现象，继之出现脑水肿、脑肿胀等一系列症状，又提出了物理化学变化的理论。近年来，一些学者在临床工作和实验工作中，证明颅脑损伤的急性期或于危重状态时，周围血流速度明显降低，脑血流有明显障碍，继之出现脑血管痉挛、脑水肿，故又提出了血流动力学理论和血管运动的理论。更有人注意到重症颅脑创伤患者，在出现意识、体温、呼吸、血压等明显改变的同时，心、肺、胃肠、泌尿系统等常发生严重并发症，认为这些变化是垂体下丘脑的功能紊乱，惹起神经体液营养障碍的结果，故主张努力改善自主神经的功能，以降低颅脑损伤的病死率和提高其治愈率。

## 四、分类

根据颅脑损伤的轻重不一、受伤机制多样性、病理变化和疾病病程差异，来确定不同治疗措施，因此临床上需要有相适应的分类方法来指导医疗实践。目前，国际上较广泛运用的是格拉斯哥昏迷计分（Glasgow coma scale，GCS）法。GCS由英国格拉斯哥颅脑损伤研究所的Teasdale和Jennet提出，分别对患者的运动、言语、睁眼反应进行评分（表13-2），作为判断病情的依据。并将脑外伤分成三种类型：轻型13~15分，伤后昏迷时间<20分钟；中型9~12分，伤后昏迷20分钟至6小时；重型3~8分，伤后昏迷>6小时，或在伤后24小时内意识恶化并昏迷>6小时。

表13-2　格拉斯哥昏迷计分（GCS）

| 运动反应 | 计分 | 言语反应 | 计分 | 睁眼反应 | 计分 |
|---|---|---|---|---|---|
| 按吩咐动作 | 6 | 正确 | 5 | 自动睁眼 | 4 |
| 定位反应 | 5 | 不正确 | 4 | 呼唤睁眼 | 3 |
| 屈曲反应 | 4 | 错乱 | 3 | 刺痛睁眼 | 2 |
| 过屈反应（去皮层） | 3 | 难辨 | 2 | 不睁眼 | 1 |
| 伸展反应（去大脑） | 2 | 不语 | 1 | | |
| 无反应 | 1 | | | | |

### 五、头部外伤预后的预测

（一）GCS

能基本反映颅脑损伤的严重程度，治疗前后动态变化也有助于评价患者预后，入院时 GCS 3~5 分者，死亡率可达80%以上。随治疗后 GCS 升高，死亡率将下降；入院时 GCS 为 9 分以上者死亡率很低。此类患者的死亡原因多为未能及时清除血肿、高龄或并发症。

（二）脑干功能异常

原发性脑干损伤多伴有去脑僵直或屈曲反应，这本身即为预后不良的体征。单侧瞳孔扩大，无光反应者死亡率 50%；双侧瞳孔扩大无光反应者死亡率达 90%。但没有瞳孔及头眼反射异常也并不能保证完全恢复。

（三）年龄

对预后影响较大。

（四）生命体征

主要是休克及乏氧的影响，血压低于 100mmHg，$PaO_2 < 65mmHg$（8.67kPa）和 GCS≤7 分者预后不良。ICP（颅内压）>4.0kPa 死亡率几乎 100%。

呼吸异常在脑外伤中较常见，虽处理复杂，但对预后判断价值不大。

徐脉（心率 <50 次/分钟）者死亡及严重病残增加 4 倍。

（五）损伤类型

如初入院时神经系统症状相同，有占位病变需手术者较弥漫性损伤不宜手术者预后不良。

（六）CT

中线移位超过 10mm、CT 上见到深部挫伤，如深部灰质、胼胝体、内囊的出血，是预后不良的征象。此外，脑室缩小消失以及基底池消失也是预后不良征象。

### 六、护理与防控

1. 休克或术后麻醉未清醒者应取平卧位。重症颅脑损伤如无休克，应取头高卧位，将床头抬高 15°~30°，以利静脉回流，减轻脑水肿。昏迷患者以侧卧位或侧俯卧较好，便于口腔及鼻腔分泌物体位引流。经常予以翻身、叩背，保持口腔清洁，防止误吸。

2. 患者意识清楚，可进食。但应限制饮水量及食盐量，预防脑水肿，每日总入量 1000~1500mL，保持尿量在 500~800mL 即可。对呕吐频繁或昏迷者应禁食，由静脉输液维持营养和水、电解质平衡，总量不超过 2000mL 并尽量不给盐水，且滴入速度要慢而均匀，每分钟均 15~30 滴，以防脑水肿加重。对昏迷时间较长者可用鼻饲。每次鼻饲食物前，应先抽出胃内残存的食物，同时还可以观察胃管是否脱出，胃内是否出血。此外，下了胃管就应重视患者的营养，因为长期昏迷患者，如再有躁动和抽搐，机体消耗很大，可给予糖、牛奶、蛋汤、肉汤、麦乳精、果汁和部分营养药物。注入食物时，其温度不可过高过低。

3. 重型颅脑损伤患者咳嗽及吞咽反射均减弱或消失；口腔及呼吸道的分泌物量易

沉积于肺而引起肺炎，应及时吸除口腔和呼吸道分泌物与适当用药。对于昏迷患者以侧卧位或侧俯卧位较好，便于口腔及鼻腔分泌物体位引流，经常予以翻身、叩背，保持口腔清洁，以防误吸。有呼吸困难时，应给氧气吸入，氧流量为每分钟 1～2L，以改善脑组织氧的供给。对深昏迷或昏迷时间长，呼吸道不畅以及痰液难以吸出的患者要适时做气管切开，并做好气管切开后的术后护理。

4. 高热可使脑损害加重，危及患者生命，处理中要给予足够的重视。中枢性高热为丘脑下部体温中枢受累所致，体温可达 39～40℃ 以上，主要靠冬眠药物加物理降温，同时给予皮质激素治疗。对于感染性发热，可用抗生素治疗，辅以物理降温。对于烦躁患者可加床档，防止坠床。

5. 重型颅脑损伤在输液时，速度不宜过快，滴速控制在每分钟 40～60 滴，补液过快易引起肺水肿。高渗脱水剂要快速滴入，20% 甘露醇 250mL 要求在半小时内输入治疗中要记录 24 小时出入量。

6. 对长期卧床的患者都要加强皮肤护理，防止压疮的发生，如定时翻身、按摩受压部位、骨突出部位加软垫、经常更换床单、护理好大小便等。

7. 有尿失禁或尿潴留者可导尿，并停留尿管。为避免留置导尿时间过长，容易造成尿路感染，男性患者可采用阴茎套储尿排尿，但要注意不使阴茎套扭曲，以免尿液在套中潴留，侵蚀龟头，形成糜烂、溃疡。用橡皮膏固定时松紧要适度，避免造成龟头水肿。也可采用塑料袋接尿的办法。女性患者留置导尿要经常冲洗膀胱和会阴部。此外，患者常有便秘，3 天无大便者，可给缓泻剂，如果导片等。因用力大小便可增加颅内压，不作大量液体灌肠，以免颅内压增高及水分被吸收而促成脑水肿。

8. 眼睑不能闭合者，应涂眼膏保持角膜湿润。颅底骨折有脑脊液鼻漏、耳漏者，应保持耳道和鼻孔清洁，禁忌填塞、冲洗或滴入药液。口腔护理是针对患者不能进食，细菌易在口腔繁殖的特点，每日可用 1% 硼酸盐水擦拭，如出现霉菌性口腔炎，可配制苏打克霉唑混悬液（克霉唑 3g 加 5% 苏打 100mL）擦拭口腔。

9. 帮助患者树立战胜疾病的信心，积极配合治疗。对植物人应加强基础护理和支持疗法的治疗护理。防止各种并发症，注意饮食营养卫生。肢体瘫痪的患者应鼓励患者坚持运动由小到大，由弱到强，循序渐进，直到恢复。

10. 观察意识、瞳孔、血压、脉搏、肢体活动、各种反射，每 5～10 分钟观察一次，并做好记录。根据病史，临床表现，结合辅助检查，对病情做出初步判断，使之心中有数，以便进行及时、有效的抢救。诊断不明确者更应严密观察病情变化，以利及早明确诊断。

（1）意识观察：伤后意识障碍的程度和持续时间是反映颅脑损伤轻重的一个重要标志，可以测知预后。

（2）瞳孔观察：观察瞳孔变化对于病情及预后的估计有很大价值。

（3）生命体征观察：颅脑损伤后通常有血压下降、脉搏细数、呼吸慢等。如患者血压持续升高，脉搏洪大，呼吸减慢常提示有颅内压增高，应提高警惕，预防脑疝的发生。

（4）肢体运动障碍的观察：伤后立即出现一侧肢体运动障碍，而且相对稳定，多系对侧原发性脑损伤。如伤后一段时间才出现一侧肢体运动障碍而且进行性加重，伴有意识障碍和瞳孔的变化，则考虑幕上血肿引起的小脑幕切迹疝，使锥体束受损。

11. 颅脑损伤患者常有呕吐、高热、强直抽搐等，容易引起代谢紊乱，加上早期限制水钠的摄入，脱水利尿剂的利用，患者常有不同程度的脱水，所以要准确记录出入量，及时补充电解质。

12. 观察有无呕吐、呕吐物性质等。颅内高压引起的呕吐与进食无关，呈喷射状。脑脊液漏是颅底骨折的典型临床表现。重型颅脑伤患者胃内容物或呕吐物呈咖啡样，或患者出现黑便，提示应激性溃疡。重型颅脑伤患者出现血尿，应考虑并发泌尿系统损伤或甘露醇、磺胺嘧啶、苯妥英钠等药物损害肾脏所致。若颅脑伤患者出现血性痰，应考虑肺损害。若颅内血肿清除术后头部引流袋内出现大量新鲜血，应考虑手术区域再出血。

13. 对已发生脑疝患者，应立即抢救。颞叶沟回疝，即刻静脉输入脱水剂，降低颅内压力，使移位的脑组织复位；枕骨大孔疝呼吸停止者，应即刻行人工辅助呼吸，继而行气管插管，用呼吸机辅助呼吸。协助医生行脑室穿刺减压。必要时行腰椎穿刺，由蛛网膜下隙加压注入适量生理盐水，促使疝入枕大孔的小脑扁桃体复位，解除对脑干的压迫。凡有经明确诊断者，脑疝复位后应立即行手术治疗，以免再次形成脑疝。

14. 开放性颅脑损伤可因失血而出现休克。应首先处理伤口，有效的止血，即刻输血，补充血容量。闭合性颅脑损伤合并休克时，很可能有胸腹内脏损伤或严重骨折。护理人员在观察中切勿忽略复合伤的临床表现。

15. 严重颅脑损伤时损害了丘脑下部体温调节中枢，使散热作用失灵，出现持续高热即中枢性高热。表现体温突然升至 39~40℃，突然又降至 35℃ 以下。脑干损伤时也可出现中枢性高热。对烦躁不安、高热患者行低温疗法。

1）低温疗法的作用：降低脑细胞的耗氧量及代谢率，提高对缺氧的耐受性。体温每降低 1℃，脑代谢率下降 6.7%，体温降低到 33℃ 时，脑细胞耗氧量可降低 35%。还可降低脑血流量；减轻脑水肿，降低颅内压。体温每降低 1℃，颅内压降低 55%。据测定，在体温降到 33℃ 时，脑体积缩小 1/3。可保护神经系统，减轻反应性高热。

2）降温方法

（1）头部降温：用冰帽、冰囊、冰袋等。

（2）体表降温：颈、腋下、腹股沟等大动脉处冷敷或置冰袋，或用冰水毛巾湿敷全身，每 3~5 分钟更换 1 次。

（3）体内降温：4℃ 生理盐水 25~30mL 注入胃内，保持 5~10 分钟后抽出，反复多次。

3）降温的注意事项

（1）及早降温：在脑水肿高峰之前（伤后 2~4 日）完成，半小时内降至 37℃ 以下，数小时逐渐降到要求的体温。

（2）适度低温：降温不足难获疗效，过低易发生心律失常，通常脑温度为 28℃，肛温为 32℃。

（3）时间足够：病情稳定，神经功能恢复（出现听觉反应），一般需 3~7 日，必要时延长 2~3 周，最少不能短于 48 小时。

（4）降温要稳，温度不可忽高忽低。为防止出现寒战反应，可给适量镇静剂，但不要用冬眠灵，以免抑制 ATP 酶的活性，不利于脑水肿消除以及脑功能的恢复。

（5）逐渐复温：当听觉反应出现，大脑皮层功能恢复时逐渐复温，自下而上地撤离冰袋，24 小时体温上升 1~2℃为宜，若体温不升可适当保暖，也可静脉推注 0.5~1mg 阿托品。近年来，有人主张低温疗法仅用于脑损害反应性高热，降温深度接近正常体温为宜，而多主张进行头部低温疗法。

16. 颅内压增高时，刺激、牵拉了颅内敏感结构（如脑膜、血管、神经等）而致头痛；刺激呕吐中枢、前庭系统而出现恶心、呕吐。可根据医嘱给镇痛药，行降颅压治疗。临床上常用20%甘露醇 250~500mL，以每分钟 12.5mL 的滴速静脉滴入，使颅内压力降低，症状缓解。

17. 烦躁患者要有专人护理。加用床档，以防坠床。排除引起烦躁的有关因素，如尿潴留、疼痛、卧位不适等。避免不加分析地应用镇静剂，以免抑制呼吸中枢，或抑制大脑皮质而影响病情观察。

18. 重型颅脑损伤，尤其是丘脑下部损伤，易出现神经源性胃肠道出血。应及时用止血药，补充新鲜血液，补充血容量。

19. 重型颅脑损伤或较大颅脑手术后，常因病变累及脑干出现呃逆，影响患者的呼吸、饮食，患者的体力消耗，严重者可引起胃出血。

20. 脑脊液外漏的监测

（1）保持正确的体位：减少脑脊液流出，使漏口早日愈合。清醒患者可取半卧位，保持头部抬高，促进硬脑膜漏口的粘连而封闭漏口，一般头高位应维持到脑脊液漏出停止后 3~5 日，以免复发。意识不清或不配合者应给床头抬高30°，头侧卧位，防止漏液流入呼吸道而造成误吸，禁止向健侧卧位，以免漏出液流入颅内引起感染。

（2）保持局部清洁：注意无菌操作，防止颅内感染，枕头上铺无菌巾。及时清除鼻前庭及外耳道内的血迹、结痂及污垢，用盐水棉球擦洗，用乙醇棉球消毒局部，每日 1~2 次。用无菌干棉球置耳、鼻孔处，以吸附脑脊液，棉球饱和时要及时更换，棉球切勿严堵深塞，防止脑脊液流出不畅，发生逆流。

（3）禁做腰穿：凡脑脊液漏的患者，一般不做腰穿，以免引起颅内逆行性感染和颅内积气。

（4）病情观察：脑脊液外漏可推迟颅内压增高症状的出现，故应严密观察病情变化，及时发现脑挫裂伤、颅内血肿，以免延误抢救时机。

21. 侧脑室引流可清除血性脑脊液，减轻头痛和脑膜刺激征；能及时了解颅内压情况，免去多次腰穿取液，可代替或减少脱水剂的应用。患者术后接无菌引流瓶悬挂床头，高度为 10~15cm。过高引流不畅，达不到治疗目的，放置过低，大量脑脊液流出，使幕上压力突然下降，幕下压力相对高，使小脑中央叶被挤于小脑幕孔上，形成幕孔上疝，危及生命。一般引流 3~7 天，停止引流前先夹闭管 24 小时，观察患者有无头痛、呕吐等。如无头痛可在无菌条件下拔管，拔管后穿刺道要"U"字缝合结扎，以防脑脊液漏。

（彭文静）

# 第二节　头皮损伤

头皮损伤是原发性颅脑损伤中最常见的一种，它的范围可由轻微擦伤到整个头皮的撕脱伤，其意义在于医生据此可判断颅脑损伤的部位及轻重。头皮损伤往往都合并有不同程度的颅骨及脑组织损伤，可成为颅内感染的入侵门户，引起颅内的继发性病变。

## 一、病因

当近于垂直的暴力作用在头皮上，由于有颅骨的衬垫，常致头皮挫伤或头皮血肿，严重时可引起挫裂伤。斜向或近于切线的外力，因为头皮的滑动常导致头皮的裂伤、撕裂伤，但在一定程度上又能缓冲暴力作用在颅骨上的强度。常见的暴力作用方式为：

1. 打击与冲撞

打击是运动着的外物击伤头部。因致伤物的速度与大小不同，可造成不同的损伤。如致伤物体积大，速度慢，常造成头皮挫伤和血肿；体积大，速度快则造成头皮挫裂伤；体积小，速度快常致头皮小裂伤，同时常伴有穿透性颅脑损伤。冲撞是运动着的头部撞击于外物，常见于车祸、跌伤、坠落伤。当冲撞于面积宽阔而平坦的外物时，若速度慢，常致头皮挫伤和血肿；如冲撞速度快，则常造成头皮裂伤且伴相邻头皮挫伤及颅骨骨折。而冲撞于面积狭窄、形状尖锐的外物时，易造成头皮裂伤。

2. 切割与穿戳

切割是由于锋利的物体作用于头皮所致，往往造成边缘整齐的头皮裂伤。穿戳是由于尖锐的外物作用于头部所致，往往造成规则或不规则的头皮裂伤，且常伴开放性颅脑外伤。

3. 摩擦和牵扯

摩擦是由于暴力呈切线方向作用于头部所致，常造成头皮擦伤及挫伤，重者可引起部分头皮撕脱伤。牵扯是由于头皮受到强大的牵拉力作用所致，主要见于女工发辫卷入转动的机轮中，常呈大片头皮或全头皮的严重撕脱伤。

4. 挤压

是由相对方向的暴力同时作用于头部所致，常见于楼板挤压和产伤。除造成着力部位的头皮挫伤及血肿外，常合并颅骨骨折或脑外伤。

## 二、临床表现

1. 头皮裂伤

头皮属特化的皮肤，含有大量的毛囊、汗腺和皮脂腺，容易隐藏污垢、细菌，容易招致感染。然而头皮血液循环十分丰富，虽然头皮发生裂伤，只要能够及时施行彻底的清创，感染并不多见。在头皮各层中，帽状腱膜是一层坚韧的腱膜，它不仅是维持头皮张力的重要结构，也是防御浅表感染侵入颅内的屏障。当头皮裂伤较浅，未伤及帽状腱膜时，裂口不易张开，血管断端难以退缩止血，出血反而较多。若帽状腱膜断裂，则伤口明显裂开，损伤的血管断端随伤口退缩、自凝，故而较少出血。

（1）头皮单纯裂伤：常因锐器的刺伤或切割伤，裂口较平直，创缘整齐无缺损，伤口的深浅多随致伤因素而异，除少数锐器直接穿戳或劈砍进入颅内，造成开放性颅脑损伤者外，大多数单纯裂伤仅限于头皮，有时可深达骨膜，但颅骨常完整无损，也不伴有脑损伤。

（2）头皮复杂裂伤：常为钝器损伤或因头部碰撞在外物上所致，裂口多不规则，创缘有挫伤痕迹，创内裂口间尚有纤维相连，没有完全断离，即无"组织挫灭"现象，在法医鉴定中，头皮挫裂伤创口若出现"组织挫灭"，常暗示系金属类或有棱角的凶器所致。伤口的形态常能反映致伤物的大小和形状。这类创伤往往伴有颅骨骨折或脑损伤，严重时亦可引起粉碎性凹陷骨折或孔洞性骨折穿入颅内，故常有毛发、布屑或泥沙等异物嵌入，易致感染。检查伤口时慎勿移除嵌入颅内的异物，以免引起突发出血。

（3）头皮撕裂伤：大多为斜向或切线方向的暴力作用在头皮上所致，撕裂的头皮往往是舌状或瓣状，常有一蒂部与头部相连。头皮撕裂伤一般不伴有颅骨和脑损伤，但并不尽然，偶尔亦有颅骨骨折或颅内出血。这类患者失血较多，但较少达到休克的程度。

2. 头皮撕脱伤

头皮撕脱伤是一种严重的头皮损伤，几乎都是因为留有发辫的妇女不慎将头发卷入转动的机轮而致。由于表皮层、皮下组织层与帽状腱膜3层紧密相接在一起，故在强力的牵扯下，往往将头皮自帽状腱膜下间隙全层撕脱，有时连同部分骨膜也被撕脱，使颅骨裸露。头皮撕脱的范围与受到牵扯的发根面积有关，严重时可达整个帽状腱膜的覆盖区，前至上眼睑和鼻根，后至发际，两侧累及耳郭甚至面颊部。患者大量失血，可致休克，但较少合并颅骨骨折或脑损伤。

3. 头皮血肿

头皮富含血管，遭受钝性打击或碰撞后，可使组织内血管破裂出血，而头皮仍属完整。头皮出血常在皮下组织中、帽状腱膜下或骨膜下形成血肿，其所在部位和类型有助于分析致伤机制，并能对颅骨和脑的损伤做出估计。

（1）皮下血肿：头皮的皮下组织层是头皮的血管、神经和淋巴汇集的部位，伤后易于出血、水肿。由于血肿位于表层和帽状腱膜之间，受皮下纤维隔限制而有其特殊表现：体积小、张力高；疼痛十分显著；扪诊时中心稍软，周边隆起较硬，往往误为凹陷骨折。

（2）帽状腱膜下血肿：帽状腱膜下层是一疏松的蜂窝组织层，其间有连接头皮静脉和颅骨板障静脉以及颅内静脉窦的导血管。当头部遭受斜向暴力时，头皮发生剧烈的滑动，引起层间的导血管撕裂，出血较易扩散，常致巨大血肿。故其临床特点是：血肿范围宽广，严重时血肿边界与帽状腱膜附着缘一致，前至眉弓，后至枕外粗隆与上项线，两侧达颞弓部，恰似一顶帽子顶在患者头上。血肿张力低，波动明显，疼痛较轻，有贫血外貌。婴幼儿巨大帽状腱膜下血肿，可引起休克。

（3）骨膜下血肿：颅骨骨膜下血肿，除婴儿因产伤或胎头吸引助产所致者外，一般都伴有颅骨线形骨折。出血来源多为板障出血或因骨膜剥离而致，血液集积在骨膜与颅骨表面之间，其临床特征是：血肿周界止于骨缝，这是因为颅骨在发育过程中，将骨膜夹嵌在骨缝之内，故鲜有骨膜下血肿超过骨缝者，除非骨折线跨越两块颅骨时，但血肿仍将止于另一块颅骨的骨缝。

### 三、治疗

（一）头皮擦伤和挫伤

擦伤和挫伤不需特殊处理，予以局部清洁、消毒即可。

（二）头皮血肿

一般多采用非手术疗法。较小的血肿，早期加压包扎，24h 后改用热敷，多数可自行吸收，较大的血肿，应在无菌操作下行穿刺术，抽出积血，然后加压包扎。如果遇到抽吸包扎后血肿在短期内又很快出现，则要考虑是否为较大的动脉破裂所致。可以用手指紧压相关的动脉（常为颞浅动脉），同时再穿刺抽吸。如抽吸后不再出现血肿，则要考虑手术结扎该血管；有时甚至要做切口或皮瓣详细止血。经上述一般处理无效的血肿，也可以用较粗的注射针头（如 18 号）插入帽状腱膜下腔，针头后端接以内径为1.5mm 的硅胶管进行引流，亦可直接在硅胶管经头皮小切口插入血肿腔内，硅胶管的后端接一无菌橡皮囊袋（如橡皮手套）或负压引流装置。待帽状腱膜下积血流出后再在头部加压包扎。头皮积液可按上述方法治疗。

（三）头皮裂伤

头皮裂伤出血较多，且不易自行停止，须立即加压包扎止血，并尽早施行清创术。术前剃去伤口周围较大范围的头发，冲洗伤口，清除异物，整修创缘，缝合伤口。有组织缺损者，清创后可按不同情况施行皮下松解术或转移皮瓣成形术。并应用抗生素和破伤风抗毒血清。头皮血液供应丰富，伤口愈合和抗感染力强，如伤口无明显感染，伤后2~3d 内也可清创缝合，并作皮下引流。

（四）头皮撕脱伤

用无菌敷料覆盖后加压包扎止血，及时止痛、防休克、抗感染治疗。如头皮撕脱完全离断，将无菌敷料包裹隔水后，放置于有冰块的塑料罐中，随伤者一同送医院处理。手术应争取在伤后 6~8h 内进行，先将被撕脱头皮上的毛发剃尽，严格清创后行头皮再植。

骨膜已撕脱者，颅骨外板上多处钻孔，深达板障，待骨孔中肉芽组织生成后再行植皮。

（王文明）

# 第三节　颅骨骨折

颅骨骨折是指头部骨骼中的一块或多块发生部分或完全断裂的疾病，多由于钝性冲击引起。颅骨结构改变大多不需要特殊处理，但如果伴有受力点附近的颅骨内的组织结构损伤，如血管破裂、脑或颅神经损伤，脑膜撕裂等，则需要及时处理，否则可引起颅内血肿、神经功能受损、颅内感染及脑脊液漏等严重并发症，影响预后。

**一、发病原因与发病机制**

颅骨骨折的发生是因为暴力作用于头颅所产生的反作用力的结果，如果头颅随暴力作用的方向移动，没有形成反作用力，则不致引起骨折。由于颅骨抗牵拉强度恒小于抗压缩强度，故当暴力作用时，总是承受牵张力的部分先破裂。如果打击面积小，多以颅骨局部形变为主；如果着力面积大，可引起颅骨整体变形，常伴发广泛脑损伤。

1. 颅骨局部形变

颅盖受打击后，着力部分先发生凹陷。若暴力速度快，作用面积小，未超过颅骨弹性范围，则颅骨随即回弹；如果超过弹性范围，则着力中心区向颅腔锥形陷入，引起先内后外的骨质破裂。若破裂止于内板，则为单纯内板骨折，后期可有慢性头痛；若外板也折裂，则形成局部凹陷及外周环状及线形骨折。若致伤暴力作用仍未耗尽，可使骨折片陷入颅腔，形成粉碎凹陷性或洞形骨折。

2. 颅骨整体变形

颅骨可简化为半球模型，颅盖为半球面，颅底为底面。受到压力后，可使颅骨整体变形。暴力方向横向作用时，骨折常垂直于矢状线，折向颞部和颅底；暴力是前后方向，骨折线常平行于矢状线，向前至颅前窝，向后可达枕骨，严重可引起矢状缝分离性骨折。此外，当暴力垂直作用于身体中轴时，可沿脊柱传至颅底，轻者造成颅底线形骨折，重者可致危及生命的颅基底环形骨折，陷入颅内。

3. 颅骨骨折的规律性

暴力作用的方向、速度和着力面积等致伤因素对颅骨骨折影响较大，概括如下：暴力作用的力轴及其主要分力方向多与骨折线延伸方向一致，但遇到增厚的颅骨拱梁结构时，常折向骨质薄弱的部分。暴力作用面积小而速度快时，常形成洞形骨折，骨片陷入颅腔。若打击面积大而速度快时，多引起局部粉碎凹陷骨折；若作用点面积较小而速度较缓时，则常引起通过着力点的线状骨折；若作用点面积大而速度较缓时，可致粉碎骨折或多发线形骨折。垂直于颅盖的打击易引起局部凹陷或粉碎骨折；斜行打击多致线形骨折，并向作用力轴的方向延伸；往往折向颅底；枕部着力的损伤常致枕骨骨折或伸延至颞部及颅中窝的骨折。

**二、病理生理**

颅盖骨折即穹窿部骨折，其发生率以顶骨及额骨为多，枕骨和颞骨次之。颅盖骨折有三种主要形态，即线形骨折、粉碎骨折和凹陷骨折。骨折的形态、部位和走向与暴力作用方向、速度和着力点有密切关系。线形骨折的骨折线常通过上矢状窦、横窦及脑膜血管沟，可导致颅内出血。凹陷性骨折常为接触面较小的钝器打击或头颅碰撞在凸出的物体上所致，着力点附近颅骨多全层陷入颅内，可有脑受压的症状和体征。

颅底骨折以线形为主，可仅限于某一颅窝，亦可横行穿过两侧颅底或纵行贯穿颅前、中、后窝。由于骨折线常累及鼻旁窦、岩骨或乳突气房，使颅腔和窦腔交通而形成隐形开放性骨折，故可引起颅内继发感染。

额部前方受击，易致颅前窝骨折，骨折线常经鞍旁而达枕骨；额前外侧受击，骨折线可横过中线经筛板或向蝶鞍而至对侧颅前窝或颅中窝；顶前份受击，骨折线延至颅前窝或颅中窝；顶间区受击，可引起经颅中窝至对侧颅前窝的骨折线；顶后区受力，骨折线指向颅中窝底部，并向内横过蝶鞍或鞍背达对侧；枕部受力，骨折线可经枕骨向岩骨延伸，或通过枕骨大孔而折向岩尖至颅中窝或经鞍旁至颅前窝。

### 三、临床表现

（一）线形骨折

单纯的线形骨折本身并不需处理，但其重要性在于因骨折而引起的脑损伤或颅内出血，尤其是硬膜外血肿，常因骨折线穿越脑膜中动脉而致出血，尤以儿童较多。当骨折线穿过颞肌或枕肌在颞骨或枕骨上的附着区时，可出现颞肌或枕肌肿胀而隆起，这一体征亦提示该处有骨折发生。

（二）凹陷骨折

凹陷骨折多见于额、顶部，一般单纯性凹陷骨折，头皮完整，不伴有脑损伤，多为闭合性损伤，但粉碎凹陷骨折则常伴有硬脑膜和脑组织损伤，甚至引起颅内出血。

（三）闭合性凹陷骨折

儿童较多，尤其是婴幼儿颅骨弹性较好，钝性的致伤物，可引起颅骨凹陷，但头皮完整无损，类似乒乓球样凹陷，亦无明显的骨折线可见。患儿多无神经机能障碍，但当凹陷区较大较深，可有脑受压症状和体征。

（四）开放性凹陷骨折

常系强大打击或高处坠落在有突出棱角的物体上所致，往往头皮、颅骨、硬脑膜与脑均同时受累，而引起的开放性颅脑损伤。临床所见开放性凹陷骨折有洞形骨折及粉碎凹陷骨折两种类型。

（1）洞形凹陷骨折多为接触面小的重物打击所致，多为凶器直接穿透头皮及颅骨进入颅腔。骨折的形态往往与致伤物形状相同，是法医学认定凶器的重要依据。骨碎片常被陷入脑组织深部，造成严重的局部脑损伤、出血和异物存留。但由于颅骨整体变形较小，一般都没有广泛的颅骨骨折和脑弥散性损伤，因此，洞形骨折的临床表现常以局部神经缺损为主。

（2）粉碎凹陷骨折伴有着力部骨片凹陷，常为接触区较大的重物致伤，不仅局部颅骨凹曲变形明显，引起陷入，同时，颅骨整体变形亦较大，造成多数以着力点为中心的放射状骨折。硬脑膜常为骨碎片所刺破，脑损伤均较严重，除局部有冲击伤之外，常有对冲性脑挫裂伤或颅内血肿。

（五）颅底骨折

颅底骨折绝大多数是线形骨折，多为颅盖骨折延伸到颅底，个别为凹陷骨折，也可由间接暴力所致。按其发生部位分为：颅前窝、颅中窝、颅后窝骨折。

1. 颅前窝骨折

累及眶顶和筛骨，可有鼻出血、眶周广泛瘀血斑（熊猫眼）以及广泛球结膜下出血等表现。其中"熊猫眼"对诊断又重要意义。若脑膜、骨膜均破裂，则合并脑脊液鼻漏及/或气颅，使颅腔与外界交通，故有感染可能，应视为开放性损伤。脑脊液鼻漏早期多呈血性，须与鼻衄区别。此外，前窝骨折还常有单侧或双侧嗅觉障碍，眶内出血可致眼球突出，若视神经受波及或视神经管骨折，尚可出现不同程度的视力障碍。

2. 颅中窝骨折

中窝骨折往往累及岩骨而若累及蝶骨，可有鼻出血或合并脑脊液鼻滑，脑脊液经蝶窦由鼻孔流出。若累及颞骨岩部，可损伤内耳结构或中耳腔，患者常有第Ⅶ、Ⅷ脑神经损伤，表现为听力障碍和面神经周围性瘫痪，脑膜、骨膜及鼓膜均破裂时，则合并脑脊液耳漏，脑脊液经中耳由外耳道流出；若鼓膜完整，脑脊液则经咽鼓管流往鼻咽部，可误认为鼻漏。若累及蝶骨和颞骨的内侧部，可能损伤垂体或第Ⅱ、Ⅲ、Ⅳ、Ⅴ、Ⅵ脑神经。若骨折伤及颈动脉海绵窦段，可因动静脉瘘的形成而出现搏动性突眼及颅内杂音；破裂孔或颈内动脉管处的破裂，可发生致命性的鼻出血或耳出血。

3. 颅后窝骨折

累及颞骨岩部后外侧时，多在伤后 1～2 日出现乳突部皮下瘀血斑（Battle 征）。若累及枕骨基底部，可在伤后数小时出现枕下部肿胀及皮下瘀血斑；枕骨大孔或岩尖后缘附近的骨折，可合并后组脑神经（第Ⅸ～Ⅻ脑神经）损伤。

### 四、治疗

（一）颅盖骨折

对线状骨折、粉碎性骨折一般无须特殊处理。骨折线通过气窦者，应给予抗感染治疗。骨折线越过脑膜血管沟或静脉窦者，应严密观察病情变化，警惕硬膜外血肿形成。对于凹陷性骨折深度达 0.5cm 以上者即应手术。根据骨折的具体情况可选择凹陷骨折复位术或凹陷骨折清除术。位于静脉窦上方的凹陷骨折。无脑受压表现者，应待病情稳定后，并做好充分输血准备时再手术。手术的目的在于解除脑受压，预防癫痫，同时整形后解除心理负担。

（二）颅底骨折

1. 头高位 30°～60°，借颅内压降低或脑的重力作用压闭破口。

2. 漏液的耳、鼻道均不予填塞或冲洗，且头偏向漏侧，以免污染的液体逆流入颅内引起感染。

3. 要保持耳、鼻道及周围皮肤的清洁，可用无菌干棉签卷吸漏液，每日数次，有凝血块应及时挟出，并用乙醇棉球擦拭。

4. 尽量使患者避免用力的动作，如咳嗽、擤鼻，以防引起颅内压积气及逆行感染。

5. 应用抗生素 1～2 周，以预防感染。

6. 急性期患者常有恶心、呕吐，故应禁食、水，并采用静脉补液。

7. 合并颅神经损伤者，及时应用神经营养药。

8. 注意观察病情变化，警惕颅内血肿形成。

（王文明）

# 第四节　脑挫裂伤

脑挫裂伤是脑挫伤和脑裂伤的统称，单纯脑实质损伤而软脑膜仍保持完整者称为脑挫伤，如脑实质破损伴软脑膜撕裂成为脑裂伤。因脑挫伤和脑裂伤往往同时并存，故合称脑挫裂伤。

脑挫裂伤轻者可见额颞叶脑表面的淤血、水肿、软膜下点片状出血灶，蛛网膜或软膜裂口，血性脑脊液；严重者可有皮质和白质的挫碎、破裂，局部出血、水肿甚至血肿，皮质血管栓塞，脑组织糜烂、坏死，挫裂区周围点片状出血灶和软化灶呈楔形深入脑白质，4~5日后坏死的组织开始液化，1~3周时局部坏死、液化的区域逐渐吸收囊变，周围胶质增生、邻近脑萎缩、蛛网膜增厚并与硬脑膜和脑组织粘连，形成脑膜脑瘢痕。

## 一、病因

交通事故、摔伤、跌伤、打击伤、火器伤、爆炸伤等各种颅脑创伤均可造成脑挫裂伤。

脑挫裂伤常发生于暴力打击的部位和对冲部位，尤其是后者，多见于额、颞的前端和脑底部，这是由于脑组织在颅腔内的滑动及碰撞所引起的；脑实质内的挫裂伤常因脑组织变形和剪应力损伤引起，以挫伤和点状出血为主。

对冲性脑挫裂伤以枕顶部受力时产生对侧或双侧额底、额极、颞底和颞极的广泛性损伤最为常见，这主要与前颅底和蝶骨嵴表面粗糙不平，在外力作用使对侧额底、额极、颞底和颞极的撞击于其，产生相对摩擦而造成损伤所致。

## 二、临床表现

1. 意识障碍

大多伤后立即昏迷，常以伤后昏迷时间超过30分钟作为判定脑挫裂伤的参考时限，长期昏迷者多有广泛的脑皮质损害或脑干损伤。

2. 局灶症状

伤及额、颞叶前端等"哑区"可无明显症状，伤及脑皮层可有相应的瘫痪、失语、视野缺损、感觉障碍和局灶性癫痫等征象，有新的定位体征出现时应考虑颅内继发性损害可能。

3. 颅内高压

为脑挫裂伤的最常见表现，如伤后持续剧烈头痛、频繁呕吐，或一度好转后再次加重，应明确有无血肿、水肿等继发性损害。

4. 生命体征改变

早期表现为血压下降、脉搏细弱和呼吸浅快，如持续性低血压应除外复合伤，如血压升高、脉压加大、脉搏洪大有力、脉率变缓、呼吸加深变慢，应警惕颅内血肿、脑水肿和脑肿胀的发生；持续性高热多伴有下丘脑损伤。

5. 脑膜刺激征

与蛛网膜下隙出血有关，表现为闭目畏光、卷曲而卧，可有伤后早期低热、恶心、呕吐，1周后症状消失。

### 三、治疗

#### （一）急救

严密观察生命体征、意识、瞳孔的变化。休克患者，在积极进行抗休克治疗的同时，应详细检查有无胸腹脏器损伤和内出血，避免延误合并伤的治疗。对昏迷患者，应及时清除呼吸道内分泌物，保持呼吸道通畅。对呼吸困难者，行气管插管人工辅助呼吸，对呼吸道分泌物多，影响气体交换或估计昏迷久者，应早期行气管切开术。伤后数日内禁食或给予低盐易消化的半流质，静脉输液量成人每日应限制在1500mL。昏迷过久者应予鼻饲，但脑脊液鼻漏者禁用。躁动不安时，可用安定或水合氯醛等药物控制，但禁用吗啡类药物，以免掩盖病情和抑制呼吸。

#### （二）防治脑水肿

是治疗脑挫裂伤极为重要的环节。

1. 脱水剂

轻者用50%葡萄糖等，重型患者需用20%甘露醇。

2. 限制液体摄入量

伤后5~7日为急性水肿期，每日液体入量不超过1500~2000mL。

3. 降温

高热必须查明原因并作出相应的处理，要使体温接近或保持正常。一般解热剂、物理降温、冰水灌肠、冰水洗胃等方法均可酌情使用。

4. 激素的应用

肾上腺皮质激素能稳定脑细胞内溶酶体膜。降低脑血管壁通透性，从而防止或减轻脑水肿。常用药物有地塞米松和氢化可的松，应用时间不宜过长，以免发生不良反应。

5. 吸氧疗法

应充分供氧，昏迷深持续时间长的患者，应尽早行气管切开。

#### （三）给脑细胞活化剂及促醒药物

如脑活素10mL静脉注射每日1次，尼可林1g加入10%葡萄糖500mL静脉滴注，每日1次。吡硫醇1g或吡拉西旦10g加入10%葡萄糖液500mL静脉滴注，每日1次。此外，尚有ATP、辅酶A、细胞色素C、胞磷胆碱。

#### （四）高压氧疗法

高血氧可提高血氧张力，直接纠正脑缺氧，阻断脑缺氧—脑水肿的恶性循环，在与低温、脱水等综合治疗下，可促使脑细胞功能恢复。

#### （五）低温疗法

降低组织温度可使组织细胞氧需求量降低，减少脑耗氧量，从而保护脑组织。实践证明，降温与脱水疗法联合应用可有效地控制缺氧性脑损害的恶性循环。降温疗法要求：①头部重点降温，采用冰帽、冰水槽等。②尽早使用，持续时间要足够，通常保持直肠温度在 32~34℃，一般疗程为 3~5 日。③低温期间要制止寒战及抽搐，以免增加全身耗氧量。④根据患者循环功能选用冬眠合剂 Ⅰ、Ⅱ、Ⅳ号。

（六）防治并发症

积极防治消化道出血、肺炎、癫痫等并发症。对严重消化道出血可在胃镜监测引导下用激光或微波行出血点止血，不能控制者应行胃大部分切除术或迷走神经切断加胃窦部切除术。

（七）手术治疗

对创伤继续出血，或出现急性脑水肿，则很快形成危及生命的颅内压如脑疝。头颅CT 扫描发现脑挫裂伤、脑水肿、颅内血肿增大，应尽早开颅手术，摘除脑挫裂失活的血肿，清除脑组织，去骨瓣减压，脑室分流脑脊液等，以挽救患者生命。

（王文明）

# 第五节　颅内血肿

由于创伤等原因，当脑内的或者脑组织和颅骨之间的血管破裂之后，血液集聚于脑内或者脑与颅骨之间，并对脑组织产生压迫时，颅内血肿因而形成。颅内血肿是颅脑损伤中常见且严重的继发性病变。发生率约占闭合性颅脑损伤的 10% 和重型颅脑损伤的40%~50%。

按血肿的来源和部位可分为硬脑膜外血肿、硬脑膜下血肿及脑内血肿等。血肿常与原发性脑损伤相伴发生，也可在没有明显原发性脑损伤情况下单独发生。按血肿引起颅内压增高或早期脑瘤症状所需时间，将其分为三型：72 小时以内者为急性型，3 日以后到 3 周以内为亚急性型，超过 3 周为慢性型。

## 一、病因和病理

颅内血肿是颅脑损伤的继发性病变，常伴随脑挫裂伤同时出现，但也有时不合并脑挫裂伤者，如矢状窦破裂、脑膜血管断裂等均可形成颅内血肿。由于颅内血肿占据了颅内空间，可造成急性脑受压、颅内压增高及脑疝。但是，颅内出血量占正常颅腔容积8%~15% 以下时，可不出现脑受压现象，此称为储备腔，脑的大小有个体差异。超过上述范围可出现脑受压症状。颅内出血开始时，颅腔内脑脊液被压向穹窿及脑底，最后被挤向脊髓蛛网膜下隙，这一过程被认为是颅内血肿的中间清醒期。此期的长短，与出血的速度和脑损伤的程度和部位等有关，如静脉出血则中间清醒期可长些，动脉出血合并重症脑挫裂伤或脑干损伤，有时可不出现中间清醒期，伤后直接陷入昏迷状态，且逐渐加重。

根据血肿发展的速度颅内血肿可分为：①急性，3 日内出现症状；②亚急性，3 日~3 周出现症状；③慢性，3 周以上始出现症状。根据血肿的部位又可分为硬脑膜外、硬脑膜下及脑内血肿。由于血肿的范围和受压脑组织的部位不同，局部神经功能受损的症状和体征变化多端。有时一个发展迅速的小血肿可因位于后凹或累及 CSF 循环而致患者于死地，反之，一个发展缓慢的硬脑膜下巨大血肿，却历经数月乃至数年，患者仍能适应。

## 二、临床表现

### （一）意识障碍

血肿本身引起的意识障碍为脑疝所致，通常在伤后数小时至 1~2 日内发生。由于还受到原发性脑损伤的影响，因此，意识障碍的类型可有三种：①当原发性脑损伤很轻（脑震荡或轻度脑挫裂），最初的昏迷时间很短，而血肿的形成又不是太迅速时，则在最初的昏迷与脑疝的昏迷之间有一段意识清醒的时间，大多为数小时或稍长，超过 24 小时者甚少，称为"中间清醒期"。②如果原发性脑损伤较重或血肿形成较迅速，则见不到中间清醒期，可有"意识好转期"，未及清醒却又加重，也可表现为持续进行性加重的意识障碍。③少数血肿是在无原发性脑损伤或脑挫裂伤甚为局限的情况下发生，早期无意识障碍，只在血肿引起脑疝时才出现意识障碍。大多数患者在进入脑疝昏迷之前，已先有头痛、呕吐、烦躁不安或淡漠、嗜睡、定向不准、尿失禁等表现，此时已足以提示脑疝发生。

### （二）瞳孔改变

小脑幕切迹疝早期，患侧动眼神经因牵扯受到刺激，患侧瞳孔可先缩小，对光反应迟钝；随着动眼神经和中脑受压，该侧瞳孔旋即表现进行性扩大、对光反应消失、睑下垂以及对侧瞳孔亦随之扩大。应区别于单纯前颅窝骨折所致的原发性动眼神经损伤，其瞳孔散大在受伤当时已出现，无进行性恶化表现。视神经受损的瞳孔散大，有间接对光反应存在。

### （三）锥体束征

早期出现的一侧肢体肌力减退，如无进行性加重表现，可能是脑挫裂伤的局灶体征；如果是稍晚出现或早期出现而有进行性加重，则应考虑为血肿引起脑疝或血肿压迫运动区所致。去大脑强直是脑疝的晚期表现。

### （四）生命体征

常为进行性的血压升高、心率减慢和体温升高。由于颞区的血肿大都先经历小脑幕切迹疝，然后合并枕骨大孔疝，故严重的呼吸循环障碍常在经过一段时间的意识障碍和瞳孔改变后才发生；额区或枕区的血肿则可不经历小脑幕切迹疝而直接发生枕骨大孔疝，可表现为一旦有了意识障碍，瞳孔变化和呼吸骤停几乎是同时发生。

## 三、实验室及其他检查

1. 头颅 X 线照片

可显示骨折线，如骨折线经过脑膜中动脉沟或静脉窦沟时，其下的血管可能受伤，结合临床，要警惕和考虑骨折处可能发生硬脑膜外血肿。静脉窦损伤时，血肿可能发生在窦的一侧或两侧，至于硬脑膜下血肿或脑内血肿，局部可有骨折也可能没有骨折，或骨折在血肿的对侧。在一部分正常人身上，松果体可以钙化，在 X 线照片上能够观察出来。当发生幕上血肿时，钙化的松果体可被挤向对侧，离开中线，这对诊断是很有价值的。

2. 脑血管造影

脑血管造影对诊断有很大价值。向疑有血肿的一侧颈总动脉注射造影剂，使该侧颅内血管显影，脑内有血肿时，由于血肿的推压，脑血管发生移位，各分支间正常关系破坏。硬脑膜外及硬脑膜下血肿时，尚见颅骨下出现一无血管区，这一脑外血肿的典型征象，在慢性硬脑膜下血肿时尤为突出，如一侧无血管区深度较大，而正位像大脑前动脉无侧移位或移位很轻，则提示对侧也有血肿，根据病情，可再作对侧脑血管造影，以便确诊。对于枕极和颅后凹血肿，颈动脉造影没有什么价值。由于造影需要时间和熟练的技术，并对脑组织有一定损害，所以在条件不具备时，尤其是伤员病情危急时，不宜强求。

3. CT 扫描

有颅内血肿时，可以看到血肿和血肿引起脑室系统的移位。有确诊价值。

4. 颅脑超声波

可见中线移位。

5. 腰椎穿刺

脑脊液压力增高，呈粉红色。但疑有脑疝者禁忌腰椎穿刺。

## 四、治疗

颅内血肿诊断一经确立，即应争分夺秒立即进行手术抢救，力求在脑疝形成前施行急诊手术，切忌作不必要的辅助检查。术后治疗基本同脑挫裂伤。

（一）颅内血肿的手术指征

①意识障碍程度逐渐加深；②颅内压的监测压力在 2.7kPa（270mmH$_2$O）以上，并呈进行性升高表现；③有局灶性脑损害体征；④CT 检查血肿较大（幕上者 >40mL；幕下者 >10mL），或血肿虽不大但中线结构移位明显（移位 >1cm）、脑室或脑池受压明显；⑤在非手术治疗过程中病情恶化。

（二）术前准备

快速为伤员剃光头，备血和留置导尿。已发生脑疝者快速静脉滴注脱水剂，同时作术前准备。对难以判定血肿位置者，也应快速静脉给予脱水剂，尔后观察瞳孔变化，如一侧瞳孔缩小，一侧仍散大，则散大侧有颅内血肿。对已濒危患者，也应在征得家属或单位同意后积极手术治疗。

（三）常用的手术方式

1. 开颅血肿清除术

术前经 CT 检查血肿部位已明确者，可直接开颅清除血肿。对硬脑膜外血肿，骨瓣应大于血肿范围，以便于止血和清除血肿。遇到脑膜中动脉主干出血，止血有困难时，可向颅中凹底寻找棘孔，用小棉球将棘孔堵塞而止血。术前已有明显脑疝征象或 CT 检查中线结构有明显移位者，尽管血肿清除后当时脑未膨起，也应将脑膜敞开并去骨瓣减压，以减轻术后脑水肿引起的颅内压增高。对硬脑膜下血肿，在打开硬脑膜后，可在脑压板协助下用生理盐水冲洗方法将血块冲出，由于硬脑膜下血肿常合并脑挫裂伤和脑水肿，所以清除血肿后，也不缝合硬脑膜并去骨瓣减压。对脑内血肿，因多合并脑挫裂伤与脑水肿，所以清除血肿后，也不缝合硬脑膜并去骨瓣减压。对脑内血肿，因多合并脑挫裂伤与脑水肿，穿刺或切开皮质达血肿腔清除血肿后，以不缝合硬脑并去骨瓣减压为宜。

2. 钻孔探查术

已具备伤后意识障碍进行性加重或出现再昏迷等手术指征，因条件限制术前未能作CT 检查，或就诊时脑疝已十分明显，已无时间作 CT 检查，钻孔探查术是有效的诊断和抢救措施。钻孔在瞳孔首先扩大的一侧开始，或根据神经系体征、头皮伤痕、颅骨骨折的部位来选择；多数钻孔探查需在两侧多处进行。通常先在颞前部（翼点）钻孔，如未发现血肿或疑其他部位还有血肿，则依次在额顶部、眉弓上方、颞后部以及枕下部分别钻孔。注意钻孔处有无骨折，如钻透颅骨后即见血凝块，为硬脑膜外血肿；如未见血肿则稍扩大骨孔，以便切开硬脑膜寻找硬脑膜下血肿，作脑穿刺或脑室穿刺，寻找脑内或脑室内血肿。发现血肿后即作较大的骨瓣或扩大骨孔以便清除血肿和止血；在大多数情况下，须敞开硬脑膜并去骨瓣减压，以减轻术后脑水肿引起的颅内压增高。

（王文明）

# 第六节　颅脑损伤的护理与防控

1. 颅脑损伤的患者多数呈急性发病；清醒者心理上难以承受突然的打击，担心脑神经损伤留下后遗症而焦虑、情绪低落。医护人员应及时有效地给予精神上的安慰，如劝导、鼓励患者面对现实，实事求是地解答患者提出的问题，让患者知道只要积极配合医疗病情会逐渐好转，保持乐观的情绪，接受医院为其提供的治疗和护理，有利于骨折的愈合。

2. 患者应绝对卧床休息，尽量减少搬动。有脑脊液耳、鼻漏的患者应卧向患侧，也可头高斜坡位或半卧位，防止脑脊液、血液溢出后逆流造成颅内感染，且可借助重力作用使脑组织贴附和堵塞漏口，促使局部组织愈合。在脑脊液漏停止 1 周后再改平卧位，以防复发。

3. 饮食可给予高热量、高蛋白、含维生素丰富的流质或半流质，以利于修复创伤。伴有脑脊液鼻漏的患者不可插鼻饲管，以免增加颅内感染的机会。

4. 患者的头发应剪短或剃光，枕头铺无菌巾，每日更换 1 次。鼻腔周围及外耳道的血迹用酒精和盐水棉球清洗，耳、鼻孔处放置无菌大棉球或纱布，可随时吸附外溢的脑脊液等。浸透的敷料应及时更换，严禁堵塞，不得冲洗或滴药，以防感染。患者要预防感冒，减少打喷嚏或咳嗽，不可用力擤鼻，以防修复的刀口再次损伤。禁行腰椎穿刺等，以免造成脑脊液逆流而增加感染机会。保持大便通畅，防止颅内压骤降而使空气逸入颅内发生感染或颅内积气。

5. 昏迷 2~3 日者，根据生命体征插胃管，鼻饲。若后组脑神经麻痹，舌咽神经麻痪，表现为吞咽障碍，应严格禁食 3～5 日。

6. 保持呼吸道通畅，重型颅脑损伤患者咳嗽及吞咽反射均减弱或消失；口腔及呼吸道的分泌物量易沉积于肺而引起肺炎，应及时吸除口腔和呼吸道分泌物与适当用药。对于昏迷患者以侧卧位或侧俯卧位较好，便于口腔及鼻腔分泌物体位引流，经常予以翻身叩背，保持口腔清洁，以防误吸。有呼吸困难时，应给氧气吸入，氧流量为每分钟 1～2L，以改善脑组织氧的供给。对深昏迷或昏迷时间长，呼吸道不畅以及痰液难以吸出的患者要适时做气管切开，并做好气管切开后的术后护理（详见气管切开术章节）。

7. 高热可使脑损害加重，危及患者生命，护理中要给予足够的重视。中枢性高热为丘脑下部体温中枢受累所致，体温可达 39℃～40℃以上，主要靠冬眠药物加物理降温，同时给予皮质激素治疗。对于感染性发热，可用抗生素治疗，辅以物理降温。对于烦躁患者可加床栏，防止坠床。

8. 重型颅脑损伤在输液时，速度不宜过快，滴速控制在每分钟 40～60 滴，补液过快易引起肺水肿。高渗脱水剂要快速滴入，20% 甘露醇 250mL 要求在半小时内输入治疗中要记录 24 小时出入量。

9. 对长期卧床的患者都要加强皮肤护理，防止压疮的发生，如定时翻身、按摩受压部位、骨突出部位加软垫、经常更换床单、护理好大小便等。

10. 有尿失禁或尿潴留者可导尿，并停留尿管。为避免留置导尿时间过长，容易造成尿路感染，男性患者可采用阴茎套储尿排尿，但要注意不使阴茎套扭曲，以免尿液在套中潴留，侵蚀龟头，形成糜烂、溃疡。用橡皮膏固定时松紧要适度，避免造成龟头水肿。也可采用塑料袋接尿的办法。女性患者留置导尿要经常冲洗膀胱和会阴部。此外，患者常有便秘，3 天无大便者，可给缓泻剂，如果导片等。因用力大小便可增加颅内压，不作大量液体灌肠，以免颅内压增高及水分被吸收而促成脑水肿。

11. 眼睑不能闭合者，应涂眼膏保持角膜湿润。颅底骨折有脑脊液鼻漏、耳漏者，应保持耳道和鼻孔清洁，禁忌填塞、冲洗或滴入药液。口腔护理是针对患者不能进食，细菌易在口腔繁殖的特点，每日可用 1% 硼酸盐水擦拭，如出现霉菌性口腔炎，可配制苏打克霉唑混悬液（克霉唑 3g 加 5% 苏打 100mL）擦拭口腔。

12. 帮助患者树立战胜疾病的信心，积极配合治疗。对植物人应加强基础护理和支持疗法的治疗护理。防止各种并发症，注意饮食营养卫生。肢体瘫痪的患者应鼓励患者坚持运动由小到大，由弱到强，循序渐进，直到恢复。

13. 观察意识、瞳孔、血压、脉搏、肢体活动、各种反射 每 5～10 分钟观察一次，并做好记录。根据病史，临床表现，结合辅助检查，对病情做出初步判断，使之心中有数，以便进行及时、有效的抢救。诊断不明确者更应严密观察病情变化，以利及早明确诊断。

（1）意识观察：伤后意识障碍的程度和持续时间是反映颅脑损伤轻重的一个重要标志，可以测知预后。

（2）瞳孔观察：观察瞳孔变化对于病情及预后的估计有很大价值。

（3）生命体征观察：颅脑损伤后通常有血压下降、脉搏细数、呼吸慢等。如患者血压持续升高，脉搏洪大，呼吸减慢常提示有颅内压增高，应提高警惕，预防脑疝的发生。

（4）肢体运动障碍的观察：伤后立即出现一侧肢体运动障碍，而且相对稳定，多系对侧原发性脑损伤。如伤后一段时间才出现一侧肢体运动障碍而且进行性加重，伴有意识障碍和瞳孔的变化，则考虑幕上血肿引起的小脑幕切迹疝，使锥体束受损。

14. 颅脑损伤患者常有呕吐、高热、强直抽搐等，容易引起代谢紊乱，加上早期限制水钠的摄入，脱水利尿剂的利用，患者常有不同程度的脱水，所以要准确记录出入量，及时补充电解质。

15. 观察有无呕吐、呕吐物性质等。颅内高压引起的呕吐与进食无关，呈喷射状。脑脊液漏是颅底骨折的典型临床表现。重型颅脑伤患者胃内容物或呕吐物呈咖啡样，或患者出现黑便，提示应激性溃疡。重型颅脑伤患者出现血尿，应考虑并发泌尿系统损伤或甘露醇、磺胺嘧啶、苯妥英钠等药物损害肾脏所致。若颅脑伤患者出现血性痰，应考虑肺损害。若颅内血肿清除术后头部引流袋内出现大量新鲜血，应考虑手术区域再出血。

16. 对已发生脑疝患者，应立即抢救，颞叶沟回疝，即刻静脉输入脱水剂，降低颅内压力，使移位的脑组织复位；枕骨大孔疝呼吸停止者，应即刻行人工辅助呼吸，继而行气管插管，用呼吸机辅助呼吸。协助医生行脑室穿刺减压。必要时行腰椎穿刺，由蛛网膜下腔加压注入适量生理盐水，促使疝入枕大孔的小脑扁桃体复位，解除对脑干的压迫。凡有经明确诊断者，脑疝复位后应立即行手术治疗，以免再次形成脑疝。

17. 开放性颅脑损伤可因失血而出现休克。应首先处理伤口，有效的止血，即刻输血，补充血容量。闭合性颅脑损伤合并休克时，很可能有胸腹内脏损伤或严重骨折。护理人员在观察中切勿忽略复合伤的临床表现。

18. 严重颅脑损伤时损害了丘脑下部体温调节中枢，使散热作用失灵，出现持续高热即中枢性高热。表现体温突然升至 39℃ ~ 40℃，突然又降至 35℃ 以下。脑干损伤时也可出现中枢性高热。对烦躁不安、高热患者要行低温疗法。

19. 健康指导

（1）恢复良好者，成人可恢复工作，学生可继续上学。因脑外伤患者有时会出现一些神经精神症状（如头痛、头昏、失眠、心慌、记忆力减退等），故应在进行对症治疗的同时做好解释工作。

（2）中度残废者，应鼓励患者树立信心，保持心情舒畅。尽量参加各种活动，增加生活乐趣。对各种后遗症应采取适当的治疗措施。有癫痫发作者应嘱其按时服药，不能做危险性活动，以防发生意外。

（3）重度残废者，因患者一般生活都不能自理，在不同程度上丧失了独立生活的能力，影响其个人卫生、仪容仪态，也难以进行正常的学习和工作。不能顺利回归社会给患者造成了很大的心理负担，往往出现烦躁、焦虑、自卑乃至抗拒等心态。医护人员作为健康指导者，对废损功能的再训练应非常耐心。指导家属务必让患者随时感到被关怀、支持和鼓励。通过暗示、例证及权威性疏导，增强患者的信心。

（王文明）

# 第十四章　颅内肿瘤

## 第一节　概　述

颅内肿瘤并不少见，人群发病率为（3.8～15）/10 万，占全身肿瘤 2%，任何年龄均可发病，以 20～40 岁最多见。儿童发生率较高，约占其全身肿瘤的 7%，占全部颅内肿瘤的 20%～25%，男略多于女。

在颅内肿瘤中，以神经胶质瘤（即神经上皮组织肿瘤）最常见，占颅内肿瘤的 40%～51.8%；其后依次为三大良性肿瘤，脑膜瘤占 15%～18%，垂体腺瘤占 10%～12%，听神经瘤占 8%～12%。

### 一、2021 版 WHO 中枢神经系统（CNS）肿瘤完整分类

（一）胶质瘤、胶质神经元肿瘤和神经元肿瘤

1. 成人型弥漫性胶质瘤

1）星形细胞瘤，IDH 突变型。

2）少突胶质细胞瘤，IDH 突变伴 1p/19q 联合缺失型。

3）胶质母细胞，IDH 野生型。

2. 儿童型弥漫性低级别胶质瘤

1）弥漫性星形细胞瘤，伴 MYB 或 MYBLI 改变。

2）血管中心型胶质瘤。

3）青少年多形性低级别神经上皮肿瘤。

4）弥漫性低级别胶质瘤，伴 MAPK 信号通路改变。

3. 儿童型弥漫性高级别胶质瘤

1）弥漫性中线胶质瘤，伴 H3K27 改变。

2）弥漫性半球胶质瘤，H3G34 突变型。

3）弥漫性儿童型高级别胶质瘤，H3 及 IDH 野生型。

4）婴儿型半球胶质瘤。

4. 局限性星形细胞胶质瘤

1）毛细胞型星形细胞瘤。

2）具有毛样特征的高级别星形细胞瘤。

3）多形性黄色星形细胞瘤。

4）室管膜下巨细胞星形细胞瘤。

5）脊索样胶质瘤。

6）星形母细胞瘤，伴 MNI 改变。

5. 胶质神经元肿瘤和神经元肿瘤

1）节细胞胶质瘤。

2）婴儿促纤维增生型节细胞胶质瘤/婴儿促纤维增生型星形细胞瘤。

3）胚胎发育不良性神经上皮肿瘤。

4）具有少突胶质细胞瘤样特征及簇状核的弥漫性胶质神经元肿瘤。

5）乳头状胶质神经元肿瘤。

6）形成菊形团的胶质神经元肿瘤。

7）黏液样胶质神经元肿瘤。

8）弥漫性软脑膜胶质神经元肿瘤。

9）节细胞瘤。

10）多结节及空泡状神经元肿瘤。

11）小脑发育不良性节细胞瘤（Lhermitte – Duclos 病）。

12）中枢神经细胞瘤。

13）脑室外神经细胞瘤。

14）小脑脂肪神经细胞瘤。

6. 室管膜肿瘤

1）幕上室管膜瘤。

2）幕上室管膜瘤，ZFTA 融合阳性。

3）幕上室管膜瘤，YAPI 融合阳性。

4）颅后窝室管膜瘤。

5）颅后窝室管膜瘤，PFA 组。

6）颅后窝室管膜瘤，PFB 组。

7）脊髓室管膜瘤，伴 MYCN 扩增。

8）黏液乳头型室管膜瘤。

9）室管膜下瘤。

（二）脉络丛肿瘤

1. 脉络丛乳头状瘤。

2. 不典型脉络丛乳头状瘤。

3. 脉络丛癌。

（三）胚胎性肿瘤

1. 髓母细胞瘤

1）髓母细胞瘤分子分型

（1）髓母细胞瘤，WNT 活化型。

（2）髓母细胞瘤，SHH 活化/TP53 野生型。

（3）髓母细胞瘤，SHH 活化/TP53 突变型。

（4）髓母细胞瘤，非 WNT/非 SHH 活化型。

2）髓母细胞瘤组织学分型。

2. 其他类型的 CNS 胚胎性肿瘤

1）非典型畸胎样/横纹肌样肿瘤。

2）筛状神经上皮肿瘤。

3）伴多层菊形团的胚胎性肿瘤。

4）CNS 神经母细胞瘤，FOXR2 激活型。

5）伴 BCOR 内部串联重复的 CNS 肿瘤。

6）CNS 胚胎性肿瘤。

（四）松果体肿瘤

1. 松果体细胞瘤。

2. 中分化松果体实质瘤。

3. 松果体母细胞瘤。

4. 松果体区乳头状肿瘤。

5. 松果体区促纤维增生型黏液样肿瘤，SMARCBI 突变型。

（五）脑神经和椎旁神经肿瘤

1. 神经鞘瘤。

2. 神经纤维瘤。

3. 神经束膜瘤。

4. 混合型神经鞘瘤。

5. 恶性黑色素型神经鞘瘤。

6. 恶性外周神经鞘瘤。

7. 副神经节瘤。

（六）脑（脊）膜瘤

脑（脊）膜瘤。

（七）间叶性非脑膜上皮来源的肿瘤

1. 软组织肿瘤

1）成纤维细胞和肌纤维母细胞来源的肿瘤

孤立性纤维性肿瘤。

2）血管来源的肿瘤

（1）血管瘤和血管畸形。

（2）血管网状细胞瘤。

3）横纹肌来源的肿瘤

横纹肌肉瘤。

4）尚未明确的分类

（1）颅内间叶性肿瘤，FET‐CREB 融合阳性。

（2）伴 CIC 重排的肉瘤。

（3）颅内原发性肉瘤，DICER1 突变型。

（4）Ewing 肉瘤。

2. 软骨及骨肿瘤

1）成软骨性肿瘤

（1）间叶性软骨肉瘤。

（2）软骨肉瘤。

2）脊索肿瘤

脊索瘤（包含差分化型脊索瘤）。

（八）黑色素细胞肿瘤

1. 弥漫性脑膜黑色素细胞肿瘤

脑膜黑色素细胞增多症和脑膜黑色素瘤病。

2. 局限性脑膜黑色素细胞肿瘤

脑膜黑色素细胞瘤和脑膜黑色素瘤。

（九）淋巴和造血系统肿瘤

1. 淋巴瘤

1）CNS 淋巴瘤

（1）CNS 原发性弥漫性大 B 细胞淋巴瘤。

（2）免疫缺陷相关的 CNS 淋巴瘤。

（3）淋巴瘤样肉芽肿。

（4）血管内大 B 细胞淋巴瘤。

2）CNS 各种罕见淋巴瘤

（1）硬脑膜 MALT 淋巴瘤。

（2）CNS 的其他低级别 B 细胞淋巴瘤。

（3）间变性大细胞淋巴瘤（ALK + / ALK −）。

（4）T 细胞或 NK/T 细胞淋巴瘤。

2. 组织细胞肿瘤

1）Erdheim – Chester 病。

2）Rosai – Dorfman 病。

3）幼年性黄色肉芽肿。

4）朗格汉斯细胞组织细胞增生症。

5）组织细胞肉瘤。

（十）生殖细胞肿瘤

1. 成熟性畸胎瘤。

2. 未成熟性畸胎瘤。

3. 畸胎瘤伴体细胞恶变。

4. 生殖细胞瘤。

5. 胚胎性癌。

6. 卵黄囊瘤。

7. 绒毛膜癌。

8. 混合性生殖细胞肿瘤。

（十一）鞍区肿瘤

1. 造釉细胞型颅咽管瘤。

2. 乳头型颅咽管瘤。

3. 垂体细胞瘤，鞍区颗粒细胞瘤和梭形细胞嗜酸细胞瘤。

4. 垂体腺瘤/PitNET。

5. 垂体母细胞瘤。

（十二）CNS 的转性肿瘤

1. 脑和脊髓实质的转移性肿瘤。

2. 脑膜的转移性肿瘤。

## 二、临床表现

（一）颅内压增高症状

颅内压增高的发生决定于以下因素：①肿瘤生长的速度，如肿瘤生长迅速，在很短期内就占领了较大的空间，使生理调节跟不上恶化的形势，症状就很快出现，如恶性肿瘤，或虽为良性肿瘤，但肿瘤内发生了出血或囊变。②肿瘤的部位，后颅凹及中线的肿瘤，很容易引起静脉窦回流障碍和脑脊液循环通路阻塞，造成脑脊液的淤积，会较早期出现颅内压增高的症状。③肿瘤的性质，发展迅速的恶性肿瘤，因都伴有明显的脑水肿，故常早期出现颅内压增高的症状。颅内压增高的症状表现为：

1. 头痛

20%的患者以头痛为发病的第一个症状。在整个病程中，有头痛者占70%。头痛常是间歇的，晨间较重。头痛的部位、程度、性质变化很大。如头痛持续并局限于某一部位，便有定位价值。约30%的患者，其头痛位于肿瘤相应的表面。一般认为，头痛是由于某些对疼痛敏感的结构如大血管、静脉窦、脑神经受到牵伸所致。

2. 呕吐

10%的患者第一个症状是呕吐。在脑肿瘤病程中，有70%的患者有呕吐。与头痛一样，多在晨间，与饮食无关，吐前常无恶心，多呈喷射性。呕吐、头痛在4岁以下儿童中常呈间歇性。其原因是颅内压的增高被一时期一时期的颅缝分离所缓解。

3. 视盘水肿

发生率为60%~70%，可见视盘色红、边缘不清、水肿高起、静脉扩张，视网膜有时见出血，晚期视盘䀹白，视物模糊以至失明。

4. 其他

可有头晕、耳鸣、烦躁、嗜睡、精神欠佳、复视、癫痫发作等。严重者可发生脑疝、昏迷，以至死亡。

（二）局灶症状及体征

若颅内肿瘤位于脑重要功能区及其附近，由于压迫或破坏，导致神经功能缺失，这时诊断定位有重要意义。

1. 大脑半球肿瘤

破坏性病灶者出现偏瘫、失语、肢体感觉障碍或精神障碍；刺激性病灶者出现癫痫发作、幻嗅、幻视等症。非功能区肿瘤通常无上述症状。

2. 小脑半球肿瘤

小脑半球肿瘤可引起眼球水平震颤、病侧共济失调、肌张力低下等，小脑蚓部肿瘤可引起躯干性共济失调，小脑半球肿瘤则出现同侧肢体共济失调。

3. 桥小脑角肿瘤

桥小脑角肿瘤以听神经瘤最常见。早期为病侧耳鸣和进行听力减退。逐渐出现同侧第 V、Ⅶ 脑神经功能障碍和小脑症状。晚期可有舌咽和迷走神经受累。

4. 脑干肿瘤

脑干肿瘤产生交叉性感觉和（或）运动障碍，即病变侧出现脑神经受损，而病变对侧出现中枢性瘫痪。

5. 第Ⅲ脑室邻近病变

定位体征较少，主要表现为颅内压增高症状。影响下视丘时可出现睡眠障碍、体温异常、尿崩症和肥胖等。

6. 蝶鞍区肿瘤

蝶鞍区主要结构为视交叉和垂体，其病变典型表现是视觉和内分泌障碍。有双眼视力下降，双颞侧偏盲直至双目失明，视盘原发性萎缩。嫌色细胞瘤导致肥胖、生殖无能。嗜酸性细胞腺瘤表现为肢端肥大症或巨人症。ACTH 细胞腺瘤可致 ACTH 综合征。

（三）远隔症状

远隔症状是由于肿瘤和颅内压力增高引起脑组织移位，神经受牵拉和压迫而产生的一些局部症状。如展神经受压和牵拉而出现复视；一侧大脑半球肿瘤将脑干推向对侧，使对侧大脑脚受压产生病灶侧偏瘫等。

（四）各类不同性质颅内肿瘤的特点

1. 神经胶质瘤

神经胶质瘤来源于神经外胚叶及其衍生的各种胶质细胞，是颅内最常见的恶性肿瘤，占颅内肿瘤的 40% ~ 51.8%。其中髓母细胞瘤恶性程度最高，好发于儿童颅后窝中线部位，常占据四脑室堵塞导水管引发脑积水，对放疗敏感；多形性胶质母细胞瘤，亦为极恶性，对放疗、化疗均不敏感；星形细胞瘤恶性程度较低，约占胶质瘤的 40%，生长缓慢，常有囊性变，切除彻底者有望根治；室管膜瘤，约占胶质瘤的 7%，亦有良、恶性之分，后者术后时有复发。

2. 脑膜瘤

脑膜瘤发生率仅次于脑胶质瘤，约占颅内肿瘤的 20%，好发于中年女性，良性居多，病程长，多见于矢状窦旁和颅底部，瘤体供血丰富，多数颅内颅外双重供血，手术失血一般较多，如能全切，预后良好。

3. 垂体腺瘤

垂体腺瘤为来源于垂体前叶的良性肿瘤，发病率日渐增多，约占颅内肿瘤的 10%，生长缓慢，好发于青壮年。根据瘤细胞分泌功能不同分为 PRL 细胞腺瘤、GH 细胞腺瘤、ACTH 细胞腺瘤及混合瘤等。瘤体较小限于鞍内者可经鼻—蝶窦入路行显微手术切除，肿瘤大者需经前额底部入路行剖颅手术切除，大部分患者术后需加放疗，术后垂体功能低下者，应给予相应激素的替代治疗，出现尿崩症者需投以适量的抗利尿激素。

### 4. 听神经瘤

听神经瘤系第Ⅷ脑神经前庭支上所生长的良性脑肿瘤，一般位于桥小脑角，约占颅内肿瘤的 10%，良性。直径小于 3cm 者可用 γ 刀照射治疗，大者需剖颅手术。术后应注意面神经功能障碍的保护及后组脑神经的损伤，特别是闭眼与吞咽功能有无障碍。

### 5. 颅咽管瘤

颅咽管瘤为先天性良性肿瘤，约占颅内肿瘤的 5%，位于鞍区，多见于儿童及青少年，男多于女。常为囊性，与周围重要结构的粘连较紧，难以全切，易复发。

## 三、实验室及其他检查

### （一）X 线检查

常规摄正、侧位 X 线片，必要时摄特殊位头颅 X 线片。了解颅骨大小，骨缝有无分离，脑回压迹有无增多和加深，肿瘤内钙化斑点，蝶鞍扩大及前后床突的吸收和破坏、钙化，松果体的移位，视神经孔扩大（视神经胶质瘤），内耳孔扩大（颅咽管瘤）等。

### （二）脑电图检查

脑电图可发现表浅占位的慢波灶，对中线、半球深部和幕下占位的病变帮助不大。

### （三）X 线造影检查

气脑、脑室及脑血管造影术，对患者来说有一定的痛苦与潜在的危险，应慎重。

### （四）CT 和 MRI

两者可清晰地显示脑沟回和脑室系统。MRI 还可见脑血管，因无颅骨伪影，适用颅后窝和脑干肿瘤。CT 或 MRI 增强检查时，富于血运或使血脑屏障受损的肿瘤影像加强。功能 MRI 可揭示肿瘤与大脑皮质功能间的关系。肿瘤 CT 异常密度和 MRI 信号变化、脑室受压和脑组织移位、瘤周脑水肿范围，可反映肿瘤组织及其继发改变如坏死、出血、囊变和钙化等情况，并确定肿瘤部位、大小、数目、血供和与周围重要结构解剖关系，结合增强扫描对绝大部分肿瘤可作出定性诊断。

### （五）正电子发射体层摄影（PET）

利用能发射正电子的 $^{11}C$、$^{13}N$、$^{15}O$ 等核素，测量组织代谢活性蛋白质的合成率以及受体的密度和分布等，反映人体代谢和功能的图像，帮助诊断肿瘤和心脑血管疾病。对早期发现脑肿瘤，研究脑肿瘤恶性程度，原发、转移或复发灶及脑功能有一定价值。

### （六）放射性核素检查

放射性核素检查包括扫描、γ 闪烁照相和发射计算机断层显像（ECT）。对脑肿瘤的定位具有较高的价值。

### （七）脑脊液检查

测量脑脊液压力及检查脑脊液可充分了解病情变化。如在脑脊液中查到肿瘤细胞有助于脑肿瘤的定性。为避免形成脑疝，有颅内压增高时应谨慎。

（八）头颅超声波

头颅中线波的移位以及有时见到的肿瘤波，可提示一侧大脑半球占位性病变存在，其可靠性在95%左右。

（九）活检

肿瘤定性困难影响选择治疗方法时，可应用立体定向和导航技术取活检行组织学检查确诊。

### 四、诊断和鉴别诊断

（一）诊断标准

1. 慢性起病，进行性加重。

2. 有颅内压增高症状，如头痛、呕吐、视盘水肿等。

3. 有上述局灶症状及体征。

4. 有上述实验室及特殊检查结果。

（二）鉴别诊断

1. 视神经炎

视神经炎可误认为视盘水肿而作为脑肿瘤的根据。视神经炎的充血要比视盘水肿明显，乳头的隆起一般不超过2个屈光度。早期就有视力减退。而视盘水肿一般隆起较高，早期视力常无影响。

2. 脑蛛网膜炎

起病较急，病程进展缓慢，常有视力减退、颅内压增高和局灶性脑症状，易与脑肿瘤相混淆。但脑蛛网膜炎的病程较缓和，可多年保持不变，有条件可做 CT 或 MRI 检查，即可作出鉴别。

3. 良性颅内压增高

患者有头痛和视盘水肿，但除了颅内压增高的体征和放射改变外，神经系统检查无其他阳性发现，各项辅助检查均属正常。

4. 硬脑膜下血肿

有明显外伤史者鉴别多无困难。患者可有头痛、嗜睡、视盘水肿和轻偏瘫。在没有明确头颅外伤病史，与颅内肿瘤鉴别困难时，可做 CT 检查确诊。

5. 癫痫

脑肿瘤患者常有癫痫发作，因此常需与功能性癫痫作鉴别。后者多数于 20 岁以前发病，病程长而不出现神经系统异常体征或颅内压增高症状。但对于可疑或不典型的病例，应随访观察，必要时做进一步检查。

6. 脑脓肿

脑脓肿具有与脑肿瘤同样的症状，因此容易与脑肿瘤相混淆。脑脓肿起病急，绝大多数有全身或局部感染史，如慢性中耳胆脂瘤、肺脓肿、化脓性颅骨骨髓炎、败血症、皮肤疮疖等。小儿患者常有发绀型先天性心脏病史。起病时有发热并有明显脑膜刺激征。周围血常规有白细胞增多，脑脊液内有炎性细胞。细心诊察多数不难区别。

### 7. 脑血管疾病

脑肿瘤患者常有偏瘫、失语等症状，可能与脑血管病混淆。但脑血管病患者年龄较大，有高血压史，起病急，颅内压增高不如脑肿瘤明显，如遇诊断困难，可做 CT 检查。

### 8. 内耳眩晕症

内耳眩晕症与桥小脑角肿瘤一样可引起耳鸣、耳聋、眩晕，但无其他脑神经症状，内耳孔不扩大，脑脊液蛋白质含量不增加，可资鉴别。

### 9. 先天性脑积水

小儿脑肿瘤的继发性脑积水需和先天性脑积水作鉴别。脑肿瘤很少于 2 岁以前发病，而先天性脑积水自小就有头颅增大，病程较长，并常伴有智力障碍。

### 10. 散发性脑炎

少数散发性脑炎患者可出现颅内压增高，但散发性脑炎发病较急，全脑症状突出，脑电图是弥散性高波幅慢波，CT 检查可鉴别。

### 11. 神经症

无颅内压增高症状及体征，眼底无水肿，可以鉴别。

## 五、治疗

目前治疗脑肿瘤仍以手术治疗为主，辅以化疗和放疗，有颅内压增高者需同时脱水治疗。

### （一）降低颅内压

颅内压增高是脑肿瘤产生临床症状并危及患者生命的重要病理生理环节。降低颅内压在脑肿瘤治疗中处于十分重要的地位。常用的方法主要如下。

### 1. 脱水治疗

脱水药物按其药理作用可分为渗透性脱水药及利尿性脱水药。前者通过提高血液渗透压使水分由脑组织向血管内转移，达到组织脱水的目的。后者通过水分排出体外，血液浓缩，增加从组织间隙吸收水分的能力。脱水药物的作用时间一般为 4～6 小时。应用脱水药时应注意防止水、电解质平衡紊乱。

### 2. 脑脊液体外引流

1）侧脑室穿刺：通常穿刺右侧脑室额角，排放脑脊液后颅内压下降。但排放脑脊液速度不可过快，以防止颅内压骤降造成脑室塌陷或桥静脉撕裂引起颅内出血。

2）脑脊液持续外引流：多用于开颅手术前、后暂时解除颅内压增高症状及监视颅内压变化。

### 3. 综合防治措施

1）低温冬眠或亚低温：多用于严重颅脑损伤、高热、躁动并有去大脑强直发作的患者。

2）激素的治疗：肾上腺皮质激素可改善脑血管的通透性，调节血脑屏障，增强机体对伤病的反应能力，可用于防治脑水肿。应用激素时应注意防治感染，预防水、电解质紊乱。持续用药时间不宜过久。

3）限制水钠输入量：可根据生理需要补充，注意维持内环境稳定，防止水、电解质紊乱和酸碱平衡失调。

4）保持呼吸道通畅：昏迷患者应及时吸痰。必要时气管插管或气管切开，以保持呼吸道通畅和保障气体交换。

5）合理的体位：避免胸腹部受压及颈部扭曲，条件允许时可将床头抬高 15°～30°以利于颅内静脉回流。

（二）手术治疗

手术是治疗脑肿瘤最常用的方法，一旦诊断确立且定位可靠时，应及早手术治疗。良性肿瘤如能切除，可获得治愈。对于肿瘤生长在重要部位而不能被全部切除，也应尽可能地多切除肿瘤组织以利于缓解由于肿瘤压迫脑组织而引起的症状，也可减轻其后放疗或化疗所针对的肿瘤负荷。总之，由于多数颅内肿瘤生长在中枢神经系统，手术难度较大，死亡率和致残率也较高，其手术方式应根据肿瘤部位、性质及术者技术条件来决定。一般包括肿瘤切除、内减压术、外减压术、姑息手术等。

（三）放疗

对手术无法彻底切除的胶质瘤，在手术后可以辅以放疗，能延迟复发，延长生存期；对一些不能进行手术的肿瘤，如脑干或重要功能区的肿瘤，放疗成为主要治疗方法；对放射线敏感的肿瘤如髓母细胞瘤，放疗效果较手术为佳；垂体瘤、松果体瘤可施以放疗。放疗采用的放射线有 X 线、β 射线、γ 射线及高能电子、中子和质子，使用的仪器有 X 线治疗机、$^{60}$Co 治疗机、感应和直线加速器等。放射剂量取决于肿瘤性质，脑组织耐受量及照射时间等因素。

（四）化疗

化疗药物品种不少，但许多药物因血脑屏障的关系，进入脑内达不到有效浓度而归于无效。故成熟的经验很少。目前认为对脑肿瘤疗效较好，又能通过血脑屏障的抗癌药物包括亚硝基脲类、替尼泊苷（VM26）等，如卡莫司汀（BCNU）125mg 溶入葡萄糖液中静脉滴注，连续 2～3 日为一个疗程。用药后 4～6 周血常规正常可行第二疗程。单用 BCNU 有效率为 31%～57%。洛莫司汀（CCNU）与 BCNU 作用大致相同，但可口服，对造血功能有明显的延迟性抑制作用。口服每次 80mg，连续服用 2 日为一疗程。近年来，第四军医大学采用恶性脑肿瘤埋化疗囊治疗，先手术切除部分瘤体，然后把化疗囊埋进残瘤腔内，每月向化疗囊中注射一次 BCNU，药物转流至瘤体内杀灭肿瘤细胞，近期有效率达 90%。此法不产生全身不良反应，患者痛苦小。无须再进行放疗。

原发性脑肿瘤的联合化疗方案如下：

1. PCV 方案

丙卡巴肼（PCZ）：100mg/m$^2$，po，d$_{1,14}$。

CCNU：100mg/m$^2$，po，d$_1$。

长春新碱（VCR）：1.5mg/m$^2$，iv，d$_{1,14}$。

每 4 周重复 1 次。

2. CVM 方案

CCNU：100mg/m$^2$，po，每 6 周 1 次。

VCR：$2mg/m^2$，iv，每周1次，连用4周，以后每4周1次。

甲氨蝶呤（MTX）：$25mg/m^2$，用法同 VCR，在 VCR 用后2小时使用。

（五）生物学治疗

近年发现干扰素（IFN）具有多种生物活性，不仅对病毒，而且对某些脑肿瘤有抑制增殖的效果。

（六）其他治疗

1. 溴隐亭

溴陷亭为多巴胺能药物，该药可降低各种原因引起的 PRL 浓度升高，使之恢复正常。国外报道12例垂体腺瘤患者，其中9例为 PRL 细胞腺瘤，2例为 GH 细胞腺瘤，1例激素浓度正常。经口服单次剂量溴隐亭2.5mg，8小时后 PRL 浓度即降至基线水平的65%～95%，每日继服2.5～7.5mg 后，有7例 PRL 细胞腺瘤患者血清 PRL 浓度降至正常范围，且一般情况改善，溴隐亭不仅可降低垂体腺瘤患者的血中 PRL 浓度，而且可使肿瘤体积缩小。一般报道肿瘤回缩需用药3个月，也有治疗4～6周即见明显效果者。另有人认为，对瘤体超出蝶鞍的 PRL 细胞腺瘤用溴隐亭治疗效果优于手术。更大的侵犯海绵窦的肿瘤，用该药治疗可完全替代手术，对经手术和放疗失败的肿瘤，则溴隐亭就是患者的救星。一般用量2.5mg，从每日1次开始，渐增至每日3次，此后视病情需要而再增大，可为每日10～30mg。治疗肢端肥大症时，每日可用10～60mg。常见的不良反应有轻度恶心、呕吐、便秘、眩晕、体位性低血压和排尿性晕厥，多于开始治疗时出现，但很快消失，与食物同服可减少恶心。

2. 赛庚啶

赛庚啶通过拮抗5-羟色胺而使 ACTH 分泌减少，皮质醇降至正常，且昼夜节律及地塞米松抑制试验恢复正常，治疗垂体 ACTH 细胞腺瘤（又称库欣病）可使临床症状改善。国内有人用本药治疗4例库欣病患者（其中1例为垂体腺瘤术后），每日用量12～20mg，随访6个月至1年，症状稳定者3例，1例病情加重。

3. 生长抑素（SS）

SS 及其类似物可抑制垂体腺瘤分泌 PRL 和 ACTH，并可抑制由促甲状腺素释放激素（TRH）引起的 TSH 分泌和由 Nelson 综合征、库欣病引起的 ACTH 分泌，临床使用适当剂量的外源性 SS，可有针对性地治疗 GH 细胞腺瘤、ACTH 细胞腺瘤、TSH 细胞腺瘤和 PRL 细胞腺瘤等。尤其对手术、放疗或溴隐亭治疗失败的垂体腺瘤患者，单用或合用 SS 及促性腺激素释放激素更为适宜。有人治疗的5例 GH 细胞腺瘤患者，均行垂体腺瘤切除术，但术后血 GH 仍明显高于正常，用 SS 后血 GH 全部降至正常水平，且 SS 的不良反应很小。

4. 激素类药物

已有脑膜瘤细胞体外培养试验证实，生理浓度的雌二醇和孕酮可以刺激肿瘤细胞生长，而孕酮受体拮抗剂或药理浓度的孕酮抑制其生长。但已有的临床试用报告尚未得到满意效果，可能与脑膜瘤生长缓慢，临床疗效难以观察，病例未经性激素受体测定筛选等有关。这类药物有：

他莫昔芬（TAM）：10mg，口服，每日2次，若1个月内无效剂量可加倍。

氨基导眠能（AG）：为雌激素合成抑制剂。用 TAM 无效者该药仍可能奏效。用法：250mg，口服，每日 2 次，两周后改为每日 3~4 次，但日剂量不宜超过 1 000mg，同时服氢化可的松，开始每日 100mg（早晚各 20mg，睡前再服 60mg），两周后减量至每天 40mg（早晚各 10mg，睡前 20mg）。用 AG 有效者，一般在服药后 10 天左右症状缓解，如果治疗后 3 周症状无改善，则认为无效。

美服培酮（RU486）：系人工合成的孕激素拮抗剂。实验表明，对抑制体外培养脑膜瘤的生长有明显的作用，在动物体内也有抑制肿瘤作用，但合适的临床用量尚有待探索。

甲羟孕酮（MPA）：100mg，口服，每日 3 次，或 500mg，口服，每日 2 次。

甲地孕酮（MA）：160mg，口服，每日 1 次。在用孕酮做临床用药时，应注意在体外试验中孕酮对脑膜瘤的作用是有争议的。

丙酸睾酮：50~100mg，肌内注射，隔日 1 次，可用 2~3 个月。

类固醇激素：Gurcay 等在实验性脑肿瘤、Chen 和 Mealey 在人脑胶质瘤的组织培养中观察到类固醇激素有细胞毒作用。以类固醇激素治疗原发性脑肿瘤或脑转移瘤，可使症状显著好转。一般认为，其治疗效果主要是消除脑水肿。当停用类固醇激素时，疗效消失，所以一般需连续应用数天或数周以维持疗效。地塞米松是最常用的类固醇激素，剂量一般为 10~20mg/d，但有时为获得疗效可采用更大剂量。

### 六、预后

颅内肿瘤的预后，主要取决于肿瘤的性质、部位和患者就诊时全身状态及治疗情况。

良性肿瘤，位于浅表、非功能区，术前患者一般情况较好，如能及时全切，预后往往较好，有可能恢复甚至胜过手术前患者的体力及脑力情况，而且术后不复发。如果肿瘤已经侵犯、包围了重要神经、血管或其他重要结构（如颈内动脉、动眼神经、延脑呼吸中枢）等，虽然肿瘤性质属于良性，但预后不佳，术后往往出现严重后遗症甚至危及生命；如果治疗不及时，则已经失明或接近失明的视力无法恢复。

恶性肿瘤，虽然一般不向颅外转移，但预后不佳，即使给予手术、放疗及化疗，一般仅只延长生命。尽管如此，对于恶性肿瘤，近年来主张采用显微手术，尽可能做到"镜下全切"，然后给予放疗及化疗，包括多种药物化疗、支持营养治疗等，可以明显延长生存期，改善患者生存质量。在恶性肿瘤中，小脑星形细胞瘤的预后较大脑半球者好，伴有长期癫痫发作者较无癫痫者好。

（刘连超）

# 第二节　神经胶质瘤

神经胶质瘤是指发生于神经外胚叶组织的肿瘤，也称胶质细胞瘤，简称胶质瘤。胶质瘤属颅内肿瘤，是最常见的颅内肿瘤，占颅内肿瘤的 40%~51.8%。其中星形细胞瘤和胶质母细胞瘤占66%，其次是髓母细胞瘤、少突胶质细胞瘤等。胶质瘤的部位和类别与患者年龄有一定的关系，小脑及脑干胶质瘤多见于儿童，大脑半球星形细胞瘤和多形性胶质母细胞瘤则多见于成人；成人的脑干肿瘤常为星形细胞瘤，儿童的脑干肿瘤常为极性成胶质细胞瘤。

胶质瘤包括两类，一类由神经间质细胞形成的肿瘤，包括星形细胞瘤、星形母细胞瘤、间变性星形细胞瘤、少突胶质细胞瘤、松果体细胞瘤、室管膜瘤、脉络膜乳头状瘤、多形性胶质母细胞瘤、极性成胶质细胞瘤、髓母细胞瘤等；另一类是由神经元形成的肿瘤，包括神经节细胞瘤、神经节胶质瘤、神经节母细胞瘤。

## 星形细胞瘤

星形细胞瘤起源于星形细胞，占神经上皮性肿瘤的21.2%～51.6%，颅内肿瘤的13%～26%，男：女约为3:2，发病高峰为31～40岁。星形细胞瘤可发生于中枢神经系统任何部位，成年人多位于大脑半球，以额叶、颞叶多见，顶叶次之，枕叶则少见。儿童多发生于小脑半球。WHO将星形细胞瘤分为Ⅰ级毛细胞型星形细胞瘤，Ⅱ级弥漫性星形细胞瘤，Ⅲ级间变性（恶性）星形细胞瘤，Ⅳ级多形性胶质母细胞瘤。其中Ⅰ、Ⅱ级组织学分化相对良好，Ⅲ、Ⅳ分化不良，恶性程度高。

### 一、病理

星形细胞瘤是最常见的脑胶质瘤，在成人多见于额、顶、颞叶，儿童常见于小脑半球。肿瘤没有明显的包膜，在脑白质内侵袭性生长是其特点。小脑星形细胞瘤常呈囊性，囊内有瘤结节，其中Ⅰ～Ⅱ级占90%。肿瘤由成熟的星形细胞构成，根据星形细胞瘤病理形态，分为原浆型、纤维型和肥胖细胞型。

### 二、临床表现

星形细胞瘤生长缓慢，平均病史2～3年，可达10余年；分化不良型肿瘤生长较快，病史较短。肿瘤占位效应或阻塞脑脊液循环引起颅内压增高。约1/3大脑半球星形细胞瘤以癫痫为首发症状。若肿瘤侵犯额叶、胼胝体或扩散到对侧额叶，表现为精神障碍、表情淡漠、情感异常、记忆力减退、性格改变、对周围事物不关心等。

### 三、实验室及其他检查

（一）星形细胞瘤的CT检查

CT平扫星形细胞瘤的共同表现多为以低密度为主的混杂密度病灶，但亦可表现为均匀低密度、等密度或以低或等密度为主的混杂密度病灶，极少数病例可表现为高密度病灶。在这些病灶中，均匀低密度病灶多为实质性肿瘤本身含水分较多，亦可为肿瘤大部或完全囊变所致。在混杂密度病灶中低密度区多为肿瘤本身所致。等密度区常为肿瘤的实质部分，而高密度者多与肿瘤内较新鲜出血或钙化有关。肿瘤内出血表现为不规则的高密度区，出血量较多者可与病灶囊变区形成高、低密度液平。肿瘤内钙化率约为

20%，呈点状、斑片状或弧线状，可位于肿瘤内或囊壁上。多数肿瘤呈浸润性生长，造成肿瘤边界模糊不清。有时肿瘤浸润范围很广，一侧大脑半球内的肿瘤可沿胼胝体侵及对侧大脑半球，形成两侧大脑半球内病灶。如果这类肿瘤位于前额部，则可在 CT 横断面扫描上见病灶经胼胝体前部侵及对侧，双侧前额部病灶呈蝴蝶状生长；但在侧脑室体部附近的这类病灶，由于层次及部分容积效应的关系，CT 横断面扫描对胼胝体受犯情况不能显示或显示较差，易误诊为两侧大脑半球内的多发病灶。此时，CT 冠状面扫描可较清楚地显示两侧病灶在胼胝体处相连续。但必须注意，亦有少数星形细胞瘤（特别是恶性者）为颅内多发性病灶。

增强后扫描，多数肿瘤出现不同程度的强化，多为不均匀增强，少数可为均匀增强。在不均匀增强的病灶中，可表现为病灶大部增强，其内有斑片状不增强区或增强较弱区，亦可表现为明显单环状或多环状增强，增强环可不规则，厚薄不均呈花圈状，其环可连续或不连续，增强的环壁上有时可出现一增强的肿瘤结节。多数肿瘤增强后扫描边界仍不清楚，亦有部分肿瘤无明显增强效应。关于星形细胞瘤增强的机制，一般认为与肿瘤内血管情况有关，若肿瘤内血管丰富，且受到肿瘤侵蚀，其微血管的超微结构异常，内皮细胞之间连接出现空隙，则造影剂外溢，造成病灶增强；若肿瘤内血管受侵蚀较轻或未受侵蚀，其微血管内皮细胞结合紧密，无或仅轻微造影剂漏出，则不出现增强。

（二）星形细胞瘤的 MRI 检查

在 MRI 图像上该肿瘤的 $T_1$ 和 $T_2$ 弛豫时间均延长，后者延长更明显，因此，肿瘤在 $T_1$ 加权图像上表现为略低信号灶，在 $T_2$ 加权图像上表现为明显高信号灶。肿瘤的信号强度可均匀一致，亦可不均匀，造成信号不均匀的原因主要有肿瘤的坏死、囊变、出血、钙化和肿瘤血管供应等。其中，肿瘤内的坏死和囊变，可为斑点状，亦可涉及肿瘤大部或全部，由于其囊液内蛋白质含量较高，故 $T_1$ 弛豫时间的延长不如正常脑脊液明显，因此，在 $T_1$ 加权图像上其信号强度低于脑组织和肿瘤实质部分，但高于正常脑脊液；在 $T_2$ 加权图像上其信号亦略高于肿瘤实质部分。肿瘤内出血的信号变化则依其出血时间的长短而不同，多数表现为 $T_1$ 加权图像和 $T_2$ 加权图像上的高信号。肿瘤钙化可出现在肿瘤实质内或囊壁，但 MRI 的显示不及 CT，只有较大钙化才能显示，表现为 $T_1$ 加权图像和 $T_2$ 加权图像不规则低信号区。此外，在 $T_1$ 加权图像和 $T_2$ 加权图像上常可见到粗短的条状低信号区，为部分恶性或偏恶性的肿瘤内部血管流空现象。注射 Gd - DTPA 后，多数良性或偏良性肿瘤无增强，但大多数恶性程度较高的肿瘤出现增强。其表现多样，可呈均匀一致性增强，亦可呈不均匀或环状增强。当一侧大脑半球肿瘤穿过胼胝体侵及对侧时，其穿越部分亦可增强。

**四、治疗**

大多数浸润生长的大脑半球星形细胞瘤无法手术治愈，尤其是老年患者。手术应以延长患者高质量生存时间为目标，在不增加神经功能损伤前提下，尽量切除肿瘤。术后行全脑加瘤床放疗。小脑半球星形细胞瘤完整切除后有望根治。

### 五、肿瘤复发和预后

星形细胞瘤疗效判定标准目前尚不统一，可参考增强 CT 影像为判定标准：①显效，肿瘤病灶消失；②有效，肿瘤缩小 50% 以上；③微效，肿瘤缩小在 25% ~ 50%；④无变化，肿瘤缩小 25% 以下，增大在 25% 以内者；⑤恶化，肿瘤增大超过 25% 或出现新病灶。

肿瘤复发与再手术：①肿瘤复发，指原手术部位及其周围 2cm 范围内重新发现肿瘤。根据临床表现判断肿瘤复发，主客观因素干扰多。术后 3 日内复查增强 CT 和 MRI，记录肿瘤切除程度，对日后判断肿瘤是否复发十分重要。术后数天，手术部位出血块及血性脑脊液显示高密度，充血脑组织被强化，都影响对残余肿瘤的观察。②再手术指征，恶性星形细胞瘤复发，再手术的必要性及适应证存在争论。全身状态好、两次手术间隔 6 个月以上者，再手术效果可能良好。

预后：40 岁以下低级别星形细胞瘤，手术全切肿瘤能使生存期延长。丘脑或脑室肿瘤，肿瘤直径≥5cm，疗效差。分化不良的星形细胞瘤治疗困难，预后差，90% 于确诊后 2 年内死亡。

## 胶质母细胞瘤

胶质母细胞瘤占神经上皮性肿瘤 22.3%，仅次于星形细脑瘤。好发年龄为 30 ~ 50 岁，男多于女，为（2 ~ 3）:1，以大脑半球最常见，常累及数个脑叶，并可经胼胝体延至对侧大脑半球，向皮质深部侵犯丘脑、基底节等部位，脑干、颅后窝则极少见。肿瘤起源于白质，呈浸润性生长，肿瘤生长迅速，易产生坏死、囊变。组织学表现复杂，为明显多形性，同一肿瘤不同部位亦不一致，可由星形细胞瘤恶变而来。本病病程短，颅内高压严重者可出现意识障碍和脑疝。癫痫发生率较低。

### 一、临床表现

病程短，多数在 3 个月内就诊，个别病例因肿瘤卒中而就诊。头痛、呕吐、视力减退及视盘水肿等颅内压增高症状较早出现，这是因为肿瘤迅速增殖的同时引起严重脑水肿所致。成人的大脑半球多形性胶质母细胞瘤依肿瘤部位不同而临床表现各异，多有不同程度的偏瘫、失语或偏盲等。如肿瘤出血可出现脑膜刺激征。约 25% 的患者可表现为局限性或全身性癫痫发作。

### 二、MRI 和 CT 检查

MRI 与 CT 一样可显示病变的广泛性及病灶的囊变和坏死，病灶边缘不规则，占位征象明显，常累及胼胝体，使中线结构变形，脑室变小、封闭，向对侧移位。注射 Gd – DTPA 后显示广泛的病灶中有少许不规则的高强度信号增强影。

### 三、治疗

**（一）手术治疗**

与星形细胞瘤相似。肿瘤恶性程度高，呈浸润性生长，很难全切。

**（二）术后治疗**

辅以放疗或化疗，同时给予降低颅内压及抗癫痫治疗。

## 少突胶质细胞瘤

少突胶质细胞瘤是一种少见的胶质瘤，占胶质细胞瘤的 6% ～ 8%。多见于成人30～50岁。肿瘤大多数发生于大脑半球，好发于额叶白质，其次是顶叶、颞极等处。肿瘤常与星形细胞瘤共存，称混合性胶质细胞瘤。

### 一、病理

**（一）肉眼观察**

肿瘤开始生长于皮层灰质内，部位表浅，容易察觉。局部脑回扁平而弥散性肥大，脑沟变窄，切面见瘤与周围脑组织界限不清，较正常的脑灰质更加灰暗或灰红。体积大的肿瘤可向下波及白质，并有出血和囊性变发生，但坏死不常见。瘤内常有不同程度的钙化，故以刀切之有沙砾感。

**（二）镜下观察**

镜下最突出的特点是瘤细胞的蜂窝状结构和瘤细胞均匀一致的排列。瘤细胞颇似植物细胞，圆形，胞核为正圆形，浓染，位于中央。核周围呈透明状空泡间隙，称为蜂窝状或盒状结构，这种现象可用细胞内水肿或黏液样变解释。胞质边缘为一薄膜，有时与邻近的细胞相连接而构成网格状。在一个蜂窝盒内一般只有一个细胞核，偶可有两个以上。在金属浸染的切片上，细胞突稀少，胞核不浸染，而呈透亮的小点状。瘤细胞排列较丰富密集，均匀一致，细胞间的距离大体相等。间质稀少，仅有近乎正常或稍扩张的毛细血管，管壁薄，不增生，胶质纤维亦较少。钙化较其他胶质细胞瘤多见，成为本瘤诊断的特征之一。但仅就该瘤而言，只有 20% 左右的病例有钙化，所以对其诊断价值不能过分强调。钙化常发生在血管壁内，亦可见于肿瘤的任何区域，甚至瘤外的脑组织内。钙化的大小不一，小者仅在镜下察见，大者可占瘤的大部分；其形成多呈不规则的斑块状，呈同心环状者极少见。囊性变较多见，坏死少见。

### 二、临床表现

肿瘤生长缓慢，病程长，从出现症状到就诊一般为 3 ～ 5 年。患者常以长时间的局灶性癫痫为首发症状，占 52% ～ 80%，为胶质瘤中最常见者。颅内高压症状出现迟。其他症状及体征与星形细胞瘤一样，并无特殊。

### 三、颅骨 X 线片

X 线可显示肿瘤钙化斑，呈条状或点、片状，肿瘤钙化率高达 70%。

### 四、CT 检查

少突胶质细胞瘤 CT 多表现为等或稍低密度病灶，边缘不清楚，周围水肿甚轻或无脑水肿，轻度不均一强化或无增强效应，表浅的肿瘤可有局部颅骨受侵蚀变薄征象。特征性表现为病灶内出现明显钙化。恶性少突胶质细胞瘤内钙化不明显，常表现为稍低密度病灶伴少量钙化或不伴钙化，病灶多呈明显强化，瘤周水肿严重，占位征象明显。

### 五、MRI 检查

瘤体边界十分清楚，几乎无脑水肿，注射 Gd – DTPA 明显增强。MRI 不能可靠地显示钙化灶，小的斑点状钙化灶不能显示，大的钙化灶在 $T_2$ 加权图像呈圆点状黑影。

### 六、诊断与鉴别诊断

少突胶质细胞瘤典型的 CT 表现为大脑半球（尤其是额叶）的略低或等密度病灶，边界不清，其内出现大而明显的条状或斑片状钙化，一般诊断不难。MRI 可帮助进一步了解肿瘤部位和范围。

在鉴别诊断方面，少突胶质细胞瘤主要应与颅内易出现钙化的病灶相鉴别。

1. 星形细胞瘤

其亦常出现肿瘤内钙化，但钙化多为斑点状，远不如少突胶质细胞瘤的钙化明显，且常出现肿瘤内囊变和环形增强，与少突胶质细胞瘤不同。

2. 脑膜瘤

其亦可发生钙化，易与脑表浅部少突胶质细胞瘤相混淆，但前者钙化多呈斑点状均匀散布，肿瘤边界清楚，平扫多为均匀稍高密度，常伴颅骨增生性改变，可资与少突胶质细胞瘤鉴别。

3. 颅内动静脉畸形

该病常出现条状明显钙化，与少突胶质细胞瘤相似。但前者无占位征象，增强扫描可见血管强化影，脑血管造影可帮助确诊。

4. Sturge – Weber 综合征

其亦可出现颅内明显钙化，但钙化较广泛，沿大脑半球表面分布，且常伴患侧大脑半球的萎缩，有时尚可见沿三叉神经分布的颜面血管瘤。

5. 脑内结核瘤

脑内结核瘤常表现为脑内实质性占位病灶，伴小片状钙化，但病灶多较小，周围水肿较明显。

### 七、治疗

（一）手术治疗
手术切除方式与星形细胞瘤相似，应尽可能全切肿瘤。
（二）术后放疗或化疗
可延长生存期。

## 髓母细胞瘤

髓母细胞瘤是儿童最常见的原发性肿瘤，多见于 5～15 岁，第二次发病高峰年龄为 20～25 岁。约占全部颅内肿瘤的 1.8%，占儿童颅内肿瘤的 10%。

### 一、病理

#### （一）肉眼观察

肿瘤界限一般比较清楚。肿瘤富于细胞和血管，质脆软，呈紫红色或灰红色，似果酱，肿瘤有侵犯软脑膜的倾向。脑膜被浸润后引起增生，致使瘤组织具有弹性且较硬。浸润软脑膜的倾向又可带来蛛网膜下隙和脑室系统转移。肿瘤中心部发生坏死较少见。囊性变和钙化更罕见。

#### （二）镜下观察

瘤细胞往往呈椭圆形、长圆形或胡萝卜形，细胞质非常稀少，或几乎看不到；细胞核多呈椭圆形，亦可呈圆形或略长形。核染色质丰富而深染，一般不易察见核膜和核仁；有时少数瘤细胞可以略大些，染色质较少而略显得苍白，可见核膜和核仁，这种细胞曾被认为是瘤细胞向神经元分化的证据。张福林等报道的 218 例髓母细胞瘤中，有 40 例（18.35%）见到向神经元过渡。

瘤细胞非常丰富，大小一致，排列密集，分布不均，无一定方向，倾向于成丛簇状集聚。本瘤可形成对诊断有意义的纤维心菊形团；一般认为 2/3 病例不见菊形团，但张福林等报道的病例有 72.48% 观察到典型和不典型的菊形团结构。一部分病例的瘤细胞分化高，染色浅淡，出现胞突，排列也较疏松，这些表现被认为是髓母细胞瘤的瘤细胞向胶质过渡。张福林等报告的病例有 54.13% 出现此种过渡。瘤内不形成胶质纤维，亦不形成网状纤维。肿瘤几乎没有间质，血管亦不甚多，血管的管壁甚薄，管腔较小，大多属于毛细血管。大片坏死不常发生，多见个别瘤细胞的坏死。瘤边缘每可见到瘤细胞向正常脑组织浸润，往往首先浸润于小血管周围形成瘤细胞袖口，并借此再向远处蔓延。仔细检查可发现有软脑膜浸润。

### 二、临床表现

肿瘤高度恶性、生长快、病程短，平均病程 4 个月左右。主要症状有颅内压增高和小脑症状。肿瘤易阻塞第四脑室产生脑积水及颅内压增高症状，如头痛、恶心、呕吐、视盘水肿，晚期可出现强直性发作及慢性枕骨大孔疝。恶心、呕吐多较严重，这可由两方面原因引起：其一是肿瘤所致的脑脊液循环通路梗阻，引起颅内高压；其次是肿瘤突入第四脑室刺激第四脑室底部的迷走神经核或慢性枕骨大孔疝压迫和刺激了脑神经的一种保护性反射。

肿瘤主要破坏小脑蚓部，损害小脑、小脑蚓部与前庭脊髓之间的联系，表现为躯干性共济失调，身体平衡障碍，步态不稳，步履蹒跚，行走时双足间距加大，闭目站立试验（Romberg 征）向前倾倒为上蚓部受损的表现，向后倾倒者为下蚓部受损的表现。

### 三、CT 检查

小脑蚓部可见一边界相对较清楚的略高密度灶，密度常较均匀，少数呈等密度，周围脑水肿轻。肿瘤常突入、压迫或闭塞第四脑室，引起阻塞性脑积水。有时肿瘤可通过正中孔长入小脑延髓池，或通过侧孔长入脑桥小脑角池。增强后肿瘤呈明显均匀性强化，CT 值多数上升 10~20 Hu，少数为片状不均匀增强。

### 四、MRI 检查

呈长 $T_1$ 或 $T_2$，$T_1$ 加权图像上肿瘤呈低信号区，$T_2$ 加权图像为等或高信号区。$T_2$ 像呈等信号，可能与肿瘤细胞中细胞核所占比例大、细胞核含水比细胞质少有关。MRI 还可以显示髓母细胞瘤转移情况。

### 五、治疗

手术尽量切除肿瘤，术后放疗或化疗，一半患者可生存 5 年。术后 30%~40% 需行侧脑室—腹腔分流术，分流可造成肿瘤种植。文献报告，5% 的患者发生颅外、骨、淋巴结和肺转移。

室管膜瘤

室管膜瘤占颅内神经胶质瘤 5%~6%，占儿童脑肿瘤 9%。60%~70% 位于幕下，肿瘤常起源于Ⅳ脑室侵犯闩部，灰色似有边界，全切除不容易，可通过脑脊液"种植"播散，恶性程度不如髓母细胞瘤高，预后差。患者多伴有颅内压增高、共济失调、眩晕。幕上肿瘤会发生癫痫。室管膜下室管膜瘤常发生脑室室管膜下胶质细胞，分化好，生长缓慢，预后较好。如肿瘤起源Ⅳ脑室底，常伴脑积水。MRI $T_1$ 加权像为混杂信号，$T_2$ 加权像为显著高信号，CT 有时可见钙化。手术切除肿瘤，术后放疗。如脊髓转移，应行全脊髓小剂量照射。术后行脑脊髓放疗，5 年生存率为 41%，儿童预后差仅为 30%。

（刘连超）

## 第三节　脑膜瘤

脑膜瘤一词由 Harvey Gushing 于 1922 年提出，用于描述中枢神经系统的脑膜、脊膜的良性肿瘤。脑膜瘤从神经外胚层发育而来，起源于蛛网膜内皮细胞，占脑肿瘤的 5%~18%。几百年来，脑膜瘤以它引人注目的外观形状，所能达到的巨大体积以及特别的临床表现吸引了外科医生、病理学家和解剖工作者的注意。正是由于脑膜瘤有一种使颅骨增厚的倾向，早在史前的人类颅骨上就留下了它的印记。脑膜瘤系良性肿瘤，早期表现不典型，且由于脑膜瘤血运丰富，常位于颅底及重要血管旁，手术难度大，所以脑膜瘤的研究一直是神经外科的重要课题之一。

起源于脑膜的肿瘤有三大类，即脑膜细胞肿瘤（脑膜瘤）、间充质细胞肿瘤和原发性黑色素细胞肿瘤，其中以脑膜瘤最为多见。脑膜瘤是颅内常见肿瘤，其发病率仅次于胶质瘤。脑膜瘤起自蛛网膜细胞，这些细胞常密集于静脉窦和硬脑膜反折等蛛网膜颗粒分布的部位。脑膜瘤偶尔也可起自异位于海绵窦、脑室及鼻腔的蛛网膜细胞。脑膜瘤可以根据部位进行分类，如矢状窦旁脑膜瘤、大脑凸面脑膜瘤、蝶骨翼脑膜瘤等；也可以根据组织病理学进行分类，如上皮细胞型脑膜瘤、成纤维细胞型脑膜瘤、血管母细胞型脑膜瘤等。恶性脑膜瘤常有脑或血管浸润、细胞增殖指数高或有特殊抗原标记物。

关于脑膜瘤的发病率在尸体解剖发现的肿瘤中，脑膜瘤约占30%。一般地说，随着年龄增长而发病率有所增加。儿童发病率低于0.3/10万，成人则可高达8.4/10万。

脑膜瘤发病率女性高于男性，其比例为2:1。在儿童，发病率为1%~4%，无明显性别差异。随着CT及MRI技术的应用，脑膜瘤的发病率有明显增高，尤其是老年人，许多无症状的脑膜瘤常为偶然发现。多发性脑膜瘤占1%~2%，但文献报道中有家庭发病史。

### 一、病因

脑膜瘤的发生与某些遗传因素和环境因素密切相关。头部外伤、病毒、高剂量或低剂量照射、神经纤维瘤病Ⅱ型（BANF）都可能是脑膜瘤的致病因素。

（一）遗传因素

神经纤维瘤病是最常见的常染色体显性遗传性疾病，3 000个新生儿中大约有1例患儿。神经纤维瘤病Ⅰ型（VRNF）与BANF在临床上有显著区别，具有特定的遗传学异常。很早就发现BANF与脑膜瘤相关联。BANF患者往往在十多岁或二十多岁就出现明显的听力障碍，影像学检查双侧听神经瘤的同时有时能发现多发性脑膜瘤。现在已知任何一型神经纤维瘤病都可伴发脑膜瘤，但更常见于BANF。

（二）环境因素

1. 外伤

Gushing和Eisenhardt曾经回顾分析了295例颅内脑膜瘤，发现93例（32%）有头部外伤史，Gushing因此认为头部外伤是脑膜瘤发生的重要致病因素。但是否在外伤的同时已有脑膜瘤的存在并不十分清楚，也许因为头部外伤引起医生对颅脑区域的重视，原先容易忽视的无症状性脑膜瘤才得以发现。至今诸多对照研究仍不支持头部外伤和脑膜瘤之间的关系。Ghoi等的回顾分析发现脑膜瘤患者和对照组在过去头部外伤的发生频率上并无差别。虽然头部外伤可能是一些脑膜瘤生长的辅助因素，但大多数研究表明外伤并非脑膜瘤发生的重要致病因素。

2. 放射

放射线可诱导DNA单链和双链的断裂，引起基因缺失和易位。这种改变和肿瘤细胞的形成有关。放射诱导性肿瘤的诊断标准包括：①在放射野出现新的肿瘤；②在放射和新近出现的肿瘤之间存在较长的潜伏期；③新近出现的肿瘤与放射前原有的肿瘤组织类型不同。

（三）病毒

在啮齿类和非人类的灵长类动物中，许多 DNA 和 RNA 病毒都能够在中枢神经系统诱发新生物（瘤）。有关病毒感染在脑膜瘤发生过程中的作用已经研究了 20 多年，这些研究大部分集中在 DNA 病毒上，特别是乳多空病毒，包括类人猿病毒 40（SV40）、人类乳多空病毒（BK）和其他相似于 SV40 的病毒。虽然乳头瘤多瘤病毒 T 抗原在人类脑膜瘤中常可测出，但这些病毒在实验动物中从来没有产生过脑膜瘤。一项研究发现，采用不同病毒 DNA 探针的原位杂交技术发现 7 例脑膜瘤中，3 例有与 SV40 有相关的核酸系列。从人的脑膜瘤中分离出来的 SV40 和自然发生的 SV40 调节和强化作用不同。类似的技术可被用作探测脑膜瘤相关腺病毒的 RNA 系列。虽然这些发现提供了在脑膜瘤发生中这些病毒的 DNA 起作用，然而确切的因果关系仍然不十分清楚。如果肿瘤发生是一个多步骤过程，那么正常蛛网膜细胞的病毒感染就可能起作用。

（四）基因、激素和生长因子受体

基因、激素和生长因子受体在脑膜瘤的发生过程中也起了一定的作用。

**二、病理**

肿瘤大都有完整包膜，多为结节状或颗粒状，表面常有迂曲而丰富的血管。质地常较坚韧，有时有钙化或骨化，很少有囊性变。大部分肿瘤为灰白色，少数由于有出血或坏死灶，瘤质变软，色暗红，剖面粗糙，有的呈鱼肉样改变。囊性脑膜瘤少见。所谓囊性脑膜瘤，不包括显微镜下的囊性变。

少数脑膜瘤界限不清，呈浸润性生长，甚至侵蚀颅骨，导致颅骨破坏或反应性骨质增生，严重者可侵犯头皮或颞肌。骨质增生显著的，可能被误诊为颅骨骨瘤，有时很像外生骨疣并突入眼眶和鼻腔。剖面可见骨板增厚，但仍可辨认出内外板的层次，骨小梁粗大，骨腔充血。镜下可见瘤细胞呈弥散性浸润。一般认为，骨质增生与瘤的浸润或肿瘤所造成的硬膜和血管的分离有关，但也有人认为与肿瘤细胞的化生有关。

显微结构：纤维型脑膜瘤的纤维成分多，由梭形狭长的成纤维细胞构成，细胞间有大量的胶原纤维成分，结构上形成典型的或不典型的旋涡状。内皮型脑膜瘤由蛛网膜上皮构成，胞质均匀，细胞核结构清晰，有时出现异形性，大小不一，无核分裂象，纤维成分少。砂粒型脑膜瘤是在纤维型或内皮型脑膜瘤的旋涡状或同心圆结构中发生透明变或钙化，形成砂粒体。血管型脑膜瘤以血管或血窦为基础。这些血管或血窦由极薄的血管内皮细胞构成，和蛛网膜细胞一起形成索状结构，容易发生液化囊变或瘤内出血。脑膜肉瘤为恶性脑膜瘤，呈浸润性生长，组织学上可见大量的细胞核分裂象，甚至失去典型的组织学结构。

**三、临床表现**

脑膜瘤生长缓慢，其临床表现取决于肿瘤起源部位、大小及其对邻近脑组织、脑神经以及脑脊液循环通路的影响。

（一）颅内高压症状

头痛、呕吐、视力进行性减退。

（二）癫痫

成年人幕上脑膜瘤的癫痫发生率较高，尤以位于中央沟区域及其附近者更为常见。癫痫常为单纯性部分性发作，多伴有对侧肢体的不全瘫痪。嗅沟脑膜瘤、额叶前份脑膜瘤可出现癫痫大发作。

（三）定位症状与体征

由于肿瘤生长部位的不同，产生与受累部位神经功能有关的临床表现：

1. 大脑镰旁及矢状窦旁脑膜瘤

因肿瘤生长的位置不同症状差别大：

1）肿瘤位于前1/3：可因肿瘤压迫额叶而出现精神障碍，表现为欣快感、不拘礼节、表情淡漠、性格改变等。

2）位于中1/3：早期，由于中央前后回受到刺激，可能出现部分性癫痫（Jackson癫痫），发作后对侧上下肢出现暂时性瘫痪，称为一过性（Todd）瘫。晚期出现对称性上、下肢瘫。

3）位于后1/3：一般只引起视野改变，晚期出现颅内压增高症状、同向偏盲等。

2. 嗅沟脑膜瘤

常长至较大时才出现症状。早期常有额部头痛，可放散至眼窝后部。可有一侧嗅觉减退或丧失，但不易被患者觉察。有时出现记忆力减退、注意力不集中或表情淡漠等精神症状，但很少发展至痴呆程度。肿瘤向后生长可压迫视神经，引起原发性视神经萎缩，单眼视力下降，还可因颅内压增高引起对侧视盘水肿，此即福斯特—肯尼迪综合征。巨大肿瘤也可同时侵犯两侧视神经，引起双眼的视力、视野障碍。少数患者有癫痫大发作，但出现肢体运动障碍者很少。

3. 鞍结节脑膜瘤

患者大多有隐匿性进行性发展的视力、视野障碍，而且常常是不对称的。约80%的患者以此为首发症状，少数为急性视力障碍或症状有波动。单侧视力障碍占55%，双侧视力障碍占45%。视野障碍以双颞偏盲或单眼失明最为常见，而另一眼颞偏盲多见，也可以表现为单眼视力基本正常，另一眼颞侧偏盲。怀孕有可能加重症状。眼底视盘原发性萎缩多见，高达80%。还可以出现福斯特—肯尼迪综合征。头痛占20%～25%，大多表现为额部疼痛，也可以表现为眼眶、双颞部疼痛。

肿瘤侵及嗅神经时出现幻嗅、嗅觉减退或丧失；额叶受损患者可出现精神障碍，如嗜睡、记忆力减退、焦虑等；较少有动眼神经麻痹、三叉神经第一支功能障碍；极少数患者由于肿瘤经眶上裂侵入眶内出现眼球突出；个别患者可出现癫痫。

4. 蝶骨翼脑膜瘤

蝶骨翼脑膜瘤通常被称为蝶骨嵴脑膜瘤，但越来越多的文献称之为蝶骨翼脑膜瘤。由于该部位的脑膜瘤主要附着于蝶骨大小翼及其内侧的前床突，并非只附着于线状的蝶骨嵴上，因此，称之为蝶骨翼脑膜瘤更为合理。该瘤为颅中窝最常见的肿瘤，占颅内脑膜肿瘤的10.9%。

Cushing依据肿瘤附着部位将蝶骨翼脑膜瘤分为内1/3型（又称床突型）、中1/3型（小翼型）和外1/3型（大翼或翼点型）。McDermott和Wilson在此基础上增加扁平型。

因中 1/3 型和外 1/3 型或翼点型在临床表现上，特别是手术方法上有相似之处，因此，目前多数学者主张将蝶骨翼脑膜瘤分为外侧型（中 1/3 型和外 1/3 型或翼点型）、内侧型（床突型或内 1/3 型）和扁平型。Bonnal 等在 Cushing 分类的基础上对蝶骨翼脑膜瘤进行了全面细致的研究，将其分为 A～E 五组。

A 组：深部、前床突或蝶骨海绵窦球形脑膜瘤。附着于蝶骨翼内侧部分，前床突及海绵窦的硬脑膜上，向上长入颅腔，向下侵入海绵窦。与视神经、视束关系密切，常推移、拉长、包绕颈内动脉及其分支。

B 组：蝶骨翼侵袭性扁平形脑膜瘤。肿瘤广泛侵袭蝶骨大翼使之增厚，并常侵及蝶骨翼和海绵窦硬脑膜。颅内的颈内动脉及其分支未受累。视神经可因视神经管变狭窄而受压。肿瘤易于通过颅底向外侵袭，进入眼眶、颞窝、翼突上颌窝、咽旁间隙、咽鼓管、鼻筛腔隙、蝶窦、额窦、上颌窦等。

C 组：蝶骨翼侵袭球形脑膜瘤。兼有 A 和 B 组的特点，侵袭性极强，可越过中线甚至抵达斜坡。

D 组：蝶骨嵴中部脑膜瘤。不同程度地向额叶和颞叶内生长。虽然硬脑膜附着点较深在，但附着点总是较小，与颈内动脉和视神经没有关系。

E 组：翼点或侧裂点球形脑膜瘤。肿瘤附着于蝶骨翼的外侧部分，颅底和穹隆部交界处，压迫额叶和颞叶，穹隆部骨质受累较颅底部明显。

A 型脑膜瘤类似于 Cushing 的内 1/3，B 型和 C 型是 Bonnal 分类的特点，但其附着点与 Cushing 的中间及外侧 1/3 相似。

不同类型的脑膜瘤有不同的临床特征：

A 组：表现为单侧视力下降和视神经萎缩，可伴有偏盲。出现动眼神经麻痹则表明海绵窦受累。肿瘤较大，压迫额、颞叶时，可引起癫痫，特别是颞叶癫痫，或偏瘫、失语。颅内压增高时，可发现福斯特—肯尼迪综合征。

B 组、C 组：由于蝶骨嵴增生，可早期出现单侧眼球突出、颞窝膨隆，然后出现单眼视力下降和视神经萎缩。肿瘤侵犯额筛窦或筛窦，可导致鼻出血，压迫耳咽管则引起单耳听力减退。C 组常伴有颅内压增高、癫痫等症状。

D 组：只表现为额、颞叶受压引起的癫痫和颅内压增高等症状。

E 组：除 D 组脑膜瘤的症状，尚可伴有额颞部膨隆的外观改变和局部疼痛。

5. 小脑脑桥角脑膜瘤

内听道前小脑脑桥角脑膜瘤病程较短，平均 1.1 年。临床症状以同侧三叉神经、展神经、面神经和前庭蜗神经损害常见。最多见的脑神经损害症状是早期出现耳鸣、眩晕，中晚期出现听力下降；其次是面肌抽搐、轻度的面瘫；再次是面部麻木，感觉减退，颞肌、咬肌萎缩等三叉神经损害的表现。内听道后小脑脑桥角脑膜瘤生长缓慢，早期症状不明显，因此，起病更为隐匿，病程较长，平均 2.7 年。临床上主要表现为小脑功能障碍，如步态不稳、粗大水平眼球震颤及患侧共济失调，瘤体巨大时可出现颅内压增高症状和后组脑神经损害症状，而三叉、面、听神经损害少见。

### 四、辅助检查

**（一）头颅 X 线片**

脑膜瘤异常表现包括颅内压增高、松果体钙化斑移位、骨质改变、肿瘤钙化和血管压迹改变。单纯颅内压增高无定位、定性价值，松果体钙化斑移位诊断价值也有限，其余征象则有定位和（或）定性诊断价值。其中脑膜瘤经平片定位者占 30% ~75%，定性者占 20% ~30.5%。

**（二）CT 检查**

平扫肿块呈等或略高密度，常见斑点状钙化。多以广基底与硬膜相连，类圆形，边界清楚，瘤周水肿轻或无，静脉或静脉窦受压时可出现中或重度水肿。颅板侵犯引起骨质增生或破坏。增强扫描呈均匀性显著强化。

**（三）MRI 检查**

$T_1$ 加权图像呈等或稍高信号，$T_2$ 加权图像呈等或高信号，均一性强化，邻近脑膜强化称为"脑膜尾征"，具有一定特征。磁共振血管成像（MRA）能明确肿瘤对静脉（窦）的压迫程度及静脉（窦）内有无血栓。

**（四）脑血管造影**

利用数字减影血管造影（DSA）的脑血管影像，可以显示肿瘤血液循环不同时相的血管影像，对于了解肿瘤对静脉窦的影响有非常重要的意义。脑血管造影除见颅内肿瘤一般改变外，还可见下列特点：①颈内外动脉系统同时供血，即肿瘤血运不仅有颈内动脉、大脑前动脉、大脑中动脉等的供血，还有脑膜中动脉、颞浅动脉、枕动脉等的供血；②瘤周血管包围肿瘤，呈"手抱球"状；③晚期动脉相、毛细血管相或静脉相可见肿瘤染色。

### 五、诊断

根据进行性加重的头痛等颅内高压症状，局灶性及全身性大发作癫痫病史，偏瘫、失语等阳性体征，一般应考虑颅内占位性病变，通过头颅 X 线片、CT 及 MRI 检查，一般可明确诊断。

### 六、鉴别诊断

生长在大脑凸面、小脑凸面、矢状窦旁、大脑镰旁的脑膜瘤需与相应部位的结节型胶质瘤、转移瘤及其他实质性肿瘤相区别。鞍区脑膜瘤应与垂体腺瘤、颅咽管瘤相区别；脑桥小脑角、岩尖斜坡区的脑膜瘤应分别与听神经瘤、三叉神经鞘瘤、表皮样瘤等相区别。根据各种病变相应的临床表现和典型的影像学改变，作出上述鉴别诊断并不困难。

### 七、治疗

**（一）手术治疗**

脑膜瘤为颅内良性肿瘤，约占颅内肿瘤的 15%。其最佳的治疗方法为完整地切除肿瘤，但由于其血供丰富，增加了手术的难度。对脑膜瘤进行术前栓塞，对减少术中出血、缩短手术时间有很大的帮助。栓塞后肿瘤中心坏死、软化使得术中处理更加容易，可减少因手术操作而引起的周围脑实质的损伤并能减少术后肿瘤的复发。

1. 术前检查

术前检查包括全身情况和脑膜瘤本身的检查。全身检查包括心、肺、肝、肾、血液、内分泌、电解质酸碱平衡等方面的检查，评估患者对手术的耐受力。如果患者全身情况欠佳，手术耐受力不良，需做积极和细致的特殊准备后，方可施行手术。

脑膜瘤本身的检查有 CT、MRI 平扫加增强扫描，这些检查可以了解肿瘤的部位、形态、大小、性质及其与周围结构的关系等；脑血管造影［包括冠状动脉造影（CAG）、CT 血管成像（CTA）、MRA、DSA］能了解肿瘤的血供、肿瘤与大血管的关系，如动脉的移位、包裹、闭塞等，中央静脉大脑深静脉系统及静脉窦的通畅情况，以及确定是否有术前栓塞。球囊闭塞试验（BOT）可以观察了解颈内动脉系统的侧支循环情况，判断海绵窦等脑膜瘤术中能否牺牲颈内动脉；诱发电位检查（SSEPs、VEPs、听觉诱发电位等）可以了解皮质、脑干及脑神经受累情况。脑膜瘤本身的检查有助于肿瘤可切除性分析及手术方案的制订。

临床上，并不是所有颅内脑膜瘤患者都需要手术。决定是否手术要考虑到许多因素，如患者的年龄、全身情况、期望生存期（根据寿命表分析）、Karnofsky 评分和神经功能状况，以及肿瘤大小及部位、风险—利益比率等；如果全身健康状况不佳，如有不能控制的高血压和糖尿病，增加了外科手术风险；还要考虑到影像学检查所见应与患者的症状和体征相符，如果影像学检查和临床病史和体征不一致，那么整个手术计划必须重新考虑，患者需要进一步检查，不能贸然手术。如果患者没有症状，脑膜瘤是因为某种其他原因行影像学检查时偶然发现的，是否手术可通过观察肿瘤是否生长而作出判断，如果肿瘤生长缓慢或不生长可暂不手术。

2. 术前用药及准备

1）激素：提高脑组织对手术创伤的耐受性和改善颅内顺应性。

2）抗惊厥药物：脑膜瘤患者术前、术后容易出现癫痫发作，大多数临床医生主张术前应用抗惊厥药物，直至血清内药物浓度达到治疗浓度后再手术。

3）抗生素：对手术复杂，手术时间长的颅底脑膜瘤手术，需在手术前一天及手术中预防性应用抗生素。

4）脱水剂：对严重颅内高压、中线结构移位及瘤周水肿明显者，术前可适当应用脱水剂。

5）镇静剂：保证患者手术前晚休息好，缓解其紧张情绪。

6）术前一般应留置导尿管。

3. 手术原则

手术原则是，在不造成神经功能损害的前提下尽可能全切除肿瘤，因此，手术中必须保护好脑皮质（特别是功能区脑皮质）、脑血管和脑神经。

4. 手术技巧

若脑膜瘤包膜完整，没有突破周围蛛网膜生长，没有包裹、侵犯邻近的动脉和神经，手术切除的一般方法是先处理肿瘤的基底部，阻断肿瘤血供，后做瘤体内切除肿瘤，然后沿蛛网膜界面分离肿瘤包膜，并将其牵离周围脑皮质和神经、血管结构，分块切除，最后处理附着硬脑膜和受累骨质。铲除肿瘤附着的方法是，一手拿吸引器，另一手拿双极电凝，用吸引器吸除出血、夹碎的或质软的肿瘤；用双极电凝烧灼供血血管和分离、夹碎肿瘤组织。若脑膜瘤已经突破周围蛛网膜生长，侵犯邻近的神经组织和动脉壁，甚至造成血供管腔闭塞，手术切除时首先要判断重要血管、神经在瘤体内的部位和走向，以免在做瘤体内切除时损伤这些结构。铲除肿瘤附着、阻断血供后，尽可能在肿瘤的近端或远端找到被肿瘤包裹的血管和神经，然后顺行或逆行追踪血管和神经，分离、切除肿瘤。

5. 注意事项

1）重视显微外科技术的应用。

2）注意利用蛛网膜界面来分离切除肿瘤。

3）尽量采用锐性分离，锐性分离是最安全的分离，永远不要用力牵拉任何脑组织。

4）保留、修补或重建血管非常重要，因为血管里流淌着的是维持生命和功能的血液。

5）应特别注意保护静脉，因为它更脆弱。

6）第1次手术时应以最大的热情和耐心来寻求全切除肿瘤，因为这是能治愈患者的最佳时机。

7）肿瘤会破坏正常解剖结构，因此要时刻警惕被移位的重要结构，不要在产生损伤后才意识到这是重要的结构。

8）要维持正常脑灌注压，避免低血压和过度牵拉脑组织。

9）开颅前就应想到关颅，切除前就应想到修补，保留就是最好的重建。

6. 术后处理

术后处理和其他颅脑手术相似。

1）体位：麻醉清醒后上身抬高15°~30°，坐位手术者取半坐位1~2日。

2）生命体征监测：包括意识、瞳孔、血压、脉搏、呼吸等，每小时检查1次，平稳后改为每2小时1次、每4小时1次。

3）饮食：清醒患者，术后第1天可进流质；昏迷患者及有后组脑神经损伤、饮水呛咳者禁食2天后给鼻饲流质。

4）液体和电解质：术后每日补液1 500~2 000 mL，定期监测电解质，如发现有低钠、低钾等情况应做相应补充。大剂量应用甘露醇及老年患者要定期监测肝、肾功能和血糖并做相应处理。

5）术后用药：酌情应用抗生素、激素、脱水剂。有皮质损伤者预防性应用抗癫痫药物，如无癫痫发作，1年后逐渐减量停药。疑有脑血管痉挛者术后第2天开始应用扩血管药。有下丘脑或脑干缺血或挫伤者术后给予西咪替丁或奥美拉唑等预防消化道出血。术后高热、经脑脊液检验证实有颅内感染者要调整抗生素，必要时经鞘内给药控制感染。

6）切口：硬脑膜外引流一般在术后 24~48 小时拔除。幕上切口缝线 5~7 天拆除，幕下及脊髓 8~10 天拆除。糖尿病及营养不良者应适当推迟拆线。术后发生脑脊液漏者应缝合漏口，并做腰椎穿刺（腰穿）引流脑脊液 5~7 天，促使漏口愈合。

出院后 1 个月即开始随访，最好能复查 MRI 或 CT，了解有无肿瘤残留，以备日后复查对比。以后每隔 3 个月、6 个月随访 1 次，再后每年随访 1 次。

7. 手术并发症

1）出血和失血：出血和失血是脑膜瘤手术过程中突出的问题。术前栓塞可以减少颈外动脉分支供血，术中出血将明显减少。

2）皮质损伤：皮质损伤可以是由于手术造成的皮质挫伤、裂伤，也可以是由于皮质血管损伤造成的皮质微小梗死。临床表现为癫痫、偏瘫、失语等神经功能障碍。

3）脑神经损伤：主要见于颅底脑膜瘤，如在海绵窦脑膜瘤、岩斜脑膜瘤和斜坡脑膜瘤手术过程中很容易出现脑神经损伤。

4）凝血功能状态：有出血倾向患者在术中、术后容易出现出血，术后出现颅内血肿，甚至脑疝形成；血液黏滞度增高引起高凝状态，加上术后应用止血剂均可以导致静脉血栓形成，引起肺栓塞。

5）年龄：高龄患者手术危险性明显较中、青年患者高，如术后肺栓塞在老年患者中更容易出现，是老年患者严重的术后并发症之一。

6）全身状况：Karnofsky 计分高于 50 分、CT 显示肿瘤占位效应不明显、瘤周水肿轻微者并发症发病率低，预后良好。

脑膜瘤手术死亡率为 7%~14.3%。术前一般情况差、临床症状明显（如癫痫）、高龄、肿瘤不能全切除以及并发症（如肺栓塞、颅内血肿等）的出现会使手术死亡率明显增加。

（二）放疗

1. 普通放疗

过去认为脑膜瘤对放疗较抗拒，主要是因为该肿瘤分化较完全，放疗肿瘤退缩很慢，甚至不退缩。近年来，国内外越来越多的临床资料证实放疗确有良效，可减轻头痛，改善视力和眼球运动，明显防止和延缓不完全切除者的术后复发，提高未手术者的局部控制率及生存率。因此通常认为，对确实完全切除的良性脑膜瘤可不做术后放疗，但必须在术后 1 年重复行影像学检查，如发现复发可再次手术，术后行放疗，如不宜手术者，可单纯放疗。对手术切除不彻底，特别是位于颅底、鞍旁、静脉窦旁者宜行术后放疗。对于非典型及恶性脑膜瘤，无论肿瘤位于何处，手术是否彻底，术后均应给予放疗。关于照射剂量，多数学者认为应加大局部剂量以期提高疗效。

2. 立体定向放射外科

立体定向放射外科（SRS）是指将高能射线（γ 射线或 X 射线）三维非共面聚焦于某一局限性病灶的单次大剂量照射治疗，使受照病灶发生放射反应而凋亡，而病灶外周组织因剂量迅速递减而免受累及，从而在其边缘形成一如刀割一样的界面，类似外科切除的效果。目前 SRS 主要是通过由直线加速器产生的高能 X 射线实施治疗的 X 刀系统和由 $^{60}$Co 为放射源产生的 γ 射线实施治疗 γ 刀系统完成的，由于高能 X 射线及 γ 射线均属于光子流，其放疗的生物效应是相似的，因此，放疗的效果及损伤也是很相近的。

脑膜瘤以下特性使其适合 SRS 治疗：①通常有完整的包膜；②除非是恶性脑膜瘤，一般不会侵犯脑组织；③SRS 放射剂量在照射野外围迅速减小适合治疗边缘不规则的脑膜瘤；④能在增强 CT 和 MRI 上清楚地显示出来；⑤即使瘤体很小也能发现；⑥大剂量照射后硬脑膜血管会逐渐闭塞。

在适应证掌握方面要考虑到：①病变本身因素，如病变的大小、部位及周边脑组织的移位和水肿情况等。病变太大，如大于 3cm，影像学上可以见到脑组织的明显移位及水肿，则放射本身即可加重原有的水肿，严重时可能会达到颅内高压的临界点，造成严重的后果；鞍区脑膜瘤和视神经、视交叉的距离小于 4mm，则应考虑边缘剂量对视神经的损害。②患者因素，如患者的体质、对手术的意愿和恐惧以及对术后可能出现并发症的接受程度等。

具体适应证为：①肿瘤直径小于 3cm，无明显的神经系统体征及颅内高压，患者无意手术者；②年龄偏大，不能耐受麻醉及手术创伤者；③体质较弱，全身情况比较差，内环境不稳定者；④病变位于颅底、矢状窦旁或松果体区，累及动脉、脑神经或长入静脉窦，手术风险大，可切除性低者等，均可施行放射外科治疗。

3. X 刀治疗

在计算机和医学影像学高速发展的今天，Betti 等（1983 年）首先提出将医用直线加速器应用于放射外科，其后，德国的 Sturm、意大利的 Colombo、美国的 Loeffer 等人相继应用直线加速器进行放射外科的临床探索，和 γ 刀采用$^{60}$Co 所产生的 γ 射线为放射源不同的是，X 刀采用直线加速器产生 4～18 MeV 的 X 射线作为放射源，通过加速器机头多个等中心非共面弧形聚焦照射，一次性精确地聚焦于病灶，造成靶病灶的局灶性毁损或血管闭塞，而靶区以外的组织因放射锐减形成刀切样的边缘，达到 γ 刀一样的效果。故又将直线加速器放射外科称为 X 刀。

X 刀对于脑深部的小型肿瘤具有独特的疗效，但原则上肿瘤直径不宜大于 4cm，肿瘤体积和总剂量具有相关性，肿瘤周边剂量应控制在各敏感区的耐受剂量之下。

4. γ 刀治疗

1951 年，瑞典神经外科专家 LarsLeksell 教授最早提出了"立体定向放射外科"的概念。他设想在不开颅手术的情况下，用一次性的高剂量放射线准确地聚焦后辐射并毁损颅内的靶点。他与同事设计安装了世界上第一台 γ 刀，并于 1967 年运用于临床治疗。

γ 刀治疗脑膜瘤的适应证包括：①生长在颅底或脑内深部的脑膜瘤；②肿瘤平均直径小于 30mm；③肿瘤边缘距离视神经、视交叉和视束须大于 5mm；④多发性脑膜瘤、手术后残留或复发的脑膜瘤；⑤高龄（＞70 岁）患者，且影像资料证实肿瘤持续生长者；⑥患有心肺肾疾病、血液系统疾病或糖尿病等手术禁忌或不能耐受手术情况的患者。

（三）化疗

虽然已有许多关于生物的和不同药物对培养的脑膜瘤细胞生长有抑制作用，并对载瘤裸体鼠模型瘤抑制的报道，但临床上却无药物治疗脑膜瘤的成功报道。细胞毒因子和激素受体阻断因子可以试用。

1. 细胞毒因子

使用抗代谢或者烷基化物因子进行细胞毒内化疗的成功报道事实上是不存在的。用 CTX、多柔比星（ADM）、VCR 治疗的 11 例复发性恶性脑膜瘤的报道中，Wilson 发现 1 年内的失败率为 73%，2 年失败率为 100%。未来显然需对脑膜瘤的化疗进行研究。

2. 激素受体阻断因子

早期的实验室研究指出，在脑膜瘤细胞中存在低浓度的雌激素受体和高浓度孕酮受体，妊娠促进脑膜瘤生长的临床现象也提示雌激素刺激肿瘤生长。Markwalder 等采用抗雌激素因子 TAM 治疗 6 例复发性不宜手术的脑膜瘤患者。在 8 ~ 12 个月的治疗期内，1 例有初步肿瘤反应，2 例无肿瘤生长，2 例 CT 提示肿瘤有进展，1 例由于肿瘤生长需要再次手术。在一同类的研究中，美国西南肿瘤学组报道，用 TAM 治疗 21 例患者，随访 15.1 个月，22% 有自觉改善，32% 稳定在影像学上，53% 影像学显示疾病进展。

（四）中医治疗

多年来，许多医生运用中医药治疗本病，总结了不少经验，取得了一定的疗效。周仲瑛认为，病因上应突出肝肾亏虚、风痰瘀毒阻脑，治疗上倡导标本兼顾、攻补并用，用药时注意虫类药物的使用，"巅顶之上，唯风药可到"。也重视化痰祛痰，用僵蚕、水蛭、泽兰，主张以毒攻毒，常伍用马钱子散。李旭蕃常以补阳还五汤治疗本病，认为有改善脑循环、增加心肌收缩力、增强机体免疫功能、加快神经损伤后恢复。潘国贤用药以蜈蚣、地龙、全蝎、丹参、川芎、僵蚕、半夏为首选药，注意息风清热，化痰散结，祛瘀通络，佐以滋补肝肾。钱伯文认为，治疗应首选化痰开郁，并用消肿软坚、滋补肝肾等法治疗。使用补益肝肾药物时，多用补而不腻之品，如细生地、白芍、山萸肉、稽豆衣、女贞子、杜仲、桑寄生等。

另外，在辨证用药的基础上，根据不同部位的病症，选择适当的循经药物，如前额加白芷、薄荷、升麻，巅顶加藁本，少阳经加川芎、细辛，可增加疗效。尚需注意，不少抗肿瘤药物有一定的毒性，应用不宜过量或太久。

（王文明）

# 第十五章 急性脑血管疾病

## 第一节 缺血性中风

缺血性中风和出血性中风合称急性脑血管疾病，又称脑中风或脑卒中，是由于供应脑部的血管发生病变引起的一种严重的疾病。本病多数发生在中老年，随着人类平均寿命的延长，急性脑血管疾病的发病率和死亡率也在明显上升，据我国流行病学调查，急性脑血管疾病每年新的发病率为(79～188)/10万人口，老年人为1023/10万人口。因此，急性脑血管疾病严重威胁着老年人的身体健康。

### 一、病因

急性脑血管疾病最重要的危险因素是高血压，国内外大量资料表明，血压愈高，发生脑卒中的危险性愈大。其次心脏病（风湿性心脏病、冠心病、心律失常等）、糖尿病、高脂血症及吸烟和饮酒也是公认的危险因素，正确对待和防治这些危险因素，是预防急性脑血管疾病发生的关键。

由于缺血性中风的病因基础主要为动脉粥样硬化，因而产生动脉粥样硬化的因素是发生缺血性中风最常见的病因。近期在全球范围内进行的 INTERSTROKE 研究结果显示：缺血性中风风险中的90%可归咎于10个简单的危险因素，它们依次是高血压病、吸烟、腰臀比过大、饮食不当、缺乏体育锻炼、糖尿病、过量饮酒、过度的精神压力及抑郁、有基础心脏疾病和高脂血症。需要指出的是，以上大多数危险因素都是可控的。

1. 血管壁本身的病变

最常见的是动脉粥样硬化，且常常伴有高血压、糖尿病、高脂血症等危险因素。其可导致各处脑动脉狭窄或闭塞性病变，但以大中型管径（≥500μm）的动脉受累为主，国人的颅内动脉病变较颅外动脉病变更多见。其次为脑动脉壁炎症，如结核、梅毒、结缔组织病等。此外，先天性血管畸形、血管壁发育不良等也可引起脑梗死。由于动脉粥样硬化好发于大血管的分叉处和弯曲处，故脑血栓形成的好发部位为颈动脉的起始部和虹吸部、大脑中动脉起始部、椎动脉及基底动脉中下段等。当这些部位的血管内膜上的斑块破裂后，血小板和纤维素等血液中有形成分随后黏附、聚集、沉积形成血栓，而血栓脱落形成栓子可阻塞远端动脉导致脑梗死。脑动脉斑块也可造成管腔本身的明显狭窄或闭塞，引起灌注区域内的血液压力下降、血流速度减慢和血液黏度增加，进而产生局部脑区域供血减少或促进局部血栓形成出现脑梗死症状。

### 2. 血液成分改变

真性红细胞增多症、高黏血症、高纤维蛋白原血症、血小板增多症、口服避孕药等均可致血栓形成。少数病例可有高水平的抗磷脂抗体、蛋白 C、蛋白 S 或抗血栓 Ⅲ 缺乏伴发的高凝状态等。这些因素也可以造成脑动脉内的栓塞事件发生或原位脑动脉血栓形成。

### 3. 其他

药源性、外伤所致脑动脉夹层及极少数不明原因者。

本病的病理过程实质上是在动脉粥样硬化基础上发生的局部脑组织缺血坏死过程。由于脑动脉有一定程度的自我代偿功能，因而在长期脑动脉粥样硬化斑块形成中，并无明显的临床表现出现。但脑组织本身对缺血缺氧非常敏感，供应血流中断的 4 – 6 分钟内其即可发生不可逆性损伤。故缺血性中风的病理过程可分为以脑动脉粥样硬化斑块形成过程为主的脑动脉病变期和脑动脉内血栓形成伴有脑组织缺血坏死的脑组织损伤期。急性脑梗死的是一个动态演变的过程，在发生不可逆的梗死脑组织的周围往往存在处于缺血状态但尚未完全梗死的脑区域（即缺血半暗带）。

## 二、临床表现

### （一）短暂性脑缺血发作

短暂性脑缺血发作（TIA）是指缺血引起的在 24 小时以内可以完全缓解的局灶性神经功能缺损。表现为突然发作的局灶性症状和体征，多数在数分钟至数小时内缓解，实际上，60% ~70% 的患者中 1 小时内即完全缓解。

通常认为，TIA 是脑梗死或出血的预警信号，据临床观察 TIA 患者的 1/3 在 5 年内发生中风，其死亡原因主要是心肌梗死或猝死。

本病好发于 50 ~70 岁的中老年人，TIA 的临床表现依其缺血部位、范围而有不同表现。其共同特征：发作突然、迅速缓解、恢复完全、反复发作呈"刻板性"。熟悉每条血管供血区的结构及其功能，将有助于定位诊断。通常，临床上将 TIA 分为颈内动脉系统和椎基底动脉系统两大类，前者较后者多见，如发生在椎 – 基底动脉系统的 TIA 几乎没有必要做颈动脉内膜切除术，其后中风的发生率低且病死率高，抗凝治疗疗效较好；而颈内动脉系统的 TIA 发生中风的机会较大，中风后病死率低而致残率高，抗血小板疗法及颈动脉内膜切除术有较好疗效。

### 1. 颈内动脉系统

大脑半球大部分为颈动脉供血，包括额叶、顶叶、颞叶的外侧部和基底节，发生在这一部位的 TIA 最常见的症状有对侧轻偏瘫、感觉障碍、偏盲、失语或构音障碍，以及同侧短暂性单眼盲等。同侧短暂性单眼盲为颈内动脉系统 TIA 所独有的，这是因为病变侧分出于颈内动脉的眼动脉缺血所致。

### 2. 椎基底动脉系统

其供血范围包括脑干、小脑、丘脑、颞叶内侧部分和枕叶，发生 TIA 时通常表现为双侧、单侧、交叉性运动或感觉障碍、构音障碍、双侧完全性或不完全性视力障碍

（皮质盲）、眩晕、复视、共济失调、吞咽困难、记忆力丧失、恶心和呕吐等。其眩晕很少伴有耳鸣。

（二）动脉硬化性脑梗死

动脉硬化性脑梗死即脑血栓形成，是脑部动脉粥样硬化和血栓形成，使血管腔变窄成闭塞，产生急性脑供血不足所引起的脑局部组织软化、坏死，引起急性或亚急性脑的局灶性神经功能障碍。本病占全部急性脑血管病的50%～60%。

多有动脉硬化、高血压、糖尿病等病史，有头痛、头昏的先兆症状，常在安静或睡眠状态下发病，1～3天内达高峰。少数病情呈进行性加重，1～2周内达到高峰。脑颅内压增高的症状不明显，常见各种类型的失语、偏瘫，意识多清楚，少数患者可有浅、中度昏迷，但为时不长，脑损害的症状和体征依受累血管而异。

1. 颈动脉系统

（1）颈内动脉：颈内动脉血栓形成的临床表现类似于大脑中动脉主干支闭塞，出现患侧单眼失明、对侧偏瘫和偏身感觉障碍。病情严重程度差异甚大，这与闭塞快慢、Willis 动脉环血运是否正常、侧支循环是否健全有关。

（2）大脑中动脉：主干支及深支闭塞均可出现典型的三偏征：偏瘫、偏身感觉障碍和同向偏盲。累及主侧半球时可出现失语、失读、失写和失算等症状、辅侧半球受累出现失用、失认和体象障碍。皮层分支闭塞引起偏瘫、偏身感觉障碍，常不伴有视野改变。此类型临床多见。

（3）大脑前动脉：闭塞时主要引起额叶内侧、基底核和内囊前部血液供应障碍，产生以下肢为主的对侧肢体偏瘫，以小腿和足部明显，可伴有感觉和排尿障碍。部分患者出现精神症状和嗅觉障碍。深穿支闭塞引起内囊前支梗死时，出现对侧中枢性面瘫、舌瘫和上肢轻瘫。

2. 椎-基底动脉系统

主要表现为枕叶、小脑和脑干损害，出现交叉性瘫痪、交叉性感觉障碍、多数颅神经麻痹和共济失调症状。

（1）脑桥梗死：在脑干梗死中最常见。临床表现为病侧外展神经和面神经麻痹，对侧中枢性舌瘫和肢体瘫，瞳孔缩小呈针尖样，梗死累及双侧出现四肢瘫痪和昏迷。

（2）中脑梗死：出现 Weber 综合征，病灶侧动眼神经麻痹，对侧中枢性面瘫、舌瘫和肢体瘫，也可出现病灶侧动眼神经麻痹伴对侧肢体震颤或不自主运动。严重者意识障碍，瞳孔散大，光反应消失，四肢瘫痪。

（3）延脑梗死：在脑干梗死中少见。延髓脊外侧梗死出现眩晕、声哑、吞咽困难、构音不清、眼球震颤、horner 征和共济失调，病侧面部和对侧面部和对侧肢体感觉障碍，称延髓外侧综合征。延髓内侧梗死出现病侧舌肌麻痹，以对侧上下肢为主的肢瘫和感觉障碍。

（4）小脑梗死：以眩晕、恶心、呕吐及平衡障碍为主诉。检查发现眼球震颤、小脑性共济失调、肌张力低下。小脑大面积梗死可因水肿压迫脑干出现昏迷和死亡。

（5）枕叶梗死：由大脑后动脉闭塞引起。表现为同向偏盲和中枢盲，有时发生严重遗忘症。

（三）脑栓塞

脑栓塞系指脑动脉被进入血循环的栓子堵塞所引起的急性脑血管病，其总数高达卒中的 20%。

患者常有心脏病或肺部外伤、手术或长骨骨折等病史，多无前驱症状，起病急骤，有头痛、呕吐、常有短暂昏迷、癫痫样发作。有时可出现多个脏器栓塞的症状和体征。带有细菌的栓子阻塞脑血管后，如发展为脑脓肿，则可有颅压增高或化脓性脑炎、化脓性脑膜炎。空气栓塞，发病后即时面色苍白，然后发绀，迅速昏迷、抽搐、偏瘫和失明。

（四）腔隙性梗死

脑深部穿通动脉在高血压和动脉粥样硬化的基础上发生小的局灶软化，称腔隙性脑梗死或腔隙中风。软化局灶多为 2mm 直径左右（0.2 ~ 15mm 间）。若反复发作脑部出现多个小软化灶，称为腔隙状态。

1. 多由高血压动脉粥样硬化病引起，急性或亚急性发病。

2. 无意识障碍。

3. 临床表现都不严重，常见纯感觉性中风，纯运动性轻偏瘫，共济失调性轻偏瘫，构音不全——手笨拙综合征或感觉运动性中风等。

### 三、实验室及其他检查

（一）腰穿脑脊液

脑血栓和腔隙性脑梗死一般不含红细胞。脑栓塞一般不含红细胞，若有则考虑出血性脑梗死。

（二）脑超声波

出血性脑梗死可见中线波移位，脑血栓和腔隙性脑梗死均正常。

（三）CT，MRI

脑血栓，脑栓塞，腔隙性脑梗死等均可明确诊断和鉴别诊断。

### 四、治疗

1. 短暂性脑缺血发作

（1）病因治疗：首先应认识到危险因素在预防中风中的重要性，治疗目的是预防继发 TIA、脑梗死、心肌梗死或猝死，最有效的措施是纠正中风的危险因素，包括高血压、糖尿病、脂代谢异常、吸烟等。并应避免颈部过度活动。

（2）药物治疗：抗血小板凝聚剂，用于保护脑灌注、预防血栓。①阿司匹林（Aspirin）肠溶片：首选药物。推荐小剂量：75mg/d，以晚间 10 点左右服用为宜。应用小剂量阿司匹林可以抑制血小板环氧化酶，有效预防脑血栓形成，降低短暂性脑缺血发作复发，降低死亡率。小剂量阿司匹林可有效抗血小板聚集，又可减少副作用，有利于长期服用。如阿司匹林不能耐受或不能控制发作，则可选用氯吡格雷或培达。②氯吡格雷：50mg/d。作用和抵克力得相似，但不良反应较小，目前使用该药物的最大障碍是价格昂贵。这三种抗血小板药长期服用均可有出血的不良反应，应定期血常规监测。③

西洛他唑（培达）：抗血小板聚集及扩张血管，每日 2 次，每次 50～100mg 口服。④双嘧达莫加阿司匹林：为唯一被批准的联合用药。

（3）抗凝治疗：可选用肝素，但应掌握适应证，治疗过程中要监测凝血酶原时间，以防出血；低分子肝素不必监测凝血酶原时间，使用安全；华法林可预防非瓣膜疾患的房颤。

（4）溶栓：静脉给予 tPA。适应证：①发病＜1 小时。②频发短暂性脑缺血发作。③实验室检查示血球容积、血小板、PT、KPTT 均正常。

（5）外科治疗：颈动脉内膜剥脱术（CEA）和颈动脉成型术和支架放置（CAS）等。目前国外已开展得较多，但其远期疗效尚待观察，而国内皆未形成规模，只有零散的经验。

（6）改善脑循环：可使用脉络宁、复方丹参、川芎、红花、葛根等中药提取物，静脉滴注效果更好。

2. 脑梗死

1）急性期治疗：治疗原则是维持患者生命，调整血压，防止血栓进展，增加侧支循环，减少梗死范围，挽救半影区，减轻脑水肿，防治并发症。

（1）一般处理：急性期应静卧休息，头放平，以改善脑部循环。对于脑水肿明显、伴意识障碍者，可立即予以吸氧及降颅压治疗，如静脉滴注地塞米松、甘露醇等。对血压偏高者，降压不宜过快、过低，使血压逐渐降至发病前水平或 20/12kPa 左右。血压偏低者头应放平或偏低，可输胶体物质或应用升压药维持上述水平。吞咽困难者给予鼻饲。预防压疮，保持口腔卫生。

（2）药物治疗：主要包括控制血压、血糖和血脂水平的药物治疗。

①控制血压，在参考高龄、基础血压、平时用药、可耐受性的情况下，降压目标一般应该达到≤140/90mmHg，理想应达到≤130/80mm Hg。糖尿病合并高血压患者严格控制血压在 130/80mmHg 以下，降血压药物以血管紧张素转换酶抑制剂、血管紧张素Ⅱ受体拮抗剂类在降低心脑血管事件方面获益明显。在急性期血压控制方面应当注意以下几点：

a. 准备溶栓者，应使收缩压＜180mmHg、舒张压＜100mmHg。

b. 缺血性脑卒中后 24 小时内血压升高的患者应谨慎处理。应先处理紧张焦虑、疼痛、恶心呕吐及颅内压增高等情况。血压持续升高，收缩压≥200mmHg 或舒张压≥110mmHg，或伴有严重心功能不全、主动脉夹层、高血压脑病，可予谨慎降压治疗，并严密观察血压变化，必要时可静脉使用短效药物（如拉贝洛尔、尼卡地平等），最好应用微量输液泵，避免血压降得过低。

c. 有高血压病史且正在服用降压药者，如病情平稳，可于脑卒中 24 小时后开始恢复使用降压药物。

d. 脑卒中后低血压的患者应积极寻找和处理原因，必要时可采用扩容升压的措施。

②控制血糖，空腹血糖应＜7mmol/L（126mg/dl），糖尿病血糖控制的靶目标为 HbAlc＜6.5%，必要时可通过控制饮食、口服降糖药物或使用胰岛素控制高血糖。在急性期血糖控制方面应当注意以下两点：

a. 血糖超过 11.1mmol/L 时可给予胰岛素治疗。

b. 血糖低于 2.8mmol/L 时可给予 10%～20% 葡萄糖口服或注射治疗。

③调脂治疗：对脑梗死患者的血脂调节药物治疗的几个推荐意见如下：

a. 胆固醇水平升高的缺血性脑卒中和 TIA 患者，应该进行生活方式的干预及药物治疗。建议使用他汀类药物，目标是使 LDL－C 水平降至 2.59mmol/L 以下或使 LDL－C 下降幅度达到 30%～40%。

b. 伴有多种危险因素（冠心病、糖尿病、吸烟、代谢综合征、脑动脉粥样硬化病变但无确切的易损斑块或动脉源性栓塞证据或外周动脉疾病之一者）的缺血性脑卒中和 TIA 患者，如果 LDL－C ＞2.07mmol/L，应将 LDL－C 降至 2.07mmol/L 以下或使 LDL－C 下降幅度 ＞40%。

c. 对于有颅内外大动脉粥样硬化性易损斑块或动脉源性栓塞证据的缺血性脑卒中和 TIA 患者，推荐尽早启动强化他汀类药物治疗，建议目标 LDL－C ＜2.07mmol/L 或使 LDL－C 下降幅度 ＞40%。

d. 长期使用他汀类药物总体上是安全的。他汀类药物治疗前及治疗中，应定期监测肌痛等临床症状及肝酶（谷氨酸和天冬氨酸氨基转移酶）、肌酶（肌酸激酶）变化，如出现监测指标持续异常并排除其他影响因素，应减量或停药观察（供参考：肝酶 ＞3 倍正常上限，肌酶 ＞5 倍正常上限时停药观察）；老年患者如合并重要脏器功能不全或多种药物联合使用时，应注意合理配伍并监测不良反应。

e. 对于有脑出血病史或脑出血高风险人群应权衡风险和获益，建议谨慎使用他汀类药物。

（3）特殊治疗：主要包括溶栓治疗、抗血小板聚集及抗凝药物治疗、神经病保护剂、血管内介入治疗和手术治疗等。

①溶栓治疗：静脉溶栓和动脉溶栓的适应证及禁忌证基本一致。本文以静脉溶栓为例详细介绍其相关注意问题。

a. 对缺血性脑卒中发病 3 小时内和 3～4.5 小时的患者，应根据适应证严格筛选患者，尽快静脉给予 rtPA 溶栓治疗。使用方法：rtPA 0.9mg/kg（最大剂量为 90mg）静脉滴注，其中 10% 在最初 1 分钟内静脉推注，其余持续滴注，用药期间及用药 24 小时内应如前述严密监护患者。

b. 发病 6 小时内的缺血性脑卒中患者，如不能使用 rtPA 可考虑静脉给予尿激酶，应根据适应证严格选择患者。使用方法：尿激酶 100 万～150 万 IU，溶于生理盐水 100～200mL，持续静脉滴注 30 分钟，用药期间应如前述严密监护患者。

c. 发病 6 小时内由大脑中动脉闭塞导致的严重脑卒中且不适合静脉溶栓的患者，经过严格选择后可在有条件的医院进行动脉溶栓。

d. 发病 24 小时内由后循环动脉闭塞导致的严重脑卒中且不适合静脉溶栓的患者，经过严格选择后可在有条件的单位进行动脉溶栓。

e. 溶栓患者的抗血小板或特殊情况下溶栓后还需抗血小板聚集或抗凝药物治疗者，应推迟到溶栓 24 小时后开始。

f. 临床医生应该在实施溶栓治疗前与患者及家属充分沟通，向其告知溶栓治疗可能的临床获益和承担的相应风险。

②抗血小板聚集治疗：急性期（一般指脑梗死发病 6 小时后至 2 周内，进展性卒中稍长）的抗血小板聚集推荐意见如下：a. 对于不符合溶栓适应证且无禁忌证的缺血性脑卒中患者应在发病后尽早给予口服阿司匹林 150 ~ 300mg/d。急性期后可改为预防剂量 50 ~ 150mg/d。

b. 溶栓治疗者，阿司匹林等抗血小板药物应在溶栓 24 小时后开始使用。

c. 对不能耐受阿司匹林者，可考虑选用氯吡格雷等抗血小板治疗。

此外，在抗血小板聚集二级预防的应用中需要注意以下几点：

a. 对于非心源性栓塞性缺血性脑卒中或 TIA 患者，除少数情况需要抗凝治疗，大多数情况均建议给予抗血小板药物预防缺血性脑卒中和 TIA 复发。

b. 抗血小板药物的选择以单药治疗为主，氯吡格雷（75mg/d）、阿司匹林（50 ~ 325mg/d）都可以作为首选药物；有证据表明氯吡格雷优于阿司匹林，尤其对于高危患者获益更显著。

c. 不推荐常规应用双重抗血小板药物。但对于有急性冠状动脉疾病（例如不稳定型心绞痛，无 Q 波心肌梗死）或近期有支架成形术的患者，推荐联合应用氯吡格雷和阿司匹林。

③抗凝治疗：主要包括肝素、低分子肝素和华法林。其应用指征及注意事项如下：

a. 对大多数急性缺血性脑卒中患者，不推荐无选择地早期进行抗凝治疗。

b. 关于少数特殊患者（如主动脉弓粥样硬化斑块、基底动脉梭形动脉瘤、卵圆孔未闭伴深静脉血栓形成或房间隔瘤等）的抗凝治疗，可在谨慎评估风险、效益比后慎重选择。

c. 特殊情况下溶栓后还需抗凝治疗的患者，应在 24 小时后使用抗凝剂。

d. 无抗凝禁忌证的动脉夹层患者发生缺血性脑卒中或者 TIA 后，首先选择静脉肝素，维持活化部分凝血活酶时间 50 ~ 70 秒或低分子肝素治疗；随后改为口服华法林抗凝治疗（INR 2.0 ~ 3.0），通常使用 3 ~ 6 个月；随访 6 个月如果仍然存在动脉夹层，需要更换为抗血小板药物长期治疗。

④神经保护剂：如自由基清除剂、电压门控性钙通道阻断剂、兴奋性氨基酸受体阻断剂等，对急性期脑梗死患者可试用此类药物治疗。

⑤其他特殊治疗：如血管内干预治疗和外科手术治疗，有条件的医院可对合适的脑梗死患者进行急性期血管内干预和外科手术治疗，如对发病 6 小时内的脑梗死病例可采用动脉溶栓及急性期支架或机械取栓治疗；对大面积脑梗死病例必要时可采用去骨板减压术治疗。

2）恢复期、后遗症期的治疗：治疗原则是促进肢体、语言、智力康复、预防再梗死（详见康复治疗）。

3. 脑栓塞

1）一般治疗：急性期应卧床休息，保持呼吸道的通畅和心脏功能，注意营养状况，保持水和电解质的平衡，加强护理，防止肺炎、泌尿系感染和压疮等的发生。脑栓塞本身的治疗原则是要改善脑循环、防止再栓塞、消除脑水肿、保护脑功能。针对栓子来源的不同进行对症治疗。

（1）抗凝及溶栓治疗，对于心源性栓塞者，推荐早期、长期抗凝治疗，抗凝治疗禁忌及非心源性栓塞者不推荐抗凝治疗，建议抗血小板治疗；溶栓类药物（如尿激酶、链激酶等）亦可能仅在早期发挥作用。

（2）对症治疗：出现颅高压者可给予脱水剂减轻脑水肿，防止脑疝形成，以降低病死率。常用高渗脱水剂有甘露醇、甘油果糖等，也可用利尿剂如速尿等；血压明显升高者可适当给予降压治疗；在急性期还可适当应用一些神经保护剂保护脑细胞。

（3）当发生出血性脑梗死时，要立即停用溶栓、抗凝和抗血小板聚集的药物，防止出血加重和血肿扩大，适当应用止血药物，治疗脑水肿，调节血压；若血肿量较大，内科保守治疗无效时，考虑手术治疗；对感染性栓塞应使用抗生素，并禁用溶栓和抗凝药物，防止感染扩散；在脂肪栓塞时，可应用肝素、低分子右旋糖酐（不能用于对本药过敏者）、5%的碳酸氢钠及脂溶剂（如酒精溶液等），有助于脂肪颗粒的溶解。

（4）早期进行积极的康复治疗，有助于神经功能缺损症状的早期恢复。

2）外科治疗：颈动脉内膜切除术（CEA）对防治脑栓塞也有一定的疗效。对伴有重度颈动脉狭窄（即狭窄 > 70%）者可酌情予 CEA，不推荐发病 24 小时内紧急 CEA 治疗；脑水肿明显时，采用颅骨开窗减压或切除部分坏死组织对大面积脑梗死可能挽救生命。

3）介入治疗：包括颅内外血管经皮腔内血管成形术（PTA）及血管内支架置入（CAS），或与溶栓治疗结合。对伴有颈动脉狭窄 > 70% 者，可考虑行血管内介入治疗术。

4. 腔隙性脑梗死

1）对症治疗：包括维持生命功能和处理并发症。

（1）缺血性卒中后血压升高通常不需紧急处理，病后 24 ~ 48 小时收缩压 > 220mmHg、舒张压 > 120mmHg 或平均动脉压 > 130mmHg 时可用降压药，如卡托普利（captopril）6.25 ~ 12.5mg 含服；切忌过度降压使脑灌注压降低，导致脑缺血加剧；血压过高（舒张压 > 140mmHg）可用硝普钠 0.5 ~ 10μg/（kg·min），维持血压在 170 ~ 180/95 ~ 100mmHg 水平。

（2）意识障碍和呼吸道感染者宜选用适当抗生素控制感染，保持呼吸道通畅、吸氧和防治肺炎，预防尿路感染和压疮等。

（3）发病后 48 小时 ~5 日为脑水肿高峰期，可根据临床观察或颅内压监测用 20% 甘露醇 250mL，静脉滴注，每 6 ~ 8 小时 1 次；或呋塞米（速尿）40mg 静脉注射，2 次/d；10% 人血白蛋白 50mL，静脉滴注；脱水剂用量过大、持续时间过长易出现严重不良反应，如肾损害、水电解质紊乱等。

（4）卧床患者可用肝素钙（低分子肝素）4000U 皮下注射，1 ~ 2 次/d，预防肺栓塞和深静脉血栓形成。

（5）发病 3 日内进行心电监护，预防致死性心律失常（室速和室颤等）和猝死，必要时可给予钙拮抗药、β-受体阻滞药治疗。

（6）血糖水平宜控制在 6 ~ 9mmol/L，过高或过低均会加重缺血性脑损伤，如 >

10mmol/L 宜给予胰岛素治疗，并注意维持水电解质平衡。

（7）及时控制癫痫发作，处理患者卒中后抑郁或焦虑障碍。

2）超早期溶栓治疗：可能恢复梗死区血流灌注，减轻神经元损伤，挽救缺血半暗带。

（1）静脉溶栓疗法

①常用溶栓药物包括：尿激酶（UK）：50 万～150 万 U 加入 0.9% 生理盐水 100mL，在 1h 内静脉滴注；阿替普酶（重组组织型纤溶酶原激活物）：一次用量 0.9mg/kg，最大剂量 <90mg；10% 的剂量先予静脉推注，其余剂量在约 60min 持续静脉滴注。

阿替普酶（rt-PA）是位于人类 8 号染色体（8p12）的丝氨酸蛋白酶，可催化纤溶酶原变为纤溶酶，具有溶解脑血栓所含纤维蛋白凝块的能力；临床对照研究提示，出现症状 3h 内阿替普酶（rt-PA）静脉注射可降低缺血性卒中病残率和死亡率，但价格昂贵限制了应用。使用阿替普酶（rt-PA）最初 24h 内不能再用抗凝剂和抗血小板药，24h 后 CT 显示无出血，可用抗凝和抗血小板治疗。卒中患者接受尿激酶（UK）和阿替普酶（rt-PA）溶栓治疗必须在具有确诊卒中和处理出血并发症能力的医院进行。不推荐用链激酶（SK）静脉溶栓，易引起出血。用药过程中出现严重头痛、呕吐和血压急骤升高时，应立即停用尿激酶（UK）或阿替普酶（rt-PA）并进行 CT 检查。

②溶栓适应证：急性缺血性卒中，无昏迷；发病 3 小时内，在 MRI 指导下可延长至 6 小时；年龄 ≥18 岁；CT 未显示低密度病灶，已排除颅内出血；患者本人或家属同意。

③绝对禁忌证：TCIA 单次发作或迅速好转的卒中以及症状轻微者；病史和体检符合蛛网膜下隙出血；两次降压治疗后 Bp 仍 >185/110mmHg；CT 检查发现出血、脑水肿、占位效应、肿瘤和动静脉畸形；患者 14 日内做过大手术或有创伤，7 日内做过动脉穿刺，有活动性内出血等；正在应用抗凝剂或卒中前 48h 曾用肝素治疗；病史有血液疾病、出血素质、凝血障碍或使用抗凝药物史。

④溶栓并发症：梗死灶继发出血：尿激酶（UK）是非选择性纤维蛋白溶解剂，激活血栓及血浆内纤溶酶原，有诱发出血潜在风险，用药后应监测凝血时及凝血酶原时间；溶栓也可导致致命的再灌注损伤和脑水肿；溶栓再闭塞率高达 10%～20%，机制不清。

（2）动脉溶栓疗法：作为卒中紧急治疗，可在 DSA 直视下进行超选择介入动脉溶栓。尿激酶动脉溶栓合用小剂量肝素静脉滴注，可能对出现症状 3～6 小时的大脑中动脉分布区卒中患者有益。

3）脑保护治疗：多种脑保护剂被建议应用，在缺血瀑布启动前用药，可通过降低脑代谢、干预缺血引发细胞毒性机制、减轻缺血性脑损伤。包括自由基清除剂（过氧化物歧化酶、巴比妥盐、维生素 E 和维生素 C、21-氨基类固醇等），以及阿片受体阻断药纳洛酮、电压门控性钙通道阻断药、兴奋性氨基酸受体阻断药和镁离子等。

4）抗凝治疗：在大多数完全性卒中病例未显示有效，似乎不能影响已发生的卒中过程。为防止血栓扩展、进展性卒中、溶栓治疗后再闭塞等可以短期应用。常用药物包括肝素、肝素钙（低分子肝素）及华法林等。治疗期间应监测凝血时间和凝血酶原时间，须备有维生素 K、硫酸鱼精蛋白等拮抗药，处理可能的出血并发症。

5）降纤治疗：通过降解血中冻干人纤维蛋白原、增强纤溶系统活性以抑制血栓形成。可选择的药物包括巴曲酶（Batroxobin）、去纤酶（降纤酶）、安克洛酶（Ancrod）蚓激酶等，巴曲酶首剂 10BU，以后隔天 5BU，静脉注射，共 3~4 次，安全性较好。

6）抗血小板治疗 大规模、多中心随机对照临床试验显示，未选择的急性脑梗死患者发病 48h 内用阿司匹林 100~300mg/d，可降低死亡率和复发率，推荐应用。但溶栓或抗凝治疗时不要同时应用，可增加出血风险。抗血小板聚集剂如噻氯匹定、氯吡格雷等也可应用。

7）有条件的医院应组建卒中单元（strokeunit，SU）：SU 由多科医师、护士和治疗师参与，经过专业培训，将卒中的急救、治疗、护理及康复等有机地融为一体，使患者得到及时、规范的诊断和治疗，有效降低病死率和致残率，改进患者预后，提高生活质量，缩短住院时间和减少花费，有利于出院后管理和社区治疗。中、重度脑卒中，如大面积脑梗死、小脑梗死、椎－基底动脉主干梗死及病情不稳定脑梗死患者均应进入 SU 治疗。

8）脑梗死急性期不宜使用或慎用血管扩张药：因缺血区血管呈麻痹及过度灌流状态，可导致脑内盗血和加重脑水肿。脑卒中急性期不宜使用脑细胞营养剂脑蛋白水解物（脑活素）等，可使缺血缺氧脑细胞耗氧增加，加重脑细胞损伤，宜在脑卒中亚急性期（2~4 周）使用。中药制剂，如银杏制剂、川芎嗪、三七粉（三七）、葛根素（葛根）、丹参和水蛭素等均有活血化瘀作用；应进行大规模、多中心、随机对照临床试验和 Meta 分析，提供有效的有力证据。

9）外科治疗：幕上大面积脑梗死有严重脑水肿、占位效应和脑疝形成征象者，可行开颅减压术；小脑梗死使脑干受压导致病情恶化的患者通过抽吸梗死小脑组织和后颅窝减压术可以挽救生命。

10）康复治疗：应早期进行，并遵循个体化原则，制定短期和长期治疗计划，分阶段、因地制宜地选择治疗方法，对患者进行针对性体能和技能训练，降低致残率，增进神经功能恢复，提高生活质量和重返社会。

5. 分水岭区脑梗死

（1）保持呼吸道通畅：通过血氧饱和度和氧分压测定发现低氧血症的患者，要给予吸氧治疗，如果仍不能纠正者，辅以机械通气。

（2）抗感染：有感染的证据和有明显的意识障碍时要使用抗生素。

（3）纠正血糖：对于糖尿病患者或应急性糖尿均应积极控制。

（4）扩容：补足血容量，腹泻患者更应积极对因治疗。

（5）改善微血液循环，分水岭梗死治疗禁用降压药，慎用钙离子通道拮抗剂。首选提高灌注压药物，如扩容药物和中药。

**五、防控**

（一）健康宣教

1. 经常保持心情愉快，增强战胜各种困难的决心和信心毅力，适当参加各种有益身心健康的文艺活动等。

2. 急性期患者宜卧床。痰涎壅盛、频繁呕吐者，使其取侧卧位，并可拍患者后背，帮助排痰，必要时吸痰；伴有抽搐者，宜加床栏，以防其坠床，以咬牙垫防舌咬伤，床单宜平整。

3. 需密切观察病情，重点观察神志、瞳神、气息、脉象、血压等情况。昏迷者宜记 24 小时出入量；若体温超过 39℃可用物理法降温，并警惕抽搐、呃逆、呕血及厥脱等变证的发生，做好抢救准备。

4. 对昏迷 3 日以上，病情稳定者，可鼻饲混合奶、蔬菜汁等保证一定的营养供给。保持呼吸道通畅，防止肺部、口腔、皮肤、会阴、眼部等感染。

5. 神志清醒的患者首先应安定情绪，增强战胜疾病的信心，其次应尽早地进行主动和被动的肢体语言等功能的康复训练，从日常生活的必需动作开始，循序渐进，持之以恒。

6. 饮食宜清淡而富有营养为宜，忌辛辣、油腻，起居有常，劳逸结合，并视情况可配合气功、太极拳等锻炼，以防复中。

7. 根据自己的具体情况，运用适当的功法练习。

（二）防控

1. 积极防治高血压、糖尿病、高脂血症、高血黏稠度等脑血管疾病的危险因素，尤其是患高血压的老年人，必须定期监测血压，定期有规律的服用降压药物。高脂血症能促进动脉粥样硬化和血液黏稠度增高等血液流变学变化，所以老年人应定期复查血脂、血糖、胆固醇等。注意劳逸结合，避免过度的情绪激动和重体力劳动。

2. 多食谷类、豆类、蔬菜、水果等高复合碳水化合物、高纤维、低脂肪的食物，少食甜食，戒除烟酒，保持大便通畅。

3. 出院时应注意指导患者避免过度劳累和精神刺激，加强瘫痪肢体功能锻炼，低脂饮食，多吃新鲜蔬菜，坚持语言训练。

（林琳）

# 第二节　出血性中风

由于颅内各种原因引起的突然出血，称为出血性中风，包括脑出血、蛛网膜下腔出血、高血压脑病等。本病亦属中医学的"中风"范畴。

**一、病因**

最常见的病因是高血压合并细、小动脉硬化，其他病因包括动脉畸形、动脉瘤、血液病（白血病、再生障碍性贫血、血小板减少性紫癜、血友病和镰状细胞贫血病）、梗死后出血、脑淀粉样血管病、脑动脉炎、抗凝或溶栓治疗、原发性或转移性脑肿瘤破坏血管等。新近文献报道：非高血压性自发脑出血的出血原因探析，非高血有性自发性脑出血的原因较多，国外文献报道自发性脑出血病因以脑动脉瘤为首位，其次为脑血管畸形，而烟雾病、血液病、瘤卒中及其他病因则占少数。另外还有部分脑出血患者由于病情特点及技术的局限性，尚不能明确病因。颅内动脉瘤是脑动脉局部异常性扩张变形成球形凸起病灶，其形成的因素有脑血管的先天变异、动脉硬化、感染、外伤等。由于颅内动脉瘤处血管扩张变形导致血管壁薄弱且缺乏弹力层，在血管壁长期变性和外界因素的诱发下容易发生破裂出血。据统计资料显示脑动脉瘤的好发部位依次为后交通动脉（25%～35%）前交通动脉（25%～30%）大脑中动脉分叉（20%）颈内动脉末端（5.4%～11%）椎基底动脉（8%）脑动脉畸形是一种先天性脑血管发育异常疾病，是颅内最常见的血管畸形。颅内出血是动静脉畸形最常见脑动静脉畸形破裂出血其血肿多位于脑实质内。烟雾病的病因多系颅底脑血管先天发育不良或由变态反应性炎症所致。烟雾病在成年患者以颅内出血表现为主，在儿童以脑缺血表现为主。脑血管造影是确诊烟雾病的最佳方法。脑肿瘤卒中，也是临床上自发性脑出血的常见原因之一，脑肿瘤卒中的 CT 影像特点是出血征象和肿瘤征象并存。可见不规则高低密度混杂影，有明显的占位与水肿效应，其水肿明显，但与一般的脑出血的水肿期龄不符。

脑内动脉壁薄弱，中层肌细胞和外膜结缔组织较少，而且无外弹力层。长期高血压使脑细小动脉发生玻璃样及纤维性坏死，管壁弹性减弱，血压骤然升高时血管易破裂出血。在血流冲击下，血管壁病变也会导致微小动脉瘤形成，当血压剧烈波动时，微小动脉瘤破裂而导致脑出血。高血压脑出血的发病部位以基底节区最多见，主要是因为供应此处的豆纹动脉从大脑中动脉呈直角发出，在原有血管病变的基础上，受到压力较高的血流冲击后易致血管破裂。

出血性中风属中医"中风"中脏腑范畴。其与中经络不同处，中脏腑者常有神志不清而病重。其病因亦不外乎风、火、虚、痰等四端。与缺血性中风相比，诸因作用更强。

中风中脏腑可分脱证、闭证两大证，闭证又分阳闭证、阴闭证两证。风、火、痰太甚可伤正气，或正气太虚，以致正气虚脱，阳浮于上，阴竭于上，阴阳即将离决，不但见神志不清，且有"亡阳"（休克）之象，真气暴绝，元阳将脱而形成脱证，生命垂危，必须立即抢救。闭证者元阳尚足，而邪气暴盛。阳闭者以肝阳暴张、阳升风动，气血上逆，夹痰火上蒙清窍，而致昏迷、面赤身热、气粗口臭等；阴闭者火不盛，反见寒湿内盛之象，如静卧不烦，四肢不温，面白唇青等。一热一寒，以此区别。

中风后遗半身不遂，言语不利、口眼歪斜等，是由风痰流窜经络，血脉痹阻，血瘀气滞，经络不通，气不能行，血不能荣而致。

## 二、临床表现

（一）脑出血

以 50 岁左右高血压患者发病最常见。由于高血压发病有年轻化趋势，因此在年轻的高血压患者中也可发生脑出血。高血压性脑出血发生前常无预感，少数有头昏、头痛、肢体麻木和口齿不清等前驱症状。多在白天情绪激动、过分兴奋、劳累、用力排便或脑力紧张活动时发病。起病突然，往往在数分钟至数小时内病情发展到高峰。急性期常见的主要表现为：头痛、呕吐、意识障碍、偏瘫、失语、大小便失禁等。呼吸深沉带有鼾声，重则呈潮式呼吸或不规则呼吸。患者在深昏迷时四肢呈弛缓状态，局灶性神经体征不易确定，此时需与其他原因引起的昏迷相鉴别；若昏迷不深，体查时可能发现轻度脑膜刺激症状以及局灶性神经受损体征。现按不同部位的脑出血的临床表现分述如下：

1. 内囊出血

最多见，典型表现为三偏综合征：对侧偏瘫、偏身感觉障碍及同向偏盲。出血侧如为主半球则可出现失语。

2. 桥脑出血

重症常迅速波及双侧，瞳孔呈针尖样，中枢性高热，双侧面瘫和四肢强直性瘫痪。出血破入第四脑室呈深昏迷、高热、抽搐、呼衰死亡。轻症常累及单侧，表现交叉性瘫痪，即病灶侧面瘫、外展麻痹或面部麻木，对侧上下肢瘫痪，头和双眼偏向健侧，双眼凝视。

3. 小脑出血

暴发型者常突然死亡。多数突感后枕部疼痛、眩晕、呕吐、复视、步态不稳、眼震，而无肢体瘫痪。病情常迅速恶化进入昏迷。后期因压迫脑干可有去大脑强直发作，或因颅内压升高产生枕大孔疝而死亡。

4. 脑室出血

可由脉络丛血管破裂引起，但大多数是由脑出血时血肿破入脑室所致。常于起病1~2小时内陷入深昏迷，四肢弛缓性瘫痪，或出现中枢性高热、去大脑强直、顽固性呃逆、瞳孔忽大忽小或左右不等、皮肤苍白或发绀、血压下降，多在24小时内因呼吸循环衰竭死亡。

（二）蛛网膜下腔出血

1. 病史

询问起病缓急及起病时的情况，了解有无明显诱因和前驱症状。了解起病时的症状特征，是否突然剧烈头痛、呕吐；有无面色苍白、全身冷汗；有无眩晕、抽搐、项背或下肢疼痛；有无意识或精神障碍。了解有无颅内动脉瘤、脑血管畸形和高血压、动脉硬化病史；有无血液病、糖尿病、冠心病、颅内肿瘤、脑炎及抗凝治疗史。评估患者的心理状态，了解有无恐惧、紧张、焦虑及绝望的心理。

2. 症状和体征

脑膜刺激征、剧烈的头痛及血性脑脊液是蛛网膜下隙出血的三大症状，绝大多数病例都会出现。多数患者发病前完全正常，部分患者有偏头痛和眩晕史。发病常较急骤，突然出现剧烈头痛、呕吐，很快发展至昏迷。意识障碍时间一般较短，清醒后有头痛、呕吐。脑膜刺激征，以颈项强直为最突出，凯尔尼格征（Kernig 征）、布鲁津斯基征（Brudzinski 征）均呈阳性。

蛛网膜下隙出血的临床症状可分4组：

（1）脑膜刺激征：血液进入蛛网膜下隙后，红细胞及细胞破坏产物刺激脑膜及神经根引起脑膜刺激征，即头痛、呕吐、颈强直及 Kernig 征阳性。

（2）脑局灶体征：所在部位的动脉瘤或血管畸形破裂产生局灶体征，大脑半球的血管畸形破裂则发生偏瘫、失语及癫痫发作；脑桥部位的动脉瘤破裂，发生多数颅神经损害和呼吸、循环功能异常。

（3）脑血管痉挛：由于血小板破裂后释放 5 - 羟色胺等，引起广泛的脑血管痉挛、脑水肿和颅内压增高，而致继发性脑缺血，出现意识障碍、精神症状与锥体束征等。

（4）多脏器功能衰竭：严重蛛网膜下隙出血时，因丘脑下部受出血或脑血管痉挛引起的缺血损害，发生一系列自主神经 - 内脏功能障碍，表现为多脏器功能衰竭。

### 三、实验室及其他检查

（一）腰穿脑脊液

脑出血和蛛网膜下腔出血大多含红细胞和压力增高（脑出血中约20%可不含红细胞）。

（二）脑超声波

脑出血有中线波移位。

（三）CT、MRI

脑出血可见出血病灶，蛛网膜下腔出血除少数外亦可见到出血部位，高血压脑病可见弥漫性大脑半球白质的低密度改变。

### 四、治疗

（一）中医治疗

1. 辨证论治

（1）阳闭证型：突然昏倒，不省人事，牙关紧闭，口噤不开，两手握固，两便闭塞，肢体拘挛，以及面赤身热，气粗口臭，躁扰不宁。舌苔黄腻，脉弦滑而数。治宜辛凉开窍，清肝熄风。方药：羚角钩藤汤加减。羚羊角粉 1g，石决明 30g，钩藤 12g，生地、白芍各 15g，夏枯草、黄芩、僵蚕、菊花、浙贝各 9g。局方至宝丹或安宫牛黄丸 1 粒。先以局方至宝丹或安宫牛黄丸灌服或研末和水鼻饲，以辛凉透窍，待患者醒后用上方煎后，冲羚羊角粉送服。

（2）阴闭证型：突然昏倒，不省人事，牙关紧闭，口噤不开，两手握固，两便闭塞，肢体拘挛，以及面白唇青，痰涎壅盛，四肢不温，静卧不烦。苔白腻、脉沉滑缓。治宜辛温开窍，除痰熄风。方药：导痰汤加味。半夏、胆南星、枳实、茯苓、石菖蒲各 9g，陈皮 6g，甘草 3g，钩藤 12g，苏合香丸 1 粒。先以苏合香丸温开水化开灌服或用鼻饲法，以温开透窍，再服上方。

（3）脱证型：突然昏倒，不省人事，目合口张，鼻干息微，手撒肢凉，汗多，两便自遗，肢体软瘫。舌痿，脉微弱。治宜扶正固脱，益气回阳。方药：参附汤加味。人参 9g（另煎）或红参粉 6g，制附子、炙甘草、五味子各 9g，龙骨、牡蛎各 30g，黄芪、五味子各 15g。

2. 中成药

（1）安宫牛黄丸：每次 1 丸，每日服 2 次。

（2）局方至宝丹：每次 1 丸，每日服 2 次。

（3）脑血康（由动物类活血化瘀药物提取研制而成）：每次 10mL，每日 3 次，口服（昏迷患者可鼻饲）。

（4）清开灵注射液：6mL 加 10% 葡萄糖 500mL，每日 1 次静脉滴注。适用于急性期。

（5）复方丹参液：8mL 加 5% 葡萄糖 500mL，每日 1 次静脉滴注。适用于恢复期。

（6）苏合香丸：每次 1 丸，每日 2 次。用于阴闭者。

（7）参附针注射液：10mL 加入 50% 葡萄糖液 40mL 静脉注射，每日 2～4 次。用于脱证者。

3. 单方验方

（1）生地、丹皮、泽泻、茯苓、枣皮、牡蛎、龙骨、竹茹、白芍各 12g，山药 15g，石菖蒲 9g，远志肉 6g。水煎服。用于脑溢血，症见猝然昏倒，面部发红，喉间痰鸣辘辘，牙关紧闭。

（2）当归、赤芍药、合欢皮各 12g，桂枝、木瓜、地龙干各 45g，鸡血藤、夜交藤各 30g，桃仁、黄芩、炒六曲各 9g。水煎服，适用于卒中后遗症。

（3）甲鱼 3 只，冰糖 5g。将乌龟头切下取血，碗中放入冰糖共隔水炖熟食，每日 1 料。适用于脑卒中后半身不遂，四肢麻木。

（4）黑豆 500g 洗净，加水煮汁，煎至稠为膏状。用时先含于口中不咽，片刻后再饮下，每日数次不限。适用于脑卒中不语。

（5）麻子仁 30g，荆芥穗 10g，薄荷叶 6g，白粟米 100g。先将芥穗、薄荷叶煎汤取汁。用此汁研麻子仁，滤过后下白粟米煮粥，空腹食之。每日 1 料。适用于脑卒中，言语蹇涩，手足不遂。

（6）香蕉皮或果柄 30～60g。煎汤服，能防治脑出血。

（7）芹菜（或蓬蒿菜、荠菜、马兰头、藕、绿豆等）适量，经常服食，能预防脑出血。

4. 针灸治疗

针灸对脑出血有很好的疗效。急性期闭证针十宣（出血）、百会、合谷、丰隆、涌泉。脱证针百会、人中、合谷、足三里。后遗症期可选风池、下关、颊车、地仓、肩髃、曲池、外关、合谷、环跳、风市、阳陵泉、悬钟等，偏瘫侧用轻刺激，健侧用强刺激。

5. 推拿疗法

按摩患侧肢体，可防止关节变形、肌肉萎缩，手法多为滚法、按法、搓法和擦法等。

（二）西医治疗

治疗原则为安静卧床、脱水降颅压、调整血压、防治继续出血、加强护理防治并发症，以挽救生命，降低死亡率、残疾率和减少复发。

1. 一般治疗

（1）卧床休息：一般应卧床休息2～4周，避免情绪激动及血压升高。

（2）保持呼吸道通畅：昏迷患者应将头歪向一侧，以利于口腔分泌物及呕吐物流出，并可防止舌根后坠阻塞呼吸道，随时吸出口腔内的分泌物和呕吐物，必要时行气管切开。

（3）吸氧：有意识障碍、血氧饱和度下降或缺氧现象的患者应给予吸氧。

（4）鼻饲：昏迷或吞咽困难的患者，如短期内不能恢复自主进食，则可通过鼻饲管进食。

（5）预防感染：加强口腔护理，及时吸痰，保持呼吸道通畅；留置导尿时应做膀胱冲洗；昏迷患者可酌情用抗生素预防感染。

2. 降低颅内压

（1）脑水肿可使颅内压增高，并致脑疝形成，是影响脑出血死亡率及功能恢复的主要因素。积极控制脑水肿、降低颅内压（ICP）是脑出血急性期治疗的重要环节。

（2）甘露醇是最重要的降颅压药物。可同时应用呋塞米，静脉或肌内注射，二者交替使用，维持渗透梯度。用药过程中应该监测尿量、水及电解质平衡。

（3）甘油果糖静脉滴注，脱水作用温和，没有反跳现象，适用于肾功不全患者。

（4）20%人血清白蛋白静脉滴注，能提高血浆胶体渗透压，减轻脑水肿，但价格昂贵，应用受限。

3. 调整血压

一般来说，当收缩压 >200mmHg 或平均动脉压 >150mmHg 时，要用持续静脉降压药物积极降低血压；当收缩压 >180mmHg 或平均动脉压 >130mmHg 时，如果同时有疑似颅内压增高的证据，要考虑监测颅内压，可用间断或持续静脉降压药物来降低血压，但要保证脑灌注压 >60～80mmHg；如果没有颅内压增高的证据，降压目标则为 160/90mmHg 或平均动脉压 110mmHg。降血压不能过快，要加强监测，防止因血压下降过快引起脑低灌注。脑出血恢复期应积极控制高血压，尽量将血压控制在正常范围内。调控血压时应考虑患者的年龄、有无高血压史、有无颅内高压、出血原因及发病时间等因素。

4. 纠正凝血异常

对于严重凝血因子缺乏或严重血小板减少的患者，推荐给予补充凝血因子和血小板；因口服华法林导致脑出血的患者，应立即停用华法林，给予维生素 K，可静脉输注新鲜冰冻血浆或凝血酶原复合物；因应用肝素引起的脑出血，应立即停用肝素，给予鱼精蛋白。

5. 管理血糖

血糖值可控制在 7.8～10.0mmol/L，目标是达到正常血糖水平。血糖超过 10mmol/L 时可给予胰岛素治疗；血糖低于 3.3mmol/L 时，可给予 10%～20% 葡萄糖口服或注射治疗。

6. 手术治疗

主要目的是清除血肿，降低颅内压，挽救生命。其次是尽可能早期减少血肿对周围脑组织的损伤，降低致残率。同时应针对脑出血的病因，如脑动静脉畸形、脑动脉瘤等进行治疗。

1) 适应证：目前对于外科手术适应证、方法和时机选择尚无一致性意见，主要应根据出血部位、病因、出血量及患者年龄、意识状态、全身状况决定。一般认为手术宜在早期（发病后 6~24 小时内）进行。通常下列情况需要考虑手术治疗：

（1）基底核区中等量以上出血（壳核出血≥30mL，丘脑出血≥15mL）。

（2）小脑出血≥10mL 或直径≥3cm，或合并明显脑积水。

（3）重症脑室出血（脑室铸型）。

（4）合并脑血管畸形、动脉瘤等血管病变。

2) 手术方法：去骨瓣减压术、小骨窗开颅血肿清除术、钻孔血肿抽吸术、脑室穿刺引流术、内窥镜血肿清除术等。

7. 其他治疗

1) 亚低温治疗：局部亚低温治疗是脑出血的一种新的辅助治疗方法，能够减轻脑水肿，减少自由基生成，促进神经功能缺损恢复，改善患者预后，且无不良反应，安全有效。初步的基础与临床研究认为亚低温是一项有前途的治疗措施，而且越早应用越好。

2) 防治并发症

（1）抗利尿激素分泌异常综合征，又称稀释性低钠血症，可发生于约 10% 的 ICH 患者。因经尿排钠增多，血钠降低，从而加重脑水肿。应限制水摄入量。

（2）脑耗盐综合征系因心钠素分泌过高所致的低钠血症，治疗时应输液补钠。低钠血症宜缓慢纠正，否则可导致脑桥中央髓鞘溶解症。

（3）中枢性高热大多采用物理降温，有学者提出可用多巴胺能受体激动剂如溴隐亭进行治疗。

（4）下肢深静脉血栓形成高危患者，一般在 ICH 出血停止、病情稳定和血压控制良好的情况下，可给予小剂量的低分子肝素进行预防性抗凝治疗。

8. 康复治疗

脑出血后，只要患者的生命体征平稳、病情不再进展，宜尽早进行康复治疗。早期分阶段综合康复治疗对恢复患者的神经功能，提高生活质量有益。

**五、护理与防控**

（一）一般护理

1. 避免情绪激动，去除不安、恐惧、愤怒，保持心情舒畅。

2. 饮食清淡，多吃含水分 含纤维素的食物，多食蔬菜、水果，忌烟酒及辛辣等刺激性强的食物。

3. 生活要有规律，养成定时排便的习惯，切忌大便时用力过度和憋气。

4. 避免重体力劳动，坚持做保健体操、打太极拳等适当的锻炼，注意劳逸结合。

5. 康复训练过程艰苦而慢长（一般 1~3 年，长者终身伴随），需要有信心、耐心、恒心、应在康复医生指导下循序渐进，持之以恒。

6. 定期测量血压、复查病情，及时治疗可能并存的动脉粥样硬化、高脂血症、冠心病。

（二）心理护理

1. 首先应向家属与患者交代清楚，康复不等于病后吃好、穿好、休息好的代名词，为最大限度地发挥患者的残存功能，康复工作贯穿始终。

2. 进行康复训练，特别是行走训练时，患者不可过于自信，在无人陪护或看护的情况下不要自行起立或移动身体，以免发生跌倒等意外。

3. 有语言障碍的患者，为提高患者训练积极性，减少干扰，便于患者集中注意力，训练过程中禁止外人参观，强化训练时应遵循康复医生的要求，督促为主，当患者语言训练达到要求后仍有训练欲望时，可按其要求扩展训练内容。

4. 当患者训练出现情绪烦躁、不肯训练时可能为下述几种原因，应及时征求患者及家属意见：

（1）缺少信心和害羞心理。应了解患者的思想动态，说明练习的重要性、必要性和循序渐进性，对患者的每一点进步都应给予肯定和鼓励。

（2）来自家庭或社会的压力。可找有关人员谈话，争取他们支持，言明康复训练的积极意义及对患者生存质量的影响，努力取得家人的信任与合作。

5. 康复训练应定期进行评估，以了解患者康复进展情况，及时修改训练计划，告诉患者不要因某些重复检查而烦躁，应尽力配合。根据患者情况，可每周或每月甚至半年安排一次评估。

（三）床上训练指导

急性脑血管疾病的患者，大多数意识障碍瘫痪卧床，在抢救患者生命的同时，也应重视肢体功能康复。为了减少长期卧床带来的关节痉挛、肌肉萎缩等神经功能障碍，早期应指导患者与家属作好以下工作

1. 良肢位的摆放

（1）平卧位时：肩关节屈 45°，外展 60°，无内外旋；肘关节伸展位；腕关节背伸位，手心向上；手指及各关节稍屈曲，可手握软毛巾等，注意保持拇指的对指中间位；髋关节伸直，防止内外旋；关节屈曲 20°~30°（约一拳高），垫以软毛巾或软枕；踝关节于中间位，摆放时顺手托起足跟，防足下垂，不掀被或床尾双足部堆放物品压下双足，足底垫软枕。

（2）健侧卧位时：健手屈曲外展，健肢屈曲，背部垫软枕，患手置于胸前并垫软枕，手心向下肘关节、腕关节伸直位；患肢置于软枕上，伸直或关节屈曲 20°~30°。

（3）患侧卧位时：背部垫软枕，60°~80°倾斜为佳，不可过度侧卧，以免引起窒息；患手可置屈曲 90°位于枕边，健手可置于胸前或身上；健肢屈曲，患肢呈迈步或屈曲状，双下肢间垫软枕，以免压迫患肢，影响血循环。

2. 被动运动

患者病情平稳后，除注意良肢摆放，无论神志清楚还是昏迷，都应早期开展被动

运动。

（1）肩关节屈、伸、外展、内旋、外旋等，以患者耐受性为度，昏迷患者最大可达功能位，不能用力过度，幅度由小到大，共2～3分钟，防脱臼。

（2）肘关节屈伸、内旋、外旋等，用力适宜，频率不可过快，共2～3分钟。

（3）腕关节背屈、背伸、环绕等。各方位活动3～4次，不可过分用力，以免骨折。

（4）手指各关节的屈伸活动、拇指外展、环绕及其余4指的对指，每次活动时间5分钟左右。

（5）髋关节外展位、内收位、内外旋位，以患者忍耐为度，昏迷患者外展15°～30°，内收、内旋、外旋均为5°左右，不可用力过猛，速度适当，共2～3分钟，各方位活动2～3次为宜。

（6）膝关节外展位、内旋、外旋等，以患者忍耐为度，共2～3分钟。

（7）踝关节跖屈、跖伸、环绕位等，共3分钟，不可用力过大，防止扭伤。

（8）趾关节各趾的屈、伸及环绕活动，共4～5分钟。被动运动每日可进行2～3次，并按摩足心、手心、合谷穴、曲池穴等，帮助患者按摩全身肌肉，防止肌肉萎缩。

3. 主动运动

当患者神志清楚，生命体征平稳后，即可开展床上主动训练，以利肢体功能恢复。

（1）BOBARTH 握手：助患者将患手五指分开，健手拇指压在患侧拇指下面，余下4指对应交叉，并尽量向前伸展肘关节，以坚持健手带动患手上举，在30°、60°、90°、120°时，可视患者病情要求患者5～15分钟左右，要求患者手不要晃动，不要憋气或过度用力。

（2）桥式运动：嘱患者平卧，双手平放于身体两侧，双足抵于床边，助手压住患者双膝关节，尽量使臀部抬离床面，并保持不摇晃，两膝关节尽量靠拢。做此动作时，抬高高度以患者最大能力为限，嘱患者保持平静呼吸，时间从5秒开始，渐至1～2分钟，每日2～3次，每次5下，这对腰背肌、臀肌、股四头肌均有锻炼意义，有助于防止甩髋、拖步等不良步态。

（3）床上移行：教会患者健手为着力点，健肢为支点在床上进行上下移行。健手握紧床栏，健肢助患肢直立于床面，如桥式运动状，臀部抬离床面时顺势往上或往下移动，即可自行完成床上移动。若健手力量达5级，可教患者以手抓住床边护栏，健足插入患肢膝关节下翻身。

（四）床边活动指导

1. 起床由健侧起，嘱患者以 BOBARTH 握手将上身尽量移近床边，带动患肢移出靠近床边放下，以健手肘关节撑住床面，扶住患肩以帮助患者起床。由患侧起，准备情况同健侧，起床时以手掌撑起以助起床。这两种起床方法省力、安全，患者习惯后，能自行起床。

2. 帮助患者患侧肩关节取外展45°位：肘关节伸直、外旋：腕关节被动背曲90°：五指分开支撑在床面。如患者伸展不充分，可将臂部压住患手，用靠近患者的肘关节，两肩相抵，助患者伸直肘关节，患者双下肢并拢，足底着地躯干尽量向患侧倾斜，停留一段时间后坐直，反复练习。移动困难时，可借患者用健手触摸置于患侧前方物品或手帮助训练。

3. 助患者双足放平置于地面，两腿分开与肩宽，双手以 Bobarth 握手尽量向前伸展，低头、弯腰、收腹，重心渐移向双下肢，协助人员双手拉 患者肩关节助其起来。如患者患肢力量较弱不能踩实地面时，协助人员可以双膝抵住患者患肢膝关节，双足夹住患足，患者将双手置于协助者腰部，以助轻松起立，但不要用力拉扯衣服等，以防跌倒。

4. 教患者收腹，挺胸，抬头，放松肩、颈部肌肉，不要耸肩或抬肩，腰部伸直，伸髋，双下肢尽量伸直，可用穿衣镜来协助患者自行纠正站相中的不良姿势。

（五）下床活动指导

1. 行走训练指导

行走前，下肢肌力先达到 4 级，最好在康复医生指导下进行，以免产生误用综合征，遗留一些难以纠正步态。

（1）步幅均匀，频率适中。

（2）伸髋屈膝，先抬一足跟部，重心转移，另一脚足跟亦先着地，重心又转移至后足，开始下一个周期。

（3）上下楼梯训练：上楼梯易于下楼梯，训练时应在康复医生指导下进行，应从 10cm 高度开始逐渐训练，以带护栏的防滑木梯为宜，不要擅自进行训练。

（4）重心转移训练：教患者立于床尾栏杆处双手与肩同宽抓住栏杆，双目平视，双下肢与肩同宽站立，有条件的患足底垫 30°斜角的木板以利患肢膝关节伸直，嘱患者收腹挺胸直腰状往下半蹲，体会重心由髋部渐至双下肢的感觉。每日 2～3 次，每次 15 分钟，可达到纠正不良姿势。

2. 日常生活动作训练

（1）击球：可教患者双手交替排球，以训练患者的协同运动，促进患者无意识的自行活动。

（2）编织毛线：这属于精细动作训练，既有利于患者手眼配合，又有利于感觉、感官等知觉培养，有柱于大脑神经功能恢复。

（3）如果患者有兴趣，还可开展其他的训练。

（六）语言训练

1. 教患者噘嘴鼓腮、叩齿、弹舌等，每个动作 5～10 次。

2. 张大嘴，做舌的外伸后缩运动；将舌尖尽量伸出口外，舔上、下嘴唇、左右口角；并做舌绕口唇的环绕运动、舌舔上腭的运动。每项运动重复 5 次，每日 2～3 次。

3. 教患者学习发（pa，ta，ka），先单个连贯重复，当患者能准确发音后，3 个音连在一起重复（即 pa，ta，ka），每日重复训练多次，直到患者训练好为止。

4. 当患者存在呼吸不均匀现象时，应先训练患者呼吸；双手摸患者两胸肋部，嘱患者吸气，吸气末嘱患者稍停，双手向下轻压嘱患者均匀呼气，如此反复。亦可教患者先用口呼气，再用鼻呼气，以利调整呼吸气流，改善语言功能。

5. 利用图片、字卡、实物等强化患者记忆，早期还可利用抄写、自发书写、墨写等方法加强患者的语言记忆功能，要求患者多读，大声地读，以刺激记忆。

（七）吞咽障碍指导

1. 饮食以清淡、少渣、软食为主，面包、馒头可裹汁食用。饮水反呛明显时，应尽量减少饮水，以汤、汁代替。

2. 进食时抬高床头30°~45°。

3. 进食前可先用冰水含漱或冰棉棒刺激咽喉部（因为这些现象多因悬雍垂的肿大下降所致，冷刺激咽喉部，悬雍垂肿胀可好转，异物感消失），以利食物和水的通过。通常在刺激4~10日左右，这些症状可明显好转甚至消失。

（八）出院指导

1. 出院前家访调查，以指导必要的家庭环境改造。

2. 出院前试验外宿。

3. 康复训练最好有专人陪护，不要随意更改训练。定期回医院复查，在康复医生指导下开展工作。

4. 康复训练应持之以恒。神经功能的恢复1年内最快，但长期坚持锻炼，数年后仍有恢复可能。

（李翠）

# 第十六章　震颤性麻痹

震颤性麻痹又称帕金森病，是1817年一位英国医师詹姆斯，帕金森描述的一种进行性疾病，以后全世界都把这种类型的病称为帕金森病。本病是老年人常见的神经系统疾病，是一种退行性疾病。据统计，本病50岁以上的发病率为500/10万人口，60岁以上则明显增加为1000/10万人口，近十余年来，随着神经生理、生化和药物学的进展，本病的诊治状况大为改观。

中医文献中没有震颤性麻痹的病名，但就其临床表现，应属于中医"痉证"范畴。如《景岳全书·痉证》说："凡属阴虚血少之辈，不能营养筋脉，以致搐挛僵仆者，皆是此证。如中风之有此者，必以年人衰残，阴之败也；产妇之有此者，必以去血过多，冲任竭也；疮家之有此者，必以血随脓出，营气涸也……凡此之类，总属阴虚之证。"

## 一、病因

本病可分为原发性和继发性两种，原发性帕金森病是一种慢性脑部退行性病变，主要是中脑的黑质和纹状体的神经递质多巴胺减少所引起。继发性帕金森病，又称为帕金森综合征或震颤麻痹综合征，是由于脑炎、脑动脉硬化、脑外伤、脑肿瘤、一氧化碳中毒、锰中毒以及利血平、噻嗪类药物及抗抑郁剂等中毒所引起。

正常人黑质多巴胺能神经元制造的多巴胺，经黑质－纹状体束作用壳核和尾状核细胞，与纹状体内乙酰胆碱相平衡。多巴胺对新纹状体系统属抑制性神经介质。当黑质制造多巴胺功能降低时，乙酰胆碱功能相对亢进，从而出现一系列锥体外系症状。

本病的病理改变主要位于黑质、苍白球、尾状核及壳核内，但以黑质受累最重，其他部位较轻。肉眼可见黑质色素明显消失；镜检见黑质内含黑色素的神经细胞减少及变性，并伴以不同程度的神经胶质增生。

## 二、临床表现

本病起病隐袭，缓慢进展。半数以上的患者以震颤为首发症状。

1. 震颤

患者常于静止时，也就是静坐或静卧时出现手部或足部抖动，称为静止性震颤。静止性震颤多自一侧手部开始，然后逐渐累及其他肢体，最后累及下颌、口唇、舌及头部、上肢比下肢重。手指的节律性震颤形成所谓"搓丸样动作"。这种静止性震颤是帕金森病特征性的，常于情绪激动时加重，睡眠时消失。

2. 肌强直

可发生在震颤之前，当四肢被动运动时，可感到均匀的阻抗力，称为"铅管样强直"。因震颤的关系，可见到由震颤引起的阻力节律性时断时续现象，称"齿轮样强直"。强直以指腕关节最早出现，面部表情肌强直，往往使面部缺乏表情，瞬目减少，造成"面具脸"。舌肌及咽喉肌强直，引起发音低沉，语言缓慢，语调缺乏抑扬顿挫。

3. 运动减少

动作缓慢，面容呆板，精细动作差，书写困难，行走时手臂正常摆动消失，步态变小而前冲，不能及时转弯止步（慌张步态）。

4. 自主神经症状

常伴唾液分泌增多，顽固性便秘、多汗，皮脂溢出增多，高龄老人可有情绪波动和痴呆等。

（二）实验室及其他检查　进行必要的特殊检查，如脑 CT 除外症状性帕金森征。

### 三、鉴别诊断

根据临床过程和典型症状，本病诊断并不困难，但需注意与肝豆状核变性、亨廷顿舞蹈病等鉴别。

此两种疾病均为遗传性疾病，有阳性家族史，肝豆状核变性有角膜 K–F 环，血清铜蓝蛋白降低。

### 四、治疗

西医药物治疗目标是减轻患者的症状和恢复功能，不追求消除所有的症状及体征，即所谓"细水长流，不求全效"的原则。药物治疗的原则是：从小剂量开始，缓慢增加剂量；以最小的剂量获得最好疗效；不宜多加品种，也不宜突然停药，需终生用药；对症用药，辨证加减。本病早期尽可以采用理疗（按摩、水疗等）和医疗体育（活动关节、步行、语言锻炼）等疗法维持日常生活和工作能力，推迟药物治疗。

1. 抗胆碱能药

对震颤和强直有效，对运动迟缓疗效差，适于震颤突出且年龄较轻的患者。常用药物：①安坦（Artane）：1～2mg 口服，每日 3 次。②丙环定：2.5mg 口服，每日 3 次，逐渐增至 20～30mg/d。其他，如苯托品、环戊丙醇、比哌立登等，作用均与安坦相似。主要不良反应包括口干、视物模糊、便秘和排尿困难，严重者有幻觉、妄想。青光眼及前列腺肥大患者禁用；老年患者可影响记忆功能，应慎用。

2. 左旋多巴

目前左旋多巴被认为是本病治疗的最有效药物，可使各种症状均得到改善，尤其对少动效果明显。一般从小剂量开始，125mg，每日 3 次，每隔 4～5 日增加 250mg，同时增加服药次数每日 4～6 次，用量多在每日 4～5g。当取得最大疗效后即减量，维持剂量每日 1.0～1.5g。本品长期用药可出现开关现象，即突然出现严重的不动状态，又能很快好转，此时需将药量减少，再缓慢增量，或减少每次用量，增加服药次数。注意不应与维生素 $B_6$ 并用。

3. 脑外多巴脱羟酶抑制剂

该药不易通过血-脑屏障，却抑制左旋多巴在脑外的脱羧作用。因此与左旋多巴合用阻止血中多巴转变成多巴胺，使血中有更多的多巴进入脑中脱羟变成多巴胺，从而减少左旋多巴的用量，加强其疗效并减少其外因不良反应。应用此类药时应加用维生素 $B_6$，使脑内左旋多巴的脱羧加快加强。苄丝肼和甲多巴肼都是多巴胺脱羧酶抑制剂。目前多与左旋多巴制成复合剂，如美多巴，是左旋多巴与苄丝肼（4:1）的混合剂，用法：美多巴 125mg 口服，每日 2 次，每隔 1 周左右增量每日 125mg，常用量每日 375 ~ 1000mg，分 3 ~ 4 次服用。

4. 多巴胺受体激动剂

指能在多巴胺神经元突触点直接激动受体产生和多巴胺作用相同的药物，根据多巴受体是否会激活腺苷酸环化酶，以催化 ATP 转为 cAMP 而分为 $D_1$ 和 $D_2$ 型受体，$D_1$ 型能激活腺苷酸环化酶，使 ATP 转为 cAMP，$D_2$ 型不能激活腺苷酸环化酶。

多巴胺能受体激动药可分为麦角碱类和非麦角碱类。前者包括溴隐亭、培高利特（Perg - olide 协良行）、麦角晴等，后者包括阿扑吗啡、N - 丙基去甲阿扑吗啡、吡贝地尔（泰舒达）、罗匹尼罗及普拉克索等。

（1）溴隐亭：是第 1 个和常用的 DA 受体激动药，大剂量应用具有部分 $D_1$ 受体激动作用，必须有一定量的内源性 DA 存在才能起作用，因此适用于早期患者，目前主张与左旋多巴制剂合用，可以减少左旋多巴用量及其不良反应，对运动障碍的改善可持续 2 ~ 6 小时，也可单剂使用，从小剂量开始逐渐增量，开始时每日 0.625mg，最低有效剂量为 7.5 ~ 15.0mg/d，最大剂量不超过 30mg/d。用药初期常见的不良反应为恶心、呕吐、头晕、直立性低血压，长期服用可由于血管收缩作用引起肢端发冷、痛性痉挛、红斑性肢痛、持续性低血压、加剧心绞痛。

（2）培高利特（协良行）：是半合成的麦角碱制剂，对突触后 $D_2$ 和 $D_1$ 受体都有激动作用，疗效比溴隐亭及麦角乙脲〔5 - 羟色胺抑制药〕强。开始剂量 0.05mg/d，以后 2 ~ 7 周内逐渐增加至 0.25mg，每日最大量小于 5mg。也可单剂应用。因血浆半衰期长，故对顽固的症状波动 PD 患者及用其他 DA 受体激动药无效者，用该药仍可改善，不良反应与溴隐亭及麦角乙脲类似。其他麦角碱类多巴胺能受体激动药，如普拉克索、卡麦角林、罗匹尼罗、吡贝地尔（泰舒达，$ET_{495}$），在我国尚未临床应用。

（3）吡贝地尔：为 $D_2$ 和 $D_3$ 受体激动药，对震颤作用效果明显，还可减轻抑郁症状。常用剂量为 150 ~ 200mg/d。

（4）阿扑吗啡类：主要是阿扑吗啡，其结构式与 DA 有类似之处，故有模拟 DA 的作用，是强烈的 DA 激动药，能激动 DA 的 $D_1$、$D_2$ 及 $D_3$ 受体。只能皮下注射或持续性泵入，而且必定引起呕吐，口服和肛栓剂不可靠。一次性皮下注射 10 ~ 25min 即可起效，疗效可维持 20 ~ 120 分钟，可改善运动不能，肌强直及静止性震颤。不良反应除呕吐外，尚有打哈欠，直立性低血压，精神不良反应比麦角碱少。目前国内很少应用本品，但欧洲多个国家仍用，其适应证为：①解除严重的"关"期，令患者迅速转为"开"期。②不动性危象。③手术前后的治疗。

5. 多巴胺释放促进剂

促进多巴胺合成和释放，延缓多巴胺的代谢破坏，如金刚烷胺，对本病的僵硬、震颤、运动徐缓均有缓解作用，近年发现本药还是兴奋性氨基酸受体拮抗剂，对神经元具有保护作用。剂量 100mg，每日 2～3 次，见效较快，1～10 日即显效，但 4～8 周疗效开始降低，在左旋多巴治疗初期合用为宜，不良反应有下肢网状青斑、头晕、失眠等。

6. 单胺氧化酶抑制剂（MAOI）

已知单胺氧化酶有两种，即 A、B 两型。B 型主要在脑内。丙炔苯丙胺为 MAO－B 抑制剂，可选择性地抑制纹状体中的 MAO－B，从而抑制了纹状体内多巴胺的降解，并能抑制中枢神经元对多巴胺的再摄取，使脑内多巴胺含量增加。与左旋多巴合用可加强其疗效，减少左旋多巴用量。每次 5mg，每日 2 次，口服。

7. 抗组胺药物

偶能减轻症状，尤其是震颤。其作用机制可能是对抗组胺的作用并有抗胆碱性能。常用苯海拉明，12.5～25mg 每日 3 次，口服。

8. 金刚烷胺

有促进多巴胺释放及刺激多巴胺受体的作用。常用剂量为 100～150mg，每日 2～3 次，口服。不良反应有恶心、失眠、头晕、幻觉等。剂量过大可引起抽搐。有癫痫史者禁用。

9. 其他药物

（1）胞胆碱：凡是用 L－多巴无效或有严重不良反应而不能继续使用者可用胞胆碱与抗胆碱药合用，以改善震颤、肌肉强直和动作缓慢。文献报道 71 例帕金森综合征患者，以安坦为基础治疗药，加用胞胆碱每日 500mg 或生理盐水进行双盲对照研究，治疗 28d 后，全部改善程度：胞二磷胆碱组为 62%，对照组为 38%，统计学上有显著差异（P＜0.05）。

（2）维生素 $B_6$：大剂量维生素 $B_6$ 可使震颤明显减轻。用法：开始以 50～100mg 肌内注射，单用或与抗胆碱药合用，以后每日递增 50mg，直至每日 300～400mg，可连用 12～15 日，一般在用药后 4～8 日好转，但需注意此药勿和左旋多巴合用，以免起对抗作用。

（3）普萘洛尔：β 阻滞剂能用于震颤性麻痹患者，以改善其震颤的症状，但是其作用的精确机制是不清楚的，当每日口服普萘洛尔 60～240mg 时，发现许多患者的震颤症状得到明显改善，少数病例的症状能得到完全控制。有资料报道，在年龄较轻，震颤病程较短的病例，对 β 阻滞剂的反应是好的。

（4）儿茶酚－氧位－甲基转移酶（COMT）抑制剂：通过抑制 L－Dopa 在外周代谢，维持 L－Dopa 血浆浓度稳定，加速通过血脑屏障，阻止脑胶质细胞内 DA 降解，增加脑内 DA 含量。与美多巴或息宁合用可增强后者疗效，减少症状波动反应，单独使用无效。①答是美：即托可朋），100～200mg 口服，每日 3 次，不良反应有腹泻、意识模糊、运动障碍和转氨酶升高等，应注意肝脏毒不良反应。②柯丹：即恩托可朋，200mg 口服，每日 5 次为宜。

（5）清开灵注射液：取本品 40mL 加入 5% 葡萄糖液 500mL 中静脉点滴，每日 1

次。有人治疗 1 例，用药一周后症状完全消失，继续治疗 1 个疗程（2 周）巩固疗效。随访 6 个月未再发作。

　　神经外科采用立体定向手术治疗帕金森病，包括苍白球毁损术等。随着科学技术的进步，神经外科立体定向手术有明显提高，只要选择病例合适，可取得一定疗效，但长期疗效如何，目前难做评定，而且不是所有帕金森病患者都适宜进行立体定向等手术治疗。关键是手术前一定要严格选择手术适应证和全面考虑手术的禁忌证。

　　自临床应用神经组织脑内移植治疗 PD 以来，近几十年来取得了一些新的进展。所开展的神经移植治疗有肾上腺髓质移植和胚胎中脑移植，临床症状有所改善，但要作为一种成熟的治疗手段，尚有许多问题有待解决。至于 PD 的基因治疗，目前仅限于动物试验阶段。

### 五、防控

　　PD 是一种慢性进展性变性疾病，目前尚无根治方法，多数患者发病数年内尚能继续工作，也有迅速发展致残者；疾病晚期由于严重肌强直、全身僵硬终至卧床不起。本病本身并不危及生命，肺炎、骨折等各种并发症是常见的死因。

　　（一）一级预防

　　1. 对有帕金森病家族史及有关基因携带者，有毒化学物品接触者，均应视为高危人群，须密切监护随访，定期体检，并加强健康教育，重视自我防护。

　　2. 加大工农业生产环境保护的力度，减少有害气体、污水、污物的排放，对有害作业人员应加强劳动防护。

　　3. 改善广大农村及城镇的饮水设施，保护水资源，减少河水、库水、塘水及井水的污染，保证广大人民群众能喝上安全卫生的饮用水。

　　4. 老年人慎用吩噻嗪类、利血平类及丁酰苯类药物。

　　5. 重视老年病（高血压、高血脂、高血糖、脑动脉硬化等）的防治，增强体质，延缓衰老，防止动脉粥样硬化，对预防帕金森病均能起到一定的积极作用。

　　（二）二级预防

　　1. 早期诊断。帕金森病的亚临床期长，若能即早开展临床前期诊断技术，如嗅觉功能障碍、PET 扫描、线粒体 DNA、多巴胺抗体、脑脊液化学、电生理等检查，将亚临床期帕金森病尽早发现，采用神经保护剂（如维生素 E、SOD、谷胱甘肽及谷胱甘肽过氧化物酶、神经营养因子、塞利吉林）治疗，可能会延缓整个临床期的过程。

　　2. 帕金森病早期，虽然黑质和纹状体神经细胞减少，但多巴胺分泌却代偿性增加，此时脑内多巴胺含量并未明显减少，称代偿期，一般不主张用药物治疗，可采用理疗、医疗体育、太极拳、水疗、按摩、气功、针灸等治疗，以维持日常一般工作和生活，尽量推迟抗震颤麻痹药物应用的时间。但也有人主张早期应用小剂量左旋多巴以减少并发症，这要因人而异，择优选用。

　　3、帕金森病失代偿期应使用药物治疗。

　　（三）三级预防

　　1. 积极进行非药物如理疗、体疗、针灸、按摩等及中西医药物或手术等综合治疗，以延缓病情发展。

2. 重视心理疏导安抚和精神关爱，保证充足睡眠，避免情绪紧张激动，以减少肌震颤加重的诱发因素。

3. 积极鼓励患者主动运动，如吃饭、穿衣、洗漱等。有语言障碍者，可对着镜子努力大声地练习发音。加强关节、肌力活动及劳作训练，尽可能保持肢体运动功能，注意防止摔跤及肢体畸形残废。

4. 长期卧床者，应加强生活护理，注意清洁卫生，勤翻身拍背，防止坠积性肺炎及压疮感染等并发症，帕金森病大部分死于肺部或其他系统如泌尿系统等的感染。注意饮食营养，必要时给予鼻饲，保持大小便通畅。以不断增强体质，提高免疫功能，降低死亡率。

### 十二、预后

帕金森病是一种慢性进展性疾病，具有高度异质性。不同患者疾病进展的速度不同。目前尚不能治愈。早期患者通过药物治疗多可很好的控制症状，至疾病中期虽然药物仍有一定的作用，但常因运动并发症的出现导致生活质量的下降。疾病晚期由于患者对药物反应差，症状不能得到控制，患者可全身僵硬，生活不能自理，甚至长期卧床，最终多死于肺炎等并发症。

（宋艳娟）

# 第十七章　癫痫

## 一、病因

现代医学认为，癫痫按病因分为原发性癫痫和继发性癫痫，原发性癫痫的病因至今不明，其与遗传有密切关系，据统计多达70%的癫痫患者都有遗传因素。而且，家族性癫痫发作的风险在广泛性癫痫和局灶性癫痫分别比正常人高2.5倍和2.6倍，其原因可能与其家族共有的基因有关。继发性癫痫的病因相对比较复杂，且在不同年龄阶段也存在较大差异。

### 1. 儿童和青少年期

癫痫是儿童和青少年最常见的神经系统疾病之一，我国癫痫患者有60%起源于小儿时期，儿童的发病率约151/10万，大约为成人的10倍。主要病因包括遗传、代谢障碍、中枢神经系统感染、热性惊厥、脑外伤等。遗传因素在儿童中甚至更高。染色体病是一类遗传性疾病，在癫痫的研究中发现常染色体显性遗传占有一定比例，此外还存在着许多基因方面的原因（如单基因、多基因及线粒体病等）。营养代谢性疾病如苯丙酮尿症、脑脂质沉积症、甲状旁腺功能低下、维生素B6缺乏症等也可通过影响大脑皮层的发育而引起癫痫发作。中枢神经系统若受到细菌性、病毒性、寄生虫（脑囊虫等）等感染可导致癫痫。由于小儿的血脑屏障功能发育不完善，感染后更易继发癫痫。热性惊厥多发见于6个月~5岁的儿童，是儿童脑性癫痫最常见的类型，发热可导致海马中产生热原质、白细胞介素（IL）－1等细胞因子，从而增加神经元的兴奋性而引发癫痫。据文献报道，药物过量引起的高热或洗热水澡经常引发儿童癫痫发作，这表明增高大脑温度足以产生癫痫发作。创伤后癫痫是后天性癫痫最常见的形式，也是青少年人群发生癫痫最主要的原因，但概率相对较低。

### 2. 成年期

成人癫痫主要与脑肿瘤、脑血管畸形、代谢异常或内分泌功能障碍、全身或系统性疾病有关。脑肿瘤是成年期癫痫的常见病因，据文献报道脑肿瘤患者中约40%可病发癫痫。脑肿瘤的病理分级越低，发生癫痫的可能性就越高。脑血管畸形以脑动静脉畸形多见，癫痫发作为其常见临床表现，占30%~40%。水钠代谢失常及酸碱平衡紊乱可引起大脑皮层或者神经细胞等代谢性变化，导致癫痫发作。内分泌功能障碍引起的低血糖、毒物、药物中毒、缺氧、高血压脑病、多发性硬化、重症肌无力、系统性红斑狼疮以及各种血液系统疾病等导致的脑功能受损也可引发癫痫。

3. 老年期

流行病学资料表明老年人癫痫的发病率高于任何其他年龄组。老年癫痫患者的病因具有复杂性与多样性特点，且大部分继发于脑血管疾病、神经系统退行性疾病、脑外伤、脑肿瘤等。老年期癫痫病因复杂且大多数明确，脑血管病、糖尿病和脑萎缩为老年人的常见病因。脑卒中和其他脑血管疾病是老年癫痫最重要的危险因素，癫痫的发作风险在脑卒中后的 1 年内将增加 20 倍。糖尿病引起的低血糖、高血糖、糖尿病酮症酸中毒及脑血管并发症等都可引起癫痫发作。脑萎缩引起脑功能障碍也可能与癫痫发生有关，但机制还不清楚。

癫痫的发病机制复杂，目前主要认为是由于中枢性神经系统的兴奋性与抑制性失衡所致，而其与神经递质失衡、离子通道、神经胶质细胞、遗传及免疫的异常有密切关系。

目前已发现与癫痫发生有关的神经递质较多，例如氨基酸类：γ - 氨基丁酸（GABA）、甘氨酸、谷氨酸（Glu）、天冬氨酸、牛磺酸等；单胺类（多巴胺、去甲肾上腺素、5 - 羟色胺），乙酰胆碱等。其中，Glu 与 GABA 分别是中枢神经系统中最重要的兴奋性神经递质与抑制性神经递质，并与癫痫发作密切关系。Glu 受体有离子型受体（$AM_2PA$、KA 和 NMDA）和代谢型受体（mGluRs），分别与离子通道和 G - 蛋白通道偶联，进而发挥作用。先前研究多数集中在离子型受体方面，认为痫性发作时谷氨酸蓄积作用于离子型受体，使突触过度兴奋，从而诱发痫性发作。研究认为癫痫发作可能是由于 Glu 早期胞内合成增加、后期胞外大量释放的结果。癫痫患者脑脊液中 GABA 水平也有明显降低，且脑脊液 GABA 水平与癫痫患者发作频率有一定的关系，抗癫痫药物可使癫痫患者脑脊液 GABA 水平提高。GABA 受体可分为 GABAa、GABAb、GABAc，其中 GABAa 受体与癫痫关系最密切，属于配体门控的氯离子（$Cl^-$）通道。激活后可产生早期抑制性突触后电位，其兴奋或抑制能阻止或诱发癫痫发作。GABAb 受体是 G 蛋白偶联的跨膜受体，介导抑制性突触后电位。有文献报道 GABAb 受体功能异常很可能是失神发作的主要原因，可能机制是 GABAb 受体的激活能产生长时间超极化，引起丘脑皮环路中同步放电，导致失神发作。并有可能成为治疗失神发作的方向。GABAc 受体也是配体门控的 $Cl^-$ 通道，其具体作用缺乏相关研究。

离子通道是调节神经元细胞兴奋性的重要物质，与癫痫相关的离子通道主要包括钠、钾、钙离子通道。离子通道基因突变都有可能改变通道蛋白的正常功能，可造成中枢神经系统电活动失衡，最终诱发异常同步化放电，引起痫性发作。因此也被称为"离子通道病"。离子通道选择性允许相应离子通过，从而引起细胞膜电位变化，进而导致神经元兴奋或抑制。因此，相关推断认为离子交换的不平衡引起了通道病，或者是阴或阳离子能诱导癫痫发作。近年来研究发现离子通道病中的被超极化活化的环核苷酸（HCIN）门控通道可能与颞叶癫痫和失神发作有关。HCN 属于电压门控离子通道，HCN 被超极化激活后可引起神经元兴奋抑制。相关动物实验显示 HCN 通道的下调和通道蛋白表达缺失会引起离子流密度的下降，最终导致神经元过度兴奋。因此，HCN 被认为在癫痫发生中发挥重要作用。

星形胶质细胞是调节细胞外中枢神经系统神经递质的重要组件，主要是谷氨酸和

GABA，细胞外谷氨酸积累影响神经元的功能和生存，星形胶质细胞可以在细胞外保持低浓度的谷氨酸。但在癫痫患者发作时，细胞外水平的谷氨酸明显上升，且在海马硬化癫痫患者中谷氨酸浓度也较高。慢性癫痫患者的脑组织中星形胶质细胞和小胶质细胞大量增生，且呈谷氨酸样免疫组化反应阳性，星形胶质细胞增生可能导致神经细胞外 $Na^+/K^+$ 浓度平衡失调，使神经细胞兴奋的阈值降低，神经兴奋过度而引发癫痫。另有文献报道在光学显微镜下，癫痫患者皮层星形胶质细胞内存在能被苏木精和伊红染色的嗜酸性透明夹杂物，这些都表明神经胶质细胞在癫痫的发生中发挥了重要作用。癫痫发作时，星形胶质细胞通过增加谷氨酸的摄取及调节神经元对谷氨酸的摄取，减少细胞外谷氨酸的浓度。可见，星形胶质细胞摄取 GABA 的能力异常也与癫痫发作有关，若摄取过多可导致癫痫发作。Sitnikova 等研究还发现胶质细胞和胶质神经元的相互影响可能是失神性癫痫的发病机制。

动物实验及临床研究显示中枢神经系统和外周产生的免疫介质共同参与癫痫的发生发展。强大的免疫反应可降低癫痫发作的阈值增强神经兴奋性、促进突触重建、导致血脑屏障受损，进而引发癫痫。有统计表明，癫痫患者的免疫系统功能紊乱远远多于其他人群。癫痫患者中淋巴细胞亚群 $T_3$、$T_4$ 细胞含量下降，$T_8$ 细胞增加，$T_4/T_8$ 比值下降。炎症细胞因子是人体免疫反应和炎症反应的重要调节者，细胞因子的失调和过度产生会导致神经元变性，可以诱导癫痫发作，目前认为 IL－1、IL－2、IL－6、IL－21B、IL－210、肿瘤坏死因子 A（TNF－α）、干扰素（IFN）及血清可溶性白细胞介素 2 受体等细胞因子与癫痫有关，而且还与体液因子补体、IgG、IgA 及抗脑抗体等相关，特别是 IL－1 在发热性癫痫中有重要作用。此外，Febene 等研究发现，在脑血管中，血管内皮黏附分子的表达提高，而白细胞对血管内皮细胞的黏附作用也增强，由此认为炎症细胞的黏附作用也在癫痫发生发挥作用。

大多数疾病都有遗传基因的复杂性，癫痫病也无一例外，也有其遗传特征，并与多基因变化有关。遗传学和分子生物学研究证实部分癫痫综合征是由于编码离子通道蛋白的基因突变导致神经元过度兴奋引起的。包括单或多基因突变、染色体异常、线粒体突变等。最近对 GABAa 受体亚单位基因突变研究发现，已知的 GABAa 受体突变主要与三种类型的特发性癫痫有关，包括儿童失神癫痫，常染色体显性遗传与发热性癫痫，常染色体显性遗传青少年肌阵挛癫痫。

中医认为本病之形成，大多由于七情失调，先天因素，脑部外伤，饮食不节，劳累过度，或患他病之后，造成脏腑失调，痰浊阴滞，气机逆乱，风阳内动所致，而尤以痰邪作祟最为重要。《医学纲目：癫痫》说的"癫痫者，痰邪逆上也"，即是此意。

1）七情失调：主要责之于惊恐。《素问·举痛论篇》："恐则气下""惊则气乱。"由于突受大惊大恐，造成气机逆乱，进而损伤脏腑，肝肾受损，则易致阴不敛阳而生热生风。脾胃受损，则易致精微不布，痰浊内聚，经久失调，一遇诱因，痰浊或随气逆，或随火炎，或随风动，蒙蔽清窍，是以病证作矣。

2）先天因素：痫证之始于幼年者，与先天因素有密切关系广所谓"病从胎气而得之"，前人多责之子"在母腹中时，其母有所大惊"所致。若母体突受惊恐，一则导致气机逆乱，一则导致精伤而肾亏，所谓"恐则精却"。母体精气之耗伤，必使胎儿的发育产生异常，出生后，遂易发生痫证。

3）脑部外伤：由于跌仆撞击，或出生时难产，均能导致受伤。外伤之后，则神志逆乱，昏不知人，气血瘀阻，则络脉不和，肢体抽搐，遂发癫痫。

此外，或因六淫之邪所干，或因饮食失调，或患他病之后，均可致脏腑受损，积痰内伏，一遇劳作过度，生活起居失于调摄，遂致气机逆乱而触动积痰，痰浊上扰，闭塞心窍，壅塞经络，发为痫证。

综上所述，本病以头颅神机受损为本，脏腑功能失调为标。而先天遗传与后天所伤是为两大致病因素。概由痰、火、瘀为内风触动，致气血逆乱，清窍蒙蔽故发病。其脏气不平，阴阳偏胜，神机受累；元神失控是病机的关键所在。

### 二、临床表现

1. 全面性发作时突然昏倒，项背强直，四肢抽搐。或有口中如做羊、猪叫声，或仅两目瞪视，呼之不应，或头部下垂，肢软无力；部分发作时可见多种形式，如口、眼、手等局部抽搐而无突然昏倒，或幻视，或失神，或呕吐、多汗，或无意识的动作等。

2. 起病急骤，发作时间长短不一，但移时可醒，醒后如常人，无后遗症，且反复发作，每次发作的情况基本相同。

3. 多有家族史，或产伤史，或颅脑外伤史。每因惊恐、劳累、情志过极而诱发。

4. 有的发作前有眩晕、胸闷等先兆。

### 三、实验室及其他检查

脑电图检查有异常慢波，可助于诊断，有条件者行头颅 CT、MRI 检查，亦有助于明确诊断及鉴别诊断。

### 四、鉴别诊断

（一）中风病

中风病以突然昏仆，半身不遂，口舌歪斜，语言不利，偏身麻木为主症，与本病起病急骤，突然昏倒相似。但本病是以突然昏仆，伴有四肢抽搐，项背强直，两目上吊，口吐痰涎，或有口中如作猪羊叫声，移时可醒为主症。中风病常留有半身不遂等后遗症。而本病醒后如常人，无后遗症，且反复发作，每次发作情形相似。必要时行脑电图、头颅 CT 以资鉴别。

（二）痉病

痫证与痉病都具有时发时止、四肢抽搐等相同症状，但痫证除四肢抽搐外，还有口吐涎沫及类似猪羊叫声，且醒后与常人无别，而痉病发时则四肢抽搐，角弓反张，身体强直，一般须经治疗方可恢复，无口中类似猪羊叫声，恢复后往往还有原发疾病的存在。必要时行脑电图，脑脊液等辅助检查以资鉴别。

（三）厥病

痫证与厥病都为突然昏倒，移时可醒，醒如常人。但厥病以发作时突然昏倒、不省人事、四肢厥冷、冷汗出为特征，与痫证的项背强直、四肢抽搐、口吐白沫或口中有类似猪羊叫声有别。且厥病脑电图检查多无阳性发现，而痫证有特征改变，不难区别。

## 五、治疗

（一）中医治疗

1. 辨证论治

1）发作期

（1）阳痫：病发前多有眩晕、头痛而胀、胸闷乏力、喜伸欠等先兆症状，或无明显症状，旋即仆倒，不省人事，面色潮红，紫红，继而转为青紫或苍白，口唇发绀，牙关紧闭，两目上视，项背强直，四肢抽搐，口吐涎沫，或喉中痰鸣，或发怪叫，甚则二便自遗。移时苏醒，除感疲乏、头痛外，一如常人，舌质红，苔多白腻或黄腻，脉弦数或弦滑。治宜清化痰热，熄风定痫。方药：清热镇惊汤。石决明、紫石英、龙胆草、栀子、木通、大黄、干姜、天竺黄、胆南星、远志、石菖蒲、天麻、钩藤、麦冬。痫情骤急，不及煎药内服者，可先用针刺，似促其苏醒，后再投以煎剂。或予醒脑静脉注射射液 20mL 加入 5% 葡萄糖 250mL 中静脉点滴，或予清开灵注射液 40mL 加入 5% 葡萄糖 250mL 中静脉滴注，以清热涤痰，开窍醒脑。

（2）阴痫：发痫时面色黯晦萎黄，手足清冷，双眼半开半合而神志昏愦，偃卧拘急；或颤动、抽搐时发，口吐涎沫，一般口不啼叫；或声音微小，也有仅表现为呆木无知、不闻不见、不动不语，但一日数十次发作。醒后全身疲惫瘫软，数日后逐渐恢复。舌淡苔白腻，脉沉细或沉迟。治宜温阳除痰，顺气定痫。方药：五生丸合二陈汤。生南星、生半夏、生川乌、白附子、黑豆、陈皮、茯苓、甘草。可急以针刺人中、十宣穴开窍醒神，或配合用参附注射液 20mL 加入 5% 葡萄糖 250mL 中静脉滴注。

2）休止期

（1）风痰闭阻：在发作前常有眩晕、脚闷、乏力等症状，亦有并无明显先兆者。发则突然跌倒、神志不清、抽搐吐涎，或尖叫，以及大小便失禁等。也有仅短暂神志不清，或精神恍惚无抽搐。舌苔白腻，脉多弦滑。治宜涤痰熄风，开窍定痫。方药：定痫丸。竹沥、石菖蒲、胆南星、法半夏、天麻、全蝎、僵蚕、琥珀、远志、茯苓、丹参、麦冬。可加钩藤、白蒺藜以增强熄风定痫之力，若痰黏稠者可加天竺黄、浙贝母、郁金以涤痰除浊开窍。

（2）肝火痰热：发作时昏仆、抽搐、吐涎，或有叫吼声。平时情绪急躁，心烦失眠，咳痰不爽，口苦而干，便秘，舌红苔黄腻，脉弦滑数。治宜清肝泻火，化痰开窍。方药：龙胆泻肝汤合涤痰汤。龙胆草、黄芩、栀子、木通、柴胡、泽泻、车前子、法半夏、胆南星、石菖蒲、枳实、陈皮、竹茹、茯苓。原方可加入石决明、钩藤以潜阳息风定痫；若大便秘结甚者加大黄；若痰黏稠者可加竹沥。

（3）肝肾阴虚：痫证发作日久，记忆力减退，失眠多梦，眩晕腰酸或大便干燥，舌红苔少，脉细数。治宜滋补肝肾。方药：左归丸。熟地黄、山茱萸、山药、枸杞子、菟丝子、鹿角胶、龟板胶。可选加牡蛎、鳖甲以滋阴潜阳；柏子仁、磁石、朱砂以宁心安神；川贝母、天竺黄、竹茹以清热除痰；如心中烦热者可加焦栀子、莲子心；大便干燥者可加玄参、火麻仁以润肠通便。

（4）脾胃虚弱：痫证发作日久，神疲乏力，眩晕时作，食欲不佳，面色无华，大便溏薄，或恶心呕吐。舌质淡，脉濡弱。治宜健脾益气化痰。方药：六君子汤。党参、茯苓、白术、炙甘草、陈皮、法半夏。恶心呕吐者可加竹茹、枳壳以增和胃止呕之力；便溏加薏苡仁、扁豆以健脾化湿；还可选加远志、石菖蒲、胆南星以除痰浊，宁心神。

2. 中成药

（1）青阳参片：用治各种类型癫痫及小儿痉挛等。成人剂量15~20mg/kg，一般每日6~8片，最多不超过12片；儿童10~15mg/kg，一般每日1~1.5片，最多不超过2片。日1次，连服2d停1d或隔日服。

（2）癫痫宁片：成人每次1.2~1.8g，每日2~3次，视病情而定。儿童酌减。

（3）小儿祛风定惊丸：6个月以内小儿慎用，6个月~1岁小儿每次1/2丸，1~3岁每次1丸，均每日2次。

（4）牛黄镇惊丸：每次1丸（1.5g），每日2次。

（5）琥珀抱龙丸：每次1丸（1.5g），每日2次。

3. 验方

（1）丹参30g，赤芍12g，红花4.5g，楝叶9g，青、陈皮各9g，白芷6g，合欢皮30g。水煎服。治疗气滞血瘀之痫证。

（2）丹参30g，川芎9g，红花4.5g，半夏9g，胆南星6g，地龙9g，僵蚕9g，夜交藤30g，珍珠母30g，水煎服。治疗痰瘀交阻，肝风内动之痫证。

（3）柴胡15g，黄芩12g，白芍12g，甘草10g，清半夏10g，党参10g，生姜4片，大枣5枚，生龙骨15g，生牡蛎15g。每日1剂水煎服。对癫痫大小发作均有效，但用于小发作优于大发作者。

（4）巴豆5g，杏仁20g，赤石脂、代赭石各50g，巴豆去皮，压挤去油制成巴豆霜取诸药共研细末，制成大豆大小蜜丸，每次3粒，每日3次，1~2个月为1个疗程。

4. 针灸治疗

对痫证急性发作时，可选。主穴：人中、涌泉。配穴：内关、足三里。治法：先针人中，而后针涌泉。片刻即可苏醒。有恶心、全身无力者，次日可针内关，足三里。耳针：可取胃、皮质下、神门、枕、心等穴。每次用3~5穴，留针20~30min，或埋针3~7日。埋线：取大椎、腰奇、鸠尾穴，备用翳明、神门穴。每次用2~3穴，埋入医用羊肠线，隔20日1次，常用穴和备用穴轮换使用。割治：第一次用大椎、癫痫、腰奇，第二次用陶道、膈俞（双）、命门；第3次用身柱、肝俞（双）、阳关。割长约0.5cm切口，将皮下纤维组织挑净，然后在穴位上拔玻璃火罐，半小时后取下，每周割1次，3次为1个疗程。挑治：取穴以任、督二经穴为主，用高压消毒三棱针挑刺，使局部出血2~3滴，如绿豆大，起初每周1次，随发作间距的延长，可半月或1个月1次。

针灸治疗癫痫近年来以针刺方法居多，灸法应用渐少，在选穴上多选督脉、任脉穴位。如针刺任、督二脉穴位为主治疗癫痫，可主穴身柱、神道及两穴之间的第4椎下，直刺3~4cm，每穴灸3~5壮；鸠尾穴斜刺2~4cm，如发作时针刺人中、太冲、长强，隔日 1 次，12 次为一疗程，间隔 7d，一般治疗 1~4 个疗程，收效明显。

对运动性癫痫，也可用长针和头针为主治疗，采用大椎透灵台、至阳透筋缩、臀中透命门、腰奇透长强、神庭透囟会、百会透后顶、璇玑透膻中、鸠尾透中脘、内关、丰隆、太冲及双侧顶颞前线，凡任督二脉穴位用 26 号 10~17cm 毫针强捻转 1 分钟，头部用 28 号 5~8cm 毫针小幅度快提插手法，而四肢穴位用电针选用断续或疏密波，每次治疗 30~45min，隔日 1 次，10 次为 1 个疗程，疗程间隔 3~5 日。有较好疗效。

对久治不效的癫痫患者，可选用头针胸腔区、运动区、晕听区、制癫区、舞蹈震颤区等，均双侧取穴，隔日 1 次，10 次为 1 个疗程。多能收效。也可选用头针取穴结合电针，对大小发作取运动区，伴有精神症状者取情感区，对侧有头痛、肢体疼痛、麻木等感觉异常的取感觉区，全部使用 ZX-5 型综合治疗机，用 26 号毫针刺入后通电，脉冲频率为每分钟 150~200 次，治疗时间 30 分钟，15 日为 1 个疗程，休息 7 日，一般治疗 2~3 个疗程，有较好的疗效。

（二）西医治疗

1. 病因治疗

针对致痫的病因进行治疗，积极治疗原发疾病，如脑肿瘤、脑部炎症、脑寄生虫病和全身必疾病等。在治疗这些疾病的同时要考虑继发癫痫的可能性，如必要可给予药物治疗。

2. 一般处理

对于大发作的患者，要避免发作时误伤。让患者侧卧位，解开衣领、腰带，使其呼吸通畅。用毛巾或外裹纱布的压舌板塞入齿间，以防舌被咬伤。抽搐时不得用力按压肢体，以免骨折。抽搐停止后，将头部转向一侧，让分泌物流出，避免窒息。

3. 癫痫持续状态（SE）的处理

SE 是危重急症，必须及时有效治疗。

1）治疗原则及目的：SE 治疗首先应明确患者存在癫痫发作，对可疑的病例不能应用抗癫痫药物治疗，单一的全身性发作可完全恢复，可不进行治疗。一旦确诊为 SE，应开始紧急综合治疗，特别对于全身强直-阵挛性 SE 需要强有力的治疗。目的是尽快纠正 SE，包括行为发作和电生理上的发作，避免发作引起的神经元损害，彻底从持续发作中康复，防止再发，确定并去除 SE 的诱发因素，减少并发症治疗。

2）一般治疗：初始措施应着重于维持通气、呼吸和循环的稳定。保持患者呼吸道畅通和供养很重要，根据呼吸道情况必要时进行气管切开或气管插管，检测患者血压和脉搏，进行血气分析。抽血化验血浆中各种化学指标和抗癫痫药物浓度。建立静脉通道，并用生理盐水维持。维持生命功能，预防和控制并发症，处理脑水肿，预防脑疝，及时治疗酸中毒、呼吸循环衰竭、高热、感染和纠正水电解质失调等。患者情况稳定后进行脑部 CT 扫描，如果成像正常则抽取脑脊液进行检查，以排除中枢神经系统感染。

3）药物治疗：药物治疗的目的是快速终止行为发作和电生理上的发作，控制 SE 药物都应静脉给药。许多抗癫痫药物均可用于治疗 SE，如苯二氮䓬类、苯妥英钠、磷苯妥英钠、苯巴比妥、丙戊酸钠、副醛、硫喷妥钠、异丙酚、左乙拉西坦等。

（1）苯二氮䓬类：是 SE 治疗最为有效的 AEDs，最常用的有安定、劳拉西泮及咪达唑仑。安定是成人或儿童 SE 治疗一线药物，脂溶性很强，可很快进入脑内，但是 15 ~20min 后将分布到身体其他部位的脂肪组织，因此血药浓度迅速下降，临床疗效受到影响。其清除半衰期为 24h，因此重复给药会导致镇静作用累加。成人以不超过 2 ~ 5mg/min 的速度静脉匀速注射，75% 患者用量为 5 ~ 10mg/min，癫痫发作可得到控制。单次剂量为 10 ~ 20mg，间隔 15min 后可继续给予 10mg，总量达 40mg 为止。儿童用药量为 0.2 ~ 0.3mg/kg。使用时可出现呼吸、抑制、血压下降、镇静等副作用，应注意。劳拉西泮作为首选的治疗 SE 的苯二氮䓬类而出现，属于光谱 AEDs，可以终止 75% ~ 80% 的癫痫发作。劳拉西泮较安定脂溶性小，其分布半衰期为 2 ~ 3h，且与 GABA 受体结合更紧密，因此有效作用时间较安定长。劳拉西泮常用剂量为 4 ~ 8mg/次，抗惊厥效果可持续 6 ~ 12h。一般注射 3min 后可控制发作，如不能控制，20min 后可重复同样剂量。劳拉西泮易发生快速耐药，重复给药后效果较差。但是单剂量给药，由于其相对的脂质不溶和无蓄积，发生突发性低血压或呼吸抑制较安定小。咪达唑仑是欧洲治疗 SE 首选药物，是一种新型的水溶性苯二氮䓬类药物，代谢快，发生蓄积的概率较安定小，属于短效药，需维持治疗。咪达唑仑不仅可用于静脉，也可肌内注射和直肠给药。用法：首先每次 5 ~ 10mg（儿童为 0.15 ~ 0.3mg/kg）静脉注射，15 分钟后重复 1 次。控制 SE 后以 0.05 ~ 0.4mg/（kg·h）维持一段时间静脉点滴。

（2）苯妥英钠：是治疗 SE 最有效的药物之一，其溶液与 5% 葡萄糖混合时易产生沉淀，与生理盐水混合却不会出现这种情况。成人苯妥英钠初始输液需 20 ~ 30min，起效较慢。输注速度不能超过 50mg/min，特别是老年人速度需降至 20 ~ 30mg/min，成人剂量为 15 ~ 18mg/kg。其主要优点是无镇静作用，相对较少的呼吸和大脑抑制，但是低血压常见，还会发生一些潜在的严重副作用。

（3）磷苯妥英钠：1996 年被 FDA 批准用于 SE 的治疗，是苯妥英钠的水溶性前体药物，静脉注射后 8 ~ 15 分钟完全转化成苯妥英钠。磷苯妥英钠具有优良的生物利用度，由肝脏代谢，半衰期为 14h，其转化速度取决于年龄、种族及性别等，肝肾功能受损或低蛋白血症患者，应减少 10% ~ 20% 的剂量。磷苯妥英钠与苯妥英钠一样用于治疗急性局部和全身强直临床发作，剂量浓度和输注速度以苯妥英钠等效性表示。磷苯妥英钠的起始剂量为 15 ~ 20mgPE/min（是静脉注射苯妥英钠的 3 倍）。磷苯妥英钠可肌内注射，但 30 分钟后才能达到起效剂量。

（4）苯巴比妥：在苯二氮䓬类及苯妥英钠不能控制癫痫发作时用来治疗 SE。初始剂量为 15 ~ 20mg/kg，起效慢，注射后 30min 才开始显效。使用苯巴比妥也可出现低血压，镇静时间延长等副反应。剂量过大时抑制呼吸，并对肝肾功能可能有影响。

（5）丙戊酸钠：1997 年被 FDA 批准用于 SE 的治疗，对于需要快速达到治疗剂量，应用二线 AEDs 无效，及无法自行口服且不支持人工插管的患者采用静脉注射给药，起始剂量为 30mg/kg，输注速度为 3 ~ 6mg/kg·min，若已口服丙戊酸钠时，则可根据口服剂量酌减。其具有广谱、耐受性好、无呼吸抑制及降压的不良反应，可用于失神和肌阵挛 SE。

（6）副醛：不是抗惊厥的首选药物，一般在 SE 早期常规的 AEDs 静脉注射困难或禁忌或证明无效时替代安定用于治疗 SE。通常采用直肠或肌内注射给药，起效快，作用维持数小时，较安全，但癫痫发作初步控制后易复发。常采用等体积生理盐水或植物油稀释后，50%副醛溶液每次 10~20mL（儿童剂量为 0.07~0.35mL/kg）保留灌肠或臀部深处注射，注射时避开坐骨神经，以免造成永久性损害，15~30 分钟后重复给药一次，静脉注射采用 5% 葡萄糖稀释的 5% 副醛溶液，只供急诊时使用。

（7）硫喷妥钠：为超短时作用的巴比妥类麻醉剂，控制惊厥，静注起效快，使用时必须备以气管插管、呼吸机。本药水溶液放置时易水解，干粉密封于安瓶中，临用前配制溶液，混入生理盐水中连续输注。用法：首先 20 秒注入 100~250mg，然后每 2~3 分钟注入 50mg，直至癫痫发作得到控制，再以 3~5mg/kg·h 静脉滴注维持，维持至癫痫发作终止后 12 小时，甚至更长，然后缓慢停药。维持时间超过 24h，应采用血药浓度监测控制剂量。硫喷妥钠最棘手的副作用是持续低血压，且很多情况下需要升压治疗。硫喷妥钠易于蓄积，也可引起超敏反应。心、肝、肾功能不全的中老年患者慎用。

（8）异丙酚：为快速强效的非巴比妥类麻醉剂，广泛用于控制难治性 SE，目前欧美的几个 SE 治疗指南中已经推荐其用于治疗难治性 SE。其具有高亲脂性，且能从血液到中枢神经系统和周围组织快速分布，因而起效快，持续时间短。用法：首先以 2mg/kg 静脉输注，如癫痫发作控制不好，可重复给药，然后以 5~10mg/kg·h 静脉滴注维持至癫痫发作缓解后 12 小时，缓慢停药。中老年人，应降低剂量。本药会导致严重的呼吸及大脑抑制，使用时必须检测血压、心电图、脉搏、氧饱和度，同时备好人工通气装置，长期服用会引起显著的脂血症，并可能导致酸中毒，宜监测血脂水平，也可导致不自主运动，应与癫痫发作区分开。

（9）左乙拉西坦：为高效广谱的 AEDs，其作用机制独特，不同于其他 AEDs，是通过与突触小囊结合而调节神经递质的释放过程，但对摄取、储存神经递质并无影响。1999 年最初由 FDA 批准作为部分性癫痫发作的加用治疗，2006 年开始用于 SE 治疗。一项前瞻性研究显示，左乙拉西坦用于难治性 SE 效果显著，欧洲神经科学协会联盟提出左乙拉西坦治疗难治性复杂部分性 SE 的有效性。目前已被证实左乙拉西坦可用于多种类型癫痫发作的添加用药、辅助用药或单药治疗。本药疗效持续时间长，不良反应较小，安全性及耐受性好。

综上所述，SE 是需进行紧急处理的临床急症之一，其预后取决于持续时间，年龄及病因等。临床医师应正确认识该病，并给予及时恰当的治疗，尽早有效控制发作，寻找并去除诱因，预防复发，监测生命体征及全身状况，防治并发症，从而提高患者的生活质量。

癫痫大发作持续状态指全身性强直、阵挛发作在短期内持续频繁发作，以致发作间隙仍持续昏迷者，并伴有高热、脱水、酸中毒。其持续时间愈长，脑的损伤也越重，同时并发全身严重的合并症机会也越多，如不及时治疗，常因生命功能衰竭而死亡。多见诱因为抗痫药物突然停用或减量，上呼吸道感染。

癫痫持续状态的处理，是根据大发作时脑部病理生理过程所造成的临床症状，以及对全身的影响而确定的处理方案。

1）迅速控制抽搐发作：应尽快选用作用迅速、不良反应小的抗痫药。

（1）地西泮 10~20mg 静脉注射，每分钟不超过 2mg，半小时可重复 1 次，24 小时不超过 100mg，或地西泮 100~200mg 加入 5% 葡萄糖液 500mL，12 小时内缓慢静脉滴注。地西泮是治疗癫痫状态最有效的药物，不论成人或儿童均为首选药。优点是作用快、能迅速进入脑部，静脉注射后数分钟内即可生效。

（2）异戊巴比妥钠 0.5g 溶于注射用水 10mL 中静脉注射，每分钟不超过 0.1g。

（3）10% 水合氯醛 20~30mL 保留灌肠。

（4）副醛 8~10mL 加等量植物油，保留灌肠。

抽搐停止后，给苯妥英钠 500~1000mg 加 5% 葡萄糖静脉滴注，每日 1 次，连续 3d，同时给苯巴比妥钠 0.1~0.2g 肌内注射，8~12 小时 1 次，维持，清醒后口服抗癫痫药。

2）保持呼吸道通畅：给氧，吸痰，必要时气管切开，需给广谱抗生素防治肺部感染。

3）防治脑水肿：可用 20% 甘露醇 250mL 静脉滴注，4~6 小时后重复应用，用山梨醇或 50% 葡萄糖等静注。

4）纠正水、电解质酸碱失衡：代谢性酸中毒用碳酸氢钠；血容量不足用 10% 葡萄糖静脉滴注。

5）改善脑代谢，促进脑功能恢复：维生素 $B_6$ 50~100mg 静脉滴注，每日 1 次。$\gamma$-酪氨酸 1~2g，加入 10% 葡萄糖液 500mL 静注，每日 1 次。

6）降低高热：可采用体表降温，持续性高热应用冬眠药物降温。

7）加强床边护理：防止跌伤、骨折、舌咬伤等，并保持呼吸道通畅，并应严密观察生命体征，以迅速及时进行对症处理。

对药物治疗无效并有局限症状者，可考虑外科手术治疗。

4. 癫痫间歇的治疗

癫痫患者在间歇期应定时服用抗癫痫药物。用药原则：①不间断地长期用药，直到完全控制发作两年以上，方可逐渐减量而至停药。②一般情况选用一种抗痫药，剂量要足够；如不能控制再增添第二种抗痫药，两种药物应用仍无效者，可更换一种或增大一种抗痫药量。③更换药物时一定要渐减原药量，渐添新药，且应在 1~2 周内换毕。④掌握发作规律，安排用药时间和剂量，发作无一定规律者一般早、午后、睡前各服 1 次，夜间发作者重点在睡前用药。经期发作者，经前数日即应加大剂量。

### 六、防控

1. 降低产伤和预防脑外伤，降低脑部疾病、感染性疾病（尤其在婴幼儿），以及降低中风等疾病的发病率，可以降低癫痫的发病率。对于新生儿和婴儿期可能导致脑缺氧的情况，如高热惊厥，必须及时控制，发作频繁的宜长期服用抗痫药物或中药，至 3~5 岁不再发生为止。

2. 原发性癫痫与遗传有关，其有关的亲属中可有致病基因携带，因此如果进行近亲婚配，则其子女中发病率比非近亲婚配者为高。但由常染色体显性基因所遗传的癫痫仅占癫痫患者的 0.5%~3%，且属于多基因遗传现象。因此癫痫患者应避免近亲结婚，而婚前或胎儿尚无遗传学检查方法可以预防子代发病。

3. 患者发作控制后，一般应坚持服药半年以上，病程长者服药时间更长，以巩固疗效。病情稳定者可适当参加体育锻炼，长期坚持太极拳、太极剑、气功等，有益于身体健康，正气恢复。避免情志不遂，饮食宜清淡而富有营养为宜。

（王文明）

# 第十八章 其他心脑血管病

## 第一节 痴 呆

痴呆系指起病于老年期慢性进行性智能缺损、并有脑组织特征性病理改变的一种精神病。近年来一些研究者发现，有些老年性痴呆与阿尔茨海默病不仅病理变化相同，皆可出现老年斑和神经元纤维化，而且二者的临床表现也完全相似，只不过两者发病年龄不同而已，前者发病年龄较迟（60 岁以上），后者发病年龄早（45～60 岁）。因此，目前认为两者可视为同义语，统称为阿尔茨海默型老年性痴呆。

### 一、病因

本病病因未明。有些学者研究发现，遗传因素在本病发生中起着一定的作用，某些患者的家属成员中患同样疾病的危险性高于一般人群。近年来有人提出，脑的老化与铝在脑内的蓄积中毒或神经细胞钙调节机制紊乱、免疫系统的进行性衰竭，机体解毒功能减弱以及慢病毒感染可能与本病的发生有关。社会心理因素可能是本病的发病诱因。

本病的基本病理变化为脑组织弥漫性萎缩和退行性改变。病理检查可见大脑皮层萎缩。脑回变平，脑沟深而宽，脑室扩大，尤以前额叶为明显。显微镜下可见大脑皮层的神经细胞减少，变性及神经胶质细胞增生。如果用银染色，见大脑内出现特殊的图形或不规则形状的斑块，名为老年斑。这是本病患者脑部特征性的病理变化。老年斑的多少与患者的智能衰退程度密切相关。老年斑中有异常元轴索及树状突。这些变化影响神经元之间的连接性及信息传递功能，从而产生智能及记忆力的减退。

### 二、临床表现

发病隐渐，病程进展缓慢。最常见的是性格方面的变化，变得自私，主观固执，急躁易怒，缺乏羞耻感。常为琐碎小事而勃然大怒，常与他人吵闹不休，无故打骂家人。情绪不稳，哭笑无常，幼稚愚蠢。睡眠障碍较常见，表现日夜颠倒。有的还可以出现饮食无度。随着病情进展，逐渐出现进行性智能减退，早期丧失抽象思维能力，记忆、计算、定向、判断能力差，工作能力逐渐下降。因记忆障碍而出现虚构。部分患者可出现幻觉和片断妄想，以致发生冲动和破坏性行为。病情加重时，出现低级意向增强，当众裸体，性欲亢进，甚至发生违法行为。病程后期陷入痴呆状态，连自己的姓名、年龄都不能正确回答。不认识家里的人，生活不能自理，终日卧床。这时常易并发感染，营养不良或电解质紊乱而产生谵妄状态，谵妄之后常使痴呆加重。

老年性痴呆患者，常有其他器官衰老的表现，角膜老年环、白内障、皮肤老年斑、老年性重听。神经系统方面可出现步态不稳，肌张力增高，老年性震颤，瞳孔对光反应迟钝等，偶见失语症。

### 三、实验室及其他检查

（一）脑电图

可见弥散性节律紊乱和散见的慢波，但缺乏特征性改变。

（二）气脑造影

显示脑室扩大，大脑有不同程度萎缩，以额叶为明显。

（三）CT 扫描

可显示皮层萎缩和脑室扩大。

（四）脑脊液检查

除偶见轻度蛋白增高外，余无特殊变化。

### 四、诊断与鉴别诊断

老年性痴呆的临床诊断主要根据精神状态和神经系统检查，年龄也是重要依据之一。65 岁以后发病；起病隐渐，进行性发展；以记忆障碍和个性改变开始的进行性全面痴呆；气脑造影可见脑室扩大，弥散性脑沟增宽和囊状扩大。根据以上情况不难诊断。但应与下列疾病相鉴别。

1. 脑动脉硬化性精神病

该病起病较快，有高血压动脉硬化的症状和体征，精神症状可有一定的波动性，有时在脑循环改善后，可见意外的记忆恢复。即使在疾病进展期，还存在部分自知力。

2. 老年期发生的中毒性或症状性精神病

本病因急性躯体病而发病，病前没有性格、情绪方面的改变，没有持久性的智能缺损，精神症状常呈谵妄或其他类型的意识障碍，与躯体疾病的严重性相平行，随着躯体痴病的减轻，精神症状也逐渐好转。

3. 额叶肿瘤引起的痴呆

往往出现有定值意义的神经系统体征。脑脊液检查可见蛋白质含量增高，压力增高。

4. 晚发性精神分裂症

当老年性痴呆患者出现妄想时，需与晚发性精神分裂症鉴别。前者的妄想在痴呆的背景上产生，多呈片断，不严密，内容不固定，不系统。后者的妄想特点是内容抽象、荒谬、离奇，有泛化趋势，并有情感淡漠，意志减退等基本症状。病前具有分裂样性格特点。

### 五、治疗

由于病因未明，迄今尚无特殊治疗。

1. 一般治疗

对患者必须加强护理，生活上给予照顾，防止进食不良，注意患者的饮食营养及清洁卫生。防止大小便失禁、长期卧床而引起的压疮、感染。防止跌倒而发生骨折，不要让患者自己外出，以免走失。

2. 一般药物治疗

（1）氢化麦角碱：0.25mg，舌下含化，每日6~8片。

（2）戊四氮：0.1g，每日3次，口服；或烟酸胺0.1g，每日3~4次，口服。对意识模糊有效。

（3）甲氯芬酯：0.1g，每日3次，口服。

（4）乙酰谷氨酰胺：0.25g，隔日1次，肌内注射。

（5）谷氨酸：2.5g，每日4次，口服。

（6）吡硫醇：0.1g，每日3次，口服。

（7）吡拉西坦：0.8g，每日3次，口服。

（8）γ-氨酪酸：0.5g，每日3次，口服。

3. 精神症状的治疗

对兴奋吵闹、行为紊乱及妄想患者，应用抗精神病药时要慎重，剂量宜小，加药应缓慢，并细致观察患者对药物的反应。可选用氯丙嗪、奋乃静、泰尔登、硫利达嗪。对抑郁患者可选用抗抑郁剂，同样应严密观察。对失眠患者可选用地西泮、利眠宁、硝基地西泮。

4. 高压氧治疗

可使部分早期患者获得一定疗效。

## 六、防控

（一）一般护理

1. 重视患病前的调护，积极的预防和减轻阿尔茨海默病的发生。一般来说阿尔茨海默病会出现早期症状，家人一定要及时的注意老年人的精神状态，一旦是发现了阿尔茨海默病的先兆，就需要立即采取措施积极的预防阿尔茨海默病，如果已经发生了阿尔茨海默病就需要积极的进行治疗。

2. 痴呆患者日常生活能力出现下降甚至是不能生活自理，所以监护人应该积极的对患者进行照顾，帮助照顾患者的日常生活。

3. 加强患者的功能训练，培养和训练阿尔茨海默病患者的日常生活自理能力。一般来说阿尔茨海默病如果不采取必要的措施会逐步的失去自理能力，患者家属需要及时的加强对患者的训练，避免阿尔茨海默病患者失去自理能力。

4. 做好饮食护理。一日三餐需要定时、定量，尽量的保持患者的饮食习惯，保持充分的营养供应，保证老年人的身体健康。

5. 注意安全护理。对于中度与重度的阿尔茨海默病患者应该积极的进行护理，处处事事留意其安全。

6. 改善家庭环境。家庭的各种设施应该保持便于阿尔茨海默病患者生活、活动和富有生活情趣，保证阿尔茨海默病患者的安全与生活质量。

7. 需要积极的预防和治疗躯体疾病，使得阿尔茨海默病患者可以健康舒适的生活。

8. 注意心理调护，患上了老年痴呆让老年人非常痛苦，所以应该积极的对其进行心理疏导，安慰抚慰老年人，不能忽视阿尔茨海默病患者的心理健康。

9. 研究表明，维生素（V）A、维生素C、维生素E、维生素$B_{12}$能有效降低阿尔茨海默病的发病率，应多摄入此类食物。含VA较多食物有胡萝卜、菠菜等；含VC多的食物有各类水果蔬菜及谷物等；含VE多的食物是各类植物油及海产品等；富含$VB_{12}$的食物是香菇、鸡蛋、牛奶等。适当饮用红酒也能有效防止痴呆发生。同时，专家告诫，应减少铝、铜炊具使用，避免偏食过饱，戒烟，少饮酒。

（二）防控

尚无有效的预防方法，对症处理是临床医疗护理的重要内容。针对某些痴呆的原发病因早期诊断、早期治疗，则痴呆症状也会好转或减缓不可逆进程。

1. 要安排好生活与学习，到了老年，还要坚持学习新知识，保持与社会广泛的接触。这就属于痴呆的预防方法。

2. 在离退休之前，痴呆的预防还要在思想上、物质上做好一切准备，丰富的生活内容，广泛的兴趣和爱好，可以促进脑力活动，还可以延缓或减轻衰老的进程。

3. 保持精神愉快利于长寿及精神健康。这也是痴呆的预防措施之一。

4. 痴呆的预防需保持乐观的情绪，多参加集体活动，多接受外来的有益刺激，以延缓脑功能减退。如：读书、看报、下棋、听音乐等，对防止精神衰退具有重要作用。

5. 创造和睦的家庭环境，建议与子女同住，痴呆患者应保持情绪的稳定，尽量避免不良的情志刺激。因此，这也是属于痴呆的预防措施。

6. 痴呆的预防应注意进行智力训练，其中包括记忆力、理解力、计算力、定向力。

## 七、预后

本病预后不良，本病初期部分病例如能及早诊治与调护，尚能获得较好疗效，疾病趋于治愈，若发展为神志呆傻后，治疗困难。患者由于记忆力的丧失，往往外出不识归途，且丢失自我保护能力。易招致意外伤害，疾病后期易卧床不起，生活完全不能自理，多因压疮感染、肺炎等继发躯体疾患或全身衰竭而死亡。

（宋艳娟）

# 第二节 失 眠

失眠是指经常入睡困难，或时睡时醒，睡眠不熟，或醒后不能再入睡，常伴有头晕、头痛、心悸、健忘等症状。老年人多见。

失眠中医称"不寐""不得眠""不得卧""目不瞑"等。是指经常不能获得正常睡眠为特征的一种病证。不寐的病情轻重不一，轻者有入寐困难，有寐而易醒，有醒后不能再寐，亦有时寐时醒等，严重者则整夜不能入寐。

## 一、病因

不寐的原因很多。

1. 精神因素

老年人失眠大多由精神因素引起，如紧张、兴奋、焦虑或恐惧等，当精神兴奋解除，睡眠可获改善。

2. 躯干因素

老年人易患皮肤瘙痒症，或有鼻塞、咳嗽、气促、气喘呼吸系统疾病，或有恶心、呕吐、腹痛、腹泻，或有尿频、尿急、尿痛等症状，均可影响睡眠。

3. 环境因素

环境发生变化可影响睡眠。

4. 药物因素

浓茶、咖啡均能刺激大脑皮层的兴奋，氨茶碱、麻黄素等常用药物也能兴奋中枢神经，使入睡困难。

5. 其他因素

如高血压、贫血、更年期综合征等疾患均可引起不同程度的失眠。

中医认为形成不寐的原因很多。思虑劳倦，内伤心脾，阳不交阴，心肾不交，阴虚火旺，肝阳扰动，心胆气虚以及胃中不和等因素，均可以影响心神而导致不寐。

思虑劳倦太过，伤及心脾：心伤则阴血暗耗，神不守舍；脾伤则食少纳呆，生化之源不足，营血亏虚，不能上奉于心，以至心神不安。如《景岳全书·不寐》中指出："劳倦思虑太过者，必致血液耗亡，神魂无主，所以不眠。"《类证治裁·不寐》也说："思虑伤脾，脾血亏损，经年不寐。"可见，心脾不足造成的血虚，会导致不寐。

阳不交阴，心肾不交：素体虚弱，或久病之人，肾阴耗伤，不能上奉于心，水不济火，则心阳独亢；或五志过极，心火炽盛，不能下交于肾，心肾不交，心火亢盛，热扰神明，神志不宁，因而不寐，正如《景岳全书·不寐》所说："真阴精血不足，阴阳不交，而神有不安其室耳。"

阴虚火旺，肝阳扰动：情志所伤，肝失条达，气郁不舒，郁而化火，火性上炎，或阴虚阳亢，扰动心神，神不安宁以致不寐。

心虚胆怯：心神不安，心虚胆怯，决断无权，遇事易惊，心神不安。亦能导致不寐。如《沈氏尊生书·不寐》中指出："心胆惧怯，触事易惊，梦多不详，虚烦不眠。"此属体弱心胆素虚，善惊易恐，夜寐不宁，亦有因暴受惊骇，情绪紧张，终日惕惕，渐至心虚胆怯而不寐者。正如《类证治裁·不寐》所说："惊恐伤神，心虚不安。"不论因虚、因惊，两者又往往互为影响。

胃气不和，夜寐不安：饮食不节，肠胃受伤，宿食停滞，酿成痰热，壅遏于中，痰热上扰，胃气不和，以致不得安寐。这就是《素问·逆调论篇》说的："胃不和则卧不安。"《张氏医通·不得卧》又进一步阐明了胃不和则卧不安的原因："脉数滑有力不眼者，中有宿食痰火，此为胃不和则卧不安也。"

## 二、临床表现

老年人失眠一般为入睡困难，时常觉醒；或入睡容易，凌晨过早醒来，则不能再入睡；也有少数老年人彻夜难眠。

## 三、诊断

根据病史、临床症状，一般诊断不难。鉴别时应结合病史、体征、实验室结果，必要时行 CT、磁共振扫描等检查，以便正确判断及时治疗。

## 四、治疗

（一）中医治疗

临床辨证，首先要明确本病主要特点为入寐困难，或寐而不酣，或时寐时醒，或醒后不能再寐，或整夜不能入寐。其次要分清虚实。虚证多因阴血不足，责在心脾肝肾。实证多因肝郁化火，食滞痰浊，胃府不和。治疗以补虚泻实，调整阴阳为原则。

1. 辨证论治

（1）肝郁化火型：不寐，性情急躁易怒，不思饮食，口渴喜饮，目赤口苦，小便黄赤，大便秘结，舌红、苔黄，脉弦而数。

治法：疏肝泄热，佐以安神。

方药：龙胆泻肝汤加味。龙胆草 10g，黄芩 10g，栀子 10g，泽泻 10g，木通 10g，车前子 12g，当归 12g，生地 15g，柴胡 12g，甘草 8g，茯神 10g，酸枣仁 10g，龙骨 15g，牡蛎 5g。

（2）痰热内扰型：不寐头重，痰多胸闷，恶食嗳气，吞酸恶心，心烦口苦，目眩，苔腻而黄，脉滑数。

治法：化痰清热，和中安神。

方药：温胆汤加黄连、山栀。清半夏 12g，陈皮 10g，竹茹 12g，枳实 10g，黄连 6g，山栀子 10g，茯苓 12g，珍珠母 15g，山楂 12g，炒麦芽 15g。

（3）阴虚火旺型：症见心烦不寐，心悸不安，头晕、耳鸣，健忘，多梦，五心烦热，口干津少，舌红，脉细数。

治法：滋阴清火，养心安神。

方药：黄连阿胶汤加减。黄连 10g，阿胶 12g（冲），鸡子黄 2 枚，黄芩 12g，白芍 12g，牡蛎 12g，龟板 12g，柏子仁 10g，酸枣仁 10g，磁石 15g。

（4）心脾两虚型：症见多梦易醒，心悸健忘，头晕目眩，肢倦神疲，饮食无味，面色少华。舌淡，苔薄，脉细弱。

治法：补养心脾，以生气血。

方药：归脾汤加减。党参 15g，黄芪 15g，白术 10g，甘草 6g，远志 10g，枣仁 10g，茯神 10g，龙眼肉 10g，当归 12g，木香 10g，熟地 10g，阿胶 10g（冲），夜交藤 30g，合欢皮 10g。

（5）心胆气虚型：症见不寐多梦，易于惊醒，胆怯心悸，遇事善惊，气短倦怠，小便清长，舌淡，脉弦细。

治法：益气镇惊，安神定志。

方药：安神定志丸加减。人参 10g，茯苓 10g，石菖蒲 12g，龙骨 12g，龙齿 10g，远志 10g，夜交藤 20g，酸枣仁 12g，当归 10g，柏子仁 10g。

2. 中成药

（1）安神补脑液：每次 10mL，每日 3 次。有补心安神作用，用于心脾两虚引起的失眠症。

（2）朱砂安神丸：每次 1 丸，每日 2 次。有重镇安神的作用，用于阴虚火旺型失眠的患者。

（3）柏子养心丸：每次 1 丸，每日 2 次。有养心安神通便作用。用于失眠而大便不通者。

（4）归脾丸：每次 1 丸，每日 2 次。有补益心脾，气血双补的作用。用于心脾两虚之失眠症。

3. 验方

（1）酸枣仁每日 20～25g，上午 7 时许将酸枣仁放在茶杯里开水冲泡，日服用数次至十几次，半个月为 1 个疗程，效验显著。

（2）吴茱萸 9g，人参 9g，桂皮 10g，陈皮 10g，生姜 18g，大枣 12g。取 3 剂，水煎服，每日 1 剂，忌生冷。对重症失眠有较好疗效。

（3）炒酸枣仁 10g，麦冬 6g，远志 3g，水煎后，晚上睡前顿服。

（4）黄芪 30g，白术 10g，陈皮 10g，党参 10g，当归 10g，甘草 10g。每日 1 剂水煎服，或补中益气丸 10 粒，每日 3 次，温开水送服。

（5）杭菊花 250g，灯芯草 250g，作为枕头芯用。常用有效。

（6）酸枣仁 50g，捣碎浓煎服汁，用粳米 100g，煮粥，待米熟时加入酸枣仁汁同煮，粥成淡食，加糖食亦可，每日晚饭食用。此粥对神经衰弱，失眠多梦疗效较好。

（7）绞股蓝茎叶 2g，白糖适量。开水冲泡，当茶饮用，每日数次。对顽固性失眠，长期失眠效果较为理想。

（8）合欢花 10g，冲茶饮用。适用于各种失眠症。

（9）百合花 15g，水煎取汁，当茶饮用。适用于心肾不交型失眠。

（10）龙眼肉 15g，炒杏仁 10g，白糖适量。水煎服。适用于心脾两虚型失眠患者。

（11）醋 1 汤匙冲 1 杯冷开水或温开水服下。可治疗失眠。

（12）牛奶 250mL，鸡蛋 2 枚，红枣适量。将鸡蛋、牛奶、红糖搅匀煮熟，临睡前服，连服 10 日为 1 个疗程。可治失眠。

（13）小米 50g 煮粥，打入鸡蛋 1 个，稍煮即可。睡前用热水泡脚，然后吃蛋粥，可治长期失眠。

4. 针灸治疗

主穴：心俞、内关、神门、三阴交。配穴：中脘、足三里、阴陵泉、肾俞。刺法：用毫针施补法，留针 15～30 分钟，每日 1 次，10 次为 1 个疗程，休息 5 日，开始第 2 个疗程。也可采用耳针、推拿等疗法。

5. 推拿疗法

手法：按、推、拿等法。

手法操作：

1）患者取仰卧位

（1）操作者坐在患者头部前方，以右手示、中两指点按睛明穴3~5次，以一指禅推法或双拇指推法自印堂穴向两侧沿眉弓、前额、两太阳穴处推3~10分钟。重点推揉印堂、攒竹、鱼腰、太阳、头维等穴。

（2）用双拇指罗纹面自印堂穴眉弓分别推至两侧太阳穴，再换用余下四指搓推脑后部，沿风池至颈部两侧，重复两遍。再以双拇指共点按百会穴，并点按神门、足三里穴。

（3）如果有纳差、脾胃不和，可加摩腹部及推揉中脘穴。

2）患者坐位

（1）操作者站于患者右侧，用右手五指分别置于头部督脉，膀胱经及胆经上，自前发际推至后发际5~7次。

（2）操作者站于患者身后，在两侧胸锁乳突肌拿捏3~5次，再拿肩井穴3~5次。

（3）操作者站于患者之前，患者低头并稍向前弯腰，推腰背部，心脾亏损者可加按心俞、脾俞；肾虚者可多推按肾俞、腰俞。

（二）西医治疗

失眠症是最常见的夜间睡眠障碍，作为一种原发或继发状态，它既是一种症状也是一种疾病。目前，促睡眠药物依然是失眠症治疗的主要方案，主要以GABA、5-羟色胺（5-HT）和组胺等神经递质和神经肽为靶点调节上述平衡状态。近年来，大量以非传统作用靶点为目标的新型药物进入研究甚至临床使用，给失眠症的治疗带来了新的思路。

失眠症的治疗是以改善患者夜间和日间症状为主，主要评价指标包括睡眠潜伏期、觉醒频率、入睡后觉醒（WASO）、睡眠总时间（TST），以及抱怨、痛苦和其他日间症状出现的频率和性质。虽然促睡眠方案可改善睡眠的潜伏期和维持期，但是这些改变并不一定能带来日间获益。

促睡眠药物治疗的特征应根据症状发生的时间来选择促睡眠药物。药物的起效时间受到药物的最大吸收率和其在中枢神经系统分布的影响，而药效的维持又受到剂量、半衰期和代谢率的影响。最能预测睡眠维持（和后遗症）的参数是药物的半衰期。一般而言，短效药物用于入睡困难型失眠症，而半衰期超过4小时的常用于睡眠维持困难型。对半衰期较长的药物，重要的是要告知患者可能出现的宿醉反应和认知功能改变等不良反应。当使用这些药物时要保证充足的睡眠时间。另外，药物的潜在活性还受到剂量和受体亲和力的影响。

睡眠受到大脑内多神经位点的调节，体内的激素、神经递质和神经肽等的变化都会对睡眠产生影响。因此，能够影响脑内神经位点调节变化的药物都可能对睡眠产生影响。在失眠症的药物治疗中，常存在的一个问题就是：医生在患者当前的治疗方案中常忽视评估合并用药对睡眠的影响。对患者病史和当前用药情况的了解有助于失眠症的治疗。

1. 促睡眠药物

（1）苯二氮䓬类（BZD）和非苯二氮䓬类（BzRA）催眠药：BZD 药物是促睡眠药物的原型，曾作为失眠治疗的首选药物。传统的 BZD 药物与 GABA 苯二氮受体的亚型 BZ1、BZ2、BZ3 结合，分别与镇静和失忆、抗焦虑、共济失调和抗癫痫有关。但 BZD 药物与耐药、成瘾、宿醉反应和认知功能缺损等不良反应有关，还可导致失眠反弹，突然停药可致焦虑、激惹和躁动。另外还可引起阻塞型睡眠窒息，尤其在老年患者中易发生。

近年来，随着 BzRA 的发展，促睡眠药物的选择范围大大增加。BzRA 包括唑吡坦、扎来普隆、佐匹克隆和右佐匹克隆，也统称为"Z 药物"。与 BZD 药物不同，BzRA 选择性结合 BZ1 受体，从而达到促睡眠作用，很少出现焦虑和共济失调等不良反应。本品与 BZD 药物有相似的促睡眠功效，但很少引起睡眠反弹、耐药、撤药反应和潜在的滥用或成瘾，且很少改变睡眠结构，不会出现肌肉松弛、抗癫痫和抗焦虑作用。BzRA 潜在的不良反应包括睡眠行为障碍，如睡行症、残留镇静、记忆和日间功能改变。同时，长期使用可出现耐药，疗效下降，甚至出现药物依赖。

（2）褪黑激素受体激动剂：褪黑素受体激动剂瑞美替昂于 2005 年获 FDA 批准上市，用于失眠症的治疗。不同于传统的 GABAA 受体激动剂，本品不与 GABA 受体复合物等神经递质受体结合，在一定范围内也不干扰多数酶的活性，能避免因使用 GABA 类药物引起的注意力分散及药物成瘾或依赖，但其临床疗效一直受到质疑。Borja 等对睡眠质量进行的主观评价的研究中，并未发现本品能显著改善睡眠，同时也缺乏与其他有效的睡眠治疗方案直接比较的临床研究数据。

（3）镇静性抗抑郁药：抗抑郁药在失眠症治疗中的使用近年越来越广泛。抗抑郁药用于失眠症治疗的促睡眠剂量一般低于抗抑郁治疗剂量。与 BzRA 相比，虽然镇静性抗抑郁药物并没有表现出优越的安全性，但评价其安全性的研究大多使用的是抗抑郁治疗剂量，而非促睡眠剂量。

具镇静作用的三环类抗抑郁药（TCA）如去甲替林、曲米帕明、阿米替林和多塞平，通过抑制去甲肾上腺素和 5-HT 的再吸收，阻断组胺和乙酰胆碱受体而发挥作用。它们可增加 TST 和第二阶段睡眠，但会抑制快动眼（REM）睡眠。TCA 可导致认知功能损伤和精神性运动障碍，在老年人中更为常见。另外，MAOI 通过抑制去甲肾上腺素、5-HT 和多巴胺的调节酶来发挥药理学作用。但这类药物没有镇静作用，其可影响夜间睡眠，缩短 TST 和抑制 REM，因而日间症状增多。

一些调节 5-HT 的抗抑郁药，如曲唑酮和奈法唑酮，可用于失眠症治疗，尤其是抑郁性失眠。曲唑酮通过抑制 5-HT、$\alpha_1$ 和组胺受体发挥镇静作用，增加 TST。本品虽不能引起物质滥用和成瘾，但可影响患者日间功能。与用药有关的心律失常、体位性低血压、阴茎异常勃起等不良反应，均限制了本品的临床推广应用。关于曲唑酮的不良反应（如体重增加、头晕、精神运动迟滞导致相对较高的停药率）的数据大多来自于抑郁症的治疗研究，而关于非抑郁性失眠的资料报道较少。奈法唑酮对 $\alpha_1$ 受体的阻断作用较小，对组胺受体无阻断作用，常见不良反应是与剂量相关的困倦感。

选择性 5 - 羟色胺再摄取抑制剂（SSRI）通常作为抑郁症治疗的一线药物。这类药物镇静作用较小，可减少 TST，引起失眠，与 REM 相睡眠有关。另外米氮平是一种选择性的 5 - HT、$\alpha_2$ 和组胺受体阻断剂，可引起日间的镇静效应，增加 TST。

（4）褪黑激素：褪黑激素水平下降与失眠有关，外源性褪黑激素可产生轻度的促睡眠作用，但支持其临床有效性的数据较少。Buscemi 等针对外源性褪黑激素治疗原发性失眠症的安全性和有效性的 Meta 分析发现，外源性褪黑激素可显著缩短睡眠潜伏期，从而改善入睡困难型失眠。虽然外源性褪黑激素对睡眠障碍有效，但在改善睡眠质量、WASO、TST、动眼睡眠的百分比等方面并未表现出很好的临床疗效，常见不良反应包括头痛、头晕、恶心和。研究提示，目前证据尚不能证明褪黑激素对大部分原发性睡眠障碍的短期治疗有效。

（5）非失眠症处方药：某些临床广泛用于睡眠障碍患者失眠治疗的药物在普通人群中有镇静和不良反应，因此虽非处方建议仍被用于失眠症的治疗。苯海拉明和其他第一代抗组胺药可通过血脑屏障到达中枢神经系统的组胺受体产生镇静作用，延长睡眠时间，通常用作促睡眠药物。这类药物易快速产生促睡眠作用耐受、日间困倦以及抗胆碱反应，如头晕、谵妄、视力模糊、尿潴留、便秘、眼内压升高等，因此老年患者和闭角型青光眼患者应谨慎使用。

2. 新药研发

近几十年来，GABA 路径一直是失眠症新药开发的主要目标，然而随着新药瑞美替昂的上市，人们开始转向新的作用途径。EVT - 201 是 GABAA 受体的部分正向结构调节剂（Ppam），在老年和成年失眠症患者中表现出正性调节作用，可用于失眠症治疗。Walsh 等关于 EVT - 201 的随机安慰剂对照的 II 期研究中，予 75 例原发性失眠症患者 EVT - 201 治疗（每日 1.5 ~ 2.5mg，连续两晚），结果发现，患者 WASO 和 TST 均有改善，次级终点包括睡眠潜伏期和夜间觉醒次数显著改善。研究中，患者耐受性好，不良反应少。在另一项对 149 例老年慢性失眠症和白天患者的双盲安慰剂对照的 II 期研究中，予患者 EVT - 201（每日 1.5mg）治疗 1 周，结果，与安慰剂组相比，治疗组患者 TST 显著增加，对白天的客观评估和睡眠潜伏期多维度测验结果均显著改善，而在日间功能和 BZD 撤药反应问卷上没有表现出显著差异。本品常见的不良反应包括头晕、头痛。目前还未见 EVT - 201 的 III 期临床研究数据。另一些 GABAA 受体激动剂的研究也进入到后期阶段，包括宜迪普隆、阿迪普隆和选择性突触外 GABAA 受体激动剂加波沙朵。

一些非 GABAA 受体活性的药物也建议用于失眠症治疗。由于具有抗组胺活性，小剂量多塞平被用于失眠症的治疗。多塞平用于治疗抑郁症已有 30 多年的历史，抗抑郁剂量为每日 75 ~ 300mg，小剂量为每日 1 ~ 6mg，为选择性组胺受体拮抗剂。与苯海拉明不同，它阻断的是毒蕈碱受体。对 229 例慢性失眠症患者的 III 期临床研究显示，小剂量多塞平（每日 3 ~ 6mg）显著改善了患者 WASO 和 TST。另一项为期 3 月的双盲平行对照研究中，小剂量多塞平（每日 1 ~ 3mg）显著改善了老年慢性失眠症患者（n = 240）的 WASO 和其他多个次级终点指标。以上研究提示，小剂量多塞平治疗失眠症具有很好的安全性和耐受性，疲倦感可能是唯一与剂量相关的不良反应。

羟丁酸钠于 2002 年在美国上市，主要用于猝睡症治疗，但是近年其在慢性失眠症治疗中的作用逐渐引起人们的兴趣，尤其是伴有纤维肌痛的失眠。羟丁酸钠的活性代谢产物 γ–羟基丁酸酯是多巴胺突触前释放抑制剂，可增加慢波睡眠，它的作用机制尚未完全清楚。目前羟丁酸钠被欧盟及世界多个国家和地区批准应用于猝睡症，具有与剂量相关的促睡眠作用。

### 五、护理

失眠多因精神因素引起，因此，应尽力消除患者紧张与疑虑。多参加种花、养鸟等活动，陶冶性情，使心理趋于平衡，居住环境应尽量避免或消除噪声，睡前半小时不再用脑，可在安静的环境中听听柔和优美的音乐，或者练习片刻虚静气功。上床前以 40 ~50℃温水洗脚后，搓揉脚底片刻。冬天更应该脚部搓至温热。另外，劳逸适度，改变不良生活习惯。戒烟、酒、浓茶、咖啡及辛辣刺激食品，晚餐不要过饱。清晨起床，锻炼半小时左右，有助于体内生物钟的调整。

（刘连超）

# 第三节　头　痛

头痛是指额、顶、颞及枕部的疼痛。头痛是一个常见症状。但对老年人来说，有些头痛是严重疾病的信号，例如高血压患者头痛突然加剧，尤其是伴有呕吐时，须警惕脑出血的发生。

中医亦称头痛，又称头风、偏头风、脑风、首风等。头痛是临床上常见的自觉症状，可单独出现，亦可以出现在多种急慢性病之中。《证治准绳·头痛》说："医书多分头痛、头风为二门，然一病也，但有新久去留之分耳。浅而近者名头痛，其痛猝然而至，易于解散速安也；深而远者为头风，其痛作止不常，愈后遇触复发也。皆当验其邪所从来而治之。"

### 一、病因

颅内血管疾病是最常见的原因，如脑血管意外（脑出血、脑血栓形成、脑栓塞、蛛网膜下隙出血）、高血压脑病、脑供血不足、静脉窦血栓形成等；脑肿瘤、脑外伤及躯体疾病；感染、中毒及内分泌代谢紊乱等也属致本病原因。对疼痛刺激敏感的颅内结构：静脉窦以及引流到静脉窦的皮层静脉；颅底动脉；颅底部硬脑膜；三叉、舌咽及迷走神经；第 1 颈椎到第 3 颈椎脊神经分支。头皮及面部所有的结构对疼痛都是敏感的。有关头痛的一些生化因素近年来也受到重视。五羟色胺、去甲肾上腺素以及徐缓激肽在偏头痛中的作用早就受到注意。此外，前列腺素、前列腺素 E 激素在偏头痛发作中的作用也得到证实。

中医学认为，头痛之病因多端，但不外乎外感和内伤两大类。盖头为"诸阳之会""清阳之府"，又为髓海所在，凡五脏精华之血，六腑清阳之气，皆上注于头，故六淫之邪外袭，上犯巅顶，邪气稽留，阻抑清阳，或内伤诸疾，导致气血逆乱，瘀阻经络，脑失所养，均可发生头痛。

外感头痛：多因起居不慎，坐卧当风，感受风、寒、湿、热等外邪，而以风邪为主。所谓"伤于风者，上先受之""巅高之上，惟风可到"，故外邪自表侵袭于经络，上犯巅顶，清阳之气受阻，气血不畅，阻遏络道，而致头痛。又风为百病之长，多夹时气而发病。若挟寒邪，寒凝血滞，络道被阻，而为头痛；若挟热邪，风热上炎，侵扰清空，而为头痛；若挟湿邪，湿蒙清空，清阳不展，而致头痛。

内伤头痛："脑为髓之海"主要依赖于肝肾精血濡养及脾胃运化水谷精微，输布气血上充于脑，故内伤头痛，其发病原因，与肝、脾、肾三脏有关。因于肝者，一因情志所伤，肝失疏泄，郁而化火，上扰清空，而为头痛；一因火盛伤阴，肝失濡养，或肾水不足，水不涵木，导致肝肾阴亏，肝阳上亢，上扰清空而致头痛。因于肾者，多由禀赋不足，肾精久亏，脑髓空虚而致头痛。亦可阴损及阳，肾阳衰微，清阳不展，而为头痛。固于脾者，多系饥饱劳倦，或病后体虚，脾胃虚弱，生化不足，或失血之后，营血亏虚，不能上荣于脑髓脉络，而致头痛。或饮食不节，脾失健运，痰湿内生，上蒙清空，阻遏清阳而致头痛。

## 二、临床表现

根据临床表现常见类型如下。

1. 脑血管性疾病的头痛

（1）蛛网膜下腔出血：在颅内动脉瘤与血管畸形破裂所造成的蛛网膜下腔出血中，头痛是最主要的症状，为弥散性、"爆裂样"痛。以枕部最为显著，并沿颈项部向下放射，出现颈项强直。可持续数周到数月。

（2）脑出血：头痛常为发病症状，但往往迅速出现意识障碍与肢体偏瘫，伴血压升高时其诊断不难。

（3）未破裂的脑动脉瘤与动静脉血管畸形：一般动脉瘤未破裂之前，头痛是不常见的，但是后交通动脉或颈内动脉瘤可以引起一侧性头痛。脑血管畸形，可以引起同侧突出的剧烈头痛，可以有癫痫发作。

（4）缺血性脑卒中：脑血供不足可以引起头痛，伴有感觉与运动障碍，头痛呈搏动性。偏头痛类中的典型偏头痛、普遍型偏头痛等亦可在老年期复发，多长期反复发作，多有家族史，麦角胺剂止痛有效。

2. 颅内压变化引起的头痛

（1）腰穿后头痛：常在腰穿后数小时甚至数天后发生，反复穿刺的病例中较易发生。造成头痛的原因是由于在穿刺部位有脑脊液缓慢向外渗漏所致。通常持续数小时，常表现为额、枕部钝痛。

（2）气脑造影后头痛：气脑造影后由于异物刺激的因素可致头痛。卧床休息48小时，取头低卧位，加强水摄入及应用止痛剂可缓解症状。

（3）自发性颅内压低症：可能为脉络丛的暂时性功能障碍所致。主要症状为头痛。

（4）颅内压增高的头痛：在颅内压增高的病例中出现的头痛多由脑膜和血管的移

位与牵引所致，而不是由于颅内压增高本身所造成。

（5）脑肿瘤的头痛：脑肿瘤的头痛常由颅底脑动脉、静脉窦、颅神经的移位引起。如果无视盘水肿，则头痛有定位价值。头痛随肿瘤的增长而呈持续性。

3. 头部损伤的头痛

头部损伤后出现的头痛小部分由颅内因素引起，大部分由颅外因素所造成。老年人的慢性硬膜下血肿，往往由于缺乏损伤的病史而被误诊。脑震荡后头痛是主要症状，但头痛的剧烈程度与损伤无平行关系。

4. 面部疾病的扩散性头痛

（1）眼部疾病所致的头痛：老年人慢性青光眼是慢性额部头痛的重要病因之一。

（2）耳鼻、咽疾病所致的头痛：外耳道炎及外耳道疖肿、牙周炎、牙周脓肿等可引起头痛。鼻咽癌引起的头痛为一侧性，常伴鼻塞、鼻衄、耳聋等。老年人慢性鼻窦炎头痛较轻，急性发作时，可使头痛加重，表现为一侧剧烈头痛。

5. 其他疾病所致的头痛

三叉神经痛也是老年人常见的头痛原因。老年人由于颈椎退行性改变，也可引起头痛。绝经期头痛可能由于内分泌失调所致。

### 三、实验室与其他检查

血、尿常规可作为常规检查。有指征时可做血清免疫学和脑脊液检查。颈椎、鼻旁窦 X 线片，脑超声、脑电图、脑血管造影、放射性核素脑扫描、脑室造影、CT 等检查均可以协助病因诊断。

### 四、鉴别诊断

头痛是一种症状，诊断时应注意查明原因，如突然出现的剧烈头痛，应考虑与脑血管疾病、急性青光眼、急性副鼻窦炎、三叉神经痛等有关。头痛经过数日、数周逐渐加重时，应考虑器质性病变所引起，如脑肿瘤、慢性硬脑膜下血肿、亚急性脊髓膜炎、鼻窦炎及慢性中耳炎等。持续数月或数年的头痛，可考虑肌紧张性头痛、心源性头痛、颈椎病引起的头痛、高血压性头痛、慢性肺疾患引起的头痛。一过性头痛多与发热、酒精中毒、一氧化碳中毒等有关。鉴别诊断时应详问细查，如头痛的部位、性质、伴随症状、发病时间、诱发加重因素、缓解因素及既往病史等。

### 五、治疗

（一）中医治疗

头痛的辨证，除详问病史，根据各种症状表现不同，辨别致病之因以外，尤应注意，疼痛之性质、特点及部位之不同，辨别外感和内伤，以便进行辨证论治。

外感头痛，一较发病较急，病势较剧，多表现掣痛、跳痛、灼痛、胀痛、重痛，痛无休止。每因外邪致病，多属实证，治宜祛风散邪为主；内伤头痛一般起病缓慢，病势较缓，多表现为隐痛、空痛、昏痛，痛势悠悠，遇劳则剧，时作时止，多属虚证。治宜补虚为主。

1. 辨证论治

（1）风寒头痛型：头痛时作，痛连项背，恶风畏寒，遇风尤剧，口不渴，苔薄白，脉浮紧。

治法：疏散内寒。

方药：川芎茶调散加减。川芎20g，荆芥12g，防风10g，羌活12g，白芷10g，细辛3g，菊花10g，桑叶10g。

（2）厥阴头痛型：症见颠顶头痛，干呕，吐涎沫，甚则四肢厥冷，苔薄白而滑，脉弦或弦紧。

治法：温散厥阴寒邪。

方药：吴茱萸汤加味。吴茱萸15g，党参10g，生姜6片，大枣3枚，清半夏12g，藁本12g，川芎15g，茯苓12g。

（3）风热头痛型：症见头痛而胀，甚则头痛如裂，发热或恶风，面红目赤，口渴欲饮，便秘溲黄，舌质红，苔黄，脉浮数。

治法：疏风清热。

方药：芎芷石膏汤加减。川芎15g，白芷10g，菊花12g，生石膏30g，黄芩10g，薄荷10g，生地10g，丹皮10g，玄参10g，龙胆草10g。

（4）风湿头痛型：症见头痛如裹，肢体困重，纳呆胸闷，小便不利，大便或溏，苔白腻，脉濡。

治法：祛风胜湿。

方药：羌活胜湿汤加减。羌活12g，独活12g，川芎20g，防风10g，蔓荆子10g，藁本12g，苍术12g，白术10g，茯苓10g，陈皮10g，生薏苡仁15g。

（5）肝阳头痛型：症见头痛而眩，心烦易怒，夜眠不宁，或兼胁痛，面红口苦，苔薄黄，脉弦有力。

治法：平肝潜阳。

方药：天麻钩藤饮加减。天麻12g，钩藤20g，桑叶10g，菊花12g，石决明20g，杜仲12g，川牛膝12g，桑寄生12g，黄芩12g，山栀10g，丹皮10g，牡蛎15g。有肝阴不足者，加生地12g，枸杞子10g，何首乌10g，女贞子10g；肝火明显者加郁金10g，龙胆草10g，夏枯草15g。

（6）肾虚头痛型：症见头痛且空，每兼眩晕，腰痛酸软，神疲乏力，耳鸣少寐，舌红少苔，脉细无力。

治法：养阴补肾。

方药：大补元煎加减。熟地15g，山茱萸10g，山药10g，杞子12g，人参10g，当归10g，杜仲12g，菊花10g，川芎15g，炙龟板12g。

（7）血虚头痛型：头痛而晕，心悸不宁，神疲乏力，面色㿠白，舌质淡苔薄白，脉细弱无力。

治法：养血为主。

方药：加味四物汤。熟地12g，山药12g，山萸肉10g，泽泻10g，当归10g，川芎15g，桃仁10g，甘草10g，菊花12g，赤芍12g，黄芪12g，白术12g。

（8）痰浊头痛型：头痛昏蒙，胸脘满闷，呕恶痰涎，苔白腻，脉滑或弦滑。

治法：化痰降逆。

方药：半夏白术天麻汤加减。天麻 12g，清半夏 12g，白术 10g，陈皮 10g，茯苓 10g，生姜 4 片，大枣 6 个，厚朴 10g，白蒺藜 12g，蔓荆子 10g，竹茹 12g，枳实 12g。

（9）瘀血头痛型：头痛经久不愈，痛处固定不移，痛如锥刺，或有头部外伤史，舌质紫暗，苔薄白，脉细或细涩。

治法：活血化瘀。

方药：通窍活血汤加减。桃仁 10g，红花 10g，川芎 15g，赤芍 10g，生姜 4 片，葱白 1 根，郁金 10g，白芷 10g，细辛 4g，石菖蒲 12g。头痛甚者加全蝎、蜈蚣；气血不足加黄芪、当归。

2. 中成药

（1）镇脑宁胶囊：每次 4 粒，每日 3 次。有理气活血祛风镇痛作用。用于内伤性头痛各种类型。

（2）天麻头风灵胶囊：每次 4 粒，每日 3 次。有祛风活血止痛作用。用于治疗内伤性头痛的各种类型。

3. 验方

（1）川芎 120g，荆芥 120g，细辛 30g，白芷 60g，羌活 60g，甘草 60g，防风 45g，薄荷 240g。上药共研细粉，每服 6~9g，饭后茶水送服，或水煎 1 次服。治风寒头痛，一般服后可起立竿见影之效。

（2）荆芥 60g，炒甘草 60g，川芎 60g，羌活 60g，炒僵蚕 60g，防风 60g，茯苓 60g，蝉蜕 60g，藿香 60g，党参 90g，姜厚朴 15g，陈皮 15g。上药共为细粉，每次 6g，茶水调服。另需用下方透顶散搐鼻（细辛 2 茎，瓜蒂 7 个，丁香 3 粒，冰片 0.5g，麝香 0.5g，糯米 7 粒。先将细辛、瓜蒂、丁香、糯米研细末，再加入冰片、麝香末调匀。每次用药粉或黄豆粒般大，塞入双鼻孔中）。可治奇难之头痛。

（3）全蝎 9g。水煎服，每天 1 剂，连服 10 日，适用于各型头痛。

（4）全蝎 30g，地龙 30g，甘草 30g。共研细末，每服 3g，早晚各服 1 次。适用于各型头痛。

（5）生姜 5 片，葱白三条，红糖适量。洗净葱姜，放锅内，清水适量，或火煎煮，煮沸 10 分钟，加入红糖，取汁趁热饮用，饭后忌吹风受凉。每日 1~2 次，连服 2~3 日。适用于风寒性头痛。

（6）川芎 6~9g，鸡蛋 2 个，大葱 3 条。共放锅中水煮，鸡蛋熟后去壳再煮片刻，食蛋饮汤。每日 1 次，连服数日，可治风寒性头痛。

（7）菊花 20g，白糖适量。泡茶饮用，适用于风热头痛。

（8）山楂 30g，荷叶 12g。水煎代茶饮用。适用于肝阳头痛。

（9）猪瘦肉 100g，红枣 10 枚，鲜胎盘 1 个，生姜 5 片，先将胎盘剪去血络，漂洗干净并切碎，配生姜锅里略炒，后加入瘦猪肉、红枣，隔水炖熟，加盐调味后食用。适用于血虚头痛。

（10）川芎 30g，菊花 15g，山楂 15g，羊脑 1 个。文火炖至烂熟，分次食用之。有活血清肝的作用。适用于瘀血头痛。

（二）西医治疗

针对病因进行治疗，如颅内感染应用抗生素；颅内占位性病变可行手术治疗；高血压、五官疾病、精神因素等所致者，均应进行相应的处理。无论何种原因引起的头痛，患者均应避免过度疲劳和精神紧张，须静卧、保持安静、避光。

1. 对症治疗

（1）镇痛剂：一般采用非甾体抗炎退热止痛剂，多选用阿司匹林 0.2～0.5g，或复方阿司匹林 0.5～1.0g，吲哚美辛 25mg，氟芬那酸 250mg，均每日 3 次，皮下或肌内注射 60～100mg；或罗通定 30～60mg，每日 3 次，或 60mg 皮下或肌内注射，可待因 15～30mg，每日 2～3 次；喷他佐辛 25～50mg，每日 3 次，或 30mg 皮下或肌内注射；哌替定 50mg 或阿法罗定 10～20mg，或芬太尼 0.05～1mg，皮下或肌内注射；美沙酮 5～10mg，口服每日 2～3 次或皮下或肌内注射。

（2）镇静、抗癫痫药：通过镇静以达到减轻疼痛，抗癫痫药多用于控制头痛发作。常用的有：苯巴比妥、苯妥英钠、利眠宁、安定、硝西泮、卡马西平等。

（3）控制或减轻血管扩张药物：主要用于血管性头痛。常用药物为麦角胺，以减轻或中止偏头痛发作，常用麦咖片，1～2 片口服，半小时后无效可加用 1 片；②5-羟色胺拮抗剂，主要用于预防偏头痛、丛集性头痛。常用二甲麦角新碱，每日 2～12mg，或苯噻啶 0.5～1mg，或赛庚啶 2～4mg，每日 3 次；③单胺氧化酶抑制剂苯乙肼 15～25mg，或阿米替林 10～35mg，每日 3 次；④β受体阻滞剂，普萘洛尔 10～30mg，每日 3 次，普萘洛尔每日服 2.5mg，一周内渐增至每日 3～4 次；⑤可乐定 0.035～0.075mg，每日服 1～2 次。亦有报道罂粟碱、葛根片可预防偏头痛。

（4）激素：地塞米松、泼尼松，主要用于炎症性头痛及急性脑血管病、脑水肿等引起的头痛。性激素、雌激素替代疗法，溴隐亭抑制催乳素分泌，以治疗月经期偏头痛。

（5）调整颅内压：对颅内压增高引起的头痛主要选用高渗脱水剂、利尿剂、肾上腺皮质激素等；颅内压过低引起的头痛则应输液，同时注射垂体后叶素 3～5U，血管扩张剂罂粟碱等。

（6）理疗：依据不同病情可选用共鸣火花，电兴奋，超短波，离子导入等；对周围神经源性头痛及功能性头痛，可在病灶、痛处或痛觉传导周围神经 1% 普鲁卡因进行封闭。

（7）针灸、中药：选择相应穴位行体针或耳针；中药当归四逆汤、七叶莲注射液可选用。

2. 手术

对表浅神经源性头痛，有文献报道用高频电热神经破坏术，对顽固性血管性头痛可行颞浅动脉结扎术。

3. 病因治疗

早期明确诊断，采取有效措施进行病因治疗。如颅内病变应手术摘除；有炎症者，对原病抗炎处理；变态反应者，除给予抗过敏药外，还可用组织胺脱敏疗法；青光眼降眼压治疗等。

## 六、防控

1. 合理安排工作、休息，不应过度疲劳，保障充足睡眠。

2. 注意保持精神地西泮，适当参加娱乐及体育活动。

3. 指导患者进行自我病情监测：如头痛的性质、部位、程度、持续时间、前驱症状、伴随症状等，能主动向医务人员报告。

4. 向患者说明护理措施中减轻头痛的各项疗法的必要性，并指导患者积极参与和配合各种治疗。

5. 对头痛的各种检查、用药等给予详细耐心地解释，尤其是所用药物的药名、用法、常见不良反应，以及预防发生不良反应的有关措施，使患者主动配合。

（王文明）